# GUIA DE
# Antimicrobianos em Veterinária

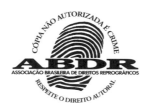

G914g  Guardabassi, Luca.
           Guia de antimicrobianos em veterinária / Luca Guardabassi,
        Lars B. Jensen, Hilde Kruse ; tradução: Agueda Castagna de Vargas. –
        Porto Alegre : Artmed, 2010.
        267 p. ; 25 cm.

           ISBN 978-85-363-2230-8

           1. Veterinária – Antimicrobianos. 2. Jensen, Lars B. II. Kruse,
        Hilde. III. Título.

                                                        CDU 363.09:615.28

Catalogação na publicação: Renata de Souza Borges CRB-10/1922

**Luca Guardabassi**
Department of Veterinary
Pathobiology
Faculty of Life Sciences
University of Copenhagen
Dinamarca

**Lars B. Jensen**
National Food Institute
Technical University of Denmark
Dinamarca

**Hilde Kruse**
Department for Health
Surveillance
National Veterinary Institute
Noruega

# GUIA DE
# Antimicrobianos
# em Veterinária

**Tradução:**
Agueda Castagna de Vargas
Médica Veterinária, Doutora em Medicina Veterinária pela Universidade Federal de
Santa Maria (UFSM). Professora Associada do Departamento de Medicina Veterinária
Preventiva (DMVP), UFSM, RS. Chefe do Laboratório de Bacteriologia do DMVP
do Centro de Ciências Rurais, UFSM. Coordenadora e orientadora do Programa
de Pós-graduação em Medicina Veterinária (CAPES/PROEX), UFSM, RS.

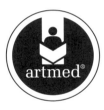

2010

Livro originalmente publicado sob o título *Guide to Antimicrobial Use in Animals*
ISBN 9781405150798

© 2008 by Blackwell Publishing Ltd
All Rights Reserved. Authorised translation from the English language edition published by Blackwell Publishing Limited. Responsibility for the accuracy of the translation rests solely with Artmed Editora and is not the responsibility of Blackwell Publishing Limited. No part of this book may be reproduced in any form without written permission of the original copyright holder, Blackwell Publishing Limited.

Capa: *Mário Röhnelt*

Preparação de original: *Daniela Origem*

Leitura final: *Alessandra B. Flach*

Editora Sênior – Biociências: *Cláudia Bittencourt*

Projeto e editoração: *Techbooks*

Reservados todos os direitos de publicação, em língua portuguesa, à
ARTMED® EDITORA S.A.
Av. Jerônimo de Ornelas, 670 – Santana
90040-340 – Porto Alegre – RS
Fone: (51) 3027-7000   Fax: (51) 3027-7070

É proibida a duplicação ou reprodução deste volume, no todo ou em parte, sob quaisquer formas ou por quaisquer meios (eletrônico, mecânico, gravação, fotocópia, distribuição na Web e outros), sem permissão expressa da Editora.

Unidade São Paulo
Av. Embaixador Macedo Soares, 10.735 – Pavilhão 5 – Cond. Espace Center
Vila Anastácio – 05095-035 – São Paulo – SP
Fone: (11) 3665-1100   Fax: (11) 3667-1333

SAC 0800 703-3444

IMPRESSO NO BRASIL
*PRINTED IN BRAZIL*

# Colaboradores

**Frank M. Aarestrup**
National Food Institute
Technical University of Denmark
Copenhagen
Denmark
*E-mail*: faa@food.dtu.dk

**Awa Aidara-Kane**
Department of Food Safety, Zoonoses &
Foodborne Diseases
World Health Organization Geneve
Switzerland
*E-mail*: aidarakanea@who.int

**Frederick J. Angulo**
Division of Foodborne, Bacterial and Mycotic
Diseases
National Center for Zoonotic, Vectorborne, and
Enteric Diseases
Centers for Disease Control and Prevention
Atlanta, GA
USA
*E-mail*: fja0@cdc.gov

**Keith Edward Baptiste**
Department of Large Animal Sciences
Faculty of Life Sciences
University of Copenhagen
Denmark
*E-mail*: keb@kvl.dk

**Viveca Baverud**
Department of Bacteriology
National Veterinary Institute
Uppsala, Sweden
*E-mail*: viveca.baverud@telia.com

**David G. S. Burch**
Octagon Services Ltd
Old Windsor, Berkshire
UK
*E-mail*: d.burch@octagon-services.demon.
co.uk

**Peter Collignon**
Canberra Clinical School
Australian National University
Canberra
Australia
*E-mail*: peter.collignon@act.gov.au

**Peter D. Constable**
Department of Veterinary Clinical Sciences
School of Veterinary Medicine
Purdue University
West Lafayette, IN
USA
*E-mail*: constabl@purdue.edu

**Flavio Corsin**
Network in Aquaculture Centres in Asia-Pacific
(NACA)
c/o NAFIQAVED
Ministry of Fisheries
Ba Dinh District, Ha Noi
Vietnam
*E-mail*: flavio.corsin@gmail.com

**Patrice Courvalin**
Unité des Agents Antibactériens
Institut Pasteur, Paris
France
*E-mail*: pcourval@pasteur.fr

**Timothy S. Cummings**
College of Veterinary Medicine
Mississippi State University
Mississippi State, MS
USA
*E-mail*: cummings@cvm.msstate.edu

**C. Oliver Duran**
Moss Veterinary Partners
Naas, Co. Kildare
Ireland
*E-mail*: oliver.duran@mossvet.ie

**Yuuko S. Endoh**
National Veterinary Assay Laboratory
Ministry of Agriculture, Forestry and Fisheries (MAFF)
Tokyo
Japan
*E-mail*: endoyuk@nval.go.jp

**Linda A. Frank**
Department of Small Animal Clinical Sciences
College of Veterinary Medicine
University of Tennessee
Knoxville, TN
USA
*E-mail*: lfrank@utk.edu

**Kornelia Grein**
European Medicines Agency (EMEA)
Canary Wharf, London
UK
*E-mail*: kornelia.grein@emea.europa.eu

**Luca Guardabassi**
Department of Veterinary Pathobiology
Faculty of Life Sciences
University of Copenhagen
Frederiksberg C
Denmark
*E-mail*: lg@life.ku.dk

**Tor Einar Horsberg**
Department of Food Safety and Infection Biology
Norwegian School of Veterinary Science
Oslo
Norway
*E-mail*: toreinar.horsberg@veths.no

**Geoffrey A. Houser**
Department of Small Animal Clinical Sciences
Faculty of Life Sciences
University of Copenhagen
Denmark
*E-mail*: geh@life.ku.dk

**Lars B. Jensen**
National Food Institute
Technical University of Denmark
Copenhagen
Denmark
*E-mail*: lje@food.dtu.dk

**Hilde Kruse\***
Department for Health Surveillance
National Veterinary Institute
Oslo
Norway
*E-mail*: hik@ecr.euro.who.int

**Alain Le Breton**
Fish Consultant
Grenade sur Garonne
France
*E-mail*: le-breton.alain@wanadoo.fr

**Peter Lees**
Department of Veterinary Basic Sciences
Royal Veterinary College
North Mymms
UK
*E-mail*: plees@rvc.ac.uk

**Ulrich Löhren**
PHW-Group
Lohmann & Co. AG
Central Diagnostic Laboratory
Rechterfeld
Germany
*E-mail*: ulrich.loehren@wiesenhof.de

**Scott McEwen**
Department of Population Medicine
University of Guelph
Guelph, Ontario
Canada
*E-mail*: smcewen@uoguelph.ca

---

\* Consultor regional de segurança de alimentos, WHO European Centre for Environment and Health, Roma, WHO Regional Office for Europe.

**Kåre Mølbak**
Department of Epidemiology
Statens Serum Institut
Copenhagen
Denmark
*E-mail*: krm@ssi.dk

**Mark G. Papich**
Department of Molecular Biomedical Sciences
College of Veterinary Medicine
Raliegh, NC
USA
*E-mail*: mark_papich@ncsu.edu

**Satu Pyörälä**
Department of Production Animal Medicine
Faculty of Veterinary Medicine
University of Helsinki
Saarentaus
Finland
*E-mail*: spyorala@mappi.helsinki.fi

**Antonia Ricci**
OIE Reference Laboratory for Salmonellosis
Istituto Zooprofilattico Sperimentale delle Venezie
Legnano, Padova
Italy
*E-mail*: aricci@izsvenezie.it

**Geoffrey W. Smith**
Department of Population Health and Pathobiology
College of Veterinary Medicine
North Carolina State University
USA
*E-mail*: geoffrey _smith@ncsu.edu

**Peter R. Smith**
Department of Microbiology
National University of Ireland
Galway
Ireland
*E-mail*: peterrsmith@eircom.net

**Emma Snary**
Centre for Epidemiology & Risk Analysis
Veterinary Laboratories Agency – Weybridge
Addlestone, Surrey

UK
*E-mail*: e.l.snary@vla.defra.gsi.gov.uk

**Ove Svendsen**
Department of Veterinary Pathobiology
Faculty of Life Sciences
University of Copenhagen
Denmark

**Linda Tollefson**
US Food and Drug Administration
Rockville, MD
USA
*E-mail*: linda.tollefson@fda.hhs.gov

**Pierre-Louis Toutain**
Ecole Nationale Vétérinaire
Toulouse
France
*E-mail*: pl.toutain@envt.fr

**Angelo A. Valois**
Australian Government Department of Agriculture, Fisheries and Forestry
Canberra, ACT
Australia
*E-mail*: angelo.valois@daff.gov.au

**j. Scott Weese**
Department of Clinical Studies
Ontario Veterinary College
University of Guelph
Guelph, Ontario
Canada
*E-mail*: jsweese@uoguelph.ca

**Henrik C. Wegener**
National Food Institute
Technical University of Denmark
Søborg
Denmark
*E-mail*: hcw@food.dtu.dk

**Camilla Wiuff**
Section for HAI & IC
Health Protection Scotland
Glasgow
UK
*E-mail*: Camilla.Wiuff@hps.scot.nhs.uk

# Agradecimentos

Este livro nunca teria sido realizado sem a contribuição de 38 autores que representam 14 países e 5 continentes. Somos gratos a todos eles por seu excelente trabalho. Seus nomes e filiações estão indicados na lista de colaboradores. Um agradecimento especial é dirigido ao professor Ove Svendsen, que faleceu durante a produção do livro. Vamos todos sentir sua falta.

Os organizadores também desejam agradecer os comentários construtivos feitos por muitos especialistas internacionais que gentilmente concordaram em rever os originais dos capítulos: Rohana Subasinghe, da Food and Agriculture Organization, das Nações Unidas; Morten Sichlau Bruun e Inger Dalsgaard, do Danish Institute for Fisheries Research; Paula Fedorka-Cray, da USDAARS – Antimicrobial Resistance Research Unit; Bruno Gonzalez-Zorn, da Universidad Complutense de Madrid, Espanha; Erik Jacobsen e Henrik Casper Wegener, da Danish Technical University; David Lloyd, do Royal Veterinary College, Reino Unido; Henrik Christian Lundegaard, do Ansager Veterinary Hospital, Dinamarca; Jens Peter Nielsen e Karl Pedersen, da University of Copenhagen, Dinamarca; Mark Papich, da North Carolina University, Estados Unidos; Satu Pyörälä, da University of Helsinki, Finlândia; Stefan Schwarz, Bundesforschungsanstalt für Landwirtschaft, Alemanha; Arnfinn Sundsfjord, da University of Tromsø, Noruega; Linda Tollefson, da Food and Drug Administration dos Estados Unidos; Pier Louis Toutain, da Ecole Nationale Vétérinaire, Toulouse, França; Neil Woodford, da Health Protection Agency, Reino Unido; Olav Østerås e Henning Sørum, da The Norwegian School of Veterinary Science.

O pessoal da Blackwell auxiliou-nos com seus conhecimentos na publicação deste livro. Um agradecimento especial aos editores Samantha Jackson e Justinia Wood, seus assistentes Adam Burbage e Sophie Gillanders, e à editora sênior de produção, Emma Lonie. Nossa gratidão também à equipe da Newgen Imaging Systems, pela edição e produção do livro.

# Apresentação

É um prazer ser convidado para escrever a apresentação de um livro que fornece informações vitais para uma das atividades mais comuns na prática veterinária: a prescrição de agentes antimicrobianos. Esse é um processo que facilmente se torna rotina, mas muitas vezes pode levar a utilização inadequada e risco aumentado de desenvolvimento de resistência antimicrobiana, não só entre os patógenos causadores da doença atual, mas também em microrganismos não patógenos que podem agir como reservatórios de genes de resistência.

Um dos meus heróis no campo da medicina é Ignac Semmelweis, que reconheceu, em 1847, o valor da lavagem das mãos e da desinfecção no controle da febre puerperal, causa de muitas mortes entre mulheres com distocia admitidas para atendimento obstétrico em enfermarias. Ele não tinha conhecimento de como os métodos de desinfecção, negligenciados por muitos médicos, funcionavam e, apesar das evidências de que eles eram muito eficazes na redução da mortalidade, só algum tempo depois foram amplamente adotados. Com efeito, apenas após a existência de bactérias ter sido demonstrada por Louis Pasteur é que os cirurgiões começaram a reconhecer como as infecções ocorriam e passaram a desenvolver métodos eficientes de combate à septicemia. Joseph Lister esteve na vanguarda dessa tecnologia, e seu artigo na revista *The Lancet*, em 1867 (1), sobre "Ilustração do sistema de tratamento antisséptico em cirurgia", foi um marco no uso de agentes antimicrobianos na batalha contra a infecção.

Até os primeiros anos do século XX, os métodos de desinfecção de Lister eram bastante desacreditados na cirurgia, pois o foco, na época, recaía sobre a assepsia. No entanto, um número crescente de substâncias estava sendo investigado e desenvolvido para o tratamento de infecções estabelecidas. Um dos mais significativos entre esses estudos foi o trabalho de Paul Ehrlich e o desenvolvimento, em 1909, do Salvarsan como tratamento eficaz para a sífilis. Ehrlich cunhou o termo "quimioterapia", e seu trabalho estimulou uma pesquisa sobre outras substâncias antimicrobianas eficazes para o tratamento de doenças infecciosas. O avanço ocorreu na década de 1930, quando Gerhard Domagk desenvolveu o Prontosil e mostrou que este era eficaz em septicemias estreptocócicas de humanos. Ainda que o Prontosil tenha sido protegido por patente, logo se descobriu que ele era metabolizado no corpo para liberar sulfanilamida, que não fora patenteada, e esta abriu caminho para o desenvolvimento das sulfonamidas e sua aplicação em uma ampla variedade de infecções bacterianas.

Mesmo que Lister seja conhecido por sua defesa do fenol (ácido fênico ou carbólico), ele também reconheceu que extratos fúngicos poderiam inativar infecções e ser utilizados para irrigar feridas. Assim, passou a usar o que posteriormente veio a ser conhecido como antibiótico, cerca de 60 anos antes da descrição de Alexander Flemming no *British Journal of Experimental Pathology*, em 1929 (2), da ação antibacteriana de extratos do fungo *Penicillium notatum*. Embora Flemming tenha mostrado que seu extrato podia ser utilizado para tratar a infecção, ele não conseguiu obter o apoio que lhe permitiria explorar sua descoberta. Foi uma década mais tarde que a combinação dos talentos do bioquímico Ernest Chain e do farmacologista Howard Florey levou ao desenvolvimento de métodos que poderiam ser utilizados para a produção de quantidades úteis no tratamento de infecções em seres humanos.

Alexander Flemming revisou o desenvolvimento e a utilização de antimicrobianos em uma palestra intitulada "Quimioterapia: ontem, hoje e amanhã", realizada em 1946 (3). Ele comentou sobre os enormes avanços feitos na quimioterapia de infecção bacteriana durante os últimos 10 anos. Esses avanços prosseguiram e resultaram na vasta gama de agentes antimicrobianos hoje disponíveis. Flemming discorreu sobre o problema da resistência bacteriana e seu desenvolvimento decorrente da má utilização de antimicrobianos. Ele expressou a esperança de que, apesar de amplamente disponível, a penicilina não fosse abusada, como havia ocorrido com as sulfonamidas. Curiosamente, anteviu a utilização de penicilina em medicina veterinária.

O uso veterinário de antimicrobianos é hoje muito substancial em todos os domínios da indústria animal, em animais de estimação e em preservação animal. Os veterinários enfrentam um duplo problema: o desenvolvimento da resistência antimicrobiana em veterinária e a preocupação da medicina em relação a seu reflexo sobre a saúde humana. Esse é, naturalmente, um processo bidirecional, mas o tratamento veterinário já é prejudicado pelo surgimento de organismos multirresistentes, como *Staphylococcus aureus*, *Escherichia coli* e *Pseudomonas aeruginosa*. O aparecimento de cepas multirresistentes de *S. intermedius* e seu reconhecimento, tanto na América do Norte como na Europa, são uma preocupação especial. Com a falta de perspectivas de novos e potentes antimicrobianos, estamos diante de uma crise que só pode ser enfrentada pela sábia utilização dos medicamentos disponíveis.

Este *Guia de antimicrobianos em veterinária* chega, portanto, em um momento muito oportuno, fornecendo uma análise exaustiva de problemas e soluções relacionados com o uso veterinário desses medicamentos. O formato bastante acessível, que permite fácil consulta, torna-o mais conveniente para o uso na prática. O amplo material de suporte explicando e justificando as recomendações também permitirá que os profissionais tomem as melhores decisões. Espera-se que este livro se torne uma referência fundamental em ambas as práticas, de pequenos e grandes animais, ajudando os veterinários a otimizar os tratamentos e os protocolos de utilização de antimicrobianos. Se ainda estivessem entre nós, tenho certeza de que Semmelweis, Lister e Flemming iriam se juntar para aplaudir esta publicação.

**David Lloyd**

## REFERÊNCIAS

1 Lister, J. (1867). Illustration of the antiseptic system of treatment in surgery. *The Lancet*, Sept. 21st, 1867, p. 354.

2 Fleming, A. (1929). On the antibacterial action of cultures of a penicillium with special reference to their use in the isolation of *B. influenzae*. *British Journal of Experimental Pathology* **10**: 226–36.

3 Flemming, A. (1946). Chemotherapy: yesterday today and tomorrow. Reprinted in *Fifty Years of Antimicrobials: Past Perspectives and Future Trends* (eds. Hunter, P.A., Darby, G.K., Russell, N.J.) Cambridge University Press, Cambridge, 1995, p. 1-18.

# Prefácio

Em 1968, o governo do Reino Unido designou uma comissão mista, liderada pelo professor Michael Swann, para obter informações sobre a utilização de agentes antimicrobianos na produção animal e em medicina veterinária, para considerar as implicações à saúde humana e animal e fazer recomendações baseadas em evidências obtidas de trabalhos publicados, de organizações públicas e privadas, organizações profissionais, associações profissionais, investigadores e outras partes interessadas. Essa foi a primeira tentativa histórica de fornecer orientações para a utilização de antimicrobianos em animais, com especial ênfase na utilização de promotores de crescimento na produção animal. No relatório apresentado ao Parlamento, a comissão mista enfatizou a importância de a informação independente estar disponível para a profissão veterinária. Foi escrito: "Estamos conscientes da relativa escassez de fontes independentes de informação, nomeadamente de opinião baseada na observação crítica, sobre a correta utilização dos antibióticos e os perigos relacionados ao abuso desses agentes. A disponibilidade desse tipo de informação independente, uma forte discussão profissional e a educação continuada em nível de pós-graduação são fatores importantes na manutenção de atitudes profissionais responsáveis". Quarenta anos após a publicação do relatório de Swann, ainda há necessidade de aconselhamento científico imparcial sobre o uso de antimicrobianos em animais. Esse tema é controverso devido à complexidade da resistência às drogas antimicrobianas como um fenômeno biológico, à escassez de dados científicos sobre a forma de minimizar as consequências negativas da terapia antimicrobiana sobre o desenvolvimento de resistência e à dificuldade em avaliar o impacto real da utilização de agentes antimicrobianos em animais sobre problemas de resistência em medicina humana. O tema também está particularmente sujeito a múltiplos pareceres e divergência, uma vez que envolve questões éticas sobre o bem-estar animal e a saúde humana, bem como os interesses econômicos da indústria farmacêutica, da indústria alimentar e de diversas categorias profissionais, incluindo criadores, veterinários, farmacêuticos e pesquisadores. Como consequência de todos esses fatores, o debate sobre o uso de antimicrobianos em animais costuma ser vigoroso e nem sempre científico e imparcial.

Este livro foi concebido para fornecer aconselhamento independente e promover a educação continuada sobre o uso de antimicrobianos em animais. A utilização prudente e racional de antimicrobianos é parte das boas práticas veterinárias e, reconhecendo a importância desses agentes para a saúde humana e animal e a necessidade de preservar sua eficácia, tornou-se um aspecto importante da profissão. Este livro representa uma tentativa de converter noções teóricas prudentes e racionais relativas ao uso de antimicrobianos em um conjunto de orientações específicas para doenças e animais, abrangendo tanto animais de companhia como animais produtores de alimentos, incluindo a aquicultura. A fim de assegurar a necessária experiência pluridisciplinar e a independência e imparcialidade para essa difícil tarefa, os colaboradores deste livro foram selecionados entre especialistas internacionais provenientes de diferentes origens, incluindo professores universitários e pesquisadores nas áreas de clínica veterinária, farmacologia, microbiologia e epidemiologia, membros de organizações nacionais e internacionais de saúde pública e agricultura e consultores de criações. Em caso de eventuais controvérsias, os colaboradores realizaram esforços para chegar a um consenso ou acordo entre posições divergentes.

O livro é composto por seis capítulos gerais e seis capítulos específicos sobre o uso de antimicrobianos em suínos, aves, bovinos, equinos, cães e gatos e na aquicultura. Os princípios gerais de utilização antimicrobiana prudente e racional em animais introduzidos no Capítulo 1 formam a base das orientações apresentadas no livro. O Capítulo 2 fornece uma descrição completa e apresenta indícios de riscos para a saúde humana associados à utilização de antimicrobianos em animais. O Capítulo 3 enfatiza a importância da avaliação dos riscos de resistência aos antimicrobianos para o desenvolvimento de políticas e orientações sobre o uso de antimicrobianos em animais. O Capítulo 4 resume os problemas mais graves de resistência em medicina humana e oferece uma classificação atualizada de drogas antimicrobianas com base em sua importância clínica na medicina humana. O Capítulo 5 é uma visão geral da legislação atual sobre o uso de antimicrobianos em animais na Austrália, nos Estados Unidos, na União Europeia e no Japão. As estratégias de tratamento que visam minimizar o desenvolvimento de resistência em animais são delineadas no Capítulo 6. Os seis capítulos seguintes são dedicados a grupos específicos de animais e contêm tabelas indicando as drogas de escolha para o tratamento de doenças bacterianas comuns. Cada um desses capítulos foi desenvolvido por uma equipe multidisciplinar composta por especialistas em assuntos complementares. As escolhas de antimicrobianos propostas nas tabelas são movidas pela necessidade de preservar a eficácia dos antimicrobianos clinicamente importantes e não refletem necessariamente as tendências atuais na prescrição e no uso dessa classe de medicamentos.

O produto final é uma referência orientada sobre o uso de agentes antimicrobianos em veterinária. Como tal, o livro destina-se a profissionais, professores e estudantes de veterinária e outros leitores interessados. Esperamos que seja acessível e agradável para um amplo público e possa servir como referência sobre esse importante tema. Um grande número de obras está listado no final de cada capítulo para os interessados em obter informações adicionais e maior profundidade em um tópico particular. A utilização de tabelas foi maximizada, e a disposição dos capítulos foi concebida para garantir a fácil e rápida consulta na prática veterinária. Os editores acreditam que as orientações apresentadas neste livro serão úteis como apoio às decisões sobre o uso de antimicrobianos por veterinários. É obvio que as orientações não devem ser consideradas uma limitação à liberdade clínica ou um substituto da decisão do profissional, mas uma fonte valiosa de informação científica que ele pode consultar ao tomar decisões sobre o uso de antimicrobianos.

Como diria o professor Michael Swann, o livro só tem a acrescentar.

# Sumário

**CAPÍTULO 1**
**Princípios da Utilização Prudente e Racional de Antimicrobianos em Animais** — 17
Luca Guardabassi e Hilde Kruse

**CAPÍTULO 2**
**Riscos à Saúde Humana Associados à Utilização de Antimicrobianos em Animais** — 31
Lars B. Jensen, Frederick J. Angulo, Kåre Mølbak e Henrik C. Wegener

**CAPÍTULO 3**
**Avaliação de Risco de Resistência Antimicrobiana** — 47
Emma Snary e Scott McEwen

**CAPÍTULO 4**
**Importância Clínica dos Antimicrobianos na Saúde Humana** — 66
Peter Collignon, Patrice Courvalin e Awa Aidara-Kane

**CAPÍTULO 5**
**Diferenças Geográficas em Disponibilidade de Mercado, Regulamentação e Uso de Produtos Antimicrobianos Veterinários** — 84
Angelo A. Valois, Yuuko S. Endoh, Kornelia Grein e Linda Tollefson

**CAPÍTULO 6**
**Estratégias para Minimizar o Impacto do Tratamento Antimicrobiano sobre a Seleção de Bactérias Resistentes** — 105
Peter Lees, Ove Svendsen e Camilla Wiuff

**CAPÍTULO 7**
**Orientações para o Uso de Antimicrobianos em Suínos** — 133
David G. S. Burch, C. Oliver Duran e Frank M. Aarestrup

**CAPÍTULO 8**
**Orientações para o Uso de Antimicrobianos em Aves Domésticas** — 160
Ulrich Löhren, Antonia Ricci e Timothy S. Cummings

**CAPÍTULO 9**
**Orientações para o Uso de Antimicrobianos em Bovinos** — 180
Peter D. Constable, Satu Pyörälä e Geoffrey W. Smith

**CAPÍTULO 10**
**Orientações para o Uso de Antimicrobianos em Equinos** — 200
J. Scott Weese, Keith Edward Baptiste, Viveca Baverud e Pierre-Louis Toutain

**CAPÍTULO 11**
**Orientações para o Uso de Antimicrobianos em Cães e Gatos** — 224
Luca Guardabassi, Geoffrey A. Houser, Linda A. Frank e Mark G. Papich

**CAPÍTULO 12**
**Orientações para o Uso de Antimicrobianos em Aquicultura** — 250
Peter R. Smith, Alain Le Breton, Tor Einar Horsberg e Flavio Corsin

**Índice** — 263

CAPÍTULO

# 1

# Princípios da Utilização Prudente e Racional de Antimicrobianos em Animais

*Luca Guardabassi e Hilde Kruse*

## 1.1 INTRODUÇÃO

Ao longo da história, as doenças infecciosas têm sido uma grande ameaça à saúde humana e animal e uma proeminente causa de morbidade e mortalidade. A introdução de agentes antimicrobianos (Quadro 1.1) em meados de 1930 (sulfonamidas) e em 1940 (penicilina) revolucionou a medicina humana por reduzir de maneira substancial as taxas de mortalidade e morbidade das doenças bacterianas. Entretanto, logo foi observado que as bactérias podiam tornar-se resistentes aos antimicrobianos, e cepas resistentes emergiam logo após a introdução de novas drogas. A resistência é uma consequência natural e inevitável da utilização de agentes antimicrobianos. A exposição a antimicrobianos seleciona bactérias resistentes e resulta em desvantagem ecológica de bactérias suscetíveis. Esse fenômeno pode ser reproduzido com facilidade no laboratório cultivando uma população mista de bactérias na presença de uma droga antimicrobiana: de acordo com os princípios darwinianos de "sobrevivência do mais forte", as cepas resistentes sobrepujarão suas homólogas suscetíveis, as quais serão mortas ou inibidas, dependendo do tipo e da concentração da droga. Devido a suas propriedades seletivas intrínsecas, os antimicrobianos têm perdido progressivamente sua eficácia na terapia de várias infecções bacterianas. A emergência e a disseminação da resistência bacteriana associadas com as dificuldades encontradas na descoberta de novos agentes antimicrobianos têm resultado em maiores desafios médicos e graves problemas de saúde pública.

A utilização de antimicrobianos nos animais originou-se há mais de 50 anos, quando o resíduo excedente da fermentação da clortetraciclina provou melhorar o crescimento e a saúde animal. Desde então, mudanças substanciais têm sido feitas na alimentação de animais de produção e na medicina de animais de companhia. A intensificação da alimentação de animais de produção tem levado a mudanças radicais no tamanho, na estrutura e no manejo das criações. Sistemas modernos de produção propiciam melhor controle de doenças, devido à melhoria de medidas higiênicas, mas têm tornado os animais mais vulneráveis a doenças, por causa da elevada densidade animal e de condições estressantes. Ao mesmo tempo, o número de animais de companhia tem aumentado substancialmente na sociedade moderna, com estes sendo tratados como membros das famílias, o que resulta em aumento nas despesas com cuidados veterinários e terapia antimicrobiana. Em parte, como resultado dessas mudanças, a utilização de antimicrobianos tornou-se disseminada tanto com os animais de produção como na medicina veterinária. Hoje estima-se que mais da metade de todos os antimicrobianos produzidos mundialmente é utilizada nos animais.

A resistência aos antimicrobianos se desenvolveu ao longo do tempo, antes da introdução dos agentes antimicrobianos na medicina humana e veterinária. Ela provavelmente surgiu milhões de anos atrás em bactérias produtoras de antibióticos vivendo no solo, e foi subsequentemente transferida para espécies bacterianas de interesse médico (1). As bactérias têm desenvol-

**Quadro 1.1** Agentes antimicrobianos, antibióticos, desinfetantes e antissépticos

*Agentes antimicrobianos* ou, simplesmente, *antimicrobianos* são compostos químicos que matam ou inibem o crescimento de microrganismos. Eles são naturalmente produzidos por microrganismos como fungos (p. ex., penicilina) e bactérias (p. ex., tetraciclina e eritromicina), ou podem ser produzidos de forma sintética (p. ex., sulfonamidas e fluoroquinolonas) ou semissintética (p. ex., amoxacilina, claritromicina e doxiciclina). Segundo a definição original do Prêmio Nobel S. A. Waksman, o termo *antibiótico* refere-se, somente, ao composto natural de origem microbiana. Entretanto, costuma ser utilizado como sinônimo para qualquer agente antimicrobiano tanto por profissionais como por leigos. Antimicrobianos dirigidos às bactérias são geralmente referidos como *agentes antibacterianos*, embora alguns deles (p. ex., sulfonamidas e tetraciclinas) sejam também ativos contra protozoários. Alguns agentes antimicrobianos afetam igualmente células bacterianas, humanas ou animais, devido à falta de toxicidade seletiva, e podem ser utilizados em objetos inanimados (*desinfetantes*) ou em superfícies corporais externas (*antissépticos*).

**Quadro 1.2** Resistência intrínseca ou adquirida

*Resistência intrínseca* ou *natural* decorre de um fator inerente estrutural ou funcional, associado com espécies bacterianas, um gênero ou mesmo um grande grupo. Por exemplo, bactérias gram-negativas são intrinsicamente resistentes aos glicopeptídeos, porque sua membrana externa é impermeável a esses antibióticos. *Resistência adquirida* decorre de alterações genéticas no genoma bacteriano, as quais podem ser uma consequência de mutações ao acaso em genes próprios ou aquisição horizontal de genes exógenos. As bactérias podem adquirir genes de resistência pela captura de DNA (*transformação*), via bacteriófagos (*transdução*) ou pela transferência de célula para célula (*conjugação*). A conjugação é o mais importante mecanismo para a transferência de genes de resistência, devido à seu vasto espectro de hospedeiros e à localização frequente de genes de resistência em elementos conjugativos como plasmídeos e transposons. Em alguns casos, a resistência pode também resultar da combinação de eventos de mutação e de transferência de genes (p. ex., resistência a cefalosporina devido à extensão do espectro da $\beta$-lactamase).

vido vários mecanismos para neutralizar a ação dos agentes antimicrobianos. O mais comum é a inativação enzimática da droga, a modificação ou a substituição do alvo da droga, a ativação do efluxo da droga e a redução da assimilação da droga (2). A resistência pode ser intrínseca ou adquirida por conjugação, transformação ou transdução (Quadro 1.2). Uma vez que distintos genes de resistência são agrupados, a transferência horizontal de um único elemento genético pode resultar em resistência das bactérias receptoras a múltiplos antimicrobianos não relacionados (*multirresistência*).

Independentemente da modalidade pela qual a resistência é adquirida, o uso de agentes antimicrobianos cria condições adequadas para a emergência e a disseminação de bactérias resistentes. Deve-se notar que a resistência a certos agentes antimicrobianos pode ser selecionada mesmo pela utilização de outro agente (Quadro 1.3). A disseminação da resistência antimicrobiana não respeita fronteiras filogenéticas ou ecológicas.

A transmissão do animal para o homem pode ocorrer por vários meios, incluindo suprimentos de alimentos e água, bem como contato direto com animais e fezes. Genes de resistência podem ser transferidos entre bactérias que pertencem a espécies não relacionadas e originam distintos nichos ecológicos. Elementos genéticos móveis albergando genes de resistência podem com facilidade transferi-los horizontalmente entre bactérias de animais terrestres, peixes e humanos (3). Além disso, genes de resistência e bactérias resistentes podem se disseminar através das fronteiras geográficas pelo movimento de pessoas, animais, alimentos e alimentação. Isso implica que o uso de antimicrobianos em animais tem consequências para a situação da resistência em humanos, e os problemas de resistência em um país podem se expandir para outros. A resistência antimicrobiana em ambientes humanos ou não é interdependente em uma escala global. Assim, ao centrar-se nos problemas de resistência antimicrobiana, deve-se ter uma visão global e holística, que envolva diferentes setores e nichos ecológicos.

## Quadro 1.3 Seleção cruzada e cosseleção

A resistência a um agente antimicrobiano pode ser selecionada para outro agente conforme dois mecanismos: seleção *cruzada* e *cosseleção*. A seleção cruzada se refere à presença de um único gene de resistência ou mutação conferindo resistência a dois ou mais agentes antimicrobianos (*resistência cruzada*), em geral pertencendo à mesma classe antimicrobiana. A cosseleção deve-se à coexistência de distintos genes ou mutações na mesma cepa bacteriana que confere a resistência a diferentes classes de drogas (*corresistência*). Um exemplo de seleção cruzada é provido por certas drogas antimicrobianas licenciadas para uso em animais, como tilosina, avoparcina e enrofloxacina, as quais têm a habilidade de selecionar de forma cruzada para resistência de drogas estruturalmente relacionadas utilizadas na medicina humana, como eritromicina (macrolídeo), vancomicina (glicopeptídeo) e ciprofloxacina (fluoroquinolona), respectivamente. A tilosina e a tetraciclina, dois antibióticos bastante utilizados na produção de suínos, de modo similar, cosselecionam para resistência aos glicopeptídeos em enterococos suínos, uma vez que os genes que conferem resistência (*ermB* e *tetM*, respectivamente) são com frequência localizados em plasmídeo carreando o gene *vanA* de resistência aos glicopeptídeos. Da mesma forma, alguns metais pesados também têm o potencial de selecionar para resistência a agente antimicrobiano, devido ao fato de que genes codificando resistência a vários grupos de moléculas em geral coexistem na mesma estrutura genética. Por exemplo, o gene *tcrB*, que confere resistência ao sulfato de cobre, um metal pesado utilizado como suplemento alimentar em suínos e como um antisséptico em bovinos, teve sua localização recentemente descoberta, estando localizado próximo à extremidade anterior do *vanA* no plamídeo do enterococos de origem suína. Altos níveis de cobre na alimentação têm mostrado cosseleção à resistência macrolídica e glicopeptídica de enterococos em suínos (4).

A resistência antimicrobiana é um problema de saúde pública global, e as crescentes evidências científicas indicam que esta é negativamente impactada pelo uso de antimicrobianos em humanos e animais (Capítulo 2). O objetivo deste livro é transformar os princípios gerais do uso prudente de antimicrobianos em um conjunto de diretrizes direcionadas à espécie e à doença específicas para a utilização de antimicrobianos em animais, incluindo os para produção de alimentos, na medicina de grandes e pequenos animais e na aquicultura. A intenção dos editores é fornecer, aos profissionais da veterinária e estudantes, um guia prático e de fácil utilização de prescrição antimicrobiana. O livro pretende orientar os médicos veterinários ao uso prudente e racional de antimicrobianos e informá-los sobre a importância da preservação da eficácia de antimicrobianos críticos na medicina humana. Este primeiro capítulo introduz as modalidades pelas quais os agentes antimicrobianos são administrados para animais (Seção 1.2) e descreve a história e os princípios gerais do uso prudente e racional dos antimicrobianos (Quadro 1.4) (Seções 1.3 e 1.4). Sobretudo, fornece ao leitor informações necessárias para entender e interpretar as recomendações apresentadas nos capítulos seguintes (Seção 1.5).

## 1.2 USO DE ANTIMICROBIANOS EM ANIMAIS

Os agentes antimicrobianos podem ser administrados individualmente aos animais para tratamento (*terapia*) ou prevenção (*profilaxia*)

## Quadro 1.4 Utilização racional e prudente dos antimicrobianos

Não há definições conclusivas em relação à utilização prudente e racional de antimicrobianos. Ambos os termos costumam ser utilizados para sugerir uma atitude responsável no uso dos antimicrobianos, objetivando minimizar o desenvolvimento e a disseminação da resistência antimicrobiana, ao mesmo tempo maximizando a eficácia terapêutica. Essa atitude e seus objetivos estão aplicados na medicina humana e veterinária. Muitas vezes, os termos prudente e racional são utilizados como sinônimos. Entretanto, referem-se a aspectos sutilmente diferentes. O *uso prudente* tem como meta global reduzir a utilização de antimicrobianos, com ênfase particular no uso de drogas de largo espectro e de extrema importância. O *uso racional* refere-se à administração racional de antimicrobianos em indivíduos com o propósito de otimizar a eficácia clínica, minimizando, por sua vez, o desenvolvimento de resistência.

de doenças. Na produção animal, os antimicrobianos também podem ser administrados para animais clinicamente sadios pertencentes a um mesmo rebanho/lote, animais com manifestações clínicas (uma forma de profilaxia chamada *metafilaxia*) ou para melhorar o crescimento animal (*promotor de crescimento*). A metafilaxia tende a ser utilizada durante surtos de doenças em aquicultura e em aves, mas também é usada em suínos e bovinos. As infecções são tratadas antes do aparecimento clínico, e o período de tratamento em geral é mais curto do que o tratamento terapêutico. O uso do termo "metafilaxia" é controverso, uma vez que essa palavra não existe no dicionário e refere-se a uma situação na qual antimicrobianos são utilizados para propósitos terapêuticos e profiláticos. Entretanto, os editores decidiram manter o termo no livro pois este é bem estudado pelas pessoas que trabalham com animais, sendo referido como uma forma particular de profilaxia na presença de doença.

Para o propósito de promoção de crescimento, drogas antimicrobianas são utilizadas como suplemento alimentar e continuamente administradas em doses subterapêuticas. O mecanismo pelo qual antimicrobianos promotores de crescimento exercem seus efeitos na eficiência alimentar e no ganho de peso não são ainda totalmente entendidos. Os dados mostram que os alegados benefícios do uso dos promotores de crescimento podem não ser percebidos nos sistemas modernos de produção e tendem a ser maiores em situações em que as condições higiênicas são insatisfatórias (5). Muitos autores concordam que os benefícios dos promotores de crescimento podem ser minimizados, se não anulados, pela melhora nas condições de higiene e de manejo, bem como por outras medidas objetivando o controle das doenças, como biosseguridade e vacinação.

Entre os animais de produção, a medicação do lote é a única medida viável para tratar aves, enquanto o tratamento pode ser dado individualmente ou em grupo para suínos ou bovinos. O tratamento antimicrobiano sistêmico pode ser administrado via oral, através de água ou alimento medicado, ou por injeções – geralmente para iniciar-se o tratamento antimicrobiano, seguido por um tratamento sistêmico ou local. O tratamento antimicrobiano local inclui infusão intramamária no tratamento da mastite, tratamento intrauterino e tópico na pele, no ouvido e no tratamento ocular. Com vistas à criação de peixes, o tratamento antimicrobiano é quase sempre administrado pela medicação da ração, embora algumas criações possam ser tratadas individualmente, por injeções ou imersões. Em animais de estimação, o tratamento antimicrobiano costuma ser administrado conforme o caso do indivíduo. Tratamentos sistêmicos são conduzidos oralmente, pela administração de tabletes/misturas ou por injeções. A terapia antimicrobiana local inclui os tratamentos de pele, orelha e olho.

Os antimicrobianos utilizados nos animais em geral são os mesmos ou estão estreitamente relacionados aos antimicrobianos usados em humanos. As tetraciclinas constituem a classe de antimicrobianos quantitativamente mais usadas em animais, seguida por macrolídeos, pleuromutilins, lincosamidas, penicilinas, sulfonamidas, aminoglicosídeos, fluoroquinolonas, cefalosporinas e fenicóis (6). Os tipos de agentes utilizados em humanos e animais varia entre os países. Na Dinamarca, as penicilinas respondem por cerca de 70% de todas as dosagens para humanos, enquanto a prescrição mais utilizada em suínos são os macrolídeos (70%) e a tetraciclina (21%) (7). Na Noruega, em 2004, preparações puras de penicilina representaram 43 e 42% do total de antimicrobianos utilizados em humanos e animais terrestres, respectivamente; tetraciclinas, somente 17 e 3%, respectivamente (8). Diferenças qualitativas e quantitativas podem ser observadas entre distintas espécies ou grupos de animais, inclusive dentro do mesmo país. Por exemplo, dados da Dinamarca mostram que uma grande proporção de preparações contendo aminopenicilinas com ácido clavulânico, cefalosporina e fluoroquinolonas usadas na prática veterinária são administradas em pequenos animais (9). No mundo todo, há marcada diferença em relação a regulação, disponibilidade de mercado, distribuição e utilização de produtos antimicrobianos em veterinária (Capítulo 5). Em muitos países, drogas licenciadas para uso humano são administradas para animais, e produtos veterinários são utilizados em espécies animais para as quais a bula não indica como apropriados (*off-label use*).

As drogas mais utilizadas atualmente, ou no passado, como promotores de crescimento incluem macrolídeos (tilosina e espiramicina), polipeptídeos (bacitracina), glicolipídeos (bambermicina), estreptograminas (virginiamicina), glicopeptídeos (avoparcina), quinoxalinas (carbadox e olaquindox), everninomicinas (avilamicina) e ionóforos (monensina e salinomicina). A distinção entre uso profilático ou promotor de crescimento nem sempre é clara, uma vez que os promotores de crescimento também contribuem para a prevenção de certas doenças e podem ser administrados com essa proposição. Muitos países permitem a utilização de antimicrobianos também como promotores de crescimento em doses subterapêuticas. Nos Estados Unidos, agentes antimicrobianos como a penicilina, eritromicina, tilosina e tetraciclina são aprovados para ambas as utilizações, promoção de crescimento e terapêutica. Na Europa, a legislação para uso como promotores de crescimento originou-se do relatório de Swann (10), e os produtos para uso terapêutico não são autorizados para promoção de crescimento.

Devido à atenção científica internacional e à documentação abordando os riscos de saúde pública associados com o uso dos promotores de crescimento na criação animal, muitos países, incluindo os da União Europeia, têm banido ou estão em processo de eliminação desse uso. Tal diretriz está de acordo com as recomendações propostas pela Organização Mundial da Saúde (OMS) de 2000 (11) e endossadas pela Organização das Nações Unidas para Agricultura e Alimentação (Food and Agriculture Organization; FAO) e pela Organização Internacional de Epizootias (OIE) em 2003 (12) (Seção 1.3). Os efeitos sobre o consumo total de antimicrobianos que resultou da proibição de utilização de promotores de crescimento em 1995 foram investigados na Dinamarca (7). O consumo total de agentes antimicrobianos em animais de produção foi reduzido à metade, no período compreendido entre 1994 (206 toneladas) e 2004 (101 toneladas). Apesar de um aumento acentuado do consumo de agentes antimicrobianos utilizados na terapia também ter sido observado, com 48 toneladas utilizadas em 1996 e 101 toneladas utilizadas em 2003, é provável que o aumento observado desde 2000 seja devido a uma epidemia da "síndrome da refugagem" ou síndrome multissistêmica do definhamento do leitão desmamado (*post-weaning multisystemic wasting syndrome;* PMWS) em suínos. Na Noruega e na Suécia, a proibição de uso de promotores de crescimento não foi seguida por um aumento na utilização terapêutica de agentes antimicrobianos (13).

Na maioria dos países, é muito difícil coletar boas informações sobre o consumo de agentes antimicrobianos para a veterinária e promotores de crescimento para animais. Dados quantitativos são muito raros, e as estimativas estão disponíveis apenas para poucos países. Nos Estados Unidos, o consumo de antimicrobianos em animais mostrou um evidente aumento entre 1951 e 1978 (14). A produção total de aditivos em alimentos para animais cresceu de 110 toneladas em 1951 para 5.580 toneladas em 1978, e um aumento ainda mais acentuado foi observado para a utilização terapêutica em humanos e animais, que aumentou de 580 para 6.080 toneladas durante o mesmo período. A Agência Europeia de Avaliação dos Medicamentos (European Agency for the Evaluation of Medical Products; EMEA) estimou o montante de agentes antimicrobianos utilizados para produzir a mesma quantidade de carne em diferentes países da União Europeia em 1997 (15). Ainda que esses dados devam ser interpretados com cautela, diferenças substanciais foram observadas entre os diferentes países, sugerindo que há espaço para a redução do uso de antimicrobianos.

## 1.3 HISTÓRIA DO USO PRUDENTE DE ANTIMICROBIANOS

Durante os últimos 40 anos, tem havido controvérsia sobre o impacto da utilização de agentes antimicrobianos em animais na resistência antimicrobiana em medicina humana. A utilização de antimicrobianos promotores de crescimento nos animais criou um debate acalorado. O principal obstáculo para determinar se as bactérias resistentes provenientes de origem animal apresentam uma importante ameaça para a saúde humana é a dificuldade em rastrear todos os passos, do animal à doença humana. Essa questão é complicada pelo fato de que os animais e os humanos recebem o mesmo tipo de antimicrobianos, sendo colonizados por bactérias comuns ou espécies estreitamente relacionadas, e seus ambientes não são separados. Mesmo que a polêmica de certa forma continue, hoje, em geral é reconhecido e bem documentado que o uso de antimicrobianos em animais pode ter um impacto sobre a saúde pública (Capítulo 2). As seções seguintes descrevem o processo histórico que leva ao reconhecimento de riscos à saúde humana e à consequente formulação dos princípios da prudente utilização de antimicrobianos.

### 1.3.1 O relatório Swann

A preocupação com a possível influência do uso de antimicrobianos em animais sobre a saúde humana levou à nomeação do Comitê Misto sobre a utilização de antibióticos na pecuária e Medicina Veterinária na Grã-Bretanha em 1968. A tarefa dessa comissão, presidida por M. M. Swann, era obter informações sobre a utilização atual e potencial de antimicrobianos em produção animal e medicina veterinária, com especial referência à resistência antimicrobiana, considerando as implicações para a produção animal e à saúde humana e animal, e fazer recomendações para o uso de antimicrobianos. O relatório Swann (10) recomenda que agentes antimicrobianos sejam excluídos da alimentação animal (a menos que especificamente prescritos para tal uso), se forem usados como agentes terapêuticos em medicina humana ou veterinária, ou se forem associados com o desenvolvimento de resistência cruzada a drogas usadas em humanos. Esse documento foi o fundamento para o desenvolvimento da política em matéria de utilização prudente de agentes antimicrobianos e da regulamentação sobre o uso de antimicrobianos em muitos países.

O governo britânico implementou as recomendações dadas pela comissão Swann em 1971. Antimicrobianos foram oficialmente classificadas em dois grupos. O primeiro era composto por agentes aprovados para uso em rações animais como promotores de crescimento, e incluiu bacitracina, virginiamicina e bambermicinas. O segundo era composto por agentes com fins terapêuticos, cujo uso era restrito à prescrição por um médico ou veterinário. Dessa forma, doses subterapêuticas foram banidas na utilização de antimicrobianos terapêuticos. Outros países da Europa Ocidental e o Japão também seguiram as recomendações dadas no relatório Swann. Em

contraste, no entanto, nenhuma nova legislação foi promulgada nos Estados Unidos ou no Canadá. O uso de antimicrobianos como aditivos continua livre na América do Norte, pois é considerado boa prática de gestão em saúde animal. Em 2005, a Food and Drug Administration (FDA) dos Estados Unidos retirou a aprovação da enrofloxacina em aves, devido ao risco à saúde pública relativo ao desenvolvimento de resistência às quinolonas em *Campylobacter*. Essa ação representa a primeira vez que um antimicrobiano foi retirado nos Estados Unidos por causa da preocupação com a resistência.

### 1.3.2 Atividades relevantes da FAO, da OIE e da OMS

Nos últimos anos, tornou-se claro que a contenção da resistência aos antimicrobianos, como uma consequência da complexidade e da multiplicidade de dimensões do problema da resistência antimicrobiana, depende de uma abordagem holística, transversal e internacional. Os grupos humano, animal e vegetal têm uma responsabilidade partilhada e um papel nos esforços para prevenir e minimizar a seleção para resistência antimicrobiana tanto para uso humano quanto não humano de antimicrobianos. O gerenciamento de riscos à saúde humana a partir do uso não humano de antimicrobianos e as consequentes bactérias resistentes exigem colaboração interdisciplinar nacional e internacional. Assim, desde 1997, a OMS em colaboração com a FAO e a FAO em colaboração com a OIE convocaram uma série de consultas dirigidas ao uso não humano de antimicrobianos e à associação da resistência antimicrobiana e possíveis problemas de saúde pública.

Em 1997, a OMS convocou uma reunião em Berlim para abordar o impacto médico do uso de antimicrobianos em alimentos animais (16). Nessa reunião, concluiu-se que há provas diretas de que o uso de antimicrobianos em animais seleciona sorotipos de *Salmonella* não tifoides resistentes aos antimicrobianos. Essas bactérias foram transmitidas aos humanos por alimentação ou contato direto com os animais. Notavelmente, os peritos recomendam gestão dos riscos em nível do produtor, através da utilização prudente de antimicrobianos. Devido à importância das fluoroquinolonas na saúde humana e à preocupação em saúde pública do crescente aumento de resistência a elas, especialmente em *Salmonella* e *Campylobacter*, a OMS convocou uma reunião em Genebra, em 1998, para discutir o uso de quinolonas em animais produtores de alimentos e o potencial impacto sobre a saúde humana (17). Os participantes concordaram que o uso de antimicrobianos seleciona para resistência e que *Salmonella*, *Escherichia coli* e *Campylobacter* resistentes no abastecimento alimentar representam um risco à saúde pública. Concluiu-se que a utilização de fluoroquinolonas na alimentação de animais levou ao aparecimento de *Campylobacter* resistentes e de *Salmonella* com reduzida suscetibilidade às fluoroquinolonas.

Consciente de que a resistência antimicrobiana é um problema multifatorial e, portanto, exige uma abordagem multidisciplinar, a OMS, com a participação da FAO e da OIE, convocou em 2000, uma consulta a peritos que desenvolveu os princípios globais da OMS para a contenção da resistência antimicrobiana em animais destinados à alimentação humana (11). O objetivo desses princípios globais é minimizar os impactos negativos em saúde pública da utilização de antimicrobianos em animais produtores de alimentos e prever sua utilização segura e eficaz em medicina veterinária. Os princípios fornecem um quadro de recomendações para reduzir o abuso e o uso indevido de antibióticos nos alimentos para animais e para proteger a saúde humana, os quais são parte de uma estratégia global da OMS para a contenção da resistência antimicrobiana. Entre outros, os princípios globais salientaram que os antimicrobianos promotores de crescimento que pertencem às classes de agentes utilizados (ou apresentados para aprovação) em humanos e animais devem ser encerrados rapidamente, na ausência de risco com base em avaliações, e que avaliações de risco de todos os antimicrobianos promotores do crescimento devem ser mantidas. Foi destacada a importância do estabelecimento de programas nacionais de vigilância da resistência antimicrobiana em bactérias de animais, alimentos de origem animal e para uso de antimicrobianos em alimentos para animais e humanos. Em novembro de 2002, a OMS convocou um painel internacional de peritos multidisciplinares independentes em Foulum, Dinamarca, para analisar as possíveis consequências para a saúde humana, a saúde animal e o bem-estar, o impacto ambiental, a produção animal e a economia nacional resultantes do programa da Dinamarca para o término do uso de antimicrobianos promotores de crescimento em animais de produção de alimentos, especialmente suínos e frangos (18). A revisão mostrou que é possível, pelo menos para alguns sistemas de produção animal, abandonar o uso de antimicrobianos promotores de crescimento na produção animal, sem qualquer aumento significativo no uso terapêutico ou qualquer perda considerável de produtividade.

O Codex Alimentarius é um organismo sob a égide da FAO e da OMS que desenvolve procedimentos, orientações e matérias relacionados a alimentos, tais como códigos de procedimentos no âmbito da comissão de programas de padronização em alimentos da FAO/OMS. Seus principais propósitos são proteger a saúde dos consumidores e assegurar práticas comerciais justas no comércio alimentar internacional. O Comitê Executivo da Comissão do Codex Alimentarius, em 2001, recomendou que a FAO, a OMS e a OIE convocassem uma consulta multidisciplinar de peritos para aconselhar a comissão sobre os riscos à saúde humana associados com a utilização de antimicrobianos na agricultura, incluindo a aquicultura e a medicina veterinária. Como resposta, a FAO, a OMS e a OIE, conjuntamente, convocaram uma abordagem em duas fases que consistiu de duas oficinas de peritos. A primeira oficina, ocorrida em dezembro de 2003, em Genebra, conduziu uma avaliação científica dos riscos decorrentes da resistência antimicrobiana advinda do uso de antimicrobianos em animais e formulou recomendações e opções para ações futuras na gestão de riscos (19). A segunda oficina, realizada em março de 2004, em Oslo, Noruega, considerou a ampla gama de possíveis opções de gestão dos riscos da resistência microbiana a partir do uso não humano de antimicrobianos (12).

A primeira oficina de peritos, realizada em Genebra, concluiu que há evidências claras de consequências adversas para a saúde humana, devido a organismos resistentes resultante do uso não humano de antimicrobianos (ver também o Capítulo 2). A rota de origem alimentar foi reconhecida como a principal via de transmissão de bactérias resistentes e genes de resistência do alimento animal aos humanos. No entanto, reconheceu-se que existem outras vias de transmissão. Evidências científicas disponíveis mostram que a utilização de antimicrobianos em horticultura, aquacultura e animais de companhia também pode resultar na propagação de bactérias resistentes e de genes de resistência a humanos. A oficina concluiu que os resíduos de antibióticos em alimentos, nos regimes regulamentares atuais, representam um risco significativamente menor para a saúde humana do que o risco relacionado com a resistência antimicrobiana. O seminário recomendou a implementação dos princípios globais da OMS para a contenção da resistência antimicrobiana em animais destinados a alimentos. Também se recomendou seguir as orientações da OIE sobre a utilização responsável e prudente de antimicrobianos para estabelecer programas nacionais de vigilância da utilização de antimicrobianos em animais e da resistência antimicrobiana nas bactérias a partir de alimentos e animais, bem como para implementar estratégias para evitar a transmissão de bactérias resistentes dos animais para os humanos através da cadeia alimentar e a disseminação de bactérias resistentes a agentes antimicrobianos de extrema importância na medicina humana (19).

A segunda oficina de peritos, em Oslo, ressaltou que é possível reduzir a necessidade de antimicrobianos na agricultura e na aquacultura por meio de rigorosa implementação de boas práticas na agricultura, incluindo bons cuidados com os animais e boas práticas veterinárias (12). Foi salientada a necessidade de uma rápida implementação dos princípios estabelecidos nas orientações da OMS e OIE por parte de governos e demais partes interessadas. Foi recomendado que uma força tarefa Codex/OIE fosse criada para desenvolver opções de gestão de risco para a resistência antimicrobiana relacionada ao uso não humano de antimicrobianos. O seminário destacou que os riscos associados a esse uso específico devem ser parte da avaliação para a segurança humana em relação às decisões reguladoras de antimicrobianos veterinários e devem ser identificadas aquelas classes de antimicrobianos "de extrema importância" para o homem e os animais. Em seguida, a OMS convocou, em 2005 e 2007, dois seminários

de peritos para abordar a identificação de antimicrobianos de extrema importância para humanos (Capítulo 4). A OIE identificou os antimicrobianos que são considerados críticos para a saúde animal. As duas listas estão atualmente sendo discutidas por peritos internacionais.

## 1.4 UTILIZAÇÃO PRUDENTE E RACIONAL DE ANTIMICROBIANOS: ABORDAGEM GLOBAL E PRINCÍPIOS BÁSICOS

A fim de minimizar o possível impacto do uso de antimicrobianos em animais sobre a saúde pública e animal, várias organizações internacionais, como a OMS, a OIE, a FAO e a Comissão da União Europeia, nos últimos anos têm enfatizado a importância da utilização prudente e racional de antimicrobianos em animais. Esta tem sido reconhecida pelas associações profissionais como a Associação Mundial de Veterinária (World Veterinary Association; WVA), a Federação Internacional dos Produtores Agrícolas (International Federation of Agricultural Producers; IFAP), a Federação Mundial da Indústria de Saúde Animal (World Federation of Animal Health Industry; COMISA), a Federação dos Veterinários da Europa (FVE), o Colégio Americano de Medicina Veterinária Interna (American College of Veterinary Internal Medicine; ACVIM) e as Associações Americanas de Médicos Veterinários (American Veterinary Medical Associations; AVMA), bem como autoridades nacionais e internacionais. Todas essas entidades têm enfatizado, em menor ou maior grau, que a utilização antimicrobiana prudente é importante, não só para salvaguardar a eficácia das drogas antimicrobianas em medicina veterinária, mas, mais ainda, para evitar o aparecimento e a disseminação de fenótipos resistentes indesejáveis em patógenos zoonóticos, bem como em bactérias comensais que podem ser transmitidas entre animais e humanos. Nas seções seguintes, um conjunto de princípios básicos identificados como importantes para a execução da utilização prudente e racional dos antimicrobianos é listado e discutido. Esses princípios dão ênfase à utilização de antimicrobianos na prática veterinária, e não levam em consideração medidas governamentais como licenciamento e controle, que estão sob a responsabilidade das agências reguladoras nacionais competentes. Na formulação desse conjunto de princípios, uma atenção especial foi dedicada a abordar tanto os benefícios para a saúde animal quanto as consequências para a saúde pública.

### 1.4.1 Prevenção de doenças como uma ferramenta para reduzir o uso de antimicrobianos

É de extrema importância que o uso de antimicrobianos não seja visto de forma isolada do controle da infecção. A melhor maneira de minimizar a necessidade e a utilização de antimicrobianos e, assim, auxiliar na contenção da resistência antimicrobiana é por meio da prevenção da doença. Prevenir é melhor do que remediar, não só em relação à resistência antimicrobiana, mas também sob a perspectiva de bem-estar animal e, a longo prazo, sob um ponto de vista econômico. O sucesso de controle da doença depende de uma abordagem holística, abrangendo produção, manejo, nutrição, bem-estar dos animais e vacinação. Planos de controle de infecção deverão ser implementados em todas as instalações animais e práticas veterinárias, incluindo as que trabalham com animais de companhia. A rotina de uso profilático dos antimicrobianos nunca deve ser usada como substituta para a gestão da saúde. Em relação ao cirurgião veterinário, costuma ser desnecessário administrar antimicrobianos nos procedimentos de rotina cirúrgica, já que técnicas assépticas e medidas de higiene podem substituir a necessidade de agentes antimicrobianos na maioria dos casos.

Um excelente exemplo de como a utilização de antimicrobianos em animais pode ser drasticamente reduzida pela introdução de medidas adequadas para a prevenção de doenças é fornecido pela Noruega. Nesse país, a taxa anual de utilização de agentes antimicrobianos em veterinária em animais terrestres diminuiu gradualmente para 40% de 1995 a 2001. Desde então, a utilização anual manteve-se em um nível relativamente constante. Essa redução significativa decorre de uma campanha de organizações profissionais entre criadores de animais implementada em meados de 1990. A campanha focou a medicina veterinária preventiva e a utilização prudente de agentes antimicrobianos. No que diz

respeito à aquicultura, que representa uma das principais indústrias no país, a utilização anual de agentes antimicrobianos em criações de peixes diminuiu 98% entre 1987 e 2004. Durante o mesmo período, a produção total de peixes teve um drástico aumento, indicando que a saúde pública e animal pode ser salvaguardada sem afetar o lucro econômico para as partes interessadas. Essa significativa diminuição na utilização de agentes antimicrobianos na aquicultura norueguesa foi atribuída, em especial à introdução de vacinas eficazes, bem como a uma melhor gestão da saúde (8).

### 1.4.2 Diagnóstico preciso e teste de suscetibilidade antimicrobiana

O uso empírico de antimicrobianos deve ser evitado sempre que possível, e os antimicrobianos devem ser prescritos de preferência com base em diagnóstico laboratorial e teste de suscetibilidade antimicrobiana. Seu uso deve ser sempre baseado na análise do caso clínico, no diagnóstico de uma infecção bacteriana e na seleção de um agente antimicrobiano clinicamente eficaz. Os antimicrobianos devem ser utilizados apenas quando é conhecido ou fortemente suspeito que a doença é causada por bactérias, uma vez que os vírus não são sensíveis à terapia antibacteriana. O ideal é que o agente etiológico infeccioso seja identificado em relação à espécie e sua suscetibilidade antimicrobiana seja determinada antes de iniciar a terapia antimicrobiana. No entanto, em certas situações, como quando o animal está gravemente doente ou se há um surto com alta mortalidade ou rápida disseminação, a terapia pode ser iniciada com base no diagnóstico clínico (tratamento empírico). Os padrões de resistência de determinados patógenos animais, tais como *Pasteurellaceae*, *Bordetella bronchiseptica*, *Actinobacillus*, estreptococos β-hemolíticos e *Erysipelothrix rhusiopathiae*, podem ser previstos com relativa certeza e, em geral, o uso da penicilina G é suficiente para curar as infecções causadas por esses microrganismos. Por outro lado, os padrões de suscetibilidade de outras bactérias, como estafilococos, *E. coli* e *Salmonella* dificilmente podem ser previstos. Para essas bactérias, o teste de suscetibilidade costuma ser recomendado, se possível antes do início do tratamento antimicrobiano.

A coleta de dados locais sobre a suscetibilidade aos antimicrobianos é o primeiro passo para a utilização antimicrobiana racional. A resistência aos antimicrobianos deve ser monitorada ao longo do tempo no rebanho ou no hospital, e os dados devem ser mantidos em registros pertinentes. Se estiver disponível, os dados nacionais também são importantes para orientar a escolha dos antimicrobianos. O monitoramento revela o surgimento de novas tendências de resistência antimicrobiana, sendo essencial para embasar a escolha adequada de medicamentos para tratamentos empíricos. O teste de suscetibilidade antimicrobiana deve ser feito de acordo com padrões internacionalmente reconhecidos. Uma ampla gama de métodos padronizados está disponível no momento, como o do Clinical Laboratory and Standards Institute (CLSI), nos Estados Unidos, o da British Society for Antimicrobial Chemotherapy (BSAC), o do Comité de l'Antibiogramme de la Société Française de Microbiologie (CA-SFM), o do Swedish Reference Group for Antibiotics (SRGA) e o do Deutsches Institut für Normung (DIN). Se a clínica veterinária não tem o potencial humano e econômico dos recursos necessários para executar o ensaio padronizado de teste de suscetibilidade aos antimicrobianos, amostras clínicas devem ser enviadas para um laboratório confiável de diagnóstico.

### 1.4.3 Justificativa para o uso de antimicrobianos

Antes de iniciar a terapia antimicrobiana, mesmo no caso de um diagnóstico correto, o médico deve verificar se essa terapia é justificada. Nenhum tratamento é uma alternativa possível, por exemplo, em uma situação na qual a doença pode ser controlada por outros meios, como a erradicação no caso de uma grave doença infecciosa animal ou o abate de uma vaca velha com mastite recorrente. O ideal é que apenas animais doentes sejam tratados, e o tratamento deve ser tão individual quanto possível. No entanto, no caso de avicultura e criação de peixes, isso não é prático, e o tratamento em massa é aceito após um diagnóstico relevante. A metafilaxia, na qual os animais saudáveis do ponto de vista clínico são tratados juntamente com os seus "pares" doentes, deve ser evitada. A

profilaxia deve ser mínima. Apesar de alguns usos profiláticos poderem ser justificados sob o ponto de vista médico, por exemplo, em relação à cirurgia prolongada ou de eleição, muitas vezes a profilaxia é usada para neutralizar rotinas não higiênicas ou mal manejadas. Essa prática é imprudente e, em alguns países, até mesmo ilegal.

### 1.4.4 Escolha de um produto antimicrobiano e via de administração adequada

Do ponto de vista estritamente clínico, quatro fatores devem ser considerados ao selecionar um agente antimicrobiano: eficácia clínica, toxicidade para o hospedeiro, risco de desenvolvimento de resistência e efeitos adversos sobre a flora comensal. A eficácia clínica exige não só que o patógeno seja suscetível à droga selecionada, mas também que a droga seja capaz de penetrar e ser ativa no local da infecção. Atenção também deve ser dada ao estado imunológico do animal e ao tipo de infecção, uma vez que drogas bacteriostáticas têm um efeito mais lento e dependem de um sistema imunológico ativo para controlar a infecção e, portanto, não são adequadas para o tratamento de infecções agudas com risco de vida ou para os animais imunossuprimidos. Outros fatores relacionados ao hospedeiro, tais como prenhez, idade e alergias, também devem ser considerados, a fim de evitar efeitos indesejáveis na saúde do animal.

O espectro de atividade do medicamento, sua importância na medicina humana e a via de administração são os fatores mais importantes para executar a utilização prudente e racional de antimicrobianos. Atenção deve ser dada às potenciais consequências na saúde pública de resistência a antimicrobianos em questão. Em geral, antimicrobianos de estreito espectro e mais antigos, se apropriados e disponíveis, devem ter a preferência sobre as drogas de largo espectro. Antimicrobianos de largo espectro exercem uma pressão seletiva sobre um maior número de microrganismos que os antimicrobianos de estreito espectro e, portanto, são mais propensos a selecionar e propagar resistência. Antimicrobianos de extrema importância na medicina humana (ver Capítulo 4) devem ser utilizados apenas se justificados. Na opinião dos editores, alguns aminoglicosídeos (gentamicina e amicacina), cefalosporinas (cefadroxil, cefalexina, cefazolina, ceftiofur e cefquinoma) e fluoroquinolonas (enrofloxacina, danofloxacina, difloxacina, ibafloxacina, orbifloxacina, marbofloxacina e sarafloxacina) devem, na medida do possível, ser evitados no setor veterinário, devido a sua importância crucial na medicina humana. Tendo em vista o recente aparecimento de amostras de *Staphylococcus aureus* resistentes à meticilina (MRSA) em animais, penicilinas antiestafilocócicas (cloxacilina, dicloxacilina e nafcilina) só devem ser consideradas para o tratamento de infecções causadas por estafilococos produtores de penicilinase. Drogas ou combinações de antimicrobianos de largo espectro devem, em geral, ser utilizadas apenas se justificadas pelo perfil de resistência do patógeno, pela natureza da doença (p. ex., curso agudo e alta mortalidade), e pelo valor econômico ou afetivo do animal. Como regra, o uso de combinações de antimicrobianos deve ser evitado, devido ao seu largo espectro de atividade, aumento do potencial de desenvolvimento de resistência e possível antagonismo farmacológico. A única exceção são as sulfonamidas, que, em geral, são combinadas com diaminopirimidinas (trimetoprima, baquiloprima e ormetoprima), devido ao efeito sinérgico entre essas duas classes antimicrobianas. O uso de outras combinações sinérgicas de antimicrobianos, como as que existem entre penicilinas e aminoglicosídeos, deve ser evitado em animais, por causa de sua importância no tratamento de infecções hospitalares agudas em humanos causadas por enterococos e estreptococos. É um fato bem estabelecido que tratamentos combinados ou sequenciais com drogas bacteriostáticas e bactericidas produzem um efeito antagônico.

A via de administração deve também ser considerada, a fim de minimizar o impacto do tratamento antimicrobiano sobre o desenvolvimento de resistência. Deve-se dar preferência ao tratamento local em lugar do sistêmico quando a infecção está localizada e acessível aos produtos tópicos (p. ex., olhos, orelhas, úbere e feridas infectadas). Quando o tratamento sistêmico é necessário na produção animal, injeções

intravenosas e intramusculares são preferíveis à administração via oral, para evitar distúrbios da flora intestinal normal. Além disso, a medicação via alimentação e, em menor grau, na água, pode resultar na ingestão insuficiente pelos animais doentes, devido à perda de apetite, reduzindo, assim, os efeitos da medicação e aumentando os riscos de desenvolvimento de resistência. Riscos adicionais associados à administração oral incluem distribuição heterogênea da droga na alimentação, interferência de ingredientes alimentares consumidos sobre a atividade de drogas e manipulação ou dosagem da droga equivocadas por parte do agricultor. Nas instalações aquícolas, onde as drogas antimicrobianas são introduzidas diretamente no ambiente aquático, fatores farmacológicos como biodisponibilidade de drogas, estabilidade e toxicidade para organismos aquáticos no ambiente circunvizinho também devem ser considerados, no intuito de minimizar o impacto ambiental. Em todas as circunstâncias, os médicos veterinários somente devem prescrever formulações antimicrobianas que sejam aprovadas para a espécie e a indicação em questão. A utilização fora de indicação deve ser excepcional e sempre sob a responsabilidade profissional do médico veterinário. Em particular, essa prática deve ser limitada aos casos em que nenhum outro produto adequado está disponível.

### 1.4.5 Posologia adequada

O regime de posologia adequado (dose, intervalo de dose e duração do tratamento) é de fundamental importância para garantir a utilização racional antimicrobiana. É essencial administrar os antimicrobianos em conformidade com a posologia recomendada, para minimizar a falha terapêutica, explorar o potencial de eficácia da droga e cumprir o regime de carência. Cada classe de antimicrobiano tem as próprias propriedades farmacodinâmicas e farmacocinéticas, que são expressas quando a posologia recomendada é aplicada. Doses baixas, aumento do intervalo das doses e redução da duração do tratamento pode levar ao recrudescimento da infecção e aumentar o risco de seleção de organismos resistentes. Por outro lado, o período de tratamento nunca deve ser prolongado sem necessidade, pois pode afetar o período de carência e ampliar os efeitos adversos sobre a flora comensal. A dosagem indicada no rótulo de instruções de formulações antimicrobianas veterinárias é determinada com base nas concentrações antimicrobianas obtidas no soro de animais saudáveis. No entanto, como já mencionado, a ingestão medicamentosa pode ser bastante reduzida nos animais doentes, devido à perda de apetite. Com base nessas considerações, os níveis de dosagem mais altos recomendados nas instruções do medicamento devem ser escolhidos com o objetivo de minimizar o risco de desenvolvimento de resistência (Capítulo 6). Além disso, os efeitos tóxicos devem ser levados em consideração, e as instruções da rotulagem deve ser sempre seguidas rigorosamente no que se refere às instruções dos prazos de carência e armazenamento.

Um aspecto importante do uso abusivo de antimicrobianos é o não cumprimento do tratamento (abandono). Inquéritos entre pacientes humanos têm demonstrado que, ao contrário das expectativas médicas, o abandono do tratamento parece ser comum em todo o mundo. Os pacientes muitas vezes omitem uma ou mais doses de um tratamento antimicrobiano, ou interrompem o tratamento antes do final (20). Esse fenômeno facilita do surgimento de cepas resistentes durante o tratamento, devido à baixa concentração ou à baixa exposição antimicrobiana atingida nos tecidos corporais. É provável que ocorra falta de conclusão de tratamentos antimicrobianos prescritos também em medicina veterinária, já que, normalmente, os antimicrobianos são administrados aos animais doentes por um terceiro. Assim, os veterinários têm o importante papel de informar agricultores, gerentes ou proprietários dos animais sobre a necessidade de respeitar a dosagem prescrita.

### 1.4.6 Aspectos éticos relacionados a prescrição e fornecimento (dispensação) de medicamentos antimicrobianos

A utilização prudente e racional dos antimicrobianos deve ser considerada como uma importante questão ética na profissão veterinária. Os veterinários têm a obrigação ética de utilizar e prescrever, quando indicados, antimicrobia-

nos adequados para curar infecções em seus pacientes, contribuindo, assim, para a saúde e o bem-estar dos animais. Além disso, por razões de saúde pública, os veterinários têm a responsabilidade de adoção da utilização prudente e racional de antimicrobianos. Eles também têm a importante função de informar agricultores e proprietários ou gerentes sobre os potenciais efeitos na saúde pública associados ao uso imprudente ou irracional de antimicrobianos em animais e ensiná-los o correto manuseio e administração de produtos antimicrobianos.

Foi recentemente indicado que o lucro da venda de agentes antimicrobianos impacta de forma negativa sobre as práticas da prescrição (21). Essa hipótese é baseada na observação de que o uso de antimicrobianos é maior nos países onde são fornecidos/disponibilizados pelos veterinários e a venda direta de droga gera uma parte significativa dos seus rendimentos. O montante de antimicrobianos prescritos pode ter significativa redução, eliminando os benefícios econômicos associados à dispensação de medicamentos veterinários. A discussão sobre se a dispensação de antimicrobianos em animais deve ser atribuída a outras figuras profissionais ou entidades não está dentro do âmbito deste livro. No entanto, vale lembrar que o excesso de prescrição ou prescrição desnecessária de produtos antimicrobianos caros constituem uma evidente prática não ética na profissão veterinária.

### 1.5 NECESSIDADE DE SUBSTITUIR PRINCÍPIOS GERAIS POR DIRETRIZES PRÁTICAS

Os princípios básicos indicados na seção anterior e as orientações gerais para antimicrobianos comumente disponíveis em documentos oficiais e em páginas de organizações nacionais e internacionais são de grande valor, como parte da estratégia global para a limitação do surgimento e da propagação de resistência aos agentes antimicrobianos em animais. No entanto, antes da publicação deste livro, com a exceção de iniciativas nacionais esporádicas, um guia para veterinários sobre a escolha de agentes antimicrobianos para tratamento de infecções específicas dos animais não estava disponível internacionalmente. O livro tira proveito das recentes iniciativas internacionais sobre a utilização prudente de agentes antimicrobianos nos animais (Seção 1.3). Os antimicrobianos destinados ao uso na terapia médica de humanos e aqueles para o tratamento de doenças em animais estão agora sendo delineados e discutidos pela comunidade mundial de saúde.

Neste livro, especialistas reconhecidos internacionalmente em microbiologia, farmacologia e medicina veterinária foram convidados para elaborar orientações específicas de antimicrobianos para espécies e doenças em animais (Capítulos 7 a 12). A seleção de autores especializados para os diversos capítulos levou em consideração a multidisciplinaridade e a distribuição geográfica. As orientações apresentadas neste livro não necessariamente refletem as tendências atuais na prescrição e utilização de antimicrobianos. Sempre que necessário e viável, melhorias visam preservar a eficácia de medicamentos importantes na medicina humana. Ao interpretar as orientações, deve-se ter em mente padrões locais de uso de antimicrobianos, tanto em humanos como em animais. De fato, a frequência de uso e a importância clínica de um agente antimicrobiano em medicina humana podem variar de maneira considerável, dependendo do país. Além disso, também existem diferenças geográficas significativas em relação aos modelos de resistência de ambos os patógenos, humanos e veterinários.

Os autores deste capítulo acreditam que a utilização prudente e racional de antimicrobianos é parte das boas práticas veterinárias. Reconhecer a importância dos agentes antimicrobianos para a saúde humana e animal e a necessidade de preservar sua eficácia é um aspecto importante na profissão veterinária. No entanto, a utilização prudente e racional de antimicrobianos não deve ser considerada uma limitação da liberdade em clínicas veterinárias, e as orientações apresentadas neste livro não devem ser tidas como um substituto para o julgamento do veterinário. Tal profissional deve adotar os princípios da medicina baseada em evidências ao tomar decisões sobre o cuidado dos animais, incluindo a prescrição de antimicrobianos. Este livro foi concebido para promover educação veterinária e proporcionar aos médicos veterinários um guia útil no qual essas evidências são conflitantes ou inexistentes. Espera-se poder contribuir para uma maior sensibilização do problema de resistência entre os veterinários e auxiliar no equilíbrio de suas obrigações éticas relativas à saúde pública e animal.

## REFERÊNCIAS

1. Aarestrup, F.M. (2006). The origin, evolution and global dissemination of antimicrobial resistance. In *Antimicrobial Resistance in Bacteria of Animal Origin* (ed. Aarestrup, F.M.). ASM Press, American Society for Microbiology, Washington DC, p. 339–60.
2. Guardabassi, L., Courvalin, P. (2006). Modes of antimicrobial action and mechanisms of bacterial resistance. In *Antimicrobial Resistance in Bacteria of Animal Origin* (ed. Aarestrup, F.M.). ASM Press, American Society for Microbiology, Washington DC, p. 1–18.
3. Kruse, H., Sorum, H. (1994). Transfer of multiple drug resistance plasmids between bacteria of diverse origins in natural microenvironments. *Appl. Environ. Microbiol.* 60: 4015–21.
4. Hasman, H., Kempf, I., Chidaine, B. et al. (2007). Copper resistance in *Enterococcus faecium*, mediated by the tcrB gene, is selected by supplementation of pig feed with copper sulphate. *Appl. Environ. Microbiol.* 72: 5784–9.
5. Barug, D., de Jong J., Kies, A.K., Verstegen, M.W.A. (eds.) (2006). *Antimicrobial Growth Promoters: Where Do We Go From Here?* Wageningen Academic Publishers, The Netherlands.
6. Schwarz, S., Chaslus-Dancla, E. (2001). Use of antimicrobials in veterinary medicine and mechanisms of resistance. *Vet. Res.* 32: 201–25.
7. Anonymous (2005). *DANMAP 2004 – Use of antimicrobial agents and occurrence of antimicrobial resistance in bacteria from food animals, foods and humans in Denmark.* Statens Serum Institut, Danish Veterinary and Food Administration, Danish Medicines Agency and Danish Institute for Food and Veterinary Research; Copenhagen. Disponível em http:// www.danmap.org/pdfFiles/Danmap_2004.pdf
8. NORM/NORM-VET (2005). *Usage of antimicrobial agents and occurrence of antimicrobial resistance in Norway.* Tromsø/Oslo 2006. ISSN:1502-2307. Disponível em http://www.ventist.no/nor/tjenester/publikasjoner/norm_norm_vet_rapporten
9. Guardabassi, L., Schwarz, S., Lloyd, D.H. (2004). Pet animals as reservoirs of antimicrobial resistant bacteria. *J. Antimicrob Chemother.* 54: 321–23.

10. Swann Report (1969). Joint Committee on the Use of Antibiotics in Animal Husbandry and Veterinary Medicine. Report. HMSO, London. Presented to Parliament in November 1969.
11. World Health Organization (2000). *WHO Global principles for the containment of antimicrobial resistance in animals intended for food*. Report of a WHO Consultation with the participation of the Food and Agriculture Organization of the United Nations and the Office International des Epizooties, Geneva, Switzerland, 5–9 June 2000. Geneva, WHO. Disponível em http://whqlibdoc. who.int/hq/2000/WHO_CDS_CSR_APH_2000.4.pdf
12. World Organisation for Animal Health, World Health Organization, and Food and Agriculture Organization of the United Nations (2004). *Joint FAO/OIE/WHO 2nd Workshop on Non-human Antimicrobial Usage and Antimicrobial Resistance: Management Options*, 15–18 March 2004, Oslo, Norway. Disponível em http://www.who.int/foodsafety/publications/micro/en/exec.pdf
13. Grave, K., Jensen, V.F., Odensvik, K. et al. (2006). Usage of veterinary therapeutic antimicrobials in Denmark, Norway and Sweden following termination of antimicrobial growth promoter use. *Prev. Vet. Med.* 75: 123–32.
14. Black, W.D. (1984). The use of antimicrobial drugs in agriculture. *Can. J. Physiol. Pharmacol.* 62: 1044–8.
15. European Agency for the Evaluation of Medical Products (1999). *Antibiotic resistance in the European nion associated with therapeutic use of veterinary medicines*. Report and qualitative risk assessment by the committee for veterinary medicinal products. 14 July. Disponível em http://www.emea. europa.eu/htms/vet/swp/srantimicrobial.htm

16. World Health Organization (1997). *The medical impact of the use of antimicrobials in food animals*. Report of a WHO, Meeting, Berlin, Germany, 13–17 October 1997. Geneva, WHO. http://www.who.int/emc/diseases/zoo/ oct97.pdf
17. World Health Organization (1998). *Use of quinolones in food animals and potential impact on human health: report and proceedings of a WHO meeting, Geneva, Switzerland, 2–5 June 1998*. Geneva. Disponível em http://whqlibdoc. who.int/hq/1998/WHO_EMC_ZDI_98.12_(p1-p130). pdf
18. World Health Organization (2003). *Impact of antimicrobial growth promoter termination in Denmark*. The WHO international review panel's evaluation of the termination of the use of antimicrobial growth promoters in Denmark. 6–7 November 2002, Foulum, Denmark. Disponível em http://www.who.int/salmsurv/ links/gssamrgrowthreportstory/en
19. World Organisation for Animal Health World, Health Organization, and Food and Agriculture Organization of the United Nations (2004). *Joint First FAO/OIE/WHO expert workshop on non-human antimicrobial asage and antimicrobial resistance: scientific assessment*, Geneva, 1–5 December 2003. Disponível em http://www.who.int/foodsafety/publications/micro/en/report.pdf
20. Pechère, J.C., Cenedese, C., Muller, O. et al. (2002). Attitudinal classification of patients receiving antibiotic treatment for mild respiratory tract infections. *Int. J. Antimicrob. Ag.* 20: 399–406.
21. Grave, K., Wegener, H. C. (2006). Comment on: Veterinarians profit on drug dispensing. *Prev. Vet. Med.* 77: 306–8.

CAPÍTULO

# 2

# Riscos à Saúde Humana Associados à Utilização de Antimicrobianos em Animais

*Lars B. Jensen, Frederick J. Angulo, Kåre Mølbak e Henrik C. Wegener*

Os antimicrobianos selecionam as bactérias resistentes independentemente do reservatório onde são utilizados. Uma série de bactérias patógenos para os humanos têm reservatórios animais e podem ser transmitidas aos humanos por alimentos contaminados (*transmissão de origem alimentar*), exposição a animais (*transmissão direta*) ou ambientes contaminados (*transmissão ambiental*). Além disso, as bactérias dos animais que não são patógenas para os humanos podem servir como doadoras de genes de resistência a patógenos humanos. A maior parte dos genes de resistência antimicrobiana está situada em elementos genéticos móveis (EGMs), como plasmídeos, transposons e integrons, que podem ser transferidos com maior ou menor frequência entre os gêneros e as espécies bacterianas. Os EGMs e os genes de resistência que eles carreiam originaram-se muito antes de os antimicrobianos serem descobertos pelos humanos, como indicado pela recuperação de plasmídeos de resistência antimicrobiana em bactérias isoladas na era pré-antimicrobianos (1). É provável que os genes que conferem resistência aos antimicrobianos em bactérias patógenas originaram-se há milhões de anos a partir de genes ancestrais em bactérias produtoras de antibióticos e outras bactérias do solo (2, 3). O nosso conhecimento acerca de genes de resistência é, em grande parte, baseado em estudos de bactérias patógenas. No entanto, bactérias comensais e ambientais representam um grande reservatório de genes de resistência. Esse reservatório natural pode incluir novos genes de resistência e mecanismos capazes de ser adquiridos por bactérias patógenas, na presença de condições favoráveis, por exemplo, após a utilização de novos agentes antimicrobianos.

Mesmo que o uso de agentes antimicrobianos na medicina humana, na produção animal e na medicina veterinária não seja responsável pela origem da resistência antimicrobiana, ele com certeza tem contribuído para a propagação de bactérias resistentes. Na verdade, quando as bactérias são expostas aos antimicrobianos, cepas resistentes sobressaem aos seus homólogos suscetíveis e se tornam prevalentes na população bacteriana, facilitando, assim, a propagação da resistência bacteriana entre elas, o hospedeiro e fronteiras geográficas. A utilização de antimicrobianos também influencia a evolução de genes de resistência e sua agregação em EGMs. Um exemplo de como os genes de resistência se adaptam à introdução de novos agentes antimicrobianos é fornecido pela evolução das β-lactamases. Pouco depois da introdução de novos β-lactâmicos resistentes à β-lactamases, as enzimas capazes de degradar os novos compostos rapidamente surgiram como um resultado de mutações nos já existentes genes de β-lactamases. Hoje, mais de 200 β-lactamases foram identificadas, cada uma caracterizada por um espectro de atividade bem definido (4). O agrupamento de genes de resistência em EGMs pode ser selecionado pelo uso de antimicrobianos não relacionados quimicamente. Como resultado, é típica nas bactérias portadoras de EGMs a corresistência a múltiplas classes de antimicrobianos.

Apesar de a seleção de bactérias resistentes pelo uso de antimicrobianos em animais, pela transmissão zoonótica e pela transferência horizontal de genes de resistência entre bactérias de animais e de humanos ser documentada por diversos tipos de provas científicas, a quantificação da ocorrência desses eventos in vivo é muito difícil. Portanto, a importância do uso de antimicrobianos em animais e a saúde pública continuam sendo assunto de intenso debate. Este capítulo destaca a evidência científica disponível quanto (i) à associação entre o uso de antimicrobianos e a ocorrência de resistência antimicrobiana em animais (Seção 2.1), (ii) à ocorrência de origem alimentar, transmissão direta e ambiental da resistência antimicrobiana dos animais ao homem (Seções 2.2 a 2.4), e (iii) às consequências da resistência antimicrobiana em infecções humanas com bactérias zoonóticas (Seção 2.5).

## 2.1 ASSOCIAÇÃO ENTRE USO DE ANTIMICROBIANOS E OCORRÊNCIA DE RESISTÊNCIA ANTIMICROBIANA EM ANIMAIS

Em geral, existe uma correlação entre os padrões e a quantidade de uso de antimicrobianos e a ocorrência de resistência antimicrobiana (Figura 2.1). Vários programas de monitoramento na Europa têm determinado associação entre dados de uso de agentes antimicrobianos e a prevalência de bactérias resistentes a antimicrobianos em animais e produtos alimentares (5–7). Dentre estes, o programa de vigilância dinamarquês (DANMAP) foi iniciado no momento em que a utilização de promotores de crescimento foi encerrada nesse país. Isso tem proporcionado uma oportunidade única para estudar os efeitos da proibição sobre a prevalência de bactérias resistentes em animais de produção. Após a proibição da avoparcina (um promotor do crescimento quimicamente relacionado ao glicopeptídeo vancomicina) na Dinamarca, em 1995, a prevalência de enterococos resistentes a vancomicina (*vancomycin resistant enterococci*; VREs) em aves domésticas teve grande diminuição. Três anos após a proibição, a prevalência de VRE proveniente de aves de produção caiu de mais de 72% em 1995 para 2% em 2005 (Figura 2.2). No entanto, os VREs têm persistido em aves de produção e ainda podem ser detectados uma década após a proibição quando se utilizam métodos seletivos de isolamento de VRE (5). Uma redução equivalente na resistência à avilamicina foi detectada em *E. faecium* isolado de aves de produção depois da proibição desse promotor do crescimento, na Dinamarca (Figura 2.3). A prevalência de VRE em suínos na Dinamarca se manteve estável três anos após a proibição de avoparcina, até 1998, quando o promotor do crescimento tilosina (um macrolídeo) foi também proibido (Figura 2.2). A proibição de tilosina como um promotor do crescimento foi relacionada à redução da prevalência de VRE em suínos. A caracterização genética de VRE de suínos revelou a presença de grandes plasmídeos codificando a resistência à glicopeptí-

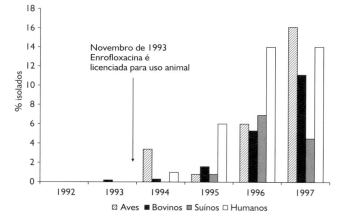

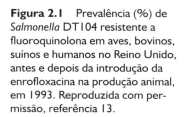

**Figura 2.1** Prevalência (%) de *Salmonella* DT104 resistente a fluoroquinolona em aves, bovinos, suínos e humanos no Reino Unido, antes e depois da introdução da enrofloxacina na produção animal, em 1993. Reproduzida com permissão, referência 13.

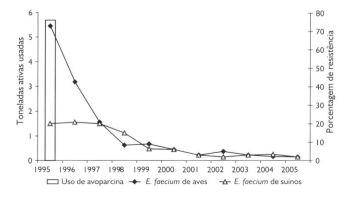

**Figura 2.2** Prevalência de *Enterococcus faecium* resistente a vancomicina em aves e suínos na Dinamarca após a proibição do promotor do crescimento avoparcina, em 1995. Reproduzida com permissão, referência 5.

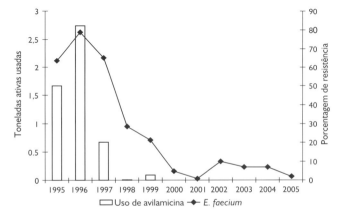

**Figura 2.3** Associação entre utilização de avilamicina e prevalência (%) de *Enterococcus faecium* resistente a avilamicina em aves de capoeira, carne de aves e humanos saudáveis na Dinamarca. Reproduzida com permissão, referência 5.

deos, macrolídeos e cobre na maioria das cepas, sugerindo que a resistência a vancomicina poderia ter sido cosselecionada pela utilização de tilosina nos três primeiros anos após a proibição da avoparcina (8).

A introdução de fluoroquinolonas em animais de produção foi seguida pelo aparecimento de resistência à fluoroquinolona em bactérias isoladas de alimentos de origem animal e, posteriormente, em bactérias zoonóticas isoladas de infecções humanas. Esse é outro exemplo dos efeitos do uso de antimicrobianos sobre a resistência antimicrobiana no reservatório animal. As fluoroquinolonas são, em vários países, as drogas de escolha para o tratamento de graves infecções zoonóticas causadas por bactérias dos gêneros *Salmonella* e *Campylobacter*, e o aparecimento de resistência às fluoroquinolonas nessas espécies bacterianas é um assunto de preocupação crescente. Os efeitos seletivos associados à utilização de fluoroquinolonas em animais foram pela primeira vez observados na Holanda, onde a prática de medicar água com enrofloxacina na avicultura foi seguida pelo surgimento de *Campylobacter* resistente a fluoroquinolonas em aves e humanos (ver Figura 2.4) (9). Desde então, vários estudos têm documentado um aumento na ocorrência de *Campylobacter* resistente a fluoroquinolonas em alimentos de origem animal e em humanos após a introdução das fluoroquinolonas na produção animal (10). Associações semelhantes foram observadas em *Salmonella*. Na Alemanha, um aumento na ocorrência de *Salmonella* Typhimurium DT204c resistente às fluoroquinolonas foi observado após a introdução da enrofloxacina em medicina veterinária, em 1989 (11). No Reino Unido, a resistência às fluoroquinolonas em *Salmonella* Hadar, *S.* Virchow e *S.* Typhimurium DT104 aumentou de

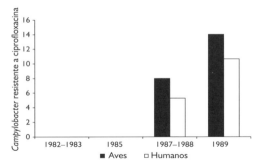

**Figura 2.4** Prevalência de *Campylobacter* resistentes à ciprofloxacina em aves domésticas e humanos após a introdução da enrofloxacina na produção de aves na Holanda. Reproduzida com permissão, referência 9.

forma significativa após o licenciamento de enrofloxacina e danofloxacina de uso veterinário, em 1993 e 1996, respectivamente (12) (Figura 2.1).

Na antiga Alemanha Oriental, o antimicrobiano nourseotricina, uma estreptotricina, foi introduzido, em meados de 1980, como um promotor de crescimento na suinocultura. Uma vez que a estreptotricina nunca tinha sido usada na medicina humana ou veterinária, o estudo da resistência a nourseotricina forneceu informações úteis sobre os efeitos dos promotores de crescimento na produção animal, a disseminação de bactérias resistentes a humanos e a transferência horizontal de genes para resistência a bactérias humanas, incluindo patógenos. Pouco depois da introdução da nourseotricina como um promotor do crescimento em suínos, *Escherichia coli* contendo plasmídeos conferindo resistência a nourseotricina foi frequentemente encontrado nas fezes de suínos e trabalhadores agrícolas. Dentro de dois anos, semelhante *E. coli* resistente a nourseotricina foi isolada de familiares dos trabalhadores das criações de suínos e em casos de infecções do trato urinário em comunidades adjacentes, mas não de pessoas e animais em áreas controladas sem o uso de nourseotricina (13). A resistência a nourseotricina foi depois detectada em isolados humanos de *Salmonella* e *Shigella* (14). Sendo a *Shigella* um patógeno de primatas que não ocorre no trato intestinal de suínos, esse achado evidencia, de forma indireta, que a transferência horizontal de resistência à nourseotricina tem ocorrido no trato intestinal de humanos.

## 2.2 TRANSMISSÃO DA RESISTÊNCIA ANTIMICROBIANA DO ANIMAL PARA O HOMEM VIA ALIMENTAÇÃO

A maioria das infecções com *Salmonella* resistente a antimicrobianos nos países industrializados é adquirida pelo consumo de produtos alimentares oriundos de suínos, aves e bovinos (15). Para *Campylobacter* resistente a antimicrobianos, as aves domésticas são o principal reservatório. *E. coli* e enterococos resistentes podem também ser adquiridos de suínos, aves e bovinos, mas a importância relativa dos principais reservatórios animais, quando comparada à importância de reservatórios humanos e ambientais, é difícil de ser estabelecida e quantificada com base no conhecimento atual. Várias evidências têm demonstrado a transmissão de resistência antimicrobiana de origem alimentar, de animais para humanos, incluindo inquéritos de surtos, investigações epidemiológicas das infecções esporádicas, estudos de campo, relatos de casos, associações geográficas e temporais e tipagem molecular comparando isolados de origem humana e animal. Numerosos estudos indicaram uma associação entre a utilização de antimicrobianos na alimentação dos animais e a resistência antimicrobiana no homem por uma ou mais linhas de evidência (16).

### 2.2.1 Investigações de surto

Ainda que os surtos representem apenas uma fração dos casos de infecções causadas por agentes patógenos de origem alimentar, incluindo *Salmonella*, a maioria do conhecimento sobre a epidemiologia das doenças de origem alimentar tem sido fornecida pela investigação de surtos. Várias investigações de surto de *Salmonella* resistente a antimicrobianos em infecções de humanos combinam estudos epidemiológicos de campo e técnicas laboratoriais de subtipagem para rastrear *Salmonella* resistente a antimicrobianos por meio do sistema de distribuição dos alimentos nas criações, e a utilização de agentes antimicrobianos foi associada com o perfil de resistência de *Salmonella* isolada de humanos. Uma análise da ocorrência de surtos de infecção por *Salmonella* indicou que aqueles causados por cepas resistentes a antimicrobianos têm maior propensão a apresentar uma fonte de alimentos de origem animal do que surtos causados por *Salmonella* suscetível a antimicrobianos (17). Entre as mais notáveis investigações de surtos, destacam-se o rastreamento para infecções por *Salmonella* resistente a tetraciclina em humanos, devido à adição de tetraciclina em alimentos para bovinos (18), e a detecção de infecções humanas por *Salmonella* resistente a cloranfenicol, devido ao uso ilegal de cloranfenicol em explorações leiteiras (19). Um surto, em humanos, de infecção por *S.* Typhimurium DT104 resistente a ácido nalidíxico no Reino Unido foi atribuído a uma exploração leiteira em que foram utilizadas fluoroquinolonas nas vacas de leite no mês anterior ao surto (20). Na Dinamarca, o primeiro surto de *S.* Typhimurium DT104 resistente a ácido nalidíxico foi rastreado por meio da cadeia alimentar com a utilização de métodos de tipagem, indicando uma fazenda local como origem (21). Outro foco de *S.* Typhimurium DT104 multirresistente na Dinamarca foi atribuído à importação de carne da Itália (22).

## 2.2.2 Investigações epidemiológicas

Vários estudos epidemiológicos recentes de casos esporádicos de infecções humanas por *Salmonella* têm demonstrado que pessoas com infecções resistentes a antimicrobianos com mais frequência visitaram ou viveram em uma fazenda antes do aparecimento da doença do que pessoas com infecções sensíveis a antimicrobianos. Esses resultados foram demonstrados em um estudo de caso-controle de infecções por *S.* Typhimurium DT104 resistente a antimicrobianos (23) e por *Salmonella* Newport multirresistentes (24). Um estudo de caso-controle realizado nos Estados Unidos sobre pessoas infectadas com *Campylobacter* resistente a fluoroquinolonas também apurou que essas pessoas eram mais propensas a ter comido frango

ou peru fora de casa do que os controles. Uma vez que frango e peru não são importados por esse país, tal resultado prova que o frango é uma importante fonte de aquisição de infecções por *Campylobacter* resistente a fluoroquinolonas no mercado interno (25).

## 2.2.3 Estudos de campo

Levy e colaboradores (26) conduziram experimentos prospectivos de campo para demonstrar como a utilização de antimicrobianos na alimentação animal seleciona para o aparecimento e a disseminação de determinantes de resistência. Eles descobriram que a resistência a tetraciclina entre *E. coli* em amostras fecais de frangos aumentou dentro de uma semana da introdução de alimentos contendo tetraciclina para os animais. Observa-se que, enquanto os frangos receberam alimentos que continham tetraciclina, a proporção de coliformes intestinais resistentes a tetraciclina também foi maior entre os membros de famílias residindo próximo à fazenda, e manteve-se superior aos coliformes intestinais de famílias-controles da vizinhança (26).

## 2.2.4 Relatos de casos

Existem vários relatos de casos de agricultores, membros de suas famílias ou outras pessoas que foram diretamente expostas a bactérias resistentes a antimicrobianos oriundos de alimentos de origem animal. Por exemplo, o primeiro caso relatado de aquisição doméstica de *Salmonella* resistente a ceftriaxona nos Estados Unidos envolveu o filho de um médico veterinário. Antes da doença da criança, o pai foi tratar vários rebanhos de gado para *Salmonella*. Amostras de *Salmonella* resistentes e suscetíveis a ceftriaxona foram isoladas de bovinos doentes tratados pelo veterinário. Esses isolados e o isolado resistente a ceftriaxona da criança mostraram-se muito semelhantes por eletroforese em gel de campo pulsado (PFGE). Parece provável que a cepa de *Salmonella* desenvolveu resistência a ceftriaxona nos bovinos e então foi transmitida para a criança (27).

*E. coli*, *Salmonella*, *Shigella flexneri* e estafilococos multirresistentes têm sido detectados em produtos aquáticos como camarão pronto para comer, indicando, assim, uma outra fonte potencial de origem alimentar na transmissão da resistência antimicrobiana (28). Não só as bactérias resistentes a partir da aquicultura são transferidas para humanos, mas também EGMs contendo genes de resistência podem ser transferidos para bactérias patógenas, como sugerido pela recuperação de plasmídeos de resistência antimicrobiana, idênticos na aquicultura e em isolados clínicos humanos (29, 30). A transferência de transposon mediando resistência a tetraciclina, de *Aeromonas* aquáticos para *E. coli* comensal de humanos, foi reproduzida em laboratório (30).

### 2.2.5 Associações geográficas e temporais

Em países como a Dinamarca, onde os dados quantitativos sobre a utilização de antimicrobianos na alimentação animal estão disponíveis, foram mostradas correlações entre a quantidade de agentes antimicrobianos utilizados na alimentação dos animais e a ocorrência de resistência antimicrobiana em bactérias selecionadas (5). Mesmo em países sem vigilância sobre antimicrobianos utilizados na alimentação animal, associações temporais têm sido demonstradas entre a aprovação para a utilização pela primeira vez de um agente antimicrobiano em alimentos animais e o aumento na resistência aos antimicrobianos. Os efeitos da homologação das fluoroquinolonas para uso animal têm sido documentados em vários países europeus (ver Seção 2.1). Nos Estados Unidos, um aumento acentuado na proporção de infecções por *Campylobacter*, adquiridas no mercado interno e resistentes a fluoroquinolonas, foi observado após a aprovação de uso pela primeira vez de fluoroquinolonas em animais de produção, em 1995 (31). Comparações geográficas entre os países com padrões distintos de uso de antimicrobianos em animais de produção levaram a conclusões semelhantes sobre a transmissão zoonótica de *Campylobacter* resistente a fluoroquinolonas. Por exemplo, infecções de *Campylobacter* adquiridas no mercado interno são em geral resistentes a fluoroquinolonas em países europeus e norte-americanos que permitem a utilização de fluoroquinolonas em animais de produção. No entanto, infecções

por *Campylobacter* adquiridas na Austrália são suscetíveis a fluoroquinolonas, onde estas não são utilizadas em animais de produção (32). Na Noruega, a resistência a fluoroquinolonas entre *Campylobacter jejuni* de origem humana tem-se mantido muito baixa, provavelmente refletindo a prevalência reduzida de resistência a fluoroquinolonas de *Campylobacter* proveniente de frangos (33).

### 2.2.6 Tipagem molecular

A tipagem molecular tem proporcionado evidências para a associação entre a utilização de avoparcina em alimentos animais e a ocorrência de VRE em humanos. Antes de a União Europeia proibir a avoparcina, como um promotor do crescimento, em 1997, vários estudos detectaram VRE no trato intestinal de indivíduos saudáveis (34-36). A subtipagem molecular de isolados de VRE de suínos, frangos, pessoas saudáveis e doentes hospitalizados indicou similaridade genética entre alguns isolados de animais e humanos saudáveis (37). Mesmo que estudos recentes sobre a estrutura populacional de VRE demonstrem claramente que cepas hospitalares em geral diferem daquelas que ocorrem em alimentos animais (38), a tipagem de EGM associada a glicopeptídeos de resistência (Tn*1546*) sugere a transferência horizontal de genes entre enterococos isolados de animais e de humanos. Em particular, um dos três genes essenciais de glicopeptídeos de resistência em Tn*1546* (*vanX*) é caracterizado por variantes de um único nucleotídeo (T ou G) que estão associadas à origem da cepa. Entre os animais de produção, as variantes G só são encontradas em isolados de aves e as variantes T, em isolados de suínos. Entre os isolados humanos, as variantes G e T são uniformemente distribuídas. Além disso, isolados humanos de países muçulmanos, onde os suínos não são criados ou consumidos, apenas carreiam a mutação G (39).

Após a introdução do aminoglicosídeo apramicina para uso veterinário, no início dos anos 1980, a resistência à apramicina emergiu entre isolados de *E. coli* de bovinos e suínos na França e no Reino Unido (40, 41). Esse agente nunca foi utilizado para tratamento de infecções em humanos. A resistência genética (*aac*(3)IV) que codifica a resistência a apramicina confere resistência cruzada para outros aminoglicosídeos utilizados na medicina humana (tobramicina, gentamicina, canamicina e neomicina), mas a presença desse gene foi primeiramente observada após a introdução de apramicina em medicina veterinária (42). Gene e plasmídeo de resistência a apramicina, semelhantes, foram também encontrados em *Salmonella* de animais e em amostras clínicas humanas de *E. coli*, *Salmonella e Klebsiella pneumoniae* (43-45). Essas observações tiveram fortes indicações de que a resistência a apramicina foi principalmente selecionada pela utilização desse antibiótico em animais de produção e teve posterior transferência para bactérias patógenas humanas.

Evidência molecular também sugere uma associação entre o uso de gentamicina em animais de produção, em especial em frangos e perus nos Estados Unidos, e a alta ocorrência de enterococos resistentes a gentamicina em humanos doentes. Os genes de resistência à gentamicina que ocorrem em enterococos resistentes isolados de animais corresponderam aos encontrados em enterococos isolados de produtos alimentares da mesma espécie animal. Além disso, embora grande diversidade tenha sido evidente entre os enterococos resistentes a gentamicina em alto nível, cepas indistinguíveis foram encontradas em isolados humanos e suínos e em isolados humanos e de frangos comercializados (46). Do mesmo modo, associações genéticas entre isolados de *Salmonella* de animais e humanos têm sido demonstradas por tipagem molecular. Por exemplo, em um estudo sobre infecções humanas por *Salmonella* Choleraesuis resistentes a fluoroquinolonas, em Taiwan (47), a tipagem molecular permitiu aos autores concluir que os suínos foram a fonte das infecções humanas.

A caracterização molecular de EGMs em bactérias isoladas de peixes sugeriu uma origem aquática para os determinantes de resistência antimicrobiana característica do clone pandêmico de *S.* Typhimurium DT104, que causou muitos surtos de salmonelose em humanos no mundo (6). Além disso, a propagação de *Salmonella* Agona, encontrada em carne de peixes importados do Peru, foi identificada como a causa de um surto internacional (48).

## 2.3 TRANSMISSÃO DIRETA DA RESISTÊNCIA AOS ANTIMICROBIANOS DE ANIMAIS PARA OS HUMANOS

Ainda que a origem alimentar da transmissão tenha sido amplamente descrita na literatura científica, outras vias têm sido menos estudadas. No entanto, há cada vez mais provas de que o contato direto com os animais pode, sob certas circunstâncias, desempenhar um papel importante na transmissão da resistência. Isso representa um risco ocupacional para trabalhadores que manipulam animais ou produtos animais, tais como agricultores, veterinários e produtores de carne. Além disso, as pessoas que frequentam exposições de animais ou visitam fazendas podem ser expostas a essa via de transmissão (49, 50).

### 2.3.1 Transmissão por contato com animais de produção

Há vários relatos de casos de agricultores, veterinários, membros de suas famílias ou outras pessoas que têm sido diretamente infectados com bactérias resistentes a antimicrobianos pelo contato com animais de produção. Conforme mencionado na Seção 2.2.4, o primeiro caso relatado foi entre o filho de um veterinário e bovinos (27). Nos Países Baixos, indistinguíveis padrões em PFGE foram demonstrados por *S.* Typhimurium DT104 isolada de uma criança, de um suíno e de um bezerro que vivia na mesma fazenda (51). Nos Estados Unidos, a transmissão de *S.* Typhimurium multirresistente foi documentada em instalações veterinárias e abrigos de animais. É provável que a transmissão tenha ocorrido a partir dos animais para os humanos, uma vez que os humanos foram infectados após a doença nos animais (52).

Nos Países Baixos, a transmissão de *Staphylococcus aureus* resistente a meticilina (methicillin-resistant staphylococcus aureus; MRSA) foi recentemente relatada entre suínos e criadores de suínos (53) (ver Capítulo 7). Nessa mesma região, clones de *E. coli* e VRE indistinguíveis foram previamente notificados em agricultores e seus animais (35). Um estudo recente realizado no Canadá (54) mostrou que o uso de antimicrobianos e outros fatores de manejo na suinocultura pode levar ao aumento da resistência aos antimicrobianos entre *E. coli* fecais em residentes de fazendas. Esses dados indicam que essa rota de transmissão pode ter sido negligenciada no passado.

### 2.3.2 Transmissão por contato com animais de companhia

Tem sido dada pouca atenção ao papel de animais de companhia na disseminação da resistência aos antimicrobianos, quando comparada com a dada aos animais de produção. Casos de transmissão da resistência antimicrobiana pelo contato com animais de companhia são esporádicos e, em geral, mais difíceis de reconhecer. No entanto, animais de companhia, como cavalos, cães, gatos e animais de estimação exóticos, têm demonstrado que são reservatórios de bactérias resistentes, incluindo espécies com um potencial de transmissão zoonótica e fenótipos de resistência de interesse clínico, como *S.* Typhimurium DT104 e MRSA multirresistentes (55). Mesmo que o montante de antimicrobianos utilizados nos animais de companhia seja inferior ao utilizado em animais de produção, drogas de largo espectro de importância fundamental na medicina humana costumam ser utilizadas em animais de companhia. Na Dinamarca, 65 e 33% do total de uso veterinário de cefalosporinas e fluoroquinolonas, respectivamente, são utilizados para animais de companhia (5). Apesar de sua importância na medicina humana, a utilização de fluoroquinolonas ou cefalosporinas em cães é mais elevada do que em humanos (ver Capítulo 11).

Ainda que a *Salmonella* seja geralmente considerada um patógeno de origem alimentar, estima-se que acima de 6% dos casos de salmonelose são atribuíveis ao contato com animais exóticos (56, 57). Uma correlação direta foi documentada entre o número de casos relatados de *Salmonella* Marina ao programa de vigilância da *Salmonella* nos Estados Unidos e o número de iguanas importadas anualmente no país entre 1982 e 1994 (58). As investigações de surtos têm associado *S.* Typhimurium multirresistente à compra de roedores (59) e répteis (60). Da mesma forma, animais domésticos, em particular gatos, são uma reconhecida fonte de infecção humana com *S.* Typhimurium multirresistente. Em 1999, vários surtos de *S.*

Typhimurium multirresistente foram reportados em instalações para pequenos animais nos Estados Unidos (61). Possuir pequenos animais é reconhecido como um fator de risco para casos esporádicos de campilobacteriose entre crianças (62, 63). Em um estudo dinamarquês, em 2001 (64), mais de 20% dos filhotes considerados saudáveis eram portadores de *C. jejuni*. Evidências diretas de sua transmissão entre cães domésticos e pacientes jovens têm sido documentadas por técnicas de caracterização de DNA (*fingerprinting*) (65, 66), incluindo a transmissão de uma cepa resistente a fluoroquinolonas (65).

*Staphylococcus aureus* resistente a meticilina tem sido cada vez mais relatado entre animais de companhia (66). A primeira indicação de que estes poderiam ser uma fonte de infecção humana de MRSA foi concebida, em 2003, por um estudo em que a infecção recorrente em um paciente humano foi associada a um cão da família do portador (67). Depois disso, animais de companhia portadores de MRSA têm sido associados a casos de infecção em proprietários de pequenos animais (68) e veterinários (69). A transmissão de MRSA entre animais de companhia e equipe veterinária tem sido relatada no Canadá (70), no Reino Unido e na Irlanda (71). A transmissão do animal para o humano é sugerida pelo fato de que clones de MRSA encontrados em profissionais que trabalham com equinos e pequenos animais em geral correspondem aos que ocorrem em cavalos e pequenos animais, respectivamente (70, 71). Além disso, a proporção de MRSA carreado na cavidade nasal do pessoal veterinário parece ser bem mais elevada quando comparada à prevalência estimada na comunidade (72).

A transmissão direta de bactérias, incluindo aquelas resistentes a antimicrobianos, de pequenos animais para pessoas que trabalham ou vivem em contato com eles é ainda apoiada pelo isolamento comum de *Staphylococcus intermedius* a partir da cavidade nasal dos veterinários (73) e dos proprietários de cães afetados por dermatite atópica (74). *S. intermedius intermedius* é uma espécie comensal estafilocócica em pequenos animais com frequência associada a infecções oportunistas de pele, de orelha e do aparelho urinário em cães. O fato de essa bactéria ser, em geral, rara na cavidade nasal de humanos sugere a transmissão do cachorro ao humano. Linhagens carregadas pelos proprietários de cães correlacionam-se com cepas recuperadas de seus cães e apresentam múltipla resistência a agentes antimicrobianos, incluindo penicilinas, ácido fusídico, macrolídeos, lincosamidas, tetraciclina e cloranfenicol (74).

## 2.4 TRANSMISSÃO AMBIENTAL DA RESISTÊNCIA ANTIMICROBIANA DO ANIMAL PARA O HOMEM

A exposição ambiental de humanos a bactérias resistentes aos antimicrobianos de origem animal pode ocorrer em diversas circunstâncias, incluindo várias atividades profissionais e de lazer. Por exemplo, a propagação de estrume nas terras agrícolas pode ser uma fonte significativa de bactérias resistentes em ambientes agrícolas. Bactérias resistentes de origem de fezes animais normalmente não estão adaptadas a viver fora do hospedeiro, mas podem ser capazes de sobreviver no ambiente por um período limitado de tempo, durante o qual podem transferir genes de resistência a bactérias do solo (75). Várias investigações têm mostrado que o uso de esterco suíno resulta na transferência de bactérias resistentes a partir da exploração para o ambiente, incluindo os aquáticos (76, 77). Na Ásia, o estrume de animais de produção de alimentos é colocado em instalações de produção da aquicultura, onde os compostos orgânicos são utilizados para fomentar o crescimento de organismos fotossintéticos. Através dessa ligação direta, as bactérias resistentes selecionadas pelo uso intensivo de antimicrobianos na produção suína e de aves são diretamente liberadas no ambiente aquático, em conjunto com resíduos antimicrobianos em fezes e alimentos medicados. Como consequência dessa prática, um elevado número de bactérias resistentes tem sido detectado no sedimento das pisciculturas integradas (78, 79).

A transmissão ambiental de resistência antimicrobiana de animais para humanos também pode realizar-se por poluição atmosférica. Um alto número de estafilococos (80) e enterococos (81) resistentes a antimicrobianos tem sido detectado no ar dentro das instalações suínas. As partículas de pó de instalações animais também demonstraram concentrações mensuráveis de antimicrobianos (82). Portanto, parece que os trabalhadores de criações animais estão submetidos a exposição direta às bactérias resistentes aos antimicrobianos, bem como aos resíduos que podem selecionar para bactérias resistentes após terem sido inalados. A transmissão por poluição do ar também representa um risco para pessoas que residem nas proximidades das fazendas, como indicado pela recuperação de bactérias resistentes em uma corrente de ar colhida a sotavento de uma instalação de confinamento e alimentação animal (83).

## 2.5 CONSEQUÊNCIAS DA RESISTÊNCIA ANTIMICROBIANA EM INFECÇÕES HUMANAS POR BACTÉRIAS ZOONÓTICAS

Cada vez mais, evidências têm demonstrado que a resistência antimicrobiana de bactérias zoonóticas e gera consequências para a saúde humana (15, 84) (Tabela 2.1). Tais consequências incluem infecções que não teriam ocorrido se os patógenos não fossem resistentes, recorrência de falhas no tratamento e aumento da severidade do tratamento das infecções. Este último inclui duração prolongada da doença, aumento da frequência das infecções sanguíneas, aumento da hospitalização e aumento da mortalidade.

### 2.5.1 Infecções que não teriam ocorrido se os patógenos não fossem resistentes

A utilização de antimicrobianos altera a microbiota do trato intestinal, colocando os indivíduos tratados sob risco aumentado de salmonelose clínica se eles também são colonizados com uma linhagem de *Salmonella* que é resistente a esse agente antimicrobiano (84). Os indivíduos tratados com um antimicrobiano, portanto, teriam maior risco de desenvolver doenças com patógenos resistentes aos antimicrobianos utilizados. Além disso, a exposição a alimentos contaminados tem potencial para resultar em colonização assintomática com bactérias de origem alimentar que podem ser selecionadas por um tratamento terapêutico e re-

**Tabela 2.1** Efeitos potenciais do surgimento de resistência antimicrobiana em bactérias de origem alimentar sobre a saúde humana. Adaptada de (15)

| | |
|---|---|
| Eficácia reduzida do tratamento empírico precoce | O tratamento antimicrobiano não é defendido pela maioria dos casos de gastroenterite. No entanto, para pacientes com doença grave subjacente ou com suspeita de disseminação extraintestinal, o tratamento deve ser iniciado antes do diagnóstico microbiológico. Nesses casos, a resistência a drogas de importância clínica irá aumentar o risco de fracasso do tratamento. |
| Opção limitada de tratamento após o diagnóstico | Resistência às classes de drogas antimicrobianas de importância significativa irá limitar as escolhas de drogas, e pode levar ao aumento dos custos de tratamento. |
| Aumento da transmissão | Bactérias resistentes às drogas têm uma vantagem seletiva em doentes tratados com drogas antimicrobianas por outras razões.<br>Cepas resistentes podem facilmente instalar-se nos locais onde são utilizados antimicrobianos, tais como hospitais. Assim, o aumento da transmissão pode ocorrer muitas vezes entre os indivíduos com doença subjacente. |
| Transmissão horizontal de genes de resistência | Genes que codificam a resistência à droga antimicrobiana costumam ser localizados em elementos genéticos móveis, tais como plasmídeos, transposons e integrons. Estes podem ser transferidos para outras bactérias. |
| Aumento da virulência | Há evidências de que as bactérias resistentes causam infecções mais invasivas e aumento da mortalidade, talvez devido à cosseleção de características de virulência ou à melhora da aptidão fármaco-resistente de bactérias patógenas. |

sultar na colonização e na progressão para doença clínica. Alguns desses efeitos têm sido demonstrados em estudos de caso-controle de pessoas infectadas com *Salmonella* resistente a antimicrobianos. Pessoas expostas a agentes antimicrobianos por distintos motivos, como o tratamento de uma infecção do sistema respiratório superior, tinham maior risco de infecção com *Salmonella* resistente a antimicrobianos (18). Como exemplo, em um surto originado da ingestão de leite contaminado com uma linhagem de *S.* Typhimurium multirresistente, em 1985, com 116 mil casos, os doentes que haviam sido submetidos a terapia antimicrobiana com um agente para o qual a cepa do surto era resistente tinham ingerido menos leite do que aqueles que não haviam tomado antimicrobianos. Isso sugere que a dose infectiva é mais baixa para as pessoas que recebem terapia antimicrobiana do que para as que não recebem tratamento (85). Esse efeito também foi demonstrado em laboratório, quando o uso do antibiótico estreptomicina em camundongos reduziu drasticamente a dose necessária para infectar o camundongo com uma cepa resistente a estreptomicina (86).

O aumento do risco de transmissão de *Salmonella* entre pessoas expostas a agentes antimicrobianos por distintos motivos foi estimado. Cohen e Tauxe (87) analisaram a fração atribu-ível de casos em relação ao tratamento antimicrobiano em surtos selecionados envolvendo cepas de *Salmonella* resistentes a antimicrobianos. Em geral, 16 a 64% dos casos não teriam ocorrido se a pessoa exposta não tivesse sido tratada com antimicrobiano ou se a cepa infecciosa fosse sensível aos antimicrobianos. Devido à ingestão de antimicrobianos por várias razões, é comum em várias partes do mundo a resistência antimicrobiana em *Salmonella* resultar em infecções, hospitalizações e mortes que não teriam ocorrido na ausência de resistência. Barza e Travers revisaram a literatura sobre fração de casos atribuíveis e concluíram que a resistência antimicrobiana em *Salmonella* e *Campylobacter* resultou em 29.379 infecções por *Salmonella* que não teriam ocorrido, levando a 342 casos de hospitalização e 12 mortes, e 17.688 infecções por *C. jejuni* que também não teriam ocorrido, levando a 95 hospitalizações anualmente nos Estados Unidos (84).

Tendo em mente que a prevalência de resistência medicamentosa em *S.* Typhimurium, o sorotipo mais comum de *Salmonella* nos Estados Unidos, é de 40%, o aumento da transmissão como resultado de resistência a antimicrobianos é de real importância para a saúde pública. Além disso, pessoas com doença clínica ou em tratamento para outros transtornos podem enfrentar consequências clínicas mais graves da infecção. Essa interação pode, em algumas situações, explicar por que infecções com bactérias resistentes a drogas antimicrobianas parecem ser mais virulentas do que aquelas causadas por bactérias suscetíveis às drogas. Isso também explica por que surtos com bactérias de origem alimentar resistentes a drogas ocorrem com tanta frequência no meio hospitalar, onde antimicrobianos são usados para uma variedade de indicações. Um efeito similar pode ocorrer em animais de produção, que também são bastante expostos a agentes antimicrobianos, apesar de a extensão à resistência antimicrobiana em *Salmonella*, *Campylobacter* e talvez outras bactérias que resulta em aumento da transmissão dessas bactérias entre os animais de produção que estão expostos a agentes antimicrobianos ainda não ter sido descrita. Se tal uso promove a disseminação de estirpes resistentes entre os animais de produção, parece provável que isso resulte em um aumento da transmissão dessas cepas para o homem.

### 2.5.2 Aumento da frequência de falhas no tratamento e maior gravidade da infecção

O aumento da frequência de falhas no tratamento e da gravidade da infecção pode ser manifestado por uma doença de duração prolongada, por aumento da frequência das infecções sanguíneas, por aumento da hospitalização ou por mortalidade. A associação entre o aumento da frequência de *Salmonella* resistente a antimicrobianos e uma maior frequência de hospitalização tem sido demonstrada em vários estudos. Um estudo de 28 surtos de *Salmonella* investigados pelo Centro de Controle e Prevenção de Doenças (Centers for Disease Control and Prevention; CDC), entre 1971 e 1983, concluiu que surtos causados por *Salmonella* resistente a antimicrobianos resultaram em maior taxa de hospitalização e maior taxa de mortalidade do que surtos causados por infecções suscetíveis (7). Recentemente, essa análise foi repetida em surtos de *Salmonella* investigados pelo CDC, entre 1984 e 2002. Outra vez, surtos causados por *Salmonella* resistente

a antimicrobianos resultaram em taxa maior de hospitalização do que surtos causados por infecções suscetíveis (88).

Um estudo com 758 pessoas com infecções esporádicas por *Salmonella* em 1989-1990 descobriu que aquelas infectadas com isolados resistentes a antimicrobianos foram mais suscetíveis de ser hospitalizadas, inclusive por mais tempo (89). Um estudo mais abrangente de infecções esporádicas por *Salmonella* foi conduzido para a Foodborne Diseases Active Surveillance Network (FoodNet) e o National Antimicrobial Resistance Monitoring System (NARMS) nos Estados Unidos (90). Ao contrário do estudo realizado por Lee (89), essa análise controlou para sorotipo da *Salmonella*. Entre os isolados de *Salmonella* testados no NARMS entre 1996 e 2001, os resistentes a antimicrobianos foram com mais frequência isolados do sangue do que os suscetíveis. Uma frequência particularmente elevada de isolamento do sangue foi observada entre os isolados resistentes a cinco ou mais agentes antimicrobianos. Entre os pacientes entrevistados, os com isolados de *Salmonella* resistente a antimicrobianos tiveram maior recorrência de internações com infecção sanguínea do que os com infecções suscetíveis. Mais uma vez, houve uma frequência elevada de hospitalização com infecção sanguínea entre as pessoas infectadas com cepas resistentes a cinco ou mais agentes antimicrobianos.

Em um estudo abrangente de infecções esporádicas por *S.* Typhimurium e *Campylobacter* na Dinamarca entre os doentes com infecções confirmadas por cultura, de 1.323 pacientes infectados com *S.* Typhimurium resistentes a quinolonas, 46 (3,5%) foram hospitalizados com a doença invasiva dentro de 90 dias da aquisição da infecção e 16 (1,2%) morreram 90 dias após a infecção. Com o ajuste para idade, sexo e comorbidade, a infecção por *S.* Typhimurium resistente a quinolonas foi associada a um risco 3,15 vezes maior de doença invasiva ou morte no período de 90 dias a partir da infecção, em comparação a infecções com cepas suscetíveis a todos os antimicrobianos (91). Além disso, se infectados com *Campylobacter* resistente a fluoroquinolona, há maior risco de morte ou de doença invasiva em comparação com cepas suscetíveis. Dos 3.471 pacientes infectados com *C. jejuni* e *C. coli*, 22

(0,63%) apresentaram um quadro clínico adverso dentro de 90 dias. Ao serem comparadas as infecções de *Campylobacter* resistentes a macrolídeos (eritromicina) e a quinolonas com as infecções por *Campylobacter* suscetíveis, estas apresentaram chance 5 a 6 vezes maior, respectivamente, de ter um quadro clínico adverso após 90 dias da detecção (92).

Falhas de tratamento, resultando em morte, têm sido raras entre casos de infecção por *Salmonella*, mas pode-se esperar um aumento à medida que a prevalência da resistência a agentes antimicrobianos clinicamente importantes aumenta entre a *Salmonella*. No mais completo estudo descrito de falhas de tais tratamentos, um surto de *S.* Typhimurium DT104 resistente a ácido nalidíxico, na Dinamarca, resultou na hospitalização de 23 pacientes e em duas mortes (21). Ambos os pacientes que morreram tinham sido tratados com uma fluoroquinolona para as infecções por *Salmonella*; nos dois casos, pode-se concluir que a resistência a fluoroquinolonas contribuiu para as mortes (21).

Entre 1995 e 1999, um estudo detalhado sobre a mortalidade associada à resistência antimicrobiana entre *S.* Typhimurium foi realizado na Dinamarca com pacientes com infecção confirmada por cultura (92). Para determinar o aumento da mortalidade, em comparação com a população em geral, os casos foram pareados com 10 pessoas a partir do registro, por idade, sexo, município e comorbidade. Em geral, pessoas com infecções por *Salmonella* tinham mortalidade 2,3 vezes maior do que a população em geral, enquanto pessoas com infecções por *Salmonella* resistente a ampicilina tinham mortalidade 4,8 vezes maior do que a população em geral. Além disso, pessoas com infecções resistentes a quinolona (10,3 vezes maior) e com infecções multirresistentes (13,1 vezes maior) tiveram uma chance notavelmente maior de morrer nos dois anos seguintes à coleta de amostras do que a população em geral.

Apesar da resistência antimicrobiana entre *Salmonella* Typhi não estar relacionada ao uso de antimicrobianos em animais, a duração prolongada da doença também tem sido demonstrada entre as pessoas infectadas resistentes a ácido nalidíxico tratadas com fluoroquinolonas. Essa aparente falha no tratamento tem sido comum entre as pessoas infectadas com cepas com valores de concentração inibitória mínima (CIM) muito próximos dos valores mínimos para fluoroquinolonas, e, portanto, vários grupos têm sugerido que os valores utilizados para definir a resistência à fluoroquinolona em *Salmonella* e outras bactérias entéricas sejam reduzidos (93, 94).

Uma associação entre a resistência e a maior duração da doença foi demonstrada em quatro estudos recentes de caso-controle de infecções por *Campylobacter* resistente a fluoroquinolona (31, 93-96). Nesses estudos, entre as pessoas tratadas com fluoroquinolonas, a duração média de diarreia naquelas infectadas por *Campylobacter* resistente a fluoroquinolona foi de vários dias, mais longa do que a duração média em pessoas com infecções suscetíveis.

Em conjunto, esses dados fornecem evidências das consequências clínicas e para a saúde pública dessa resistência às drogas em agentes zoonóticos. A redução dessa resistência em bactérias que são transmitidas do animal para o homem é um provável benefício para a saúde humana.

## REFERÊNCIAS

1. Hughes, V. M., Datta, N. (1983). Conjugative plasmids in bacteria of the pre-antibiotic era. *Nature* 302: 725–726.
2. Weisblum, B. (1995). Erythromycin resistance by ribosome modification. *Antimicrob. Agents Chemother.* 39(3): 577–585.
3. Guardabassi, L., Christensen, H., Hasman, H., Dalsgaard, A. (2004). Members of the genera *Paenibacillus* and *Rhodococcus* harbor genes homologous to enterococcal glycopeptide resistance genes VanA and VanB. *Antimicrob. Agents Chemother.* 48(12): 4915–4918.
4. Bush, K. (2001). New beta-lactamases in Gram negative bacteria: diversity and impact on the selection of antimicrobial therapy. *Clin. Infect. Dis.* 32: 1085–1089.
5. Anonymous. (2006). *DANMAP, 2005: Use of antimicrobial agents and occurrence of antimicrobial resistance in bacteria from food animals, foods and humans in Denmark.* Disponível em http://www.dfvf.dk/Files/Filer/Zoonosecentret/ Publikationer/ Danmap/Danmap_2005.pdf
6. MARAN 2003 (2004). *Monitoring of antimicrobial resistance and antibiotic usage in animals in The Nether-*

*lands.* Disponível em http://www.cidc-lelystad.wur.nl/NR/rdonlyres/7F79ACE60-FD241-AB-81B2-BB17FA89603C/11381/ MARAN2003web1.pdf

7. NORM/NORM-VET 2005 (2006). *Consumption of antimicrobial agents and occurrence of resistance in Norway.* Disponível em http://www.vetinst.no/zoo/index.asp?startID= &topExpand=&subExpand=&strUrl=1000586i

8. Hasman, H., Aarestrup, F.M. (2003) Relationship between copper, glycopeptide, and macrolide resistance among *Enterococcus faecium* strains isolated from pigs in Denmark between 1997 and 2003. *Antimicrob. Agents Chemother.* 49(1): 454–456.

9. Endtz, H.P., Ruijs, G.J., van Klingeren, B., Jansen, W.H., van der Reyden, T., Mouton, R. P. (1991). Quinolone resistance in campylobacter isolated from man and poultry following the introduction of fluoroquinolones in veterinary medicine. *J. Antimicrob. Chemother.* 27: 199–208.

10. Engberg, J., Aarestrup, F.M., Smidt, P.G., Nachamkin, I., Taylor, D.E. (2001). Quinolone and macrolide resistance in *Campylobacter jejuni* and *coli*: a review of mechanisms and trends over time of resistance profiles in human isolates. *Emerg. Infect. Dis.* 7: 24–34.

11. Helmuth, R. (2000). Antibiotic resistance in *Salmonella.* In Wray, C., Wray, A. (eds.), *Salmonella in domestic animals.* CAB International, Wallingford pp. 89–106.

12. Threlfall, E.J., Ward, L.R., Skinner, J.A., Rowe, B. (1997). Increase in multiple antibiotic resistance in nontyphoidal salmonellas from humans in England and Wales: a comparison of data for 1994 and 1996. *Microb. Drug Resist.* 3: 263–266.

13. Hummel, R., Tschäpe, H., Witte, W. (1986). Spread of plasmid-mediated nourseothricin resistance due to antibiotic use in animal husbandry. *J. Basic Microbiol.* 26: 461–466.

14. Witte, W., Tschäpe, H., Klare, I., Werner, W. (2000). Antibiotics in animal feed. *Acta Vet. Scand.* 93(Suppl): 37–45.

15. Mølbak, K. (2005). Human health consequences of antimicrobial drug-resistant *Salmonella* and other foodborne pathogens. *Clin. Infect. Dis.* 4: 1613–1620.

16. Angulo, F.J., Nargund, V.N., Chiller, T.C. (2004). Evidence of an association between use of antimicrobial agents in food animals and antimicrobial resistance among bacteria isolated from humans and the human health consequence of such resistance. *J. Vet. Med.* 51: 374–379.

17. Holmberg, S.D. Solomon, S.L., Blake, A. (1987). Health and economic impacts of antimicrobial resistance. *Rev. Infect. Dis.* 9(6): 1065–1078.

18. Holmberg, S.D., Osterholm, M.T., Senger, K.A., Cohen, M.L. (1984). Drug-resistant *Salmonella* from animals fed antimicrobials. *N. Engl. J. Med.* 311: 617–622.

19. Spika, J., Waterman, S., Hoo, G. et al. (1987). Chloramphenicol-resistant *Salmonella* Newport traced through hamburger to dairy farms: a major persisting source of human salmonellosis in California. *N. Engl. J. Med.* 316: 565–570.

20. Walker, R.A., Lawson, A.J., Lindsay, E.A. et al. (2000). Decreased susceptibility to ciprofloxacin in outbreak-associated multiresistant *Salmonella* Typhimurium DT104. *Vet. Rec.* 147(14): 395–396.

21. Mølbak, K., Baggesen, D.L., Aarestrup, F.M. et al. (1999). An outbreak of multi-drug resistant, quinolone-resistant *Salmonella enterica* serotype Typhimurium DT104. *N. Engl. J. Med.* 341: 1420–1425.

22. Ethelberg, S., Sørensen, G., Kristensen, B. et al. (2007). Outbreak with multi-resistant *Salmonella* Typhimurium DT104 linked to Carpaccio, Denmark, 2005. *Epidemiol. Infect.* 5: 1–8.

23. Glynn, M.K., Reddy, V. Hutwagner, L. et al. (2004). Prior antimicrobial agent use increases the risk of sporadic infections with multidrug-resistant *Salmonella enterica* serotype Typhimurium a FoodNet case–control study. *Clin. Infect. Dis.* 38(Suppl 3): S227–S236.

24. Varma, J.K., Marcus, R., Stenzel, S.A. et al. (2006). Highly resistant Salmonella Newport-MDRAmpC transmitted through the domestic US food supply: a FoodNet case–control study of sporadic *Salmonella* Newport infections, 2002–2003. *J. Infect. Dis.* 194(2): 222–230.

25. Kassenborg, H.D., Smith, K.E., Vugia, D.J. et al. (2004). Emerging Infections Program FoodNet Working Group, 2004: Fluoroquinolone-resistant *Campylobacter* infections: eating poultry outside the home and foreign travel are risk factors. *Clin. Infect. Dis.* 38 (Suppl 3): S279–S284.

26. Levy, S., Fitzerald, G., Macone, A. (1976). Changes in intestinal flora of farm personell after introduction of a tetracycline-supplemented feed on a farm. *N. Engl. J. Med.*

27. Fey, P.D., Safranek, T.J., Rupp, M.E., et al. (2000). Ceftriaxone-resistant salmonella infection acquired by a child from cattle. *N. Engl. J. Med.* 342: 1242–1249.

28. Duran, G.M., Marshall, D.L. (2005). Ready to eat shrimps as an international vehicle of antibiotic resistant bacteria. *J. Food Prot.* 68: 2395–2401.

29. Adams, C.A., Austin, B., Meaden, P.G., McIntosh, D. (1998). Molecular characterization of plasmid mediated oxytetracycline resistance in *Aeromonas salmonicida. Appl. Environ. Microbiol.* 64: 4194–4201.

30. Rhodes, G., Huys, G., Swings, J. et al. (2000). Distribution of oxytetracycline resistance plasmids between *Aeromonas* in hospitals and aquaculture environments: implication of Tn*1721* in dissemination of the tetracycline resistant determinant TetA. *Appl. Environ. Microbiol.* 66: 2883–3890.

31. Smith, K.E., Besser, J.M., Hedberg, C.W. et al. (1999). Quinolone-resistant *Campylobacter jejuni* infections in Minnesota, 1992–1998. *N. Engl. J. Med.* 340(20): 1525–1532.

32. Unicomb, L., Ferguson, J., Riley, T.V., Collignon, P. (2003). Fluoroquinolone resistance in *Campylobacter* absent from isolates, Australia. *Emerg. Infect. Dis.* 9(11): 1482–1483.

33. Norström, M., Hofshagen, M., Stavnes, T., Schau, J., Lassen, J., Kruuse, H. (2006). Antimicrobial resistance in *Campylobacter jejuni* from humans and broilers in Norway. *Epidemiol. Infect.* 134(1): 127–130.

34. Klare, I., Badstubner, D., Konstabel, C., Bohme, G., Claus, H., Witte, W. (1999). Decreased incidence of VanA-type vancomycin-resistant enterococci isolated from poultry meat and from fecal samples of humans in the community after discontinuation of avoparcin usage in animal husbandry. *Microb. Drug Resist.* 5(1): 45–53.

35. van den Bogaard, A.E., Mertens, P., London, N.H., Stobberingh, E.E. (1997). High prevalence of colonization with vancomycin – and pristinamycin – resistant enterococci in healthy humans and pigs in The Netherlands: is addition of antibiotics to animal feed to blame? *J. Antimicrob. Chemother.* 40: 454–456.

36. van den Bogaard, A.E., Bruinsma, N., Stobberingh, E.E. (2000). The effect of banning avoparcin on VRE carraige in The Netherlands. *J. Antimicrob. Chemother.* 46: 146–148.

37. Bruinsma, N., Willems, R.J., van den Bogaard, A.E. et al. (2002). Different levels of genetic homogeneity in vancomycin-resistant and susceptible *Enterococcus faecium* isolates from different human and animal sources analysed by amplified-fragment length polymorphism. *Antimicrob. Agents Chemother.* 46: 2779–2783.

38. Willems, R., Boten, M. (2007). Glycopeptide-resistant enterococci: deciphering virulence, resistance and epidemicity. *Curr. Opin. Infect. Dis.* 20(4): 384–390.

39. Jensen, L.B. (1998). Differences in the occurrence of two base-pair variants of Tn*1546* from vancomycin resistant enterococci from humans, pigs and poultry. *Antimicrob. Agents Chemother.* 42: 2463–2464.

40. Chaslus-Dancla, E., Lafont, J.P. (1985). Resistance to gentamicin and apramycin in *Escherichia coli* from calves in France. *Vet. Rec.* 117: 90–91.

41. Wray, C., Hedges, R.W., Shannon, K.P., Bradley, D.E. (1986). Apramycin and gentamicin resistance in *Escherichia coli* and salmonellas isolated from farm animals. *J. Hyg.* 97(39): 445–456.

42. Hedges, R.W., Shannon, K.P. (1984). Resistance to apramycin in *Escherichia coli* isolated from animals: detection of a novel aminoglycoside-modifying enzyme. *J. Gen. Microbiol.* 130: 473–482.

43. Chaslus-Dancla, E., Martel, J.L, Carlier, C., Lafont, J.P., Courvalin, P. (1986). Emergence of aminoglycoside 3-N-acetyltransferase IV in *Escherichia coli* and *Salmonella* Typhimurium isolated from animals in France. *Antimicrob. Agents Chemother.* 29: 239–243.

44. Hunter, J.E., Shelley, J.C., Walton, J.R., Hart, C.A., Bennett, M. (1992). Apramycin resistance plasmids in *Escherichia coli*: possible transfer to *Salmonella* Typhimurium in calves. *Epidemiol. Infect.* 108: 271–278.

45. Johnson, A.P., Burns, L., Woodford, N. et al. (1994). Gentamicin resistance in clinical isolates of *Escherichia coli* encoded by genes of veterinary origin. *J. Med. Microbiol.* 40:221-226.

46. Donabedian, S.M., Thal, L.A, Hershberger, E. et al. (2003). Molecular characterization of gentamicin-resistant Enterococci in the United States: evidence of spread from animals to humans through food. *J. Clin. Microbiol.* 41(3): 1109–1113.

47. Chiu, C.H., Wu, T.L., Su, L.H., et al. (2002). The emergence in Taiwan of fluoroquinolone resistance in *Salmonella* enterica serotype Choleraesuis. *N. Engl. J. Med.* 346(6): 413–419.

48. Clark, G.M., Kaufmann, A.F., Gangarosa, E.J. (1973). Epidemiology of an international outbreak of *Salmonella* Agona. *The Lancet* 2: 490–493.

49. Bender, J.B., Shulman, S.A. (2004). Anomalies in public contact subcommittee and National Association of State Public Health Veterinarians. Reports of zoonotic disease outbreaks associated with animal exhibits and availability of recommendations for preventing zoonotic disease transmission from animals to people in such settings.

50. Heuvelink, A.E., van Heerwaarden, C., Zwartkruis-Nahuis, J.T. et al. (2002). *Escherichia coli* O157 infection associated with a petting zoo. *Epidemiol. Infect.* 129: 295–302.

51. Hendriksen, S.W.M., Orsel, K., Wagenaar, J.A., Miko, A., van Duijkeren, E. (2004). Animal to human transmission of *Salmonella* Typhimurium DT104A variant. *Emerg. Infect. Dis.* 12: 2225–2227.

52. Wright, J.G., Tengelsen, L.A., Smith, K.E. et al. (2005). Multidrug-resistant *Salmonella* Typhimurium in four animal facilities. *Emerg. Infect. Dis.* 11: 1235–1241.

53. Voss, A., Loeffen, F., Bakker, J., Klaassen, C., Wulf, M. (2005). Methicillin-resistant *Staphylococcus aureus* in pig farming. *Emerg. Infect. Dis.* 11: 1965–1966.

54. Akwar, T.H., Poppe, C., Wilson, J. et al. (2007). Risk factors for antimicrobial resistance among fecal *Escherichia coli* from residents on forty-three swine farms. *Microb. Drug Resist.* 13: 69–76.

55. Guardabassi, L., Schwarz, S., Lloyd, D. (2004). Pet animals as reservoirs of antimicrobial resistant bacteria.

56. Centers for Disease Control and Prevention (CDC). (2003). Reptile-associated salmonellosis-selected states 1998–2002. *MMWR* 52: 1206–1209.

57. Woodward, D.L., Khakhria, R., Johnson, W.M. (1997). Human Salmonellosis associated with exotic pets. *J. Clin. Microbiol.* 35: 2786–2790.

58. Mermin, J., Hoar, B., Angulo, F.J. (1997). Iguanas and *Salmonella* Marina infection in children: a reflection of the increasing incidence of reptile-associated Salmonellosis in the United States. *Pediatrics* 99: 399–402.

59. Centers for Disease Control and Prevention (CDC) (2003). Outbreak of multidrug-resistant *Salmonella* Typhimurium associated with rodents purchase in retail pet stores – United States, December 2003–October 2004. *MMWR* 54: 429–433.

60. Centers for Disease Control and Prevention (CDC) (2005). Salmonellosis associated with pet turtles – Wisconsin and Wyoming 2004. *MMWR* 54: 223–236.

61. Centers for Disease Control and Prevention (2001). Outbreaks of multidrug-resistant *Salmonella* Typhimurium associated with veterinary facilities-Idaho, Minnesota and Washington, 1999. *MMWR* 50: 701–704.

62. Tenkate, T.D., Stafford, R.J. (2001). Risk factors for campylobacter infection in infants and young children: a matched case–control study. *Epidemiol. Infect.* 127: 399–404.

63. Carrique-Mas, J., Andersson, Y., Hjertqvist, M. et al. (2005). Risk factors for domestic sporadic campylobacteriosis among young children in Sweden. *Scand. J. Infect. Dis.* 37: 101–110.

64. Damborg, P., Olsen, K.E., Møller Nielsen, E., Guardabassi, L. (2004). Occurrence of *Campylobacter jejuni* in pets living with human patients infected with *C. jejuni*. *J. Clin. Microbiol.* 42:1363-1364.

65. Wolfs, T.F.W., Duim, B., Geelen, S.P.M. et al. (2001). Neonathal septis by *Campylobacter jejuni*: genetically proven transmission from a household puppy. *Clin. Infect. Dis.* 32: 97–99.

66. Leonard, F.C., Markay, B.K. (2007). Methicillin-resistant *Staphylococcus aureus* in animal: a review. *Vet. J.* (in press). doi: 10.1016/j.tvjl.2006.11.008

67. Manian, F.A. (2003). Asymptomatic nasal carriage of mupirocin-resistant, methicillin-resistant *Staphylococcus aureus* (MRSA) in pet dog associated with MRSA infections in household contact. *Clin. Infect. Dis.* 36: 26–28.

68. van Duijkeren, E., Wolfhagen, M.J., Heck, M.E., Wannet, W.J. (2005). Transmission of panton-valentine leucocidin-positive methicillin-resistant *Staphylococcus aureus* strain between humans and a dog. *J. Clin. Microbiol.* 43(12): 6209–6211.

69. Weese, J.S., Dick, H., Willey, B.M. et al. (2006). Suspected transmission of methicillin-resistant *Staphylococcus aureus* between domestic pets and humans in veterinary clinics and in the household. *Vet. Microbiol.* 115: 148–155.

70. Weese, J.S., Rousseau, J., Traub-Darfatz, J.L., Willey, B.M., McGeer, A.J., Low, D.E. (2005). Community-associated methicillin-resistant *Staphylococcus aureus* in horses and humans who work with horses. *J. Am. Vet. Med. Assoc.* 226: 580–583.

71. Moodley, A., Stegger, M., Bagcigil, A.F. et al. (2006). PFGE and *spa* typing of methicillin-resistant *Staphylococcus aureus* isolated from domestic animals and veterinary staff in the UK and Ireland. *J. Antimicrob. Chemother.* 58:1118-1123.

72. Hanselman, B.A., Kruth, S.A., Rousseau, J. et al. (2006). Methicillin-resistant *Staphylococcus aureus* colonization in veterinary personnel. *Emerg. Infect. Dis.* 12: 1933–1938.

73. Harvey, R.G., Marples, R.R., Noble, W.C. (1994). Nasal carriage of *Staphylococcus intermedius* in humans in contact with dogs. *Microb. Ecol. Health Dis.* 7: 225–227.

74. Guardabassi, L., Loeber, M.E., Jacobson, A. (2004). Transmission of multiple antimicrobial resistant *Staphylococcus intermedius* between dogs affected by deep pyoderma and their owners. *Vet. Microbiol.* 98: 23–27.

75. Agersø, Y., Sengeløv, G., Jensen, L.B. (2004). Development of a rapid method for direct detection of *tet*(M) genes in soil from Danish farmland. *Environ. Int.*

76. Sengeløv, G., Agersø, Y., Halling-Sørensen, B., Andersen, J.S., Jensen, L.B. (2003). Bacterial antibiotic resistance levels in Danish farmland as a result of treatment with pig manure slurry. *Environ. Int.* 28: 587–595.

77. Chee-Sanford, J.C., Aminov, R.I., Krapac, I.J. et al. (2001). Occurrence and diversity of tetracycline resistance genes in lagoons and groundwater underlying two swine production facilities. *Appl. Environ. Microbiol.* 67: 1494–1502.

78. Petersen, A., Andersen, J.S., Kaawmak, T. et al. (2002). Impact of integrated fish farming on antimicrobial resistance in a pond environment. *Appl. Environ. Microbiol.* 68: 6036–6042.

79. Lee, T.X., Munekage, Y., Kato, S.-I. (2005). Antibiotic resistance in bacteria from shrimp farming in mangrove areas. *Sci. Total Environ.* 349: 95–105.

80. Chapin, A., Rule, A., Gibson, K., Buckley, T., Schwab, K. (2005). Airborne multidrug resistant bacteria isolated from a concentrated swine feeding operation. *Environ. Health Perspect.* 113: 137–142.

81. Green, C.F., Gibbs, S.G., Tarwater, P.M. et al. (2006). Bacterial plume emanating from the air surrounding swine confinement operations. *J. Occup. Environ. Hyg.* 3: 9–15.

82. Hamscher, G., Pawelzick, H.T., Sczesny, S. et al. (2003). Antibiotics in dust originating from a pig-fattening farm: a new source of health hazard for farmers. *Environ. Health Perspect.* 111: 1590–1594.

83. Gibbs, S.G., Green, C.F., Tarwater, P.M. et al. (2006). Isolation of antibiotic resistant bacteria from air plume downwind of a swine confined and concentrated animal feeding operation. *Environ. Health Perspect.* 114: 1032–1037.

84. Barza, M., Travers, K. (2002). Excess infections due to antimicrobial resistance: the 'attributable fraction'. *Clin. Infect. Dis.* 34: 126–130.

85. Ryan, C.A., Nickels, M.K., Hargrett-Bean, N.T. et al. (1987). Massive outbreak of antimicrobial-resistant salmonellosis traced to pasteurized milk. *J. Am. Med. Assoc.* 258: 3269–3274.

86. Bohnhoff, M., Miller, C.P. (1962). Enhanced susceptibility to *Salmonella* infection in streptomycin-treated mice. *J. Infect. Dis.* 111: 117–127.

87. Cohen, M.L., Tauxe, R.V. (1986). Drug-resistant *Salmonella* in the United States: an epidemiologic perspective. *Science* 234: 964–969.

88. Varma, J.K., Green, K.D., Ovitt, J. et al. (2005). Hospitalization and antimicrobial resistance in *Salmonella* outbreaks, 1984–2002. *Emerg. Infect. Dis.* 11: 943–946.

89. Lee L.A., Puhr, N.D., Maloney, E.K. et al. (1994). Increase in antimicrobial-resistant *Salmonella* infections in the United States 1989–1990. *J. Infect. Dis.* 170: 128–134.

90. Varma, J.K., Mølbak, K., Barrett, et al. (2005). Antimicrobial-resistant nontyphoidal *Salmonella* is associated with excess bloodstream infections and hospitalizations. *J. Infect. Dis.* 191(4): 554–561.

91. Helms M., Simonsen J., Mølbak K. (2004). Quinolone resistance is associated with increased risk of invasive illness or death during infection with *Salmonella* serotype Typhimurium. *J. Infect. Dis.* 190: 1652–1654.

92. Helms M., Vastrup, P., Gerner-Smidt, P., Mølbak, K. (2002). Excess mortality associated with antimicrobial drug-resistant *Salmonella* Typhimurium. *Emerg. Infect. Dis.* 8: 490–495.

93. Crump, J.A., Barrett, T.J., Nelson, J.T., Angulo, F.J. (2003). Reevaluating fluoroquinolone breakpoints for *Salmonella* enterica serotype Typhi and for non-Typhi salmonellae. *Clin. Infect. Dis.* 37: 75–81.

94. Nelson, J.M., Chiller, T.M., Powers, J.H., Angulo, F.J. (2007). Fluoroquinolone-resistant *Campylobacter* species and the withdrawal of fluoroquinolones from use in poultry: a public health success story. *Clin. Infect. Dis.* 44:977-980

95. Neimann, J., Engberg, J., Mølbak, K., Wegener, H.C. (2003). A case–control study of risk factors for sporadic campylobacter infections in Denmark. *Epidemiol. Infect.* 130:353-366.

96. Engberg J., Neimann, J., Nielsen, E.M. et al. (2004). Quinolone-resistant *Campylobacter* infections: risk factors and clinical consequences. *Emerg. Infect. Dis.* 10: 1056–1063.

CAPÍTULO

# 3

# Avaliação de Risco de Resistência Antimicrobiana

*Emma Snary e Scott McEwen*

Agências reguladoras de drogas veterinárias e outros responsáveis pelo controle dos riscos de resistência antimicrobiana precisam decidir quais medidas, caso existam, devem ser tomadas para reduzi-los. Apesar de haver muitas evidências de que o uso de antimicrobianos causa uma potente pressão de seleção de bactérias resistentes, há muito debate e incerteza a respeito dos mecanismos e da magnitude dos riscos à saúde pública causados pela utilização de antimicrobianos em animais. Além disso, as várias pessoas afetadas por essas decisões (p. ex., fazendeiros, veterinários, companhias farmacêuticas, consumidores) em geral possuem interesses diferentes e, algumas vezes, conflitantes sobre as decisões. Portanto, a avaliação de risco costuma ser defendida para dar suporte à conduta das decisões, uma vez que, se conduzida e apresentada de forma apropriada, pode ajudar a garantir que a informação científica relevante seja utilizada na tomada de decisões de maneira objetiva, completa e sistemática (1, 2). Como parte da fundamentação das ações de gerenciamento de riscos (p. ex. estabelecimento de padrões, uso de tecnologias, limites nas práticas), das diretrizes e de outras recomendações para segurança alimentar, a avaliação de riscos é utilizada para aumentar a proteção ao consumidor e facilitar o comércio internacional. Além disso, ela também é utilizada como uma ferramenta de gerenciamento de riscos para a identificação de lacunas de dados/pesquisas necessárias, possibilitando que as pesquisas e a vigilância sejam mais focadas na geração de informações que reduzirão as incertezas sobre a estimativa dos riscos. Outra de suas forças é a identificação das etapas de fabricação, distribuição, manipulação e consumo de alimentos que contribuem para aumentar o risco de infecção com um organismo resistente a antimicrobianos. Uma vez identificadas, tais etapas da cadeia de produção de alimentos são usadas como alvos potenciais para estratégias de gerenciamento de riscos. Em consequência, recursos e esforços podem ser direcionados às etapas em que o risco de bactérias resistentes a antimicrobianos pode ter efetiva redução.

Com certeza, o risco é apenas uma consideração na tomada de decisão; outras considerações incluem possíveis benefícios do uso de antimicrobianos na saúde animal, o custo da produção de alimentos de origem animal e o bem-estar animal. Os objetivos da Antimicrobial Resistance Risk Assessment (ARRA; Avaliação de Risco de Resistência Antimicrobiana) tendem a variar de acordo com os objetivos do responsável/gestor de riscos, mas pode incluir os seguintes: obter uma estimativa qualitativa ou quantitativa dos riscos da resistência antimicrobiana à saúde humana atribuíveis ao uso de antimicrobianos veterinários; identificar e incorporar incerteza na estimativa de risco e identificar lacunas no conhecimento científico; investigar as consequências para a medicina veterinária e os impactos das estratégias de controle no risco à saúde pública. Este capítulo fornece uma introdução à ARRA, como ela pode ser utilizada para informar diretrizes e políticas governamentais, algumas considerações metodológicas, exemplos de ARRA e uma discussão sobre seu potencial futuro.

## 3.1 INTRODUÇÃO

### 3.1.1 Estrutura da análise de risco e avaliação de risco

A avaliação do risco é um componente de análise, que constitui um processo formal usado para avaliar, comunicar e gerenciar risco. Na área de saúde pública veterinária, a principal estrutura utilizada para análise de risco é a estabelecida pela Codex Alimentarius Comission (3), sob sua responsabilidade como uma organização internacional que estabelece padrões para alimentos no comércio internacional. Sob a definição do Codex, a análise de risco consiste de três componentes, que são: gerenciamento, comunicação e avaliação de risco, em que a avaliação de risco possui quatro componentes: (i) identificação de perigo, (ii) caracterização de perigo, (iii) avaliação de exposição e (iv) caracterização de risco. Entretanto, na área da ARRA, existem duas estruturas de análise de riscos comumente utilizadas; a segunda estrutura, definida pela World Organisation for Animal Health (OIE; Organização Mundial de Saúde Animal), é um pouco diferente da estrutura do Codex (4, 5). A estrutura da OIE considera a identificação de perigo como um componente separado da análise de risco, enquanto a estrutura do Codex a considera como parte da avaliação de risco. As definições de comunicação e gerenciamento de risco do Codex e da OIE são similares – e autoexplicativas. Entretanto, há também diferenças nas definições de avaliação de risco, uma vez que, sob o sistema da OIE, esse componente consiste de avaliação de liberação, avaliação de exposição, avaliação de consequência e estimativa de risco. A Tabela 3.1 resume as diferenças entre as duas estruturas. Para complicar ainda mais o assunto, algumas das ARRAs, publicadas até agora não seguiram estritamente a estrutura do Codex nem da OIE, em particular aquelas empregando a chamada abordagem descendente (*top-down*), baseada nos dados de vigilância de saúde humana. Um exemplo desse conceito é fornecido na Seção 3.2, como a ARRA da FDA de *Campylobacter* resistente a fluoroquinolonas (6).

### Identificação de perigos

Antimicrobianos são químicos, e a resistência a antimicrobianos é um atributo de certos microrganismos, em particular bactérias. Por isso, a ARRA possui uma base teórica nas avaliações de risco microbiológico (ARM) e químico. A avaliação de risco químico possui maior tradição e é muito utilizada para fins regulatórios no campo de saúde ambiental (7, 8). Em contraste, a ARM, que leva em consideração a dinâmica de população bacteriana, é relativamente nova, e sua função ainda está sendo estabelecida na regulação de perigos microbiológicos (9).

Na área da ARRA, os perigos de interesse costumam ser bactérias, identificadas em nível de espécies ou gêneros, que adquirem resistência a determinadas drogas (p. ex., *Enterococcus* spp. resistente a vancomicina) ou a uma classe de drogas (p. ex., *Campylobacter* resistente a fluoroquinolonas). Enquanto essa designação dos perigos apresentar alguma relevância clínica e, portanto, apelo intuitivo, no futuro poderá haver vantagens na identificação dos genes de resistência como o "perigo identificado", uma vez que os genes podem ser transferidos entre as bactérias e o mesmo fenótipo resistente pode ser associado a genes distintos. Dentro da fase de identificação de perigo, informação relevante sobre o perigo de interesse é coletada fornecendo esclarecimento sobre qual perigo a avaliação de risco irá focar.

### Caracterização do perigo

A etapa de caracterização do perigo é usada para avaliar a consequência da exposição ao perigo de interesse. Na área de segurança alimentar, há muitos possíveis efeitos sobre a saúde e, por isso, é importante que o efeito de interesse seja definido pela questão do risco (ver Seção 3.1.2). Exemplos na área de resistência de microrganismos incluem infecção, doença, falha no tratamento até morte. Com o objetivo de determinar o risco de infecção ou doença, na ocasião da exposição a certo número de organismos, relações dose-resposta são utilizadas. Tais relações podem descrever até certo grau, de acordo com as fontes de dados disponíveis como ingestão experimental, investigações de surtos ou experimentos en-

**Tabela 3.1** Comparação entre a estrutura de análise de risco do Codex (3) e da OIE (4, 5)

| Codex Alimentarius Commission | World Organisation for Animal Health (OIE) |
| --- | --- |
| | **Identificação dos perigos:** processo de identificação de patógenos ("perigos") que poderiam causar efeitos adversos. |
| **Avaliação de risco:** | **Avaliação de risco:** |
| *Identificação de perigos:* identificação de agentes biológicos, químicos e físicos capazes de causar efeitos adversos sobre a saúde e que podem estar presentes em um alimento em particular ou em um grupo de alimentos. | *Avaliação da liberação:* descreve a(s) via(s) biológica(s) necessária(s) para uma atividade "liberar" (i.e., introduzir) agentes patógenos em determinado ambiente, e estima a probabilidade de ocorrência desse processo completo. |
| *Caracterização do perigo:* avaliação da natureza do efeito adverso sobre a saúde associado a agentes biológicos, químicos e físicos, que podem estar presentes nos alimentos. Para agentes químicos, uma avaliação dose-resposta deve ser realizada. Para agentes biológicos ou físicos, uma dose-resposta deve ser realizada se os dados forem passíveis de serem obtidos. | *Avaliação da exposição:* descreve a(s) via(s) necessária(s) de exposição de humanos e animais aos perigos (nesse caso, aos agentes patógenos) liberados por determinada fonte de risco, estimando a probabilidade de as exposições ocorrerem. |
| *Avaliação da exposição:* avaliação da probabilidade de consumo de agentes biológicos, químicos ou físicos por meio de alimento, bem como exposição a outras fontes, se relevantes. | *Avaliação das consequências:* descreve as potenciais consequências (diretas ou indiretas) de determinada exposição e estima a probabilidade de elas ocorrerem. |
| *Caracterização do risco:* estimativa, incluindo eventos incertos, da probabilidade de ocorrência e gravidade de efeitos adversos à saúde, conhecidos ou potenciais, em determinada população, com base na identificação do perigo, na caracterização do perigo e na avaliação da exposição. | *Estimativa de risco:* integra os resultados das avaliações de liberação, exposição e consequências para produzir medidas totais de riscos associados a perigos identificados no início. |
| **Gerenciamento de risco:** processo, distinto da avaliação de risco, de ponderar programas de ações alternativas, em interação com todas as partes interessadas, considerando a avaliação de riscos e outros fatores relevantes para a proteção da saúde dos consumidores e para a promoção de práticas de comércio justo, e, se necessário, selecionando opções de prevenção e controle apropriadas. | **Gerenciamento de risco:** processo de identificação, seleção e adoção de medidas que podem ser aplicadas para reduzir o nível de risco. |
| **Comunicação de risco:** troca interativa de informações e opiniões durante o processo de análise de risco, levando em consideração o risco, fatores relacionados ao risco e percepções de risco, entre assessores de risco, gestores de risco, consumidores, indústria, comunidade acadêmica e outras partes interessadas, incluindo a explanação sobre os achados da avaliação de risco e as bases das decisões de gestão de risco. | **Comunicação de risco:** troca interativa de informações de risco entre assessores de risco, gestores de risco e outras partes interessadas. |

volvendo hospedeiros substitutos ou patógenos (10). Entretanto, todos os tipos de dados têm importantes desvantagens que impedem suas habilidades de descrever a variabilidade inata na resposta humana. Por exemplo, a probabilidade de infecção será baseada em fatores como o hospedeiro (p. ex., idade, *status* imune); a matriz do alimento (p. ex., conteúdo de gordura) e o próprio perigo (p. ex., virulência e dose).

### Avaliação da exposição

A etapa de avaliação da exposição é, em geral, a mais complexa na avaliação de risco, particularmente se uma via direta fazenda-consumidor é estabelecida (ver Figura 3.1). Como descrito na Tabela 3.1, o objetivo da avaliação da exposição é estimar a frequência e quantificar o perigo ao qual um humano é exposto, sendo, portanto, considerados em toda a via de

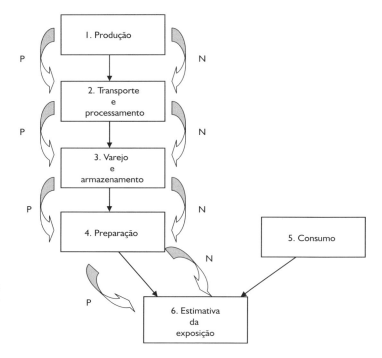

**Figura 3.1** Via modular para descrever o trajeto da produção até o consumo. P: mudanças na prevalência; N: alterações na concentração de organismos. Reproduzida com permissão da OMS/FAO (11).

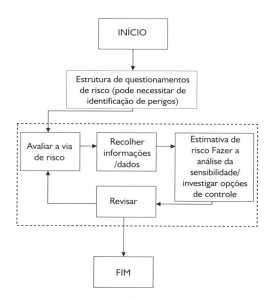

**Figura 3.2** Processo de avaliação de riscos.

exposição; informações suplementares sobre essa parte da avaliação de risco estão disponíveis em Lammerding e Fazil (12). A quantificação do perigo é importante porque é usada na etapa de caracterização do perigo na forma de relação dose-resposta. Além disso, a consideração tanto da prevalência (p. ex., porcentagem de animais teste-positivo na população estudada; porcentagem de uma bactéria resistente a certa droga) como da carga microbiana (p. ex., concentração bacteriana expressa em unidades formadoras de colônia UFC/g de fezes ou carne) fornece mais opções para o controle. Isso é particularmente útil quando a infecção na população animal é difícil de controlar e quando uma redução na carga microbiana no alimento ou em outro veículo é uma opção de gerenciamento de risco mais efetiva do que a redução da prevalência nos animais.

### Caracterização do risco

Por último, a fase de caracterização do risco combina a avaliação da exposição e a caracterização do perigo, e a estimativa final é obtida.

### 3.1.2 Processo de avaliação do risco

O processo de avaliação de risco é repetido e está ilustrado na Figura 3.2. Para qualquer avaliação de risco, o primeiro passo é a definição da questão de risco. Já que esse é um passo crítico no processo, uma vez que afeta a estrutura da avaliação de risco, é importante que tanto o assessor, como o gestor de risco estejam em concordância nessa fase inicial e que tempo e atenção adequados sejam dados a tal questão. Em relação ao risco, deve-se tratar um perigo específico de interesse (p. ex., *Campylobacter* resistente a fluoroquinolona) ou um número de perigos potenciais (p. ex., *Campylobacter* resistente a antimicrobiano); assim, o assessor e o gestor de risco terão que identificar os perigos de interesse. Também deve-se incluir a consequência de interesse (p. ex., o risco de infecção humana por porção de frango; o risco de infecção humana por ano; o número de casos humanos; o número de falhas no tratamento decorrentes do tratamento com fluoroquinolonas, etc.). Fatores como período, país de interesse e qualquer opção de controle que o gestor de risco desejar investigar também devem ser identificados nessa fase inicial.

A via do risco descreve todas as etapas (ou processos) que podem ter impacto sobre o risco e requer a consideração de qualquer fator que possa aumentá-lo ou diminuí-lo, o que pode significar uma alteração na prevalência ou na concentração de organismos. Uma vez que a via de risco é a espinha dorsal de qualquer avaliação, é importante que ela seja desenvolvida com a participação do gestor de risco e de outros cientistas da equipe do projeto, como, por exemplo, epidemiologistas, veterinários e microbiologistas (médicos e veterinários). O assessor de risco tem a difícil tarefa de estimar os fatores que podem ter impacto sobre o risco, com a implicação prática de incluí-los na via de risco, isto é, tempo, disponibilidade de dados e incertezas associadas aos fatores identificados. Uma maneira de abordar a via de risco é empregar um cenário ou um diagrama em árvore, no qual probabili-

dades são atribuídas a cada evento, as quais são utilizadas com mais frequência na avaliação de risco de importação sobre a saúde animal, não tanto na ARRA, devido ao desejo de incluir considerações tanto de prevalência como de carga microbiana.

A coleta de informações e dados é uma importante etapa do processo de avaliação de risco e pode demandar bastante tempo, em especial se houver lacunas de dados consideráveis ou deficiências. Quando a necessidade de dados é identificada pela via de risco, fontes de dados típicas são investigadas, como literatura publicada, literatura não publicada e dados de indústria. Se os dados para determinado parâmetro não puderem ser obtidos, então, a opinião de especialistas pode ser solicitada; esse método tem sido utilizado na ARRA (p. ex., Bywater e Casewell (13); Anderson et al. (14)).

Assim que a via de risco estiver definida e as informações coletadas, o risco pode ser avaliado. Em geral, há três tipos de avaliação de risco: qualitativa, semiquantitativa e quantitativa; cada uma delas está discutida na Seção 3.2. Uma vez estimado o risco total, análises adicionais podem ser realizadas, como, por exemplo, os cenários que podem ser usados para investigar o impacto das medidas de controle do gerenciamento de risco.

É essencial que as avaliações de risco sejam submetidas a revisão paritária, como em todas as disciplinas científicas, mas, nesse caso, isso talvez seja ainda mais importante, devido a sua utilização para informar as decisões do gerenciamento de risco. A revisão costuma ser realizada pela equipe de avaliação de risco, mas é preferível solicitar uma revisão paritária externa. Múltiplos revisores de diferentes disciplinas (p. ex., microbiologia, epidemiologia, modelagem de risco) são frequentemente usados. Os métodos de avaliação de risco, bem como os dados e as suposições, devem ser considerados, já que todos esses fatores irão afetar a qualidade do modelo e, por extensão, a confiança na estimativa final do risco. Devido a essa revisão extensiva, é essencial que a avaliação de risco seja transparente, em particular que as fontes de dados e suposições sejam documentadas e, se o modelo for quantitativo, que a metodologia matemática seja detalhada da forma mais clara possível. Revisão e exame deveriam ser processos interativos; os revisores deveriam fornecer *feedback* e críticas construtivas para o assessor de risco considerar quando revisar a avaliação.

### 3.1.3 Avaliação de risco de resistência antimicrobiana

Conforme descrito no Capítulo 1, desde a publicação do relatório Swann, em 1969 (15), o uso veterinário de antimicrobianos tem sido acompanhado pelo público em geral; em particular, a questão do impacto do uso de antimicrobianos veterinários na saúde humana foi, e ainda é, bastante debatida. Por isso, as ARRAs estão sendo utilizadas para estimar a magnitude da ligação entre o uso veterinário de antimicrobianos e a emergência de organismos resistentes em humanos. Tradicionalmente, as ARRAs têm considerado somente drogas veterinárias que já estão sendo usadas (i.e., após serem aprovadas); entretanto, mais recentemente, alguns países estão usando as técnicas de ARRA pré-aprovação para novas drogas veterinárias e para aquelas que estão tendo suas licenças renovadas (p. ex., FDA-CVM (16)). Uma vez que as ARRAs são a maneira pela qual a política e as diretrizes governamentais podem ser informadas, é importante que a avaliação seja válida sob o ponto de vista científico, use a melhor informação científica disponível, seja transparente e seja submetida a revisão paritária. O ideal é que a ARRA seja conduzida de forma independente da atividade de gerenciamento de risco, mesmo se o assessor e o gestor de risco estiverem dentro da mesma agência governamental. Princípios para conduzir a avaliação de risco têm sido fornecidos pelo Codex Alimentarius e pela OIE, e ambos incluem os atributos supracitados.

## 3.2 CONSIDERAÇÕES METODOLÓGICAS PARA ARRA

Há três principais abordagens para a ARRA: qualitativa, semiquantitativa e quantitativa. É importante notar que, qualquer que seja a metodologia adotada, o processo de avaliação de risco mencionado, e representado na Figura 3.2 permanece o mesmo; isto é, uma questão de risco é selecionada, uma via de risco é desenvolvida, dados são coletados e o risco é avaliado. Os três

tipos de avaliação de risco são válidos de acordo com o Codex e a OIE e também não há uma regra relativa a quando deve ser utilizada uma das três abordagens da ARRA. Durante a escolha do método a ser adotado, o critério mais importante é se a avaliação é "adequada para o propósito", o que, em geral, pode ser definido como quando uma avaliação de risco responde às questões de risco com as fontes disponíveis (tempo, experiência do avaliador de risco, etc.).

É importante mencionar duas características associadas aos dados: incerteza e variabilidade, que são definidas da seguinte forma:

- *Incerteza*: falta de conhecimento (nível de ignorância) sobre os parâmetros que caracterizam o sistema físico que está sendo modelado. Às vezes pode ser reduzida por meio de medidas complementares ou estudo, ou de consulta a especialistas. Exemplo: confiança limitada na estimativa de parâmetros por causa de um pequeno número de amostra.
- *Variabilidade*: efeito do acaso e uma função do sistema. Não é reduzível por meio de estudos ou medidas complementares, mas pode ser reduzida com mudança do sistema físico. Exemplo: variação entre animais em determinada população com respeito ao número de bactérias resistentes a antimicrobianos eliminadas por grama de fezes.

Incerteza total é definida pela combinação de incerteza e variabilidade.

Na avaliação de risco, recomenda-se que essas duas características sejam separadas; entretanto, isso é mais fácil de fazer em avaliações de risco quantitativas. A separação dessas características vai informar os gestores de risco sobre quanta incerteza está associada com a estimativa final de risco (que poderia ser reduzida pela coleta de dados complementares) e também o quanto a estimativa de risco vai variar naturalmente.

### 3.2.1 Avaliação de risco qualitativa

Na avaliação de risco qualitativa, o risco é predito usando termos descritivos, como, por exemplo, insignificante, baixo e alto. Os dados necessários para esse tipo de avaliação são idênticos aos necessários para o modelo quantitativo. Uma avaliação de risco qualitativa necessita de menos recursos matemáticos, sendo, assim, mais rápida, em comparação com as outras formas de avaliação. De fato, avaliações qualitativas costumam ser conduzidas como precursoras de avaliações quantitativas, uma vez que o processo pode indicar: (i) se é ou não possível uma avaliação quantitativa (com base nos dados disponíveis) e/ou (ii) se uma avaliação quantitativa é necessária, por exemplo, no caso de o risco ser avaliado como insignificante. A economia de tempo e recursos obtida pela avaliação qualitativa, em vez da quantitativa, pode ser especialmente benéfica para países em desenvolvimento.

De modo geral, há dois métodos usados para combinar probabilidades ou parâmetros qualitativos. O primeiro (método sem matriz) envolve, por parte do assessor de risco, a consideração das probabilidades e dos parâmetros a serem combinados, levando em consideração a variabilidade/incerteza associada aos dados, incluindo a qualidade dos dados, e fornecendo uma avaliação combinada. Devido à natureza dessa abordagem, ela tende a ser vista por alguns como muito subjetiva e carente de transparência. Revisores da avaliação de risco devem, entretanto, ter a habilidade de ver como o assessor de risco chegou àquela conclusão particular combinando os parâmetros do modelo. O método sem matriz permite ao assessor de risco descrever, sob a abordagem qualitativa, a incerteza e a variabilidade durante a avaliação. Na área da ARRA, essa abordagem tem sido adotada por Wooldridge (18); Burch (19) e Snary e colaboradores (20).

O segundo método utilizado para combinar os riscos dentro de uma avaliação qualitativa costuma ser referido como o "método matriz". Muitos avaliadores e gestores de risco preferem esse método porque fornece uma abordagem estruturada para a combinação de riscos qualitativos, como mostra a Figura 3.3, obtida de Moutou e colaboradores (21). Na área da ARRA, essa abordagem tem sido utilizada pelo US Food and Drug Administration Center for Veterinary Medicine (FDA-CVM) em suas diretrizes para avaliação de risco de resistência pré-aprovação (16). Alguns assessores/gestores de risco acreditam que essa abordagem fornece uma maneira mais transparente de combinar riscos, em comparação ao método sem matriz, e, portanto, reduz o nível de subjetividade associado a essa avaliação. Entretanto, tal abordagem é assunto de muito debate. Um problema é que as bases nas quais os riscos (probabilidades) são combinados para produzir os valores nas células da matriz (p. ex., Figura 3.3, "moderado" combinado com "alto" produz "alto") ainda são arbitrárias. Além disso, em uma avaliação de risco, probabilidades/parâmetros podem ser aditivos ou multiplicativos e envolver a combinação de múltiplas probabilidades e/ou probabilidades e inteiros. Uma matriz, como dada na Figura 3.3, não é flexível o suficiente para levar em consideração tais considerações. Também não é capaz de distinguir entre vias de risco curtas ou vias de risco longas; por exemplo, uma via de duas etapas que tem uma "baixa" probabilidade de acontecimento do evento a cada etapa terá a mesma estimativa de risco final de uma via de 20 etapas, que tem "baixa" probabilidade a cada etapa. Entretanto, sabemos que, conforme uma via de risco aumenta em tamanho e mais probabilidades são combinadas, a magnitude da estimativa de risco final deve diminuir. Por fim, adotar a abordagem de matriz não permite que a incerteza e a variabilidade associadas a cada estimativa de risco sejam consideradas quando os riscos são combinados. Pela perspectiva de boas práticas, é importante que ao utilizar uma abordagem qualitativa (sem ou com matriz), exista clara definição dos termos usados e que a matriz (se usada) seja fornecida, garantindo que ela respeite as regras de cálculos de probabilidade.

Para mais informações sobre avaliação de risco qualitativa, incluindo uma discussão mais detalhada dos dois métodos de avaliação de risco resumidos aqui, consultar Wooldridge (22).

### 3.2.2 Avaliação de risco semiquantitativa

Na análise semiquantitativa (também conhecida como *ranking* de risco), um valor é designado para cada etapa na via de avaliação de risco, por exemplo, 1 a 10. Estes são combinados em uma via predeterminada – por exemplo, adicionando ou multiplicando. De maneira similar à avaliação de risco qualitativa, a designação de valores aos dados disponíveis pode ser

| Resultado da avaliação do parâmetro 2 | Resultado da avaliação do parâmetro 1 | | | |
|---|---|---|---|---|
| | Insignificante | Baixo | Moderado | Alto |
| Insignificante | Insignificante | Baixo | Baixo | Moderado |
| Baixo | Baixo | Baixo | Moderado | Moderado |
| Moderado | Baixo | Moderado | Moderado | Alto |
| Alto | Moderado | Moderado | Alto | Alto |

**Insignificante**, quando a probabilidade de ocorrência do evento é baixa o suficiente para ser ignorada, ou se o evento é possível somente emcircunstâncias excepcionais.
**Baixo**, quando a ocorrência de um evento é uma possibilidade em alguns casos.
**Moderado**, quando a ocorrência do evento é uma possibilidade.
**Alto**, quando a ocorrência do evento é uma possibilidade evidente.

**Figura 3.3** Combinação das probabilidades de ocorrência dos parâmetros considerados na avaliação de risco qualitativa (21). Reproduzida com permissão da OIE.

subjetiva, mas, assim como o método da matriz para avaliação de risco qualitativa, o método semiquantitativo oferece uma abordagem formalizada. Comparada com a avaliação de risco qualitativa, ela tem maior grau de resolução, devido a um maior número de resultados possíveis. Uma vantagem é que a avaliação de risco semiquantitativa necessita de menos tempo e recursos em comparação aos modelos quantitativos, em especial quando os riscos estão sendo ranqueados e múltiplos modelos precisam ser desenvolvidos. Entretanto, a interpretação dos valores alocados e/ou combinados costuma ser assunto de grande debate. Por exemplo, a posição do risco total no *ranking* pode ser um pouco diferente em modelos aditivos e multiplicativos. Em adição, devido ao fato de a estimativa do risco total ser um número, o assessor/gestor de risco pode interpretar erroneamente seu significado. Por exemplo, pode assumir que uma estimativa de risco "8" é duas vezes mais perigosa do que uma estimativa de risco "4", o que não é possível afirmar com convicção, uma vez que a designação dos valores é subjetiva. Subjetividade e precisão também são discutidas na referência 23. Não temos conhecimento de qualquer ARRA conduzida dessa forma até o momento.

### 3.2.3 Avaliação de risco quantitativa

Utilizando técnicas de modelagem matemática, avaliações de risco quantitativas podem ser desenvolvidas e fornecer uma estimativa numérica do risco. Dois métodos podem ser usados:

determinístico e estocástico, dos quais o último é mais comum e, com certeza, no momento, o mais aplicado na área de ARM de segurança alimentar. Em um modelo determinístico, valores pontuais são usados para obter parâmetros da via de risco, por exemplo, o cenário médio ou pior. A combinação desses parâmetros fornece uma estimativa pontual para a estimativa de risco total, mas a incerteza ou variabilidade associada a essa estimativa não está implicitamente caracterizada na avaliação. Alterações nos valores dos parâmetros permitem verificar quais cenários investigar, e essa informação é de extrema utilidade para os gestores de risco. Um exemplo de ARRA determinística é o modelo desenvolvido por Hurd e colaboradores (24). Modelos estocásticos permitem que a "chance" seja integrada na avaliação, o que possibilita incorporar a incerteza e a variabilidade. A incerteza/variabilidade costuma ser integrada atribuindo-se uma distribuição de probabilidade a parâmetros dentro da via de risco, o que permite a consideração de uma variedade de valores possíveis, sendo, portanto, diferente do modelo determinístico, que utiliza um valor pontual. A adoção de tal abordagem faz com que muito mais informação seja fornecida ao gestor de risco, como, por exemplo, intervalos de confiança. Além disso, análises sensíveis permitem a identificação dos dados que mais contribuem nas incertezas da estimativa de risco final, garantindo o reconhecimento de lacunas de dados críticos/deficiências e a necessidade de pesquisas futuras. A manipulação da incerteza e da variabilidade é de extrema importância, já que representa dois fenômenos diferentes e, por isso, precisa ser considerada separadamente pelos gestores de risco. É, portanto, recomendada a separação das duas entidades, e há alguns métodos disponíveis para isso, incluindo "modelagem de segunda ordem" (17). A modelagem de segunda ordem é, entretanto, avançada sob a perspectiva matemática, e, por razões práticas, poucas avaliações de risco separam incerteza e variabilidade usando esse método.

É importante notar que a avaliação de risco quantitativa ainda está sujeita à subjetividade do assessor de risco. Por exemplo, de modo similar a outros tipos de ARRAS, há uma subjetividade associada à qualidade dos dados, ou seja, quais fontes de dados deveriam ser incluídas na ARRA e quais não deveriam. Um grau de subjetividade único da ARRA quantitativa é a escolha de uma distribuição de probabilidade particular em um modelo ou abordagem de modelagem. Por exemplo, as distribuições Triangular e BetaPert necessitam da mesma quantidade de dados, o mínimo, a moda e o máximo, mas mesmo se parâmetros idênticos são utilizados as formas das distribuições (e, consequentemente, as estatísticas sumárias) podem diferir de forma significativa.

É difícil dizer se as subjetividades associadas à ARRA qualitativa e quantitativa apresentam diferenças substanciais. No entanto, pode-se dizer que a subjetividade na atribuição das probabilidades qualitativas aos dados é provavelmente mais fácil de detectar em uma ARRA qualitativa. Somente conhecedores das metodologias utilizadas na ARRA quantitativa poderiam ser capazes de detectar subjetividade ou tendenciosidade em relação à escolha das distribuições de probabilidade ou às abordagens matemáticas.

Para incorporar as distribuições de probabilidade no modelo estocástico, a simulação Monte Carlo é a mais usada, embora outros métodos estejam ganhando popularidade, como os métodos Bayesian. A simulação Monte Carlo é uma extensão dos cenários "e se" considerados na modelagem determinística. Usando essa abordagem, as distribuições são atribuídas a parâmetros apropriados na via de risco, e, em cada "rodada" (ou simulação) do modelo, um valor de cada distribuição é selecionado de maneira aleatória. Aplicar o modelo em um grande número de repetições permitirá que muitos cenários sejam

considerados e, em consequência, a estimativa de risco final (que é uma combinação de todas as distribuições na via) irá incluir muitos cenários possíveis, que são, então, resumidos usando uma distribuição de probabilidade, podendo haver uma ilustração gráfica. É importante rodar o modelo para um grande número de repetições, o que permite que o modelo convirja, o que significa atingir um ponto no qual a estatística sumária (p. ex., média) não é afetada de forma significativa quando o modelo for rodado outra vez. Há muitas opções de *software* disponíveis para o desenvolvimento de modelos estocásticos, mas o mais comum é o *add-in* para o Microsoft Excel, chamado @Risk (Palisade). Na ARRA, muitos dos modelos são estocásticos por natureza, incluindo os de Anderson e colaboradores (14); FDA-CVM (6) e Cox e Popken (25).

### 3.2.4 Abordagens ascendentes *versus* descendentes (*top-down* x *bottom-up*)

Na área da ARRA, o método quantitativo tem sido muito mais utilizado do que os métodos semiquantitativo ou qualitativo, e há duas abordagens bem diferentes que têm sido utilizadas nesse método (apesar de, em teoria, essas abordagens não serem limitadas à ARRA quantitativa). São conhecidas como abordagens ascendente (*top-down*) e descendente (*bottom-up*).

Na abordagem ascendente, o modelo inicia pela "fonte" e segue a unidade de interesse até o ponto de consumo e, então, a consequência de interesse (p. ex., infecção, doença, etc.). Uma avaliação de risco "produtor-consumidor" é um exemplo da abordagem descendente (Figura 3.1), mas não é essencial que inicie no produtor. A vantagem de tal abordagem é que o impacto das intervenções da gestão de risco na estimativa de risco final pode ser considerado nas avaliações de risco. Entretanto, o desenvolvimento de tal modelo é muito intensivo em termos de tempo e dados. Além disso, devido à indisponibilidade de dados para muitas etapas na via de risco, há, com frequência, um alto grau de incerteza, que não pode ser quantificado sempre. Exemplos de ARRAs que usaram a abordagem ascendente incluem aquelas relativas ao impacto do uso de fluoroquinolona em bovinos na saúde humana

(14) e do uso de macrolídeos em animais de produção (24).

Como alternativa, há a abordagem descendente. Ela inicia a partir dos números de casos humanos na população de interesse, em geral derivados de sistemas de relatórios de doenças notificáveis e, usando dados epidemiológicos, estima a proporção de casos atribuíveis à fonte de interesse. A Figura 3.4 fornece um exemplo de quadro-modelo de *Campylobacter* resistente a fluoroquinolonas, o modelo FDA-CVM (6). Essa abordagem é muito simples, e sua maior vantagem é que evita a necessidade de modelos de áreas de alta incerteza, como, por exemplo, a preparação de alimentos na cozinha doméstica. A isso se soma o fato de que a quantidade de dados e o tempo necessário são bastante reduzidos em comparação à abordagem ascendente. Entretanto, há desvantagens, incluindo a incerteza e a tendência a serem derivadas dos dados epidemiológicos (p. ex., relatórios, questionários, dados tendenciosos) e as dificuldades que podem surgir em atribuição às infecções resistentes (p. ex., *Salmonella*) para alimentos de origem animal específicos. Em particular, a menos que existam dados moleculares epidemiológicos adicionais (p. ex., tipificação por fago), pode haver um alto grau de subjetividade em atribuir a exposição a uma fonte suspeita, em especial para infecções esporádicas.

Uma das principais desvantagens da abordagem ascendente é o fato de que ela não é sensível para investigações de controles de gestão de risco. Portanto, a escolha da abordagem deve ser feita com cuidado e em discussão com o gestor de risco. Por fim, deve-se observar que a abordagem ascendente não é consistente com a estrutura de avaliação de risco fornecida pelo Codex e pela OIE.

Como no caso da escolha do tipo de avaliação de risco qualitativo, semiquantitativo ou quantitativo, não há regra absoluta quando se trata de escolher uma abordagem ascendente ou descendente. Portanto, os méritos e as desvantagens de cada abordagem devem ser considerados com cuidado para cada problema em questão e discutidos com o gestor de risco. Outra vez, o critério mais importante é que a ARRA seja adequada para o gestor de risco e para a finalidade.

## 3.3 DADOS PARA A ARRA: NECESSIDADES E FONTES

A disponibilidade e a qualidade dos dados utilizados em uma ARRA são essenciais. Infelizmente, para gestores de risco e para aqueles que geram os dados, não há uma lista-padrão dos dados necessários para uma ARRA. Tais requerimentos de dados irão diferir entre avaliações de risco, devido à questão de risco proposta, ao âmbito, à resolução necessária e à abordagem "ascendente" ou "descendente" adotada.

É importante que as necessidades de dados sejam identificadas pela via do risco, que surge a partir da questão de risco. Essa abordagem permite a identificação das necessidades de dados, e não somente dos dados existentes. Por isso, parâmetros-modelo para os quais não há dados identificados podem ser submetidos ao gestor; isso pode ter especial importância se uma análise sensível em uma avaliação quantitativa os identifica como lacunas críticas de dados. O desenho da via de risco e a coleta de dados

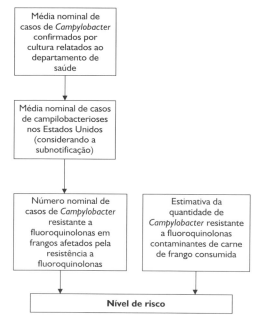

**Figura 3.4** Modelo de quadro para ARRA FDA-CVM para *Campylobacter* resistente a fluoroquinolona. Reproduzida com permissão de FDA-CVM (6).

são independentes do tipo de avaliação a ser desenvolvida (qualitativa, semiquantitativa ou quantitativa). Entretanto, se as lacunas de dados são significativas, é uma boa ideia revisitar a via de risco, em conjunto com o gestor de risco, e concordar ou não com a manutenção da via e do tipo de ARRA escolhidos.

A tarefa de desenvolver uma ARRA é mais complicada do que qualquer outra ARM na área de segurança alimentar. O modelo deve levar em consideração não somente se o organismo está ou não presente (e, se presente, em que número), mas também se o organismo é resistente ao antimicrobiano de interesse se a resistência é atribuível ao uso de antimicrobianos na espécie animal de interesse, e que proporção da população bacteriana é resistente. Isso, por sua vez, faz com que a necessidade de dados seja muito maior do que aquela para uma avaliação de risco de segurança alimentar em geral, especialmente porque os esquemas tradicionais de coleta de amostras para resistência antimicrobiana são mais focados na avaliação de presença/ausência do organismo resistente. Outra lacuna/deficiência de dados comum encontrada na ARRA está relacionada às diferenças temporal e regional que existem nos métodos microbiológicos usados para identificar bactéria e para teste e interpretação de suscetibilidade, porque tais diferenças metodológicas tornam difícil combinar dados de estudos diferentes (ver o artigo de revisão de Snary e colaboradores (26) para maiores informações). Portanto, existe uma necessidade significativa de maior harmonização dos métodos microbiológicos e de coleta, incluindo interpretação de dados de suscetibilidade, tanto dentro dos países como entre eles, e entre veterinária e medicina humana. Por isso, avaliadores de risco devem tomar extremo cuidado quando combinarem dados de estudos diferentes. Snary e colaboradores identificaram muitas limitações de dados na área de ARRA, as quais são citadas na Tabela 3.2. Elas dizem respeito a vários aspectos, incluindo métodos microbiológicos e de amostragem e uso de antimicrobianos.

Há muitas fontes de dados possíveis, incluindo literatura publicada, literatura não publicada (p. ex., projetos de pesquisa não publicados) e dados de indústria. Em geral, a melhor fonte é a literatura publicada, uma vez que esses dados são submetidos a um processo de revisão partitária, o que aumenta a confiança em sua qualidade. Entretanto, a ARRA, com frequência, necessita de dados completos, em vez dos dados resumidos que costumam ser apresentados na forma publicada, e isso pode ser de difícil obtenção, em especial se o estudo foi publicado há alguns anos. Os dados completos são necessários na ARRA quantitativa para que seja possível a incorporação de incerteza e/ou variabilidade no modelo. Os dados completos podem estar disponíveis em trabalhos não publicados (da indústria, do governo ou de outras fontes), mas têm a desvantagem de não serem revisados de forma paritária, e também podem causar dificuldades se os pesquisadores desejarem manter seus dados em sigilo, diminuindo a transparência da avaliação de risco.

Outra fonte de dados é a opinião de especialistas. É usada principalmente quando não há outros dados disponíveis. A opinião de especialistas pode ser de dois tipos: (i) informal e (ii) formal. A opinião informal é mais simples de se obter e envolve contatar um ou mais especialistas e questioná-los sobre um assunto específico. Isso pode ser usado para completar lacunas de dados ou confirmar uma suposição no modelo. Essa abordagem tem a vantagem de ser muito rápida e fácil, mas é suscetível à tendência do especialista envolvido, e o questionário pode não ser padronizado. Nos dias atuais, a solicitação formal da opinião de especialistas é muito comum na avaliação de risco e envolve a elaboração de um questionário padronizado e, com frequência, a organização de um *workshop*. Bywater e Casewell (13) elaboraram uma avaliação de risco baseada somente na opinião de especialistas, e Anderson e colaboradores (14) usaram dados de opinião de especialistas no seu modelo para *Campylobacter* resistente a fluoroquinolonas em bovinos. Métodos estabelecidos, como o Delphi (27), às vezes são utilizados para diminuir a tendenciosidade ou para compreender aquela que já existe. Apesar do uso da opinião de especialistas ter sido bastante discutido, é importante notar que essa fonte de dados completa lacunas não preenchidas de outras formas. Além disso, análises complementares (p. ex., análises

## 58 LUCA GUARDABASSI, LARS B. JENSEN & HILDE KRUSE

**Tabela 3.2** Principais limitações de dados/questões que afetam a avaliação de risco microbiológico (ARM) aplicada para a área de resistência antimicrobiana. Reproduzida e modificada de Snary e colaboradores (26) com permissão da Oxford University Press

| Limitação de dados/questões | Efeito da ARM |
|---|---|
| Definição de resistência:<br>• Harmonização da concentração inibitória mínima (CIM)/disco-difusão pontos de corte exigidos | • Dados a partir de diferentes fontes não são comparáveis. Pode limitar a quantidade de dados disponíveis para a ARM. |
| Métodos microbiológicos:<br>• Plaqueamento seletivo *versus* testes em meios não seletivos<br>• Enriquecimento *versus* não enriquecimento | • A quantidade de dados disponíveis para a ARM pode ser limitada se os métodos não são comparáveis.<br>• Não é possível comparar plaqueamento seletivo contra o ensaio de um isolado sem o conhecimento da proporção de bactérias resistentes e suscetíveis. |
| Número de testes de suscetibilidade dos isolados, etc. | • Se enriquecido, o número de organismos é aumentado e, portanto, não pode ser usado diretamente da ARM. |
| Múltiplos níveis de estruturas de amostragem | • Grande variabilidade de métodos de amostragem entre os estudos. Por isso, os dados de fontes diferentes não podem ser comparáveis; poderia limitar a quantidade de dados disponíveis para a ARM. |
| Tamanho da amostra pequeno | • Se o tamanho da amostra é pequeno, em qualquer nível do quadro de amostragem, a incerteza sobre o parâmetro associado será grande. Esse processo pode contribuir para uma grande incerteza associada à estimativa final de risco. |
| Poucos dados disponíveis sobre organismos indicadores (resistentes ou sensíveis) em comparação com bactérias patógenas | • Organismos substitutos e afins podem ser utilizados para superar a lacuna de dados, aumentando, assim, o nível de incerteza na produção do modelo. Essa incerteza não pode ser quantificada. |
| Sensibilidade e especificidade dos testes utilizados | • A ARM pode superestimar ou subestimar o risco. |
| Causalidade incerta | • Várias hipóteses feitas sobre as causas da resistência antimicrobiana. Isso leva a um maior grau de incerteza nos resultados do modelo, mas que pode ser difícil de quantificar. |
| Falta de dados quantitativos microbiológicos | • Carga microbiana de bactérias resistentes em/de diferentes fontes é desconhecida, então não poderão ser modelados ou feitos pressupostos fundamentais. |
| Pouca informação sobre o uso do antimicrobiano em questão para:<br>• Uso veterinário (no animal e na agricultura)<br>• Uso humano | • Causalidade difícil de considerar. Pode levar a um alto grau de incerteza nos resultados do modelo. |

sensíveis) podem investigar a importância do parâmetro estimado via opinião de especialistas nos resultados do modelo. Outros métodos que podem ser usados para superar lacunas de dados incluem o emprego de dados substitutos, modelagem matemática preditiva e limitação do modelo a uma porção da via de risco (26).

## 3.4 EXEMPLOS DE ARRA

Publicações recentes têm identificado e revisado com certo detalhamento cerca de 25 ARRAs publicadas (26, 28). Três delas são apresentadas aqui como exemplos que ilustram assuntos sobre ARRA, entre os quais: abordagens ascendente e descendente; aplicações de drogas antes e depois de aprovação; autoridade regulatória, entre outras; e abordagens de análise qualitativa e quantitativa.

### 3.4.1 ARRA ascendente qualitativa: Center for Veterinary Medicine. Orientações para avaliar a segurança das novas drogas antimicrobianas para uso em animais no que diz respeito aos seus efeitos microbiológicos sobre bactérias de importância para a saúde humana

O Center for Veterinary Medicine (CVM) produziu um guia com orientações recomendadas para avaliar a segurança de novas drogas antimicrobianas para uso animal, acerca de seus efeitos microbiológicos em bactérias de importância para a saúde pública (16). Com o uso desse guia, pretende-se que companhias farmacêuticas realizem suas próprias avaliações de risco; entretanto, a submissão de avaliações de risco quantitativas não é excluída. O "risco" é definido como "a probabilidade de que uma doença transmitida por alimento seja causada por uma bactéria resistente a antimicrobiano, seja atribuível a um produto de origem animal e seja tratada com a droga antimicrobiana humana de interesse". O guia do CVM e outros sistemas qualitativos similares são discutidos também em Cox e colaboradores (29) e Claycamp (30).

#### Quadro-modelo

O guia usa o quadro de análise de risco da OIE (ver Tabela 3.1) para avaliar o risco descrito antes, no qual são aplicáveis as seguintes definições:

- *Avaliação de liberação*: probabilidade de que a bactéria resistente esteja presente em animais-alvo como consequência do uso de droga.
- *Avaliação de exposição*: probabilidade de ingestão humana da bactéria em questão a partir de produto alimentar relevante.
- *Avaliação de consequência*: probabilidade de que a exposição humana à bactéria resistente resulte em consequência adversa à saúde.
- *Estimativa de risco*: integração da avaliação de liberação, exposição e consequência.

O escopo da avaliação de liberação vai desde a administração da droga ao animal até seu abate ou até que o alimento de origem animal seja coletado (p. ex., no caso do leite). Esta seção é o componente mais complexo, devido aos diversos fatores diferentes que devem ser considerados, incluindo informações sobre o produto e seu uso, o mecanismo de resistência, e assim por diante.

#### Fontes de dados e disponibilidade

As companhias farmacêuticas desenvolvem a avaliação de risco e, portanto, são responsáveis pela coleta de dados. De maneira similar, para qualquer ARRA, a quantidade e o tipo de dados necessários são significativos, e as duas fontes de dados defendidas pelos guias são principalmente dados de estudos internos das indústrias e da literatura publicada. O guia fornece informação sobre os tipos de fatores que deveriam ser considerados para as avaliações de liberação e exposição. Por exemplo, a avaliação de exposição inclui dados sobre taxa de contaminação de organismos transmitidos por alimentos em produtos alimentares e a quantidade de produtos alimentares consumida por pessoa por unidade de tempo.

#### Métodos

A metodologia descrita no guia é uma avaliação de risco qualitativa. Nas avaliações de liberação e exposição, recomenda-se que o risco seja classificado em uma das três categorias: alto, médio ou baixo. A avaliação de consequência, que apenas considera a importância do antimicrobiano ou da classe de antimicrobiano para determinar o impacto da exposição, usa as seguintes categorias: criticamente importante, altamente importante e importante. Tabelas explicativas fornecem informação de como combinar os riscos usando a abordagem de matriz (ver Seção 3.2.1).

#### Impacto na política

Documentos de orientação como o descrito antes e outro descrito na Austrália (31) são de extrema importância no futuro uso veterinário de drogas antimicrobianas. Eles permitem que o risco para a saúde humana seja considerado de forma prospectiva (i.e., pré-aprovação da droga), em vez de retrospectivamente (pós-aprovação). O documento do CVM também menciona opções de gerenciamento ou estratégias (p. ex., variando de reprovação da droga a aprovação com certas condições de uso especificadas), e fornece uma abordagem baseada no risco, transparente e aberta, para a aprovação de drogas antimicrobianas para uso veterinário em animais de produção.

### 3.4.2. ARRA determinística ascendente. Consequências sobre a saúde pública do uso de macrolídeos em animais de produção: uma avaliação de risco determinística

Usando a abordagem sugerida pelo FDA-CVM 2003 (16), Hurd e colaboradores (24) desenvolveram uma ARRA para *Campylobacter* spp. e *Enterococcus faecium* resistentes a macrolídeos. A questão de risco específica foi: qual é o risco, por ano, para um indivíduo comum, de um efeito terapêutico adverso resultante de um tratamento com macrolídeo, devido ao consumo de frango, suíno ou bovino contaminado com *Campylobacter* ou *E. faecium* resistentes a macrolídeos? Os macrolídeos específicos considerados foram tilosina e tilmicosina. Mais informações sobre essa ARRA, o modelo e comentários de outros assessores de risco podem ser obtidos em Hurd e colaboradores (32).

### Quadro-modelo

O fluxograma na Figura 3.5 descreve a estrutura do modelo para essa avaliação de risco. Hurd e colaboradores adotaram o quadro da OIE, e a Figura 3.5 mostra como os passos na estrutura do modelo correspondem a ele. A mesma estrutura foi utilizada para as três fontes (frango, suíno e bovino de corte) de *Campylobaeter* e *E. faecium* resistentes a macrolídeos. Entretanto, a aplicação dessa estrutura para *E. faecium* não é tão direta, pois enterococos são mais considerados como reservatórios de genes de resistência do que patógenos transmitidos por alimentos. A ARRA foi focada na população geral e não em uma população de alto risco, como idosos e imunocomprometidos.

### Fonte de dados e disponibilidade

Os dados usados na ARRA foram originados de diversas fontes, incluindo levantamento de uso de drogas pela indústria, literatura científica

publicada, diretrizes para uso de antimicrobianos na medicina para o tratamento de infecções causadas por alimentos e documentos governamentais. Quando faltavam dados para algum parâmetro, os autores determinavam estimativas do pior cenário.

### Métodos

Devido à limitação da disponibilidade de dados, os autores optaram por usar um modelo quantitativo determinístico (evento binomial), escrito no Microsoft Excel, em vez de um modelo estocástico. O resultado foi expresso como uma estimativa pontual.

Para a maior parte do modelo, a abordagem foi "ascendente", combinando probabilidades a cada etapa da via do modelo. Entretanto, nas etapas 5, 6 e 7, não havia dados disponíveis e, portanto, uma abordagem ascendente foi adotada para estimar a relação entre os resultados das etapas 4 e 8 que poderia, então, ser usada. Isso foi efetuado usando duas fontes de dados significativas: as taxas de contaminação publicadas pelo US Department of Agriculture Food Safety and Inspection Service e dados de número de casos de infecções por *Campylobacter* em humanos publicados pelo US Centers for Disease Control and Prevention (Foodnet). Combinando essas informações com dados de número de carcaças produzidas, peso de carcaça e tamanho das porções, a proporção foi, essencialmente, o número de casos pelo número de porções. Isso necessitou de certas suposições implícitas, por exemplo, uma suposição foi necessária para a proporção de infecções por *Campylobacter* atribuídas a carne de frango, bovina e suína. Além disso, tal abordagem não poderia ser adotada para *E. faecium*.

### Resultados

Os resultados sugeriram que o uso dos macrolídeos tilosina e tilmicosina em frangos, suínos e bovinos de corte tem um baixo impacto na saúde humana. O risco anual para um indivíduo comum, relativo a *Campylobacter*, foi estimado em cerca de 1 em 10 milhões para todos os tipos de alimentos considerados (frango: 1 em 14 milhões; carne bovina: 1 em 53 milhões; suíno: 1 em 236 milhões). Devido à incerteza associada a dois parâmetros do modelo (probabilidade de falha no tratamento se tratado com macrolídeos;

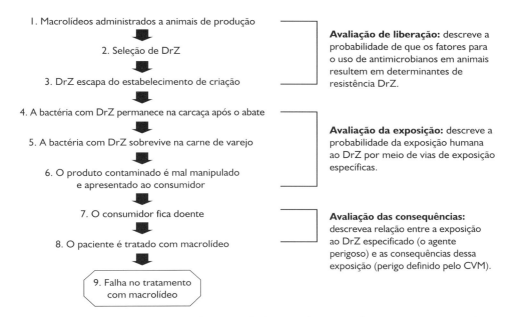

**Figura 3.5** Percurso de eventos levando a risco de doenças de origem alimentar com um organismo resistente devido ao tratamento antimicrobiano de animais de produção. Reproduzido de Hurd e colaboradores (24). Reproduzida com permissão de *Journal of Food Protection*. Copyright de International Association for Food Protection, Des Moines, Iowa, Estados Unidos.

probabilidade de desenvolvimento de resistência significativa no animal tratado), os autores incluíram uma análise sensível para *Campylobacter*, que mostrou que o modelo foi sensível a esses parâmetros. O risco combinado para *E. faecium* foi estimado em 1 em 3 bilhões, o que é muito menor do que o risco estimado para *Campylobacter*. Esse baixo risco é atribuível aos baixos valores designados aos pontos 2 e 9 (Figura 3.5). Entretanto, deve-se tomar cuidado quando considerar o resultado de *E. faecium* como a questão de risco, pois a ARRA resultante não é apropriada para esse organismo.

*Impacto na política*

Essa ARRA não foi uma avaliação de risco oficial do governo; na verdade, foi financiada por uma companhia farmacêutica. Portanto, apesar de aparentemente não ser utilizada para conduzir a política governamental, ela poderia ser utilizada pela companhia farmacêutica para manter o uso contínuo de seus produtos macrolídeos em animais de produção. Seja qual for de seu uso para informar políticas, a ARRA com certeza teve mérito na identificação de lacunas de dados e no aumento da compreensão de *Campylobacter* e *E. faecium* resistentes a macrolídeos desde a fazenda até o paciente. Também é uma das primeiras ARRAs a apresentar inclusão explícita de dados de uso de antimicrobianos.

### 3.4.3 ARRA determinística descendente. Riscos à saúde humana decorrente do uso subterapêutico de penicilina e/ou tetraciclinas na alimentação animal

Essa avaliação de risco quantitativa (33), publicada em 1989, foi conduzida por um comitê estabelecido pelo US Institute of Medicine, em resposta a uma solicitação feita pela US Food and Drug Administration (FDA) de uma revisão independente das consequências para a saúde humana e dos riscos associados ao uso de penicilina e tetraciclinas em "concentrações subterapêuticas" (definido como administração de antibióticos na ração na concentração de 200 g/tonelada ou menos, por mais de duas semanas) na alimentação animal. Solicitou-se ao comitê respostas para os seguintes questionamentos (citação):

- O uso subterapêutico de penicilina e tetraciclinas na alimentação animal resulta em aumento na frequência de resistência antimicrobiana em patógenos, em especial patógenos transmitidos por alimentos? Em caso afirmativo, pode o aumento em frequência ter confiabilidade estimada e ser comparado com o aumento associado a outras fontes de resistência?
- A resistência antimicrobiana aumenta (ou diminui) a capacidade de patógenos transmitidos por alimentos causarem doenças, altera o número de patógenos transmitidos por alimentos (dose) necessários para produzir doença, ou altera a gravidade de doenças causadas por patógenos transmitidos por alimentos?
- O uso subterapêutico de penicilina e tetraciclinas na alimentação animal resulta em maior prevalência de patógenos nos animais alimentados dessa forma e em alimentos derivados deles?
- A resistência antimicrobiana atribuível ao uso subterapêutico na alimentação aumenta a incidência de doenças infecciosas em humanos ou complica o tratamento médico?

O comitê abordou esses questionamentos desenvolvendo um modelo de risco, e o limitou a infecções por *Salmonella*, porque essas eram as únicas entre as zoonoses bacterianas relatadas nos Estados Unidos por muitos anos e para as quais havia dados disponíveis de incidência de doença e suscetibilidade antimicrobiana. Essa avaliação de risco também foi revisada por Bailar III e Travers (28).

### Quadro-modelo

O modelo utilizado consiste de cinco estimativas quantitativas:

- (1) O número anual de casos de salmonelose relatados nos Estados Unidos;
- (2) A fração de infecções por *Salmonella* em humanos, nas quais o isolado era resistente a penicilina/ampicilina e/ou tetraciclina;
- (3) A taxa de óbitos associada a infecções por cepas de *Salmonella* com diferentes padrões de resistência, incluindo aqueles

suscetíveis a todos os antimicrobianos, aqueles resistentes a algum antimicrobiano e aqueles resistentes a penicilina/ampicilina e/ou tetraciclina;
- (4) A fração dessas mortes associada a infecção originada de fazendas;
- (5) A proporção obtida no item (4) que surgiu do uso subterapêutico de antimicrobianos na alimentação, incluindo algum antimicrobiano, ou penicilina e/ou tetraciclina.

Utilizando dados da literatura e a opinião de especialistas, foram identificadas e usadas no modelo estimativas numéricas baixas, médias e altas para esses elementos. As cinco variáveis foram multiplicadas juntas para originar estimativas numéricas baixas, médias e altas dos números de mortes devido ao uso subterapêutico de antimicrobianos na alimentação. O excessivo número de mortes (definido como "fração etiológica": mortes devidas ao uso subterapêutico de antimicrobianos que não teriam ocorrido se as cepas de *Salmonella* não fossem resistentes) foi estimado levando em consideração a proporção da população que utilizou antimicrobianos em dado momento e o excesso de risco de infecção após a administração de antimicrobiano.

### Fontes de dados e disponibilidade

Dados foram obtidos de literatura publicada (relatos de investigações de surtos, estudos epidemiológicos e experimentais) e de estatísticas de saúde nacional. A opinião de especialistas foi solicitada quando lacunas ou deficiências de dados foram identificadas.

### Métodos

O comitê forneceu uma descrição detalhada da base científica para as estimativas baixas, médias e altas das variáveis do modelo, citando achados da literatura relevante e a opinião de especialistas. Essas variáveis foram combinadas em um modelo determinístico. Apesar de informações de incertezas não estarem implicitamente incorporadas no modelo, descrições detalhadas de incertezas e limitações dos dados e do modelo foram fornecidas.

### Resultados

Três valores (alto, médio e baixo) foram usados para cada uma das cinco variáveis no modelo;

portanto, houve 243 estimativas diferentes de risco. O comitê atribuiu maior confiança a estimativas próximas da mediana como sendo mais prováveis, sendo relatadas como estimativas pontuais. A estimativa mais provável do número de mortes atribuídas ao uso subterapêutico de penicilina e/ou tetraciclinas na alimentação tanto como promotor de crescimento quanto como profilaxia foi de 40 por ano. A estimativa mais provável de mortes atribuídas somente ao uso na promoção de crescimento, por sua vez, foi de 15 por ano. Após a inclusão da fração etiológica, a estimativa mais provável tanto para profilaxia como para a promoção de crescimento, e para promoção de crescimento sozinha, foi de 6 e 2 por ano, respectivamente. O comitê forneceu uma série de recomendações para fortalecer as bases de dados para avaliações de riscos futuras, incluindo a adoção de monitoramento do uso de antimicrobianos.

### Impacto sobre a política

Em 1977, a FDA propôs a retirada do uso subterapêutico de penicilina e tetraciclinas na alimentação animal, devido a sua importância para a saúde humana. O Congresso Americano manteve essas propostas em suspenso por tempo indefinido, e tal situação não foi alterada pela publicação da ARRA do Institute of Medicine, em 1989. Essa avaliação é importante como o primeiro exemplo da chamada abordagem ascendente para avaliação de risco de resistência antimicrobiana.

## 3.5 PERSPECTIVAS FUTURAS

A ARRA tem uma importante função no futuro ao apoiar as tomadas de decisões regulatórias de drogas veterinárias, bem como aumentou a compreensão dos riscos sobre a saúde humana do uso de antimicrobianos em animais. Sua função será aumentada por meio de melhorias na metodologia da ARRA que abordem todos os possíveis efeitos adversos sobre a saúde humana, tanto os retrospectivos como os prospectivos, a natureza cumulativa de resistência antimicrobiana nas populações e a disseminação de genes de resistência entre populações de bactérias, incluindo aquelas de diferentes gêneros e espécies. Há também a necessidade de avaliações de risco

futuro que examinem vias de transmissão que não envolvam alimentos, como, por exemplo, o contato direto com animais e o contato indireto, através de exposição ao ambiente. Considerações sobre o uso de antimicrobianos veterinários em tais avaliações não deveriam ser limitadas a animais de produção, mas incluir os de companhia. Há uma grande demanda por um melhor entendimento das metodologias de avaliação de risco, potenciais e limitações, e por avaliadores de risco mais treinados, capazes de conduzir sua própria ARRA, bem como fazer uma revisão crítica das de outros analistas de maneira aberta, positiva e objetiva. Uma vez que métodos e experiências aumentam em âmbito nacional, há uma grande necessidade de maior cooperação internacional e padronização da ARRA, com o objetivo de proteger a saúde pública e facilitar o comércio, melhor abordar a natureza inerentemente internacional da emergência e disseminação da resistência antimicrobiana e aumentar a capacidade para ARRA em todos os países.

## 3.6 CONCLUSÕES

A ARRA surgiu como uma ferramenta promissora para aumentar o entendimento dos riscos de resistência antimicrobiana e para a regulação de antimicrobianos veterinários. Ela é baseada na estrutura de avaliação de risco do Codex e da OIE, com a incorporação de diversas adaptações e abordagens alternativas em resposta a importantes lacunas de dados e necessidades dos gestores de risco. Ainda que diversas ARRAs tenham sido conduzidas e algumas tenham contribuído para políticas regulatórias, não se pode dizer que a ARRA seja parte madura, bem reconhecida e estabelecida da tentativa global de conter a resistência antimicrobiana e o uso prudente de antimicrobianos. Existem, entretanto, diversas razões para otimismo quanto a uma melhora nessa situação em um futuro próximo. Estas incluem o aumento constante da necessidade de tomadas de decisão transparentes na saúde pública baseadas em evidências, a escala de melhorias na ARRA que ocorreram nos últimos 20 anos, a tendência nacional e internacional de melhorar a compreensão da função potencial para ARRA e o empenho de diversas organizações internacionais (p. ex., FAO, OIE, WHO, VICH) para melhorar as metodologias e aplicações da ARRA e abordar a necessidade de dados e fontes.

## REFERÊNCIAS

1. Advisory Committee on the Microbiological Safety of Food (ACMSF) (1999). *Advisory Committee on the Microbiological Safety of Food: microbial antibiotic resistance in relation to food safety.* HMSO, London.
2. FAO/OIE/WHO (2003). Joint FAO/OIE/WHO *Workshop on non-human antimicrobial usage and antimicrobial resistance: scientific assessment.* World Health Organization: Geneva, Switzerland, 2003; 40 pp.
3. Codex Alimentarius Commission (1999). *Principles and guidelines for the conduct of a microbiological risk assessment.* FAO, Rome. CAC/GL-30
4. Vose, D.J., Acar, J., Anthony, F. et al. (2001). Risk analysis methodology for the potential impact on public health of antimicrobial resistant bacteria of animal origin. *Rev. Sci. Tech. Off. Int. Epiz.* 20: 811–27.
5. World Organisation for Animal Health (2005). *OIE terrestrial animal health code.* Section 1.3 'Risk Analysis'. Disponível em: http://www.oie.int/eng/normes/mcode/en_titre_1.3.htm. Último acesso 8 agosto 2006.
6. FDA-CVM (2001). *Risk assessment on the human health impact of fluoroquinolone resistant campylobacter associated with the consumption of chicken.* Disponível em http://www. fda.gov/cvm/antimicrobial/Risk_asses.htm. Último acesso 8 agosto 2006.
7. Hopper, L.D., Oehme, F.W. (1989). Chemical risk assessment: a review. *Vet. Hum. Toxicol.* 31: 543–54.
8. National Research Council (1994). *Science and judgement in risk assessment.* National Academy Press, Washington, DC.
9. Forsythe, S.J. (2002). *The microbiological risk assessment of food.* Blackwell Science (UK), Oxford.
10. FAO/WHO (2003). *Hazard characterization for pathogens in food and water: guidelines.* Microbiological risk assessment series; no. 3. FAO/WHO (Rome and Geneva). Disponível em: http://www.who.int/foodsafety/publications/ micro/en/pathogen.pdf
11. WHO/FAO (2002). *Risk assessments of Salmonella in eggs and broiler chickens.* Microbiological risk assessment series 2. WHO/FAO (Rome and Geneva). Disponível em: http://www. who.int/foodsafety/publications/micro/en/salmonella.pdf
12. Lammerding, A., Fazil, A. (2000). Hazard identification and exposure assessment for microbial food safety risk assessment. *Int. J. Food Microbiol.* 4: 1–11.

13. Bywater, R.J., Casewell, M.W. (2000). An assessment of the impact of antibiotic resistance in different bacterial species and of the contribution of animal sources to resistance in human infections. *J. Antimicrob. Chemother.* 46: 639–45.
14. Anderson, S.A., Yeaton Woo, R.W., Crawford, L.M. (2001). Risk assessment of the impact on human health of resistant *Campylobacter jejuni* from fluoroquinolone use in beef cattle. *Food Control* 12: 13–25.
15. Swann, M.M. (1969). *Report of the joint committee on the use of antibiotics in animal husbandry and veterinary medicine.* HMSO, London.
16. FDA-CVM (2003). *Evaluating the safety of antimicrobial new drugs with regard to their microbiological effects on bacteria of human health concern.* Guidance for Industry #152. Center for Veterinary Medicine. Disponível em: http:// www.fda.gov/cvm/Guidance/fguide152.pdf. Último acesso 8 agosto 2006.
17. Vose, D. (2000). *Risk Analysis: A Quantitative Guide,* 2nd edn. John Wiley & Sons, UK.
18. Wooldridge, M. (1999). Qualitative risk assessment for antibiotic resistance. Case study: *Salmonella typhimurium* and the quinolone/fluoroquinolone class of antimicrobials. In *Antibiotic Resistance in the European Union Associated with the Therapeutic Use of Veterinary Medicines: Report and Qualitative Risk Assessment by the Committee for Veterinary Medicinal Products*, The European Agency for the Evaluation of Medicinal Products (EMEA) Report: Annex 1, 7 Westferry Circus, London, UK, pp. 1–41.
19. Burch, D.G.S. (2002). Risk assessment – *Campylobacter* infection transmission from pigs to man using erythromycin resistance as a marker. *Pig J.* 50: 53–8.
20. Snary, E.L., Hill, A., Wooldridge, M. (2002). *A qualitative risk assessment for multidrug-resistant Salmonella* Newport. Report for Defra.
21. Moutou, F., Dufour, B., Ivanov, Y. (2001). A qualitative assessment of the risk of introducing foot and mouth disease into Russia and Europe from Georgia, Armenia and Azerbaijan. *Rev. Sci. Tech. Off. Int. Epiz.* 20: 723–30.
22. Wooldridge, M. Qualitative risk assessment. In *Microbial Risk Analysis of Foods* (ed. Schaffner, D.). American Society for Microbiology, Washington, DC, October 2007, pp. 1–29.
23. World Organisation for Animal Health (OIE) (2004). *Handbook on Import Risk Analysis for Animals and Animal Products.* Introduction and qualitative risk analysis (Volume 1). OIE, Paris, France.
24. Hurd, H.S., Doores, S., Hayes, D. et al. (2004a). Public health consequences of macrolide use in food animals: a deterministic risk assessment. *J. Food Prot.* 67: 980–92.

25. Cox, L.A., Popken, D.A. (2002). A simulation model of human health risks from chicken-borne *Campylobacter jejuni*. *Technology* 9: 55–84.

26. Snary, E.L., Kelly, L.A., Davison, H.C., Teale, C.J., Wooldridge, M. (2004). Antimicrobial resistance: a microbial risk assessment perspective. *J. Antimicrob. Chemother.* 53: 906–17.

27. Riggs, W.E. (1983). The Delphi Technique: an experimental evaluation. *Technol. Forecast. Soc. Change* 23: 89–94.

28. Bailar III, J.C., Travers, K. (2002). Review of assessments of the human health risk associated with the use of antimicrobial agents in agriculture. *Clin. Infect. Dis.* 34: S135–43.

29. Cox, L.A. Jr, Babayev, D., Huber, W. (2005). Some limitations of qualitative risk rating systems. *Risk Anal.* 25: 651–62.

30. Claycamp, H.G. (2006). Rapid benefit–risk assessments: no escape from expert judgments in risk management. *Risk Anal.* 26: 147–56.

31. National Registration Authority for Agricultural and Veterinary Chemicals (2000). *Part 10 of veterinary requirement series. Submission to working party on antibiotics.* Disponível em: http://www.apvma.gov.au/guidelines/vetguideline10.pdf. Último acesso 10 julho 2006.

32. Hurd, H.S., Doores, S., Hayes, D. et al. (2004b). *Public health consequences of macrolide use in food animals: a deterministic risk assessment.* Full technical report, model and comments. Disponível em: www.ifss.iastate.edu/macrolide/. Último acesso 10 julho 2006.

33. Institute of Medicine (IOM) (1989). *Human Health Risks with the Subtherapeutic use of Penicillin or Tetracyclines in Animal Feed.* National Academy Press, Washington, DC.

CAPÍTULO

# 4

# Importância Clínica dos Antimicrobianos na Saúde Humana

*Peter Collignon, Patrice Courvalin e Awa Aidara-Kane*

## 4.1 RESISTÊNCIA ANTIMICROBIANA: POR QUE É UM PROBLEMA?

Agentes antimicrobianos são medicamentos essenciais para a saúde e o bem-estar das pessoas. Graves infecções bacterianas, como a bacteremia, estão associadas a altas taxas de mortalidade e morbidade, sobretudo se não forem tratadas com antimicrobianos eficazes. *Escherichia coli, Staphylococcus aureus* e *Streptococcus pneumoniae* são as causas mais comuns de bacteremia e de outras infecções que causam risco à vida de seres humanos (1-4). Na era pré-antimicrobiana, a mortalidade associada a bacteremia causada por *S. aureus* e *S. pneumoniae* chegava a 80%, mas a introdução dos antimicrobianos na medicina humana promoveu uma redução substancial nessas taxas (5). Infecções graves causadas por cepas resistentes podem resultar em maiores taxas de letalidade. A resistência múltipla tem surgido em diversas bactérias que causam infecções graves, incluindo *Salmonella, Enterococcus* (p. ex., enterococos resistentes a vancomicina, ou VREs), *Klebsiella, Acinetobacter baumannii* e *Pseudomonas aeruginosa* (1-4). Algumas delas podem ser resistentes a todos os antimicrobianos disponíveis. A resistência é também um problema para as infecções menos graves, como as do trato urinário causadas por *E. coli*, nas quais as opções terapêuticas são limitadas, devido à alta frequência de resistência antimicrobiana e à falta de agentes de uso oral disponíveis.

A resistência tem tido considerável aumento em quase todas as bactérias de interesse médico e em quase todos os antimicrobianos. A situação parece ser pior nos países em desenvolvimento, onde muitas pessoas com sérias infecções (bacteremia

por *E. coli*, tuberculose) não têm acesso a antimicrobianos eficazes, devido a limitações econômicas. Para muitas bactérias resistentes, os antimicrobianos ativos são apenas os injetáveis, alguns dos quais são muito caros (p. ex., carbapenemas para o tratamento de infecções por *Acinetobacter baumannii* ou *E. coli*). Isso significa, na prática, que, para muitas pessoas, não existe nenhum tratamento. Nos países desenvolvidos, a situação é menos crítica em relação aos países em desenvolvimento, como a China, provavelmente devido ao controle mais rígido feito sobre a venda, a qualidade e o uso dos antimicrobianos, bem como pelas melhores condições de higiene e dos sistemas de esgoto e de água (6). Apesar disso, nos países desenvolvidos, a resistência antimicrobiana também é um importante problema de saúde pública e representa um fardo econômico para a sociedade. Grandes variações na frequência de resistência são observadas entre os países dentro do mesmo continente; a Europa do Sul, por exemplo, tem níveis de resistência mais elevados em comparação com os países escandinavos (7). A resistência é um problema particular em ambientes médicos, como hospitais e clínicas de atendimento, onde existem grandes quantidades de agentes antimicrobianos utilizados e os pacientes estão muito próximos, inclusive indivíduos imunossuprimidos. Em algumas ocasiões, não existem antimicrobianos eficazes disponíveis para o tratamento de infecções hospitalares causadas por *Acinetobacter baumannii, Serratia* e *Enterobacter* multirresistentes (8-10).

As bactérias resistentes podem propagar-se com facilidade de pessoa para pessoa e de hospital para hospital. Elas também podem deslocar-se de uma área ecológica para outra (p. ex., bactérias agrícolas podem ser transmitidas para as pessoas por meio dos alimentos e da água). Os antimicrobianos (e suas classes) podem, muitas vezes, ser utilizados com finalidades diferentes nos animais e nas pessoas; por isso, uma análise da "perspectiva humana" é importante para aqueles que lidam com os animais. Como e quantas vezes a propagação de bactérias resistentes ocorre são questões ainda incertas e que permanecem controversas, principalmente quanto aos tipos de bactérias e à extensão da utilização de antimicrobianos na agricultura, gerando microrganismos resistentes que podem ser propagados para as pessoas. A maioria das bactérias que causam infecções na população é transmitida de forma interpessoal, e, com menor frequência, podem ter um animal ou os alimentos como fonte. Existem apenas algumas espécies bacterianas (p. ex., *Salmonella* e *Campylobacter*) cujas principais fontes para os humanos são os animais, sobretudo em países desenvolvidos, que contam com eficientes sistemas de tratamento de água e esgoto. No entanto, microrganismos não patógenos comensais, como *E. coli* e *Enterococcus*, e os genes de resistência que eles transportam, também podem ser transmitidos às pessoas por meio da cadeia alimentar ou por exposição direta aos animais (ver Capítulo 2). A contribuição relativa dessa via de transmissão para os problemas da resistência antimicrobiana em humanos permanece controversa, mas é provável que seja mais significativa do que se supõe (11-13).

As seções seguintes descrevem a carência de novas drogas antimicrobianas (Seção 4.2), as bactérias patógenas mais importantes (Seção 4.3) e as síndromes clínicas (Seção 4.4) para as quais a resistência antimicrobiana é um problema na medicina humana. Por último, é apresentada e discutida a recente classificação da Organização Mundial da Saúde (OMS) sobre a importância de diferentes classes e compostos antimicrobianos utilizados na medicina humana (Seções 4.5 e 4.6).

## 4.2 HISTÓRIA DO DESENVOLVIMENTO DOS ANTIMICROBIANOS: POR QUE EXISTEM POUCAS DROGAS NOVAS?

Um dos maiores avanços da medicina no século XX foi o desenvolvimento de antimicrobianos seguros e eficazes para o tratamento de infecções bacterianas. Os primeiros agentes desenvolvidos por Domagk (1935), na Alemanha, foram o grupo das sulfonamidas. No entanto, a mais importante descoberta foi a penicilina G, por Fleming, no final dos anos 1920, seguida do trabalho publicado por Florey e colaboradores em 1940, sobre a benzilpenicilina. Nele os autores demonstraram a capacidade de recuperação de quantidades suficientes de penicilina G para o tratamento de infecções graves causadas por bactérias gram-positivas, como *S. aureus*. A penicilina G é produzida por um fungo chamado *Penicillium*. Após a descoberta da benzilpenicilina, dando continuidade ao desenvolvimento dos antimicrobianos, grandes esforços foram realizados para encontrar agentes biológicos semelhantes, produzidos por fungos ou outros microrganismos, que fossem capazes de matar bactérias ou inibir seu crescimento. Um grande número de novas classes de antimicrobianos eficazes tornou-se disponível ao longo dos 40 anos seguintes, incluindo macrolídeos, tetraciclinas e aminoglicosídeos. Houve grande investimento também em pesquisas para o desenvolvimento de antimicrobianos sintéticos, isto é, drogas que não fossem apenas modificações químicas de uma substância produzida por microrganismos. Entretanto, um número relativamente pequeno desses antimicrobianos "sintéticos" tem surgido. As recentes classes descobertas foram as quinolonas (incluindo as fluoroquinolonas) e as oxazolidinonas (linezolida). Uma das mais antigas classes de antimicrobianos, a das sulfonamidas, também é sintética.

Compostos análogos com propriedades farmacocinéticas e farmacodinâmicas melhores foram desenvolvidos a partir dos antimicrobianos biológicos produzidos por engenharia química. "Drogas-mãe" foram modificadas, muitas vezes por meio da adição de cadeias laterais ao núcleo da estrutura, a fim de obter derivados com espectro de atividade mais amplo, menor toxicidade e/ou capacidade de resistir à inativação por enzimas bacterianas. Um dos melhores exemplos desse tipo de engenharia química resultou no desenvolvimento de penicilinas antiestafilocócicas. Logo após a introdução da penicilina G, foi relatada produção de penicilinase em *S. aureus*. O desenvolvimento da meticilina e de outros agentes penicilinase-estáveis

(p. ex., dicloxacilina, oxacilina e flucloxacilina) permitiu alternativas de terapia eficazes contra *S. aureus* resistente a penicilina. A descoberta de novas classes antimicrobianas e a possibilidade de modificação química desses agentes para torná-los resistentes a enzimas bacterianas deixou a comunidade científica otimista. Com isso, no final dos anos 1960, os clínicos gerais dos Estados Unidos declararam que a guerra contra as doenças infecciosas fora vencida. Contudo a guerra estava longe de estar vencida. Infelizmente, as bactérias têm encontrado muitas outras maneiras de se tornarem resistentes aos antimicrobianos, além da produção de enzimas inativadoras (14, 15). Hoje se sabe que a resistência pode também resultar da modificação do alvo da droga, da síntese de um alvo alternativo com baixa afinidade pela droga ou da remoção ativa do fármaco, a partir da célula bacteriana, por bombas de efluxo.

A maioria das classes de antimicrobianos foi descoberta há décadas. Apenas algumas foram desenvolvidas nos últimos 30 anos (fluoroquinolonas, lipopeptídeos e oxazolidinonas). Certos antimicrobianos tiveram recente lançamento no mercado, o que determinou o surgimento de novas categorias (p. ex., cetolídeos e tigeciclina), apesar de serem quimicamente relacionados com classes já existentes, a saber, macrolídeos e tetraciclinas, respectivamente. Essas drogas deveriam ser consideradas novas gerações de classes antigas. A descoberta de novos agentes antibacterianos não é uma tarefa fácil, e a situação é ainda agravada pela variedade de fatores comerciais. Quando um novo antimicrobiano é lançado no mercado, sua utilização costuma ser limitada às infecções hospitalares graves, a fim de retardar o desenvolvimento de resistência a esses fármacos. A publicidade tem alto custo, devido ao grande número de compostos que são comercializados como se fossem diferentes, mas que, na verdade, têm atividade muito semelhante entre si (p. ex., fluoroquinolonas). Esses fatores têm determinado um retorno financeiro considerado baixo para as empresas farmacêuticas que trabalham no desenvolvimento de novos agentes (16). Isso faz com que diminuam de forma significativa ou até mesmo abandonem as pesquisas para o desenvolvimento de novas drogas antimicrobianas. O foco das grandes empresas farmacêuticas mudou para a busca de medicamentos contra doenças crônicas que exigem tratamento ao longo da vida (p. ex., doença cardíaca ou psiquiátrica), de modo que a pesquisa por novos antimicrobianos está a cargo de pequenas empresas, que apresentam poucos recursos para esse objetivo.

## 4.3. PATÓGENOS IMPORTANTES PARA OS QUAIS A RESISTÊNCIA REPRESENTA UM PROBLEMA

### 4.3.1 *Staphylococcus aureus*

O *S. aureus* é uma das espécies bacterianas mais comuns e virulentas que infecta as pessoas e que é disseminado entre elas (1-5, 17-21). Com efeito, uma das principais razões para o desenvolvimento da penicilina G foi o combate às infecções por esse patógeno. Na era pré-antimicrobiana, a bacteremia por *S. aureus* foi associada a taxas de mortalidade superiores a 80% (5). Desde o surgimento dos antimicrobianos, a mortalidade tem diminuído de forma significativa, embora ainda permaneça elevada, apresentando taxas médias de 25 e 34% para *S. aureus* suscetível a meticilina (MSSA) e *S. aureus* resistente a meticilina (MRSA), respectivamente (4). Essas infecções também são muito comuns. Na França, ocorreram cerca de 5 mil episódios de bacteremia nosocomial por MRSA no ano de 2003 (18). Na Austrália, estima-se que todos os anos haja 35 casos de bacteremia por *S. aureus* para cada cem mil pessoas, e 26% dos casos são causados por MRSA (17). Na Dinamarca, a taxa anual de todas as infecções sanguíneas por *S. aureus* é de cerca de 28 para cem mil habitantes (17, 20). Nos Estados Unidos, a taxa é ainda mais elevada, em torno de 50 para cem mil habitantes por ano (17). Isso implica que, nos Estados Unidos, pode haver 150 mil episódios de infecções por *S. aureus* ao ano, enquanto, na Europa, existem cerca de cem mil casos. Cerca de dois terços destes envolve infecções provavelmente adquiridas durante a internação ou resultantes de uma intervenção de saúde (17, 20).

A resistência antimicrobiana do *S. aureus* é um grande problema. Em alguns países, como o Reino Unido e os Estados Unidos, cerca da metade das cepas de *S. aureus* isoladas de infecção sanguínea são MRSA (2, 21). Até pouco tempo atrás, os únicos antimicrobianos eficazes disponíveis para o tratamento de infecções por MRSA eram glicopeptídeos (sobretudo a vancomicina, que exige administração intravenosa). Mais recentemente, outros fármacos tornaram-se disponíveis, tais como linezolida, tigeciclina, daptomicina e quinupristina/dalfopristina. No entanto, a resistência associada à toxicidade e/ou o alto custo têm limitado sua utilização (22, 23). Vários relatos apontam a ocorrência de isolados de *S. aureus* resistentes a vancomicina (24, 25). Essa resistência parece estar associada a um novo mecanismo que torna a parede celular mais espessa e menos permeável a esse antimicrobiano. No entanto, há também a transferência de genes do *cluster* vanA, do *Enterococcus* ao *S. aureus,* que está relacionada a um alto nível de resistência ao glicopeptídeo (24-26). Fenômenos de resistência, felizmente raros, também são recentes para linezolida e quinupristina/dalfopristina (22, 23).

No passado, infecções por MRSA eram, em geral, limitadas aos hospitais e aos ambientes de assistência à saúde. No entanto, durante a última década, MRSA têm sido cada vez mais relatados como causadores de infecções na comunidade (19), sobretudo na pele e em tecidos moles. Os MRSA associados à comunidade (CA-MRSA) com frequência são diferentes dos que circulam nos hospitais. Uma vez que são resistentes a meticilina, eles se tornam não suscetíveis aos antimicrobianos mais utilizados para o tratamento de infecções de tecidos moles, tais como os β-lactâmicos (p. ex., penicilinas e cefalosporinas). Até hoje, muitas dessas infecções podem ser tratadas com agentes como tetraciclinas e macrolídeos, pois essas cepas, ao contrário da maioria dos MRSA nosocomiais, costumam ser sensíveis a pelo menos uma dessas drogas. No entanto, há pouco foi observado um aumento nos padrões de resistência em CA-MRSA. Com o passar do tempo, existe uma tendência de que a resistência aumente ainda mais. As primeiras cepas de MRSA que surgiram nos hospitais eram sensíveis a outros grupos de antimicrobianos, porém, com o tempo, desenvolveram resistência à maioria dos fármacos, sendo que a vancomicina tem sido, na maioria dos casos, o único medicamento eficaz.

O surgimento recente de MRSA em animais, incluindo os destinados a alimentação e os de companhia, também tem sido relatado (ver Capítulos 7, 10 e 11). A transmissão de MRSA entre pessoas e animais está sendo reportada em vários países. Isso enfatiza a importância de se limitar o uso de certos medicamentos para a medicina humana, tanto para minimizar o desenvolvimento e a difusão dessas bactérias multirresistentes em animais, como também para garantir que, se essas cepas forem transmitidas às pessoas, existirá terapêutica eficaz ainda disponível. Essas considerações foram muito significativas para o desenvolvimento da classificação de agentes antimicrobianos de extrema importância, feita pela OMS (Seção 4.5).

### 4.3.2 *Streptococcus pneumoniae*

*S. pneumoniae* (pneumococo) é um microrganismo que se propaga de pessoa para pessoa. A penicilina G costumava ser um antibiótico confiável para tratar infecções graves causadas por essa bactéria. No entanto, ao longo dos últimos 10 ou 20 anos, o nível de resistência a esse antimicrobiano teve considerável aumento em diversos países (27-30). A resistência a penicilina em estreptococos é mediada por modificações nos alvos desses agentes — as proteínas de ligação à penicilina (PBPs). As PBPs modificadas têm níveis de afinidade às penicilinas variáveis e, para algumas cepas, o tratamento com esse agente é ainda eficaz se doses elevadas forem utilizadas. No entanto, todos os β-lactâmicos (incluindo as mais recentes penicilinas e cefalosporinas) costumam ter relativa ineficiência, na medida em que todos se ligam a esses receptores. As doenças graves causadas por pneumococo incluem pneumonia, bacteremia e meningite, e as menos graves envolvem otite média. Um antibiótico que ainda pode ser requisitado em todas as circunstâncias para o tratamento de doença pneumocócica grave (incluindo meningite) é a vancomicina. Outros, como a linezolida, também parecem ser eficazes, apresentando baixos níveis de resistência do pneumococo.

A resistência do pneumococo às penicilinas é apenas intermediária, e a maioria das infecções, incluindo episódios de bacteremia, ainda tem tratamento eficaz com esses antimicrobianos, se forem administrados por via intravenosa. É paradoxal o fato de que grande parte dos casos de pneumococos com resistência intermediária a penicilina ainda são mais bem tratados com amoxicilina (de uso oral), embora doses maiores sejam necessárias. Isso acontece porque esses microrganismos com frequência exibem alto nível de resistência a outros antibióticos de uso oral, como tetraciclinas e macrolídeos. Outros β-lactâmicos, como as cefalosporinas orais, não atingem concentrações plasmáticas suficientes para eliminar cepas de resistência intermediária a penicilina.

### 4.3.3 *Escherichia coli*

A *E. coli* é uma das causas mais comuns de infecções bacterianas em humanos (1-3, 7, 31-33). Pode estar associada a infecções do trato urinário, infecções abdominais (p. ex., associadas com apendicite ou infecções da vesícula biliar) e também é uma das causas mais frequentes de bacteremia. A taxa de infecções sanguíneas por *E. coli* nos países desenvolvidos é de cerca de 35 ou mais por ano para cada cem mil pessoas (7). A resistência aos antimicrobianos é um problema crescente para cepas de *E. coli*. Em algumas regiões do mundo, sobretudo nos países em desenvolvimento (China, p. ex.), estirpes que causam infecções sanguíneas são com muita frequência multirresistentes e, em muitos casos, pode não haver antimicrobianos eficazes para trata-las, com exceção dos carbapenêmicos (6, 34). Esses fármacos só podem ser administrados por via intravenosa são relativamente caros e, portanto, indisponíveis para um grande número de pessoas. A resistência mediada por enzimas capazes de hidrolisar todos os β-lactâmicos, incluindo carbapenêmicos, tem crescido em todo o mundo.

O principal reservatório da *E. coli* é o intestino, onde parece estar presente em grande quantidade e se renovar a cada dia (35). Os alimentos contaminados são uma importante fonte desses organismos (35). Ainda que *E. coli* seja, na maioria das vezes, específica para o hospedeiro, vários estudos têm demonstrado que cepas resistentes de origem animal podem colonizar ou causar infecções em humanos, como ocorre, por exemplo, em cepas resistentes a fluoroquinolona provenientes de frangos de corte (11, 13, 36-39). Tanto nos países desenvolvidos como nos em desenvolvimento, a resistência a aminopenicilinas é generalizada, e 50% ou mais dos isolados clínicos costumam ser resistentes (7, 31-34). Portanto, esses agentes não podem ser utilizados para tratamento de doenças graves. Nos países desenvolvidos, é comum a administração de agentes como cefalosporinas de terceira geração, fluoroquinolonas e/ou aminoglicosídeos para tratamento de infecções sérias causadas por *E. coli*. Infelizmente, a resistência a todos esses agentes é bastante difundida em países em desenvolvimento. Mesmo nos países desenvolvidos, a resistência pode ser elevada ou crescente, sobretudo no sul da Europa (7, 40). Em outros países, como Austrália e Dinamarca, a resistência de *E. coli* a aminoglicosídeos, fluoroquinolonas e cefalosporinas de terceira geração continua baixa (32).

Infecções comunitárias adquiridas, causadas por estirpes de *E. coli* produtoras de β-lactamases de amplo espectro (ESBLs), são relatadas com alta frequência em muitos países, ainda que as cefalosporinas injetáveis de terceira ou quarta geração raramente sejam usadas para tratar as pessoas na comunidade. Na Espanha, relatou-se aumento do número de *E. coli* produtora de ESBLs adquiridas na comunidade, sendo albergada e disseminada pela população. Fato semelhante ocorreu nos Estados Unidos (41). Esse inesperado e crescente aparecimento de isolados de *E.coli* produtora de ESBLs adquiridas na comunidade, bem como de outras bactérias resistentes, é uma grande preocupação. Alimentos de origem animal podem ser veículos importantes na disseminação dessas bactérias, como sugerido por um estudo recente da Espanha (42), onde foram encontradas bactérias semelhantes em humanos, alimentos, animais de produção e esgoto. É provável que o uso de cefalosporinas de terceira e quarta geração em alimentos oferecidos a animais esteja relacionado com a seleção de bactérias resistentes em animais, incluindo cepas produtoras de ESBLs (43). Uma epidemia mundial dessas bactérias resistentes e seus genes, por exemplo, os que codificam para β-lactamases CTX-M e CMY, tem sido considerada (44, 45).

### 4.3.4 Outras bactérias gram-negativas

Existem várias bactérias gram-negativas que causam graves doenças e para as quais a resistência antimicrobiana constitui um grande problema. Estas incluem *Enterobacter, Pseudomonas aeruginosa, Serratia, Klebsiella* e *Acinetobacter* (8-10). Muitos desses microrganismos são, por natureza, multirresistentes. Nos pacientes com fibrose cística, é comum encontrar cepas de *Pseudomonas aeruginosa* e *Burkholderia cepacia,* para as quais não há terapia antimicrobiana eficaz (46). Esses isolados são "intrinsecamente resistentes" para a maioria dos agentes antimicrobianos e adquirem rápida resistência aos demais fármacos que ainda podem apresentar atividade. Em alguns casos, a terapia com agentes alternativos, como polimixinas, é considerada, mas com resultados clínicos variáveis e com frequência insatisfatórios, associados à toxicidade. Em alguns gêneros pertencentes à família *Enterobacteriaceae,* sobretudo *Klebsiella* e *Enterobacter,* a resistência aos β-lactâmicos, incluindo cefalosporinas de terceira geração, é mediada por ESBLs codificadas por plasmídeos móveis (47). Como consequência, esse mecanismo pode difundir a resistência indesejada, não só pela propagação clonal, mas também por transferência horizontal. Um dos principais motivos de preocupação é o recente surgimento de metalo β-lactamases, que conferem resistência a carbapenêmicos. Essa resistência pode ser difícil de detectar em laboratórios clínicos e, além disso, os genes responsáveis têm sido encontrados em várias espécies gram-negativas (48).

### 4.3.5 *Enterococcus*

Espécies de *Enterococcus*, em particular *Enterococcus faecium*, são resistentes a um grande número de antimicrobianos. A maioria das infecções enterocócicas em pessoas (cerca de 90%) está associada a *E. faecalis* (49). Na prática médica, os principais agentes usados para tratar infecções enterocócicas são ampicilina (e derivados) ou vancomicina. É comum a utilização de aminoglicosídeos em combinação com ampicilina em infecções graves, como a endocardite e bacteremia, devido a sua atividade sinérgica, já que, usadas em separado, a ampicilina ou a vancomicina não são capazes de eliminar cepas de *Enterococcus*. Outros agentes, como os macrolídeos e as tetraciclinas, parecem ter atividade relativamente fraca contra os enterococos. Quinu-

pristina/dalfopristina, há pouco desenvolvidas, são uma combinação de duas estreptograminas especialmente ativas contra cepas de *E. faecium*. No entanto, a maioria das cepas de *E. faecalis* é resistente a quinupristina/dalfopristina, cuja provável explicação é um mecanismo de efluxo. Linezolida, outro agente com lançamento recente, é ativa contra a maioria dos enterococos, incluindo *E. faecium* (49, 50).

A importância do *Enterococcus* como patógeno hospitalar é crescente, sobretudo nos Estados Unidos, onde estirpes resistentes a vancomicina (VRE) são comuns (49). A crescente disseminação de enterococos resistentes é muito problemática, pois as opções de tratamento de infecções graves causadas por essas bactérias são muito limitadas. Um paciente com endocardite causada por enterococos tem opções de tratamento muito limitadas e, por isso, essa condição está associada a alta mortalidade. É comum que penicilinas, como a ampicilina, precisem ser combinadas com um aminoglicosídeo, e várias semanas de antibioticoterapia intravenosa são necessárias. No entanto, terapia prolongada com aminoglicosídeos pode provocar insuficiência renal e danos no oitavo nervo. Para cepas de *E. faecium* resistentes a ampicilina deve ser utilizada a associação entre um aminoglicosídeo e vancomicina. Se a cepa apresenta alto nível de resistência a aminoglicosídeos, torna-se quase impossível curar a infecção, e a taxa de mortalidade é elevada. Quinupristina/dalfopristina permanece um dos poucos tratamentos disponíveis para infecções por *E. faecium* multirresistentes, em particular após o surgimento de cepas resistentes a linezolida.

### 4.3.6 Agentes patógenos de origem alimentar

A resistência antimicrobiana em agentes patógenos de origem alimentar, tais como *Salmonella* e *Campylobacter,* também é crescente (51-53). *Salmonella typhi* é uma espécie adaptada ao hospedeiro humano que se espalha de pessoa para pessoa, em geral por alimentos contaminados e água (54). A maioria das cepas de *Salmonella* não tifoide, sobretudo nos países desenvolvidos, é com frequência disseminada por alimentos e água, sendo encontradas como fonte primária em alimentos de animais. Os focos de *Salmonella* não tifoide multirresistente têm ocorrido tanto na Europa como nos Estados Unidos. Em alguns casos, não há terapia antimicrobiana efetiva disponível. A maioria dos casos de diarreia ocasionada por *Salmonella* não requer terapia antimicrobiana (54). Na verdade, a terapia antimicrobiana pode prolongar a excreção do organismo. No entanto, também há episódios de doença invasiva, como bacteremia causada por *Salmonella*. Nesses casos, a terapia antimicrobiana é necessária, e hoje os fármacos mais eficazes são as fluoroquinolonas e as cefalosporinas de terceira geração (54). A resistência é um problema particular para as crianças, pois fluoroquinolonas são contraindicadas devido ao potencial dano às articulações, e, então, as cefalosporinas de terceira geração são com frequência a única terapia eficaz disponível (54).

*Campylobacter* é uma das causas mais comuns de diarreia bacteriana (53). Na maioria das ocasiões, essas infecções não requerem terapêutica antimicrobiana e apresentam cura espontânea. No entanto, o tratamento pode ser necessário quando há indícios de doença invasiva ou doença sintomática prolongada com alguma reação sistêmica. Nesses casos, os macrolídeos (eritromicina) ou as fluoroquinolonas são as drogas de escolha. Um aumento da resistência tem sido observado para esses agentes, sobretudo para a fluoroquinolona ciprofloxacina (51, 55, 56). Os dados disponíveis sugerem que grande parte dessa resistência está relacionada com o uso de fluoroquinolonas em alimentos animais. Países nos quais fluoroquinolonas são proibidas nesses alimentos ou então são utilizadas com moderação (p. ex., Suécia, Noruega e Austrália) têm uma prevalência muito baixa de resistência do *Campylobacter* a fluoroquinolona (52). Em países onde esses agentes costumam ser utilizados nos alimentos animais (p. ex., Espanha, China e Estados Unidos), é comum a resistência em isolados de animais e humanos (53). Os macrolídeos são muito utilizados nos alimentos de animais de produção, o que, como se sabe, seleciona cepas de *Campylobacter* resistentes a esses agentes nesses animais. Tais antibióticos são os fármacos de escolha para o tratamento de infecções graves por *Campylobacter* em humanos, em especial crianças, quando a utilização de fluoroquinolonas não é recomendada. Dada a alta incidência da doença humana por *Campylobacter*, o número absoluto de casos graves é muito grande (53, 57). A maioria das doenças nas pessoas é causada por *C. jejuni*, que é a mais comum das espécies que ocorre nos frangos de corte. No entanto, espécies isoladas de suínos, como *C. coli*, também causam infecções em humanos.

## 4.4 SÍNDROMES CLÍNICAS COMUNS PARA AS QUAIS A RESISTÊNCIA É UM PROBLEMA

Quando um paciente apresenta-se com uma síndrome clínica infecciosa, tal como pneumonia, meningite, sepse abdominal ou infecção do trato urinário, a espécie bacteriana envolvida não tem clara identificação. O médico precisa determinar o órgão ou sistema envolvido e, ainda, predizer o microrganismo associado à doença. Após a realização do diagnóstico, o antimicrobiano mais apropriado pode ser administrado em função do perfil de resistência do provável microrganismo causador da doença. Isso é de especial importância para infecções que representem risco de morte ao paciente, como a bacteremia por *S. aureus* ou a meningite pneumocócica.

Em geral, administra-se terapia antimicrobiana empírica nas primeiras 24 ou 48 horas de infecção, até que os resultados do cultivo microbiano e antibiograma estejam disponíveis. Terapia empírica para infecções, como bacteremia, muitas vezes, consiste de um agente antiestafilocócico em associação com um aminoglicosídeo. Essa combinação abrange a maioria das bactérias prováveis causadoras da infecção, a menos que cepas resistentes estejam envolvidas. Em infecções nosocomiais, o agente antiestafilocócico utilizado deve ser a vancomicina, uma vez que a prevalência de MRSA tende a ser elevada nos hospitais. Até pouco tempo atrás, para tratamento desse tipo de infecção, a terapia com um aminoglicosídeo flucloxacilina seria suficiente. No entanto, como consequência do aumento da frequência de infecções por CA-MRSA, a associação de vancomicina com um aminoglicosídeo pode ser necessária. Na maioria dos países desenvolvidos, a utilização de um aminoglicosídeo ou de uma cefalosporina de terceira geração pode ser considerada eficaz contra patógenos gram-negativos. O problema da utilização individual de uma cefalosporina de terceira geração é que sua atividade antiestafilocócica é relativamente fraca em comparação com outros agentes, de modo que, se o microrganismo for um MRSA, a terapia será ineficaz. O uso de agentes como os carbapenêmicos (p. ex., meropenema) de forma empírica é também problemático, pois essa classe de antimicrobianos não atua sobre MRSAs. Além disso, se esses agentes forem usados de forma indiscriminada para o tratamento de vários tipos de infecções, em breve surgirá resistência microbiana como uma consequência. O problema da provável resistência generalizada a vancomicina, decorrente de seu uso frequente, é que esse fármaco não é tão eficaz como os β-lactâmicos contra os *S. aureus* suscetíves a β-lactâmicos. O uso da vancomicina em substituição a flucloxacilina para tratamento de infecções sanguíneas por MSSA intensifica o aumento da letalidade (58). Assim, se a vancomicina for utilizada como terapia empírica para todos os casos em que há suspeita de *S. aureus*, podem haver maus resultados, em função de que a maioria dos *S. aureus* causadores de bacteremia são MSSA.

Para tratamento de meningite, já há a recomendação do uso de vancomicina, em geral combinada com uma cefalosporina de terceira geração, devido à crescente resistência aos glicopeptídeos. Para as infecções abdominais, recomenda-se o uso de ampicilina, gentamicina e metronidazol. No entanto, existem variações sobre essas recomendações em vários guias de antimicrobianos (54). Os aminoglicosídeos podem promover toxicidade renal e no oitavo nervo e, por isso, outros agentes, como cefalosporinas, costumam ser usados em seu lugar.

## 4.5 CLASSIFICAÇÃO DA OMS SOBRE A IMPORTÂNCIA CRÍTICA DE AGENTES ANTIMICROBIANOS UTILIZADOS NA MEDICINA HUMANA

### 4.5.1 O encontro de Canberra, 2005

Há uma crescente preocupação com a utilização de grandes quantidades de agentes antimicrobianos na agricultura e na medicina veterinária, alguns dos quais podem ser de "extrema importância" para a medicina humana (59-63). De forma geral, há falta de informação sobre a importância das diferentes classes de agentes antimicrobianos utilizadas na medicina humana. A OMS organizou um grupo de trabalho em Canberra, no ano de 2005, com o objetivo de desenvolver uma lista de agentes antimicrobianos de extrema importância na medicina humana (59). Na elaboração da lista, nenhum antimicrobiano ou classe de agentes antimicrobianos utilizados na medicina humana foi considerado irrelevante, sendo definidas três categorias: agentes de extrema importância, muito importantes e importantes. As tabelas elaboradas na reunião para consulta da OMS, em Copenhague são apresentadas a seguir (Seção 4.5.2) (Tabelas 4.1 a 4.3). Alguns comentários foram incluídos nas tabelas, sobretudo sobre fatores regionais que podem afetar a classificação, porém não abrangem todos os fatores que modificam a classificação. Cada antimicrobiano (ou classe) foi atribuído a uma das três categorias, com base em dois critérios: (1) terapia única, ou uma das poucas alternativas para o tratamento de graves doenças humanas; e (2) antimicrobianos utilizados no tratamento de doenças causadas por organismos que podem ser transmitidos por meio de fontes que não o homem, ou doenças causadas por microrganismos que podem adquirir genes de resistência a partir de fontes diferentes do homem. Os agentes antimicrobianos de extrema importância são aqueles que satisfazem tanto o critério 1 como o 2. Antimicrobianos considerados muito importantes são aqueles que cumprem o critério 1 ou o 2. Antimicrobianos importantes são os que não cumprem nem o critério 1 nem o 2.

Em relação ao critério 1, é evidente que os antimicrobianos que são a única ou uma das poucas alternativas para o tratamento de infecções graves em humanos têm um lugar importante na medicina. Portanto, é primordial que a utilização desses agentes seja limitada, visando evitar a perda da eficácia desses medicamentos devido à resistência, o que teria um impacto significativo sobre a saúde humana. Na seção de comentários da tabela, a OMS incluiu exemplos de doenças para as quais dado antimicrobiano (ou uma classe) foi considerado uma das únicas ou limitadas terapias para uma infecção específica. Esse critério não considera a probabilidade de que tais agentes possam ser transmitidos para humanos a partir de outras fontes que não as pessoas.

De acordo com o critério 2, agentes antimicrobianos utilizados no tratamento de doenças causadas por bactérias que podem ser transmitidas ao homem a partir de fontes diversas ao homem são considerados de maior importância. Além disso, microrganismos comensais provenientes de fontes não humanas podem transmitir determinantes de resistência para patógenos humanos, e, assim, bactérias comensais podem se tornar patógenas em indivíduos imunossuprimidos. As principais bactérias capazes de causar doença no homem a partir de fontes não humanas foram citadas antes. Na seção de comentários da tabela, constam alguns gêneros ou espécies bacterianas considerados pela OMS de importância nesse sentido. A transmissão desses organismos ou de seus genes não está provada, mas existe uma possibilidade de que isso ocorra.

As Tabelas 4.1 a 4.3 esboçam como os antimicrobianos foram agrupados. As tabelas listam somente os nomes de medicamentos genéricos de agentes antimicrobianos e apenas aqueles utilizados em pessoas. Elas mostram exemplos de membros de cada uma das classes de drogas, os quais não pretendem abranger todas elas. Na maioria dos grupos, medicamentos similares são usados em animais, por exemplo, enrofloxacina como uma fluoroquinolona e tilosina como um macrolídeo. É importante considerar que a resistência se desenvolve em um grupo químico de antimicrobianos, e, em seguida, em geral, todos os outros antimicrobianos desse grupo também são afetados, devido à resistência cruzada. A classificação da OMS deve ser considerada a lista-mestra dos antimicrobianos mais "críticos" em âmbito mundial (59). No entanto, considerações tais como custo e disponibilidade de antimicrobianos em diferentes áreas geográficas, bem como as taxas de resistência local, podem determinar a lista dos agentes de *extrema importância* a serem alterados para uso regional (p. ex., um agente antimicrobiano classificado como *muito importante* pode tornar-se *de extrema importância* em determinada região). É de primordial importância que a utilidade de tais agentes antimicrobianos seja preservada, como a perda da eficácia desses medicamentos, devido ao fato de que apareci-

mento de resistência tem um impacto significativo sobre a saúde humana. A classificação da OMS foi concebida para orientar as decisões em estratégias de gestão de riscos na utilização de agentes antimicrobianos. O custo não era uma consideração primordial no desenvolvimento da lista dos agentes antimicrobianos *de extrema importância*, uma vez que há pouca escolha em relação ao custo quando um antimicrobiano é a única ou uma das poucas alternativas disponíveis para tratar uma doença. A lista deve ser atualizada conforme surgem novas informações, incluindo dados sobre padrões de resistência, novas e emergentes doenças e desenvolvimento de novas drogas. A história do desenvolvimento de resistência aos antimicrobianos mostra que a resistência pode aparecer após um longo período de uso. Como exemplo, resistência a vancomicina em *Enterococcus* foi primeiro detectada após a droga ter sido colocada em uso por mais de 40 anos. Ao contrário, porém, pode também desenvolver e disseminar de forma rápida, como a produção de penicilinase em *S. aureus*. Mesmo que não tenha desenvolvido resistência à época em determinados grupos de bactérias, isso não significa que não vá desenvolver em um futuro próximo.

Os critérios da OMS foram desenvolvidos apenas no que diz respeito à importância desses agentes antimicrobianos na medicina humana. A classe de drogas que não são usadas em humanos, e são hoje utilizadas apenas na medicina de animais, inclui arsenicais, bambermicinas, ionóforos, ortosomicinas, quinoxalinas e outros. A OIE (Office International des Épizooties; Escritório Internacional de Epizootia, hoje conhecida como Organização Mundial de Saúde Animal) tomou uma iniciativa semelhante para definir agentes antimicrobianos de extrema importância na medicina veterinária. Haverá novas reuniões entre a OMS, a FAO e a OIE para permitir a adequada reflexão sobre a melhor forma de uso de drogas consideradas "de extrema importância", em especial macrolídeos e penicilinas, tanto em medicina humana como em veterinária.

### 4.5.2 O encontro de Copenhague, 2007

Uma segunda reunião para avaliar a classificação dos agentes antimicrobianos foi realizada em

# GUIA DE ANTIMICROBIANOS EM VETERINÁRIA

**Tabela 4.1** Antimicrobianos "de extrema importância" para a saúde humana (64)

| Nome da droga | Critério 1 | Critério 2 | Comentários |
|---|---|---|---|
| **Aminoglicosídeos**<br>Amicacina<br>Arbecacina<br>Gentamicina<br>Netilmicina<br>Tobramicina<br>Estreptomicina | Sim (S) | Sim (S) | Terapia limitada como forma de tratamento de endocardite enterocócica e tuberculose resistente a múltiplas drogas<br>Transmissão potencial de *Enterococcus*, *Enterobacteriaceae* (incluindo *Escherichia coli*), e *Mycobacterium* a partir de fontes não humanas |
| **Ansamicinas**<br>Rifabutina<br>Rifampina<br>Rifaximina | S | S | Terapia limitada como parte da terapia de doença micobacteriana, incluindo tuberculose, e terapia com droga única que pode selecionar para resistência<br>Potencial de transmissão de *Mycobacterium* a partir de fonte não humana |
| **Carbapenemas e outras penemas**<br>Ertapenema<br>Faropenema<br>Imipenem<br>Meropenema | S | S | Terapia limitada como parte do tratamento de doença devido a bactérias gram-negativas resistentes a múltiplas drogas<br>Transmissão potencial de *Enterobacteriaceae*, incluindo *E. coli* e *Salmonella* a partir de fonte não humana |
| **Cefalosporinas (terceira e quarta gerações)**<br>Cefixima<br>Cefoperazona<br>Cefoperazona/sulbactam<br>Cefotaxima<br>Cefpodoxima<br>Ceftazidima<br>Ceftizoxima<br>Ceftriaxona<br>Cefepima<br>Cefoselis<br>Cefpiroma | S | S | Terapia limitada para meningites bacterianas agudas e doenças causadas por *Salmonella* em crianças<br>Além disso, cefalosporinas de quarta geração provêm terapia limitada para tratamento empírico para pacientes neutropênicos com febres persistentes<br>Transmissão potencial de *Enterobacteriaceae*, incluindo *E. coli* e *Salmonella* a partir de fonte não humana |
| **Glicopeptídeos**<br>Teicoplanina<br>Vancomicina | S | S | Terapia limitada para infecções causadas por *Staphylococcus aureus* resistente a múltiplas drogas e *Enterococcus*<br>Transmissão potencial de *Enterococcus* spp e *S. aureus* de fonte não humana |
| **Lipopeptídeos**<br>Daptomicina | S | S | Terapia limitada para infecções causadas por *S. aureus* resistente a múltiplas drogas<br>Transmissão potencial de *Enterococcus* e *S. aureus* MDR de fonte não humana |
| **Macrolídeos, incluindo 14-, 15-, 16- membros compostos, cetolídeos**<br>Azitromicina<br>Claritromicina<br>Eritromicina<br>Midecamicina<br>Roxitromicina<br>Espiramicina<br>Telitromicina | | S | Terapia limitada para *Legionella*, *Campylobacter* e infecção por *Salmonella* resistente a múltiplas drogas<br>Transmissão potencial de *Campylobacter* a partir de fonte não humana (para informações complementares, ver o texto) |

*continua*

**Tabela 4.1**  Continuação

| Nome da droga | Critério 1 | Critério 2 | Comentários |
|---|---|---|---|
| **Oxazolidinonas**<br>Linezolida | S | S | Terapia limitada para infecções causadas por *S. aureus* e *Enterococcus*<br>Transmissão potencial de *Enterococcus* e *S. aureus* resistente a múltiplas drogas a partir de fonte não humana |
| **Penicilinas, aminopenicilinas naturais e antipseudomonas**<br>Ampicilina<br>Ampicilina/sulbactam<br>Amoxicilina<br>Amoxicilina/clavulanato<br>Azlocilina<br>Carbenicilina<br>Mezlocilina<br>Penicilina G<br>Penicilina V<br>Piperacilina<br>Piperacilina/tazobactam<br>Ticarcilina<br>Ticarcilina/clavulanato | S | S | Terapia limitada para sífilis (penicilina natural), *Listeria, Enterococcus* (aminopenicilinas) e *Pseudomonas* resistente a múltiplas drogas (antipseudomonas)<br>Transmissão potencial de *Enterococcus, Enterobacteriaceae*, incluindo *E. coli*, bem como *Pseudomonas aeruginosa*, a partir de fonte não humana<br>(para informações complementares, ver o texto) |
| **Quinolonas**<br>Cinoxacina<br>Ácido nalidíxico<br>Ácido pipemídico<br>Ciprofloxacina<br>Enoxacina<br>Gatifloxacina<br>Gemifloxacina<br>Levofloxacina<br>Lomefloxacina<br>Moxifloxacina<br>Norfloxacina<br>Ofloxacina<br>Esparfloxacina | S | S | Terapia limitada para *Campylobacter*, doença invasiva causada por *Salmonella* e infecção por *Shigella* resistente a múltiplas drogas<br>Transmissão potencial de *Campylobacter* e *Enterobacteriaceae*, incluindo *E. coli* e *Salmonella* de fonte não humana |
| **Estreptograminas**<br>Quinupristina/dalfopristina, pristinamicida | S | S | Terapia limitada para *Enterococcus faecium* resistente a múltiplas drogas e infecção por *S. aureus*<br>Transmissão potencial de *Campylobacter* e *S. aureus* resistente a múltiplas drogas a partir de fontes não humanas<br>(para informações complementares, ver o texto) |
| **Tetraciclinas (glicilciclinas)**<br>Tigeciclina | S | S | Terapia limitada para infecções causadas por *S. aureus* resistente a múltiplas drogas |
| **Drogas usadas somente para tratamento de tuberculose e outras doenças micobacterianas**<br>Cicloserina<br>Etambutol<br>Etionamida<br>Isoniazida<br>Ácido para-aminosalicílico<br>Pirazinamida | S | S | Terapia limitada para tuberculose e outras doenças por *Mycobacterium* spp, e por muitas dessas drogas, terapia com droga única pode selecionar para resistência<br>Transmissão potencial de *Mycobacterium* a partir de fontes não humanas |

# GUIA DE ANTIMICROBIANOS EM VETERINÁRIA **77**

**Tabela 4.2** Antimicrobianos "muito importantes" para a saúde humana (64)

| Nome da droga | Critério I | Critério 2 | Comentários |
|---|---|---|---|
| **Amidinopenicilina**<br>Mecilinam | Não (N)[a] | Sim (S) | Transmissão potencial de *Enterobacteriaceae*, incluindo *E. coli* a partir de fonte não humana<br>[a]Infecção por *Shiguella* spp resistente a múltiplas drogas pode ser um problema regional |
| **Aminoglicosídeos (outros)**<br>Canamicina<br>Neomicina<br>Espectinomicina | N | S | Transmissão potencial de bactérias gram-negativas que têm resistência cruzada para estreptomicina a partir de fonte não humana |
| **Anfenicóis**<br>Cloranfenicol<br>Tianfenicol | N[b] | S | [b]Pode ter uma terapia limitada para meningite bacteriana aguda, febre tifoide e infecção respiratória em certas áreas geográficas |
| **Cefalosporinas de primeira e segunda gerações**<br>Cefaclor<br>Cefamandol<br>Cefuroxima<br>Cefazolina<br>Cefalexina<br>Cefalotina<br>Cefradina<br>Loracarbefa | N | S | Transmissão potencial de *Enterobacteriaceae*, incluindo *E. coli* a partir de fontes não humanas |
| **Cefamicinas**<br>Cefotetana<br>Cefoxitina | N | S | Transmissão potencial de *Enterobacteriaceae*, incluindo *E. coli* a partir de fonte não humana |
| **Clofazimina** | S | N | Terapia limitada para lepra |
| **Monobactamas**<br>Aztreonam | N | S | Transmissão potencial de *Enterobacteriaceae*, incluindo *E. coli* a partir de fontes não humanas |
| **Penicilinas (antiestafilocócicas)**<br>Cloxacilina<br>Dicloxacilina<br>Flucloxacilina<br>Oxacilina<br>Nafcilina | N | S | *S. aureus*, incluindo MRSA, pode ser transmitido para pessoas a partir de animais |
| **Polimixinas**<br>Colistina | S | N | Polimixinas podem ser a única terapia validada para tratar algumas infecções por gram-negativas resistentes a tratamento, p. ex., *Pseudomonas* |
| Polimixina B | S | N | Terapia limitada para infecções por bactérias gram-negativas resistentes a tratamento, p. ex., aquelas causadas por *Acinetobacter* e *Pseudomonas aeruginosa* |

*continua*

## Tabela 4.2  Continuação

| Nome da droga | Critério I | Critério 2 | Comentários |
|---|---|---|---|
| Sulfonamidas, inibidores de DHFR e combinações[c] <br> Ácido para-aminobenzoico <br> Pirimetamina <br> Sulfadiazina <br> Sulfametoxazol <br> Sulfapiridina <br> Sulfisoxazol <br> Trimetoprima | N[c] | S | [c]Pode ser uma das terapias limitadas para meningite bacteriana aguda e outras infecções em certas áreas geográficas <br> Transmissão potencial de *Enterobacteriaceae*, incluindo *E. coli* a partir de fontes não humanas |
| Sulfonas <br> Dapsona | S | N | Terapia limitada para lepra |
| Tetraciclinas <br> Clortetraciclina <br> Doxiciclina <br> Minociclina <br> Oxitetraciclina <br> Tetraciclina | S | N | Terapia limitada para terapias de infecções causadas por *Chlamydia* e *Rickettsia* |

Copenhague, em 2007 (64). Poucas mudanças foram necessárias para atualizar a classificação das tabelas elaboradas no Encontro de Canberra (Tabelas 4.1 a 4.3). Essas mudanças estão listadas a seguir:

- Tigeciclina (um novo derivado da tetraciclina com atividade contra *S. aureus* multirresistente e bactérias gram-negativas) foi lançada em 2005 e classificada como *de extrema importância*.
- Todas as penicilinas (com exceção das antiestafilocócicas) foram agrupadas e permaneceram classificadas como *de extrema importância*.
- As penicilinas antiestafilocócicas foram transferidas da classe das *importantes* para a classe das *muito importantes*, pois há agora mais evidência do potencial de transmissão de *S. aureus*, incluindo cepas de MRSA, a partir de animais para humanos.
- Devido às evidências de transferência de genes *flo* e de cepas de *Salmonella* resistentes a cloranfenicol dos animais para os humanos, os anfenicóis foram transferidos para a classe dos antimicrobianos *muito importantes*.

- Devido a diferentes mecanismos de resistência, os aminoglicosídeos foram divididos em dois grupos. Como resultado, dois deles (canamicina e neomicina) foram transferidos do grupo *de extrema importância* para o *muito importantes*.
- A classificação das cefalosporinas de terceira e quarta gerações não foi alterada, mas ambas as classes foram fusionadas nas tabelas, pois seus mecanismos de resistência antimicrobiana são similares. As cefalosporinas de primeira e de segunda gerações também foram combinadas nas tabelas, por razões semelhantes. Tais fatos são coerentes com o agrupamento de outras classes, como as quinolonas.

## 4.6 COMENTÁRIOS DA OMS SOBRE A CLASSIFICAÇÃO DOS AGENTES ANTIMICROBIANOS

A classificação da OMS, no ano de 2005, foi a primeira tentativa importante para a classificação dos agentes antimicrobianos baseada na sua importância na medicina humana. As conclusões da OMS foram unânimes em todas as classificações

**Tabela 4.3** Antimicrobianos "importantes" para a saúde humana (64)

| Classe/droga antimicrobiana | Critério 1 | Critério 2 | Comentários |
|---|---|---|---|
| Polipeptídeos cíclicos<br>Bacitracina | Não (N) | Não (N) | |
| Fosfomicina | N[a] | N | [a]Pode ser uma terapia limitada para Shiga-toxina produzida por *E. coli* O157 em certas áreas geográficas |
| Ácido fusídico | N[b] | N | [b]Pode ser uma terapia limitada para tratar infecção por *S. aureus* resistente a múltiplas drogas em certas áreas geográficas |
| Lincosamidas<br>Clindamicina<br>Lincomicina | N | N | |
| Mupirocina | N | N | |
| Nitrofurantoínas<br>Furazolidona<br>Nitrofurantoína | N | N | |
| Nitroimidazóis<br>Metronidazol<br>Tinidazol | N[c] | N[d] | [c]Avaliação baseada somente nas propriedades antimicrobianas<br>[d]Pode ser uma terapia limitada para algumas infecções por anaeróbicos, incluindo *C. difficile* em certas regiões geográficas |

da droga, com uma exceção (59). Houve discussão sobre a classificação de penicilinas naturais e aminopenicilinas. Após intensos debates, o consenso foi de que essas drogas são utilizadas como terapia para doenças humanas graves, tais como infecções invasivas enterocócicas, que não apresentam muitas alternativas de tratamento. Essa opinião foi reforçada em 2007, no 2º Encontro da OMS, realizado em Copenhague, em 2007 (64).

Pode ser pouco claro por que a estreptomicina foi classificada como "de extrema importância", uma vez que seu uso se tornou muito raro na medicina humana e esse composto não mostra a seleção cruzada para resistência a aminoglicosídeos importantes em medicina humana, tais como gentamicina. Do mesmo modo, nos β-lactâmicos, pode-se questionar se a penicilina G e a ampicilina devem ser consideradas tão importantes como as cefalosporinas de terceira ou quarta geração. A principal razão para a estreptomicina ser considerada "de extrema importância" é seu uso no tratamento de doenças enterocócicas raras causadas por cepas com alto nível de resistência a gentamicina que mantiveram suscetibilidade para estreptomicina. Da mesma forma, a razão por que as penicilinas e aminope-

nicilinas são "de extrema importância" é o tratamento de infecções enterocócicas. Esses agentes estão entre os poucos disponíveis para tratamento de infecções invasivas enterocócicas e causadas por *Listeria*. Tanto os enterococos como a *Listeria* podem ser transmitidos dos animais ao homem. Essa é a razão pela qual, de acordo com os critérios utilizados, penicilinas naturais e aminopenicilinas foram classificadas como sendo *de extrema importância* para a saúde humana (59).

Macrolídeos são muito utilizados em animais produtores de alimentos, sendo conhecidos por selecionar *Campylobacter* resistente para macrolídeos nos animais. O uso de macrolídeos é um dos poucos tratamentos disponíveis para infecções graves por *Campylobacter*, sobretudo em crianças, em quem quinolonas não são recomendadas para o tratamento. Dada a alta incidência de doença humana decorrente de *Campylobacter*, o número absoluto de casos graves é substancial. Em se tratando de quinupristina/dalfopristina, essa associação continua a ser um dos poucos tratamentos disponíveis para infecções por *E. faecium* multirresistentes, em especial devido ao aparecimento de cepas resistentes a linezolida.

Há necessidade de discussão para melhorar ainda mais a atual classificação de agentes de extrema importância na medicina humana. Ainda que as razões para algumas drogas serem listadas nessa categoria sejam bastante óbvias (p. ex., fluoroquinolonas), para outras, a classificação pode ser menos clara (p. ex., aminopenicilinas). Alguns grupos também podem ter sido subdivididos e/ou separados (p. ex., estreptomicina de aminoglicosídeos e quinolonas antigas de fluoroquinolonas). Além disso, a contribuição provável para os problemas de resistência em medicina humana, consequente ao uso de determinado medicamento antimicrobiano em qualquer setor animal (aquicultura, produtos alimentares de animais de produção ou de companhia, etc.), deve ser considerada. Como exemplo, os macrolídeos foram classificados como *de extrema importância* porque são usados na terapia contra campilobacteriose e, assim, sua resistência a esse agente é motivo de preocupação. Se os macrolídeos não fossem usados em certos animais ou setores de produção (p. ex., aquicultura), a seleção de bactérias resistentes que podem ser transmitidas ao homem seria menos provável. Em algumas situações, tais como a aquicultura, a transmissão dos enterococos por meio da cadeia alimentar pode não ocorrer com frequência.

## 4.7 CONCLUSÕES

Os humanos podem ser infectados com vários microrganismos, que incluem vírus, bactérias, protozoários, fungos e vermes. O foco deste capítulo foi a importância dos antibacterianos de importância clínica na medicina humana e as principais bactérias patógenas para as quais a resistência é um problema. Entretanto, é importante notar que os mesmos princípios se aplicam a outros agentes, incluindo antifúngicos. É preciso também reconhecer que os estudos e a maior parte da nossa investigação foram sobre os organismos que causam doenças de forma direta, negligenciando importantes contribuições de bactérias comensais, que carregam genes de resistência antimicrobiana. Estes causam doenças de forma relativamente rara, mas podem transferir a resistência antimicrobiana para bactérias patógenas. Esse fenômeno pode ocorrer com diversas bactérias patógenas, incluindo *S. aureus*, pois é provável que o gene que codifica resistência a meticilina (mecA) seja transferido por cepas de *Staphylococcus* coagulase-negativo, de baixa virulência. A transferência horizontal pode ser rara, mas, uma vez que o gene é estabelecido em uma população clonal, pode se difundir em âmbito mundial, como no caso de *S. aureus* multirresistente e de pneumococo.

## REFERÊNCIAS

1. Decousser, J.W., Pina, P., Picot, F. et al. (2003). Frequency of isolation and antimicrobial susceptibility of bacterial pathogens isolated from patients with bloodstream infections: a French prospective national survey. *J. Antimicrob. Chemother.* 51(5): 1213–1222.
2. Diekema, D.J., Pfaller, M.A., Jones, R.N. et al. (2000). Trends in antimicrobial susceptibility of bacterial pathogens isolated from patients with bloodstream infections in the USA, Canada and Latin America. SENTRY Participants Group. *Int. J. Antimicrob. Agents* 13(4): 257–271.
3. McGregor, A.R., Collignon, P.J. (1993). Bacteraemia and fungaemia in an Australian general hospital–associations and outcomes. *Med. J. Aust.* 158(10): 671–674.
4. Cosgrove, S.E., Sakoulas, G., Perencevich, E.N. et al. (2003). Comparison of mortality associated with methicillin-resistant and methicillin-susceptible *Staphylococcus aureus* bacteremia: a meta-analysis. *Clin. Infect. Dis.* 36: 53–59.
5. Finland, M., Jones, W.F. Jr., Barnes, M.W. (1959). Occurrence of serious bacterial infections since introduction of antibacterial agents. *J. Am. Med. Assoc.* 170: 2188–2197.
6. Wang, H., Chen, M. (2005). China Nosocomial Pathogens Resistance Surveillance Study Group. Surveillance for antimicrobial resistance among clinical isolates of gram-negative bacteria from intensive care unit patients in China, 1996 to 2002. *Diagn. Microbiol. Infect. Dis.* 51: 201–208.
7. European Antimicrobial Resistance Surveillance System Annual Report. Disponível em: http://www.rivm.nl/earss/results/monitoring-reports. Acesso em 13 novembro 2007.
8. Coelho, J.M., Turton, J.F., Kaufmann, M.E. et al. (2006). Occurrence of carbapenem-resistant *Acinetobacter baumannii* clones at multiple hospitals in London and Southeast England. *J. Clin. Microbiol.* 44(10): 3623–3627.
9. Hujer, K.M., Hujer, A.M., Hulten, E.A. et al. (2006). Multi-drug resistant *Acinetobacter* spp. isolates from

military and civilian patients treated at the Walter Reed Army Medical Center: analysis of antibiotic resistance genes. *Antimicrob. Agents Chemother.* 50(12): 4114–4123.

10. Li, J., Nation, R.L., Turnidge, J.D. et al. (2006). Colistin: the re-emerging antibiotic for multidrug-resistant gram-negative bacterial infections. *Lancet Infect. Dis.* 6(9): 589–601.

11. Collignon, P., Angulo, F.J. (2006). Fluoroquinolone-resistant *Escherichia coli*: food for thought. *J. Infect. Dis.* 194(1): 8–10.

12. Heuer, O.E., Hammerum, A.M., Collignon, P., Wegener, H.C. (2006). Human health hazard from anti-microbial-resistant enterococci in animals and food. *Clin. Infect. Dis.* 43(7): 911–916.

13. Johnson, J.R., Kuskowski, M.A., Menard, M. et al. (2006). Similarity of human and chicken *Escherichia coli* isolates with relation to ciprofloxacin resistance status, Accessed November 13th 2007. *J. Infect. Dis.* 194: 71–78.

14. Opal, S., Medeiros, A. (2005). Molecular mechanisms of antibiotic resistance in bacteria. In: *Principles and practice of infectious diseases* (eds. Mandell, G.L., Bennett, J.E. and Dolin, R.), 6th edn. Elsevier Churchill Livingstone, Philadelphia, pp. 252–270.

15. Jacoby, G.A., Munoz-Price, L.S. (2005). The new betalactamases. *N. Engl. J. Med.* 352: 380–391.

16. Power, E. (2006). Impact of antibiotic restrictions: the pharmaceutical perspective. *Clin. Microbiol. Infect.* 12 (Suppl 5): 25–34.

17. Collignon, P., Nimmo, G.R., Gottlieb, T., Gosbell, I.B. (2005). Australian Group on Antimicrobial Resistance. *Staphylococcus aureus* bacteremia, Australia. *Emerg. Infect. Dis.* 11(4): 554–561.

18. van der Mee-Marquet, N., Domelier, A.S., Girard, N., Quentin, R. (2004). Bloodstream Infection Study Group of the Relais d'Hygiene du Centre. Epidemiology and typing of *Staphylococcus aureus* strains isolated from bloodstream infections. *J. Clin. Microbiol.* 42(12): 5650–5657.

19. Collignon, P., Gosbell, I., Vickery, A. et al. (1998). Community-acquired meticillin-resistant *Staphylococcus aureus* in Australia. *The Lancet* 352: 146–147.

20. Danish *Staphylococcus aureus* bacteremia group. (2002). Annual report on *Staphylococcus aureus* bacteremia in Denmark. Statens Serum Institut. Copenhagen. Disponível em: http://www.ssi.dk/graphics/dk/overvagning/Annual02. pdf. Acesso em 13 novembro 2007.

21. Anonymou (2002). *Staphylococcus aureus* bacteraemia: England, Wales and Northern Ireland, January to December. Disponível em: http://www.hpa.org.uk/cdr/PDFfiles/2004/staph_ann_1604.pdf. Acesso em 13 novembro 2007.

22. Roberts, S.M., Freeman, A.F., Harrington, S.M. et al. (2006). Linezolid-resistant *Staphylococcus aureus* in two pediatric patients receiving low-dose linezolid therapy. *Pediatr. Infect. Dis. J.* 25(6): 562–564.

23. Livermore, D.M. (2000). Quinupristin/dalfopristin and linezolid: where, when, which and whether to use? *J. Antimicrob. Chemother.* 46(3): 347–350.

24. Courvalin, P. (2006). Vancomycin resistance in gram-positive cocci. *Clin. Infect. Dis.* 42 (Suppl 1): S25–S34.

25. Tenover, F.C., McDonald, L.C. (2005). Vancomycin-resistant staphylococci and enterococci: epidemiology and control. *Curr. Opin. Infect. Dis.* 18(4): 300–305.

26. Whitener, C.J., Park, S.Y., Browne, F.A. et al. (2004). Vancomycin-resistant *Staphylococcus aureus* in the absence of vancomycin exposure. *Clin. Infect. Dis.* 38(8): 1049–1055.

27. Collignon, P.J., Turnidge, J.D. (2000). Antibiotic resistance in *Streptococcus pneumoniae*. *Med. J. Aust.* 173 (Suppl): S58–S64.

28. Turnidge, J.D., Bell, J.M., Collignon, P.J. (1999). Rapidly emerging antimicrobial resistances in *Streptococcus pneumoniae* in Australia. *Med. J. Aust.* 15: 152–155.

29. Pallares, R., Liñares, J., Vadillo, M. et al. (1995). Resistance to penicillin and cephalosporin and mortality from severe pneumococcal pneumonia in Barcelona, Spain. *N. Engl. J. Med.* 333: 474–480.

30. Hsueh, P.-R., Teng, L.-J., Lee, L.-N. et al. (1999). Dissemination of high-level penicillin-, extended-spectrum cephalosporin-, and erythromycin-resistant *Streptococcus pneumoniae* clones in Taiwan. *J. Clin. Microbiol.* 37: 221–224.

31. Waisbren, B.A. (1951). Bacteremia due to gram-negative bacilli other than the *Salmonella*; a clinical and therapeutic study. *Am. Med. Assoc.Arch. Int. Med.* 88(4): 467–488.

32. Turnidge, J., Bell, J., Pearson, J., Franklin, C. (2004). *Gram-negative survey 2004 Antimicrobial susceptibility report*. The Australian Group on Antimicrobial Resistance. Disponível em: http://antimicrobial-resistance.com. Acesso em 14 outubro 2006.

33. Beidenbach, D.J., Moet, G.J., Jones, R.N. (2004). Occurrence and antimicrobial resistance patterns comparisons among bloodstream infection isolates from the SENTRY antimicrobial surveillance programme (1997-2002). *Diagn. Microbiol. Infect. Dis.* 50: 59–69.

34. Kumar, S., Rizvi, M., Vidhani, S., Sharma, V.K. (2004). Changing face of septicaemia and increasing drug resistance in blood isolates. *Indian J. Pathol. Microbiol.* 47: 441–446.

35. Corpet, D.E. (1988). Antibiotic resistance from food. *N. Engl. J. Med.* 318: 1206–1207.

36. Garau, J., Xercavins, M., Rodriguez-Carballeira, M. et al. (1999). Emergence and dissemination of quinolone-resistant *Escherichia coli* in the community. *Antimicrob. Agents Chemother.* 43(11): 2736–2741.

37. Zhao, S., White, D.G., McDermott, P.F. et al. (2001). Identification and expression of cephamycinase bla(CMY) genes in *Escherichia coli* and *Salmonella* isolates from food animals and ground meat. *Antimicrob. Agents Chemother.* 45: 3647–3650.

38. Brinas, L., Moreno, M.A., Zarazaga, M. et al. (2003). Detection of CMY-2, CTX-M-14, and SHV-12 beta-lactamases in *Escherichia coli* fecal-sample isolates-from healthy chickens. *Antimicrob. Agents Chemother.* 47: 2056–2058.

39. Shiraki, Y., Shibata, N., Doi, Y., Arakawa, Y. (2004). *Escherichia coli* producing CTX-M-2 beta-lactamase in cattle, Japan. *Emerg. Infect. Dis.* 10: 69–75.

40. Oteo, J., Lazaro, E., Abajo, F.J. et al.(2005). Antimicrobial-resistant invasive *Escherichia coli*, Spain. *Emerg. Infect. Dis.* 11: 546–553.

41. Lautenbach, E., Fishman, N.O., Metlay, J.P. et al. (2006). Phenotypic and genotypic characterization of fecal *Escherichia coli* isolates with decreased susceptibility to fluoroquinolones: results from a large hospital-based surveillance initiative. *J. Infect. Dis.* 194(1): 79–85.

42. Mesa, R.J., Blanc, V., Blanch, A.R. et al.. (2006). Extended-spectrum beta-lactamase-producing Enterobacteriaceae in different environments (humans, food, animal farms and sewage). *J. Antimicrob. Chemother.* 58(1): 211–215.

43. Tragesser, L.A., Wittum, T.E., Funk, J.A. et al. (2006). Association between ceftiofur use and isolation of *Escherichia coli* with reduced susceptibility to ceftriaxone from fecal samples of dairy cows. *Am. J. Vet. Res.* 67(10): 1696–1700.

44. Shiraki, Y., Shibata, N., Doi, Y., Arakawa. Y. (2004). *Escherichia coli* producing CTX-M-2 beta-lactamase in cattle, Japan. *Emerg. Infect. Dis.* 10: 69–75.

45. Brinas, L., Moreno, M.A., Zarazaga, M. et al. (2003). Detection of CMY-2, CTX-M-14, and SHV-12 beta-lactamases in *Escherichia coli* fecal-sample isolates from healthy chickens. *Antimicrob. Agents Chemother.* 47: 2056–2058.

46. Dobbin, C., Maley. M, Harkness, J. et al. (2004). The impact of pan-resistant bacterial pathogens on survival after lung transplantation in cystic fibrosis: results from a single large referral centre. *J. Hosp. Infect.* 56(4): 277–282.

47. Piddock, L.J., Walters, R.N., Jin, Y.F. et al. (1997). Prevalence and mechanism of resistance to '3rd-generation' cephalosporins in clinically relevant isolates of Enterobacteriaceae from 43 hospitals in the UK, 1990–1991. *J. Antimicrob. Chemother.* 39(2): 177–187.

48. Walsh, T.R., Toleman, M.A., Poirel, L., Nordmann, P. (2005). Metallo-beta-lactamases: the quiet before the storm? *Clin. Microbiol. Rev.* 18(2): 306–325.

49. Moellering, R. (2005). *Enterococcus* species, *Streptococcus bovis* and *Leuconostoc* species. In *Principles and practice of infectious diseases* (eds. Mandell, G.L., Bennett, J.E. and Dolin, R.), 6th edn, Elsevier Churchill Livingstone, Philadelphia, pp. 2411–2422.

50. Eliopoulos, G.M. (2003). Quinupristin-dalfopristin and linezolid: evidence and opinion. *Clin. Infect. Dis.* 36(4): 473–481.

51. Gupta, A., Nelson, J.M., Barrett, T.J. et al. (2004). Antimicrobial resistance among *Campylobacter* strains, United States, 1997–2001. *Emerg. Infect. Dis.* 10(6): 1102–1109.

52. Unicomb, L., Ferguson, J., Riley, T.V., Collignon, P. (2003). Fluoroquinolone resistance in *Campylobacter* absent from isolates, Australia. *Emerg. Infect. Dis.* 9(11): 1482–1483.

53. Centers for Disease Control and Prevention (CDC) (2004). Preliminary FoodNet data on the incidence of infection with pathogens transmitted commonly through food – selected sites, United States, 2003. *MMWR* 53(16): 338–343.

54. Pegues, D., Ohl, M., Miller, S. (2005). *Salmonella* species including *Salmonella typhi*. In *Principles and practice of infectious diseases* (eds. Mandell, G.L., Bennett, J.E., Dolin, R.), 6th edn, Elsevier Churchill Livingstone, Philadelphia, pp. 2636–2654.

55. Mead, P.S., Slutsker, L., Dietz, V. et al. (1999). Food-related illness and death in the United States. *Emerg. Infect. Dis.*5: 607–625.

56. Iovine, N.M., Blaser, M.J. (2004). Antibiotics in animal feed and spread of resistant *Campylobacter* from poultry to humans. *Emerg. Infect. Dis.* 10(6): 1158–1159.

57. Anonymous (2006). *DANMAP 2005 – Use of antimicrobial agents and occurrence of antimicrobial resistance in bacteria from food animals, foods and humans in Denmark*. Statens Serum Institut, Danish Veterinary and Food Administration, Danish Medicines Agency and Danish Institute for Food and Veterinary Research; Copenhagen. http://www.danmap.org/pdfFiles/Danmap_2005.pdf Acesso em 14 outubro 2005.

58. Gonzalez, C., Rubio, M., Romero-Vivas, J. et al. (1999). Bacteremic pneumonia due to *Staphylococcus aureus*: A comparison of disease caused by methicillin-resistant and methicillin-susceptible organisms. *Clin. Infect. Dis.* 29(5): 1171–1177.

59. WHO (2005). *Critically important antibacterial agents for human medicine for risk management strategies of non-human use: report of a WHO working group consultation*, 15–18 February 2005, Canberra, Australia. World Health Organization, Geneva 2005. Disponível em: http:// www.who.int/foodborne_disease/resistance/amr_feb2005. pdf. Acesso em 13 novembro 2007.

60. Anonymous (2003). *Joint FAO/OIE/WHO expert workshop on non-human antimicrobial usage and antimicrobial resistance: scientific assessment*. Geneva, 1–5 December. WHO, Geneva. Disponível em: http://www.who.int/foodsafety/publications/micro/nov2003/en/. Acesso em 13 novembro 2007.

61. JETACAR (1999). *Report on antibiotic use in Australia in animals and people*. Canberra. Disponível em: http://www. health.gov.au/internet/wcms/Publishing.nsf/Content/ health-pubs-jetacar.htm. Acesso em 13 novembro 2007.

62. Mellon, M., Fondriest S. (2001). *Hogging it. Estimates of antimicrobial abuse in livestock*. Union of Concerned Scientists 23(1). Cambridge, MA. Disponível em: http://www. ucsusa.org/food_and_environment/antibiotics_and_ food/hogging-it-estimates-of-anti-microbial-abuse-inlivestock.html. Acesso em 13 novembro 2007.

63. WHO (1998). *Use of quinolones in food animals and potential impact on human health*. Report of a WHO Meeting Geneva, Switzerland 2–5 June 1998. Disponível em: http:// whqlibdoc.who.int/hq/1998/WHO_EMC_ZDI_98.10. pdf. Acesso em 16 março 2006.

64. WHO (2007). Critically important antibacterial agents for human medicine: catergorization for the development of risk management strategies to contain antimicrobial resistance due to non-human use. Report of the second WHO Expert Meeting, Copenhagen, 29–31 May 2007. World Health Organization, Geneva 2007. Disponível em: http://www.who.int/foodborne_disease/resistance/en/index.html. Acesso em 27 setembro 2007.

CAPÍTULO

# 5

# Diferenças Geográficas em Disponibilidade de Mercado, Regulamentação e Uso de Produtos Antimicrobianos Veterinários

*Angelo A. Valois, Yuuko S. Endoh, Kornelia Grein e Linda Tollefson*

Produtos antimicrobianos destinados ao uso em animais são submetidos a extensivos testes antes da comercialização. Os testes determinam se os produtos são eficazes para suas finalidades e confirmam se são seguros quando utilizados de acordo com as orientações da bula. A avaliação de segurança engloba a segurança para o animal, para o homem (usuário do produto) e para o ambiente. Produtos para uso em animais produtores de alimentos são submetidos a testes adicionais, para garantir a segurança aos humanos consumidores de produtos de animais tratados.

Os produtos antimicrobianos veterinários devem ser produzidos com qualidade confiável, para garantir sua segurança e eficácia. É necessário que o produto seja estável e que cumpra as especificações estabelecidas até seu prazo de vencimento. Portanto, todos os produtos medicinais veterinários (*veterinary medicinal products*; VMPs) devem ser manufaturados com qualidade e pureza apropriadas e ser produzidos em conformidade com as disposições de boas práticas de fabricação.

Os requisitos para o registro de VMPs, incluindo antimicrobianos, têm sido padronizados em âmbito internacional, na International Cooperation on Harmonization of Technical Requirements for Registration of Veterinary Medicinal Products (VICH), estabelecida em 1996 sob amparo da World Organisation for Animal Health/Organization International Epizooties (OIE), com representação do governo e da indústria dos países participantes. A VICH elaborou orientações padronizadas em requerimentos de dados,

critérios e padrões para o registro de novos produtos veterinários farmacêuticos e imunológicos em relação a qualidade, segurança e eficácia, que têm sido implementados nos países participantes (Tabela 5.1). Os membros originais do VICH, União Europeia (UE), Japão e Estados Unidos, foram reunidos por observadores da Austrália, do Canadá e da Nova Zelândia.

Este capítulo descreve as autoridades regulamentadoras e os procedimentos relevantes de registro para a aprovação e a regulamentação de agentes antimicrobianos veterinários na Austrália, na União Europeia, no Japão e nos Estados Unidos, os dados gerais necessários para o estabelecimento de segurança e eficácia e as exigências adicionais para tratar o assunto da resistência antimicrobiana. Sempre que possível, as razões das diferenças serão explicadas.

## 5.1 AUTORIDADES REGULAMENTADORAS E PRINCÍPIOS DE REGISTRO

Os produtos medicinais veterinários (VMPs) (em alguns países chamados de "produtos químicos veterinários" ou "drogas veterinárias") têm que ser registrados (ou "autorizados") antes que seja permitida sua comercialização ou uso. Em alguns países, a legislação e os procedimentos de registro para medicamentos veterinários para uso terapêutico e prevenção de doenças são separados dos registros de aditivos alimentares (*feed additives*; FAs) (UE e Japão), enquanto

**Tabela 5.1** Orientações padronizadas da VICH para registro de produtos medicinais veterinários mais relevantes para a segurança de antimicrobianos[a]

| Número da orientação e data | Nome da orientação e tópico |
| --- | --- |
| GL6 – 2001 | Avaliação do impacto ambiental para produtos medicinais veterinários – fase I |
| GL22 – 2001 | Estudos para avaliar a segurança de resíduos de drogas veterinárias em alimentos humanos: testes de toxicidade na reprodução |
| GL23 – 2001 | Estudos para avaliar a segurança de resíduos de drogas veterinárias em alimentos humanos: testes de genotoxicidade |
| GL27 – 2003 | Informações pré-aprovação para registro de novos produtos medicinais veterinários para animais produtores de alimentos quanto a resistência antimicrobiana |
| GL28 – 2002 | Estudos para avaliar a segurança de resíduos de drogas veterinárias em alimentos humanos: testes de carcinogenicidade |
| GL31 – 2002 | Estudos para avaliar a segurança de resíduos de drogas veterinárias em alimentos humanos: teste de toxicidade de dose repetida (90 dias) |
| GL32 – 2002 | Estudos para avaliar a segurança de resíduos de drogas veterinárias em alimentos humanos: teste de toxicidade durante o desenvolvimento |
| GL33 – 2004 | Estudos para avaliar a segurança de resíduos de drogas veterinárias em alimentos humanos: abordagem geral para teste |
| GL36 – 2004 | Estudos para avaliar a segurança de resíduos de drogas veterinárias em alimentos humanos: abordagem geral para estabelecimento de ingestão diária aceitável (*acceptable daily intaxe*; ADI) da droga |
| GL37 – 2003 | Estudos para avaliar a segurança de resíduos de drogas veterinárias em alimentos humanos: teste de toxicidade de dose repetida (crônico) |
| GL38 – 2003 | Avaliação do impacto ambiental para produtos medicinais veterinários – fase II |

[a]O conteúdo na íntegra pode ser acessado em http://www.vichsec.org/en/guidelines.htm.

que, em outros, eles seguem a mesma legislação (Austrália e Estados Unidos).

Após a avaliação científica dos dados fornecidos, se a qualidade, a segurança e a eficácia do produto forem comprovadas, o registro ou a autorização para comercialização permite o uso do produto de acordo com as condições de aprovação. Em particular, indicações, espécies-alvo, regime de dosagem, incluindo frequência e duração do tratamento, via(s) de administração, período de carência indicado (para medicamentos para animais de produção), recomendações específicas, advertências ou restrições para manipulação, armazenagem e destino da embalagem ou quaisquer outras condições são determinadas nas especificações do produto e rotulagem. Alterações de registro ou autorização de comercialização, como extensão para espécies adicionais, alterações ou adição de indicações, dosagem, forma de administração ou condições

para uso, requerem um processo de aprovação similar e registro antes que ocorra permissão de venda e uso.

### 5.1.1 Austrália

Sob o *Agricultural and Veterinary Chemicals Code Act 1994* (Código Agvet), a Australian Pesticides and Veterinary Medicines Authority (APVMA) é responsável pela avaliação, pelo registro e pela revisão de químicos agrícolas e veterinários e pelo controle até o ponto de venda no varejo. Produtos registrados só podem ser utilizados para as finalidades aprovadas que estão especificadas no rótulo. Um produto somente é registrado se a APVMA julgar que ele não apresenta risco inadequado à saúde, à segurança humana e ao ambiente, não afeta o comércio internacional por problemas de resíduos e é efetivo em sua função. A APVMA só pode conceder o pedido de registro a um produto se ela aprovar cada constituinte ativo para ele. O registro de novas ou significativas variações (p. ex., novas formas de dosagens, extensões para uso que podem resultar em aumento significativo no volume de uso ou podem apresentar aumento de risco à saúde pública) para constituintes antimicrobianos ativos e produtos antimicrobianos veterinários já registrados necessita de um pedido para submeter informações adicionais.

Submissões para agentes antimicrobianos veterinários são obrigadas a estar na forma de avaliações de riscos qualitativas e apoiadas por evidências científicas. O *ranking* de antimicrobianos em relação a sua importância para a saúde pública humana (ver Seção 5.3.1 para mais informações) e o uso proposto em animais produtores *versus* não produtores de alimentos podem ser utilizados como um guia de dados e/ou argumento científico.

O *Manual of Requirements and Guidelines* (MORAG) da APVMA é um formulário interativo baseado na *web* que fornece informações sobre as exigências de dados e orientações de pedidos para registro de produtos químicos, rótulos, constituintes ativos e licenças (1). Requisitos de dados especiais e orientações para produtos antimicrobianos veterinários estão contidos no Volume 3 do *Manual* (2).

### 5.1.2 União Europeia

Na União Europeia (UE), qualquer VMP, que é um produto para tratar ou prevenir doenças em animais, deve ser autorizado em conformidade com a legislação da UE, Diretriz 2001/82/EC (3) e Regulamento (EC) Nº 726/2004 (4), antes da permissão para venda ou uso. A base legal da exigência de autorização está prevista na Diretriz 2001/82/EC. O Anexo I dessa diretriz fornece descrições detalhadas dos dados que devem ser fornecidos com um pedido de autorização de comércio em relação a qualidade, segurança e eficácia do produto.

O organismo responsável pelo processo de autorização pode ser tanto a European Commission (EC; Agência Europeia de Medicamentos) e a European Medicines Agency (EMEA; Comissão Europeia) como autoridades competentes nacionais nos estados membros da UE, dependendo do processo escolhido para o pedido de autorização de comércio. No processo centrali-

zado, que é opcional para novas entidades químicas e produtos inovadores e obrigatória para produtos derivados de processos biotecnológicos, o pedido para autorização comercial é submetido à EMEA, e o Committee for Medicinal Products for Veterinary Use (CVMP) da EMEA conduz a avaliação científica. Após isso, no caso de um parecer positivo alcançado pelo CVMP, a Comissão Europeia emite uma autorização de comércio. Essa autorização centralizada de comércio é obrigatória em todos os estados membros da UE. Os demais procedimentos são o de reconhecimento mútuo e o processo descentralizado, nos quais a avaliação científica é conduzida pelos estados membros que pretendem comercializar os produtos com um país; o estado membro de referência assume a liderança. O objetivo é concordar com uma avaliação conjunta e condições idênticas para a autorização de comércio em todos os países envolvidos. Se não houver concordância ou se um sério risco for identificado por um ou mais estados membros, o assunto de interesse é encaminhado ao CVMP para julgamento. As autorizações de comércio resultantes desses processos são emitidas pelos estados membros de interesse. Autorizações de comércio nacional, ou seja, autorizações de comércio individual emitidas pelos estados membros de interesse, são destinadas para VMPs que estavam no mercado na UE antes da introdução do sistema descrito antes na legislação, em 1995, e podem ser emitidas hoje se um produto for direcionado para um único estado membro da UE.

Aditivos alimentares (FAs) são regulamentados por legislação diferente daquela que regula os VMPs (5). A avaliação científica dos pedidos de autorização de FA é conduzida pela European Food Safety Authority (EFSA). Com a proibição de avoparcina (janeiro de 1997), ardacina (janeiro de 1998) e bacitracina de zinco, virginiamicina, tilosina fosfato e espiramicina (dezembro de 1998), somente quatro antibióticos FAs (flavofosfolipol, salinomicina de sódio, avilamicina, monensina sódica; todos não utilizados na medicina humana) permaneceram. Esses quatro antimicrobianos FAs restantes foram removidos a partir de 1º de janeiro de 2006. O uso de coccidiostáticos como FAs, mesmo se de origem antibiótica, ainda é permitido. Entretanto, regras mais restritas para a autorização e o uso de coccidiostáticos estão sendo aplicadas, e a proibição de coccidiostáticos como FA está sendo planejada pela regulamentação atual (5).

### 5.1.3 Japão

Produtos medicinais veterinários, incluindo antimicrobianos usados para profilaxia e terapia, são regulamentados pela Pharmaceutical Affairs Law (6). O objetivo é regular assuntos pertinentes a drogas, "quase drogas" e dispositivos médicos, bem como garantir sua qualidade, eficácia e segurança a cada etapa de desenvolvimento, manufatura (importação), comercialização, venda no varejo e uso. O Ministry of Agriculture, Forestry and Fisheries (MAFF) regula VMPs e fixa regulamentações especiais para agentes antimicrobianos (ver Seção 5.3.3).

Os FAs são regulamentados pela Law Concerning Safety Assurance and Quality Improvement of Feed (7). Agentes antimicrobianos usados como promotores de crescimento são designados sob essa lei e são controlados pelo MAFF. No momento, 26 agentes antimicrobianos, incluindo anticoccídeos, são designados como FAs. Promotores de crescimento antimicrobianos não podem ser utilizados em vacas leiteiras, galinhas de postura, suínos e frangos durante os sete dias que antecedem o abate para consumo humano. Uma lista de FAs designados no Japão está disponível *on-line* (8).

### 5.1.4 Estados Unidos

Nos Estados Unidos, a autoridade regulamentadora para a aprovação de VMPs é a Food and Drug Administration (FDA) (9). A base legal está estabelecida na *Federal Food, Drug and Cosmetic Act of 1906* e em regulamentações associadas. Para que uma droga veterinária tenha comércio legalizado nesse país, ela deve ter um novo pedido de droga para o animal aprovado. Drogas veterinárias incluem todos os VMPs, independentemente do uso proposto para o produto, ou seja, promoção de crescimento, prevenção ou terapia.

Novos produtos antimicrobianos veterinários e variações significativas para uma aprovação existente, como uma nova forma de dosagem ou o uso em novas espécies, devem ser submetidos a testes para comprovar a eficácia e a segurança adequadas, sob as condições prescritas, recomendadas ou sugeridas na rotulagem apresentada.

## 5.2 NECESSIDADES DE DADOS PARA ESTABELECER SEGURANÇA E EFICÁCIA E PRINCÍPIOS DE AVALIAÇÃO

Produtos medicinais veterinários são submetidos a amplos testes de eficácia e segurança para os animais destinados, os usuários do produto, os consumidores e para o ambiente antes de receberem a aprovação de comércio (10-12). São necessários dados farmacológicos e toxicológicos, baseados em estudos com animais de laboratório, para todas as substâncias farmacologicamente ativas em produtos veterinários. No caso de substância destinada ao uso em animais produtores de alimentos, as exigências são mais extensas e incluem a fixação de limites de níveis máximos de resíduos (*maximum residue limits*; MRLs) (Tabela 5.1), bem como a avaliação de potencial de contribuição para resistência de patógenos que podem contaminar humanos.

A bateria-padrão de estudos de segurança que deve ser fornecida inclui estudos que examinam o efeito do produto na toxicidade sistêmica, na toxicidade reprodutiva, na genotoxicidade, na toxicidade sobre o desenvolvimento, na carcinogenicidade e especificamente para antimicrobianos, os efeitos sobre a flora intestinal humana (Tabela 5.1). Os estudos toxicológicos são desenhados para mostrar uma dose que causa efeito tóxico e uma que causa efeitos não observáveis. Uma vez que o nível de efeitos não observáveis é estabelecido para todos os pontos de corte de toxidade, o efeito mais sensível nas espécies mais preditivas de humanos é identificado. Esse nível de efeitos não observáveis é dividido por um fator de incerteza, extrapolando-se de animais para humanos e para variabilidade, que é a diferença entre indivíduos, para calcular uma ingestão ou dose diária aceitável (*acceptable daily intake*; ADI) para resíduos da droga. Além disso, para antimicrobianos, uma ADI microbiológica, de acordo com a VICH GL 36, que avalia o efeito de substâncias antimicrobianas na flora intestinal humana, incluindo sua capacidade de aumentar as populações de bactérias resistentes, também é exigida.

Em alguns países (UE), dados sobre o impacto de agentes antimicrobianos no processamento de alimentos, ou seja, nas culturas "iniciadoras" usadas na fabricação de iogurtes, também são exigidos. Uma ADI farmacológica também pode ser exigida para certas substâncias. De qualquer forma, a ADI relevante é a mais baixa estabelecida. Ela representa a quantidade de resíduo de droga que pode ser consumida com segurança todos os dias durante a vida. Com base na ADI e em estudos de metabolismo e depleção de resíduos, levando em consideração uma estimativa de exposição dietética e métodos analíticos para medir os resíduos, MRLs ou tolerâncias (o último termo é usado nos Estados Unidos) são estabelecidos nos diferentes tecidos-alvo. O MRL é a mais alta concentração de um resíduo de determinado químico que é legalmente permitida em um alimento. Um período de carência apropriado é então estabelecido para garantir que os resíduos sejam eliminados abaixo do MRL (Austrália, UE, Japão) ou da ADI (Estados Unidos).

Uma abordagem de limiar de exposição costuma ser usada para determinar quando o destino ambiental e estudos de efeitos são necessários de acordo com as diretrizes das VICHs 6 e 38 sobre a avaliação de impacto ambiental (Tabela 5.1). Estudos ambientais não são necessários para componentes que têm introdução ambiental limitada, por exemplo, produtos antimicrobianos que são apenas utilizados em cães. Quando uma exposição ambiental do VMP não é limitada e mais avaliações sobre impactos ambientais são exigidas, o responsável pela droga conduz estudos de propriedades fisicoquímicas, estudos de destino ambiental e estudos de efeito (toxicidade) com algas, invertebrados, plantas, peixes e microrganismos de solos representativos do compartimento do ambiente de interesse. Os parâmetros de toxicidade desses estudos são concentrações sem efeito observado, $EC_{50}$ (concentração média efetiva; *medium effective concentration*) ou $LC_{50}$ (concentração média letal; *medium lethal concentration*), e a diferença em taxas de formação de nitrato, no caso de microrganismos do solo. Concentrações sem efeitos observados, $EC_{50}$ ou $LC_{50}$, são divididas por um fator de ava-

liação para chegar a uma Predicted Environmental No Effect Concentration (PNEC). Quando a Predicted Environmental Concentration (PEC; concentração no ambiente prevista)/PNEC é menor que 1, não se espera que ocorram efeitos ambientais significativos devido ao uso da droga para o uso animal.

Dados específicos são requisitados para demonstrar a eficácia terapêutica de uma substância antimicrobiana para determinada indicação utilizando um regime terapêutico que objetiva minimizar o risco de seleção de bactérias resistentes a antimicrobianos. Estes são dados farmacodinâmicos e farmacocinéticos específicos e tratam da detecção de qualquer desenvolvimento de resistência antimicrobiana. Há orientações disponíveis sobre isso, incluindo a descrição das análises farmacocinéticas-farmacodinâmicas (PK-PD) que têm por objetivo encontrar a melhor correlação entre cura clínica e morte bacteriana e como conduzir os ensaios de eficácia clínica (13, 14).

### 5.2.1 Austrália

Na sequência de um pedido para registro de um produto antimicrobiano, a APVMA desenvolve uma avaliação detalhada e independente de todos os dados, para garantir que altos padrões de qualidade, segurança e eficácia sejam alcançados e que o produto não tenha impactos adversos inaceitáveis sobre a saúde pública, a saúde ocupacional e a segurança, o comércio ou o ambiente. No desenvolvimento de sua avaliação, a APVMA recebe conselhos de especialistas de várias agências governamentais, incluindo o Department of Health and Ageing (avaliação de dados toxicológicos e dados de saúde pública), o Department of Environment and Water Resources (avaliação de impactos ambientais), o State/Territory Agriculture Departments (avaliação de dados de eficácia para animais produtores de alimentos) e o National Health and Medical Research Council's Expert Advisory Group on Antimicrobial Resistance (avaliação do risco à saúde pública referente ao desenvolvimento de resistência antimicrobiana).

Um resumo dos dados exigidos pela APVMA para submissões relativas aos produtos antimicrobianos é fornecido na Tabela 5.2.

**Tabela 5.2** Dados exigidos pela APVMA para uma avaliação de risco

| Item | Elementos |
|---|---|
| Descrição dos constituintes antibióticos do produto | • Nome e identificação da classe antimicrobiana<br>• Mecanismo e tipo de ação antimicrobiana<br>• Atividade antimicrobiana do antibiótico (espectro antimicrobiano, efeito pós-antibiótico e outros efeitos antimicrobianos, concentração inibitória mínima de patógenos-alvo e organismos)<br>• Mecanismos de resistência antimicrobiana e genética<br>• Ocorrência e taxa de transferência de genes de resistência<br>• Ocorrência de resistência cruzada<br>• Ocorrência de corresistência/cosseleção<br>• Estudo de frequência de mutações *in vitro*<br>• Outros estudos com animais |
| Descrição do(s) produto(s) | • Atributos (caracterização de nome(s), tipo(s) de formulação/forma(s) de dosagens farmacêuticas, tamanho da embalagem, direitos, especificação de risco e necessidade de prescrição, esboço da embalagem do produto)<br>• Perfil farmacocinético/farmacodinâmico do constituinte ativo após a administração do produto<br>• Atividade do agente antimicrobiano no trato de interesse<br>• Estado de registro na Austrália e em outros países |
| Limites de níveis máximos de resíduos (MRLs) propostos para espécies produtoras de alimentos | • MRLs propostos e dose diária aceitável (ADI) microbiológica<br>• Inclui relatórios técnicos do CVMP, relatórios de outras agências regulamentadoras ou da comissão de especialistas da FAO/OMS, relatórios técnicos do Committee on Food Additives (JECFA), se disponíveis e onde forem aplicáveis<br>• Referente ao guia da VICH número 36: estudos para avaliar a segurança de resíduos de medicamentos veterinários na alimentação humana: abordagem geral para estabelecer uma ADI microbiológica<br>• Trata do risco de humanos suscetíveis desenvolverem infecções resistentes a antimicrobianos como resultado da exposição a resíduos antimicrobianos em produtos alimentícios (diferente da transferência de microrganismos ou de material genético) |

## 5.2.2 União Europeia

Os VMPs antimicrobianos podem ser autorizados na UE somente para tratamento e prevenção de doenças infecciosas animais. Para determinar a segurança alimentar de uma substância antimicrobiana, o requerente é obrigado a submeter os dados de segurança, como abordado na introdução desta seção, incluindo o estabelecimento de uma ADI microbiológica, de acordo com a VICH GL36 (Tabela 5.1), e a abordagem do impacto no processamento de alimentos (11).

Na UE, a avaliação de segurança de resíduos e o estabelecimento de MRLs é um processo separado da autorização de comércio, com a avaliação científica sempre conduzida pelo CVMP. Antes da concessão de uma autorização de comércio para um VMP destinado a animais produtores de alimentos, as substâncias ativas contidas no produto devem ser incluídas no Anexo I, II ou III do Regulamento (EEC) 2.377/90, que estabelece um procedimento comunitário de MRLs para VMPs em produtos alimentares de origem animal (15). O Anexo I lista todas as substâncias para as quais MRLs finais foram estabelecidos, incluindo esses MRLs; o Anexo II lista todas as substâncias para as quais não foi considerado necessário estabelecer MRLs para proteger a saúde do consumidor; e o Anexo III contém todas as substâncias com MRLs provisórios.

Os dados de segurança alimentar submetidos com um pedido de autorização comercial são os mesmos, e já foram abordados no pedido de MRL antecedente.

Os dados específicos exigidos na UE para demonstrar a eficácia terapêutica de uma substância antimicrobiana estão resumidos na introdução desta seção.

### 5.2.3 Japão

As características de uma substância antimicrobiana em um VMP devem ter descrição clara nos documentos do processo. O período de administração costuma ser restrito a, no máximo, uma semana. Os dados são avaliados pela reunião de especialistas do Pharmaceutical Affairs and Food Sanitation Council (PAFSC), que é uma organização consultiva do Ministry of Health, Labour and Welfare (MHLW) e do MAFF. Os dados de VMPs usados em animais produtores de alimentos também são avaliados pela Food Safety Commission (FSC). O PAFSC avalia qualidade, eficácia, segurança e nível de resíduos do VMP em animais produtores de alimentos. Se este cumprir todas as exigências, o Ministro do MAFF o aprova.

### 5.2.4 Estados Unidos

Para determinar a segurança alimentar de resíduos de um agente antimicrobiano, o responsável pela droga submete informações gerais similares àquelas exigidas pela Austrália (ver Tabela 5.2) e realiza uma bateria de testes toxicológicos.

É comum a FDA estabelecer um período de carência para permitir que os resíduos da droga sejam eliminados abaixo da ADI calculada.

Uma ADI microbiológica de acordo com a VICH GL 36 (Tabela 5.1) também é exigida nos Estados Unidos. A perturbação do efeito-barreira e alterações em atividade enzimática são potenciais impactos de resíduos de agentes antimicrobianos na microflora intestinal humana, o que é de interesse para a saúde pública. Uma alteração desse efeito é preocupante, porque a microflora intestinal fornece proteção contra o crescimento excessivo de bactérias invasoras patógenas. Quando um agente antimicrobiano destrói essa barreira, pode ocorrer crescimento exacerbado de bactérias patógenas.

## 5.3 AVALIAÇÃO DO RISCO À SAÚDE PÚBLICA ASSOCIADO A RESISTÊNCIA ANTIMICROBIANA

A fim de avaliar o risco de transmissão de bactérias resistentes ou determinantes de resistência a partir de alimentos de origem animal para humanos, um guia padronizado da VICH, GL 27, sobre as exigências de dados para estudar o risco de todos os VMPs antimicrobianos destinados ao uso em animais de produção foi desenvolvido (Tabela 5.1). Os dados que devem ser fornecidos incluem informações sobre patógenos animais de interesse, patógenos trasmitidos por alimentos e organismos comensais. Os dados são avaliados em termos de exposição de patógenos transmitidos por alimentos e organismos comensais da microflora intestinal da espécie animal de interesse para o próprio produto, sob as condições de uso propostas. Orientações para análise de risco para a saúde pública e animal devido a microrganismos resistentes de origem animal também têm sido desenvolvidas pela OIE e seu Terrestrial Animal Health Code (17).

Alguns países têm abordado a avaliação de risco à saúde pública a partir do uso de agentes antimicrobianos em animais estratificando exigências regulamentadoras baseadas na importância da droga para a saúde pública. Isso resulta em condições de uso mais rigorosas para produtos mais importantes para a medicina humana. *Rankings* nacionais da importância de agentes antimicrobianos para a saúde pública, naturalmente, vão refletir as necessidades e práticas de determinada área geográfica. Reconhecendo a necessidade de um *ranking* universal, a OMS conduziu uma consulta, em fevereiro de 2005, em Canberra, na Austrália, para desenvolver o critério para o *ranking* de antimicrobianos de extrema importância para a terapia médica humana (ver Capítulo 4). Do mesmo modo, a OIE, por meio de seu grupo *ad hoc* em resistência antimicrobiana, organizou uma consulta mundial e discutiu uma lista de antimicrobianos de importância veterinária baseada nessa consulta. Além disso, o conjunto OMS/FAO/OIE realizou uma reunião consultiva similar para encontrar um equilíbrio apropriado entre as necessidades da saúde animal e as considerações de saúde pública, levando em consideração a sobreposição dessas duas listas de antimicrobianos de extrema importância desenvolvidas pela OMS e pela OIE, em novembro de 2007, em Roma, na Itália.

Um trabalho em âmbito internacional também vem sendo desenvolvido dentro do Codex Alimentarius. O Codex Alimentarius Committee on Residues of Veterinary Drugs in Food desenvolveu um Code of Practice to Minimize and Contain Antimicrobial Resistance. A Codex Alimentarius Commission adotou o código em julho de 2005 (18). Além disso, em 2006, a *Codex Alimentarius Commission* concordou em criar uma força-tarefa intergovernamental *ad hoc* em resistência antimicrobiana para considerar opções de avaliação e gestão de risco. O primeiro encontro dessa foi convocado em outubro de 2007 em Seul, na Coreia.

O resultado dessas atividades, no que diz respeito à abordagem de avaliação e gestão de risco da utilização de antimicrobianos usados em medicina veterinária, é relatado pelas diferentes organizações envolvidas.

### 5.3.1 Austrália

Em 1999, o Joint Expert Technical Advisory Committee on Antibiotic Resistance (JETACAR) recomendou "que todos os antibióticos para uso em humanos e animais (incluindo peixes) sejam classificados como S4 (somente prescritos)" (19). O Governo Australiano aceitou essa recomendação com a condição de que dispensas da lista S4 poderiam ser consideradas em determinados casos (20). Tais dispensas ocorreriam se houvesse risco de promoção de resistência antimicrobiana considerado mínimo e onde códigos de práticas de indústrias auditadas por terceiros fossem estabelecidos.

Para uma avaliação de risco à saúde pública do desenvolvimento de resistência antimicrobiana em patógenos humanos associado ao uso de antimicrobianos em animais, a APVMA busca conselhos do Expert Advisory Group on Antimicrobial Resistance (EAGAR), incluindo orientações de opções de gestão de risco. O EAGAR é um comitê do *Australian Government's* National Health and Medical Research Council (NHMRC). Uma informação-chave do EAGAR é o índice de importância e resumo de usos de an-

tibióticos em humanos na Austrália. Ele usa essas informações como um guia para fornecer conselhos a agências reguladoras e comitês governamentais. A informação também serve como guia para clínicos e para a indústria farmacêutica, tanto humana como animal, sobre a importância de vários agentes antimicrobianos disponíveis para uso humano na Austrália. Os índices do EAGAR podem mudar com o passar do tempo; conforme os níveis de resistência antimicrobiana mudam, novos agentes antimicrobianos são introduzidos e as escolhas se alteram devido a novas evidências médicas. Não é uma lista exaustiva, mas tem por objetivo incluir todos os agentes de atividade antimicrobiana significativa (21).

### 5.3.2 União Europeia

Na UE, há uma exigência de avaliar o risco de todos os VMPs antimicrobianos destinados ao uso em animais produtores de alimentos de acordo com a VICH GL 27 (Tabela 5.1) e como descrito na introdução da Seção 5.3. O Summary of Product Characteristics (SPC) de produtos antimicrobianos deve conter a informação necessária para tornar possível usar o produto de forma efetiva e segura e, ao mesmo tempo, minimizar o risco de desenvolvimento de resistência antimicrobiana. Os dados de eficácia fornecidos estão resumidos no SPC, que inclui as propriedades farmacodinâmicas, tais como informações de resistência, propriedades farmacocinéticas, indicações de uso do produto e contraindicações, a espécie animal que é o alvo, cuidados especiais para uso e recomendações apropriadas para diminuir o risco de desenvolvimento de resistência antimicrobiana, assim como instruções de posologia e método de administração. Orientações específicas têm sido desenvolvidas na UE com esse objetivo, as quais incluem exemplos de expressões-padrão para tais instruções e cuidados (22).

O CVMP do Scientific Advisory Group on Antimicrobials (SAGAM) foi estabelecido em 2004, adotando novas disposições legais sob o Regulamento (EC) 726/2004, exigindo que a EMEA (CVMP) forneça pareceres científicos sobre o uso de agentes antimicrobianos em animais produtores de alimentos, com o objetivo de minimizar a ocorrência de resistência bacteriana (4). O SAGAM é composto de especialistas reconhecidos selecionados pelo CVMP com experiência em resistência antimicrobiana, eficácia de antimicrobianos e uso desses agentes em diferentes espécies animais (sobretudo em aves, suínos e bovinos) e biologia molecular. As tarefas do SAGAM são fornecer orientações para o CVMP para questões específicas levantas pelo comitê sobre todas as questões relativas à autorização e ao uso de medicamentos veterinários contendo substâncias antimicrobianas. O SAGAM costuma estar envolvido na avaliação de pedidos de autorizações de comercialização centralizadas de produtos antimicrobianos para animais produtores de alimentos e casos específicos para animais não produtores de alimentos.

As atribuições do SAGAM incluem aconselhamento na necessidade de exercer certo controle naquelas classes de componentes de maior importância para a medicina humana, como, por exemplo, cefalosporinas de terceira e quarta gerações e fluoroquinolonas. Uma declaração estratégica que aborda o uso de fluoroquinolonas foi publicada em 2007 (23). Ela incluiu uma série de ações propostas pelo CVMP com o objetivo de manter a eficácia de VMPs contendo fluoroquinolonas e, *inter alia*, promovendo o uso prudente de antimicrobianos, em especial fluoroquinolonas, em razão da exigência de condições apropriadas para o uso nas autorizações de comércio para ser refletida no SPC. Estas estão planejadas para serem adotadas pelas autoridades dos estados membros da UE e pela indústria de saúde animal.

A estratégia do CVMP e seu trabalho efetuado com antimicrobianos estão resumidos no CVMP Strategy on Antimicrobials para 2006-2010 (24). A estratégia está focada, em particular, no uso prudente, garantindo condições apropriadas para autorizações de comercialização de VMPs antimicrobianos no que diz respeito à avaliação da documentação e às condições de uso dos produtos, bem como contribuições para atividades internacionais na área de resistência antimicrobiana.

### 5.3.3 Japão

Existem requisitos específicos para a aprovação de VMPs antimicrobianos relacionados a produtos importantes para a medicina humana no Japão, por exemplo, fluoroquinolonas e cefalosporinas de terceira e última gerações. Dados relativos ao espectro antimicrobiano, testes de suscetibilidade antimicrobiana de recentes isolados de campo de bactérias-alvo, bactérias indicadoras e bactérias transmitidas por alimentos e o teste de aquisição de resistência são anexados ao pedido para consideração de questões de saúde humana e animal. Os pedidos para aprovação de agentes que são considerados particularmente importantes para a saúde pública não são aceitos até que termine o período de "re-examinação" do agente correspondente para uso em humanos. Além disso, a droga pode não ser considerada como a droga de primeira opção (eleição). Para a aprovação de VMPs destinados a animais de produção, dados relacionados à estabilidade da substância antimicrobiana sob circunstâncias naturais também são anexados. Após a comercialização, dados de monitoramento sobre quantidade de venda e resistência antimicrobiana em patógenos-alvo e patógenos transmitidos por alimentos devem ser submetidos ao MAFF.

A Food Safety Basic Law (25) foi estabelecida para promover políticas para garantir segurança alimentar, estabelecendo princípios básicos, esclarecendo as responsabilidades do Estado, do governo local e de empresários do ramo de alimentos, bem como o papel dos consumidores, e estabelecendo uma direção básica para a formulação de políticas. A avaliação de risco para resistência antimicrobiana em bactérias decorrentes da utilização de antimicrobianos, sobretudo aqueles que são comuns à medicina humana, é conduzida pela FSC, a pedido do MAFF. A FSC realiza a avaliação de risco independentemente do MAFF e do MHLW, que fazem a gestão de risco. A avaliação de risco para resistência antimicrobiana em bactérias decorrente do uso de agentes antimicrobianos em animais é conduzida a partir do novo guia baseado nas orientações da OIE para resistência antimicrobiana. A avaliação de risco de resistência antimicrobiana, com exceção da avaliação de um FA em animais produtores de alimento, ainda não foi concluída pela FSC. Para uma apropriada gestão de risco de resistência antimicrobiana, os benefícios/riscos de VMPs antimicrobianos devem ser avaliados sob a perspectiva científica. Isso deve levar em consideração a existência e a emergência de resistência aos antimicrobianos de extrema importância.

Em 2006, a FSC estabeleceu uma lista de antimicrobianos de extrema importância na medicina humana: 14-15 macrolídeos (exceto eritromicina), cetolídeos, oxazolidinonas, arbecacina, carbapenemas, glicopeptídeos, antituberculose, estreptograminas, cefalosporinas de terceira e quarta gerações, fluoroquinolonas e mupirocinas e novos antimicrobianos ativos contra bactérias causadoras de doenças graves foram classificados como a primeira classe de antimicrobianos de extrema importância. Desses antimicrobianos, somente as cefalosporinas de terceira geração e as fluoroquinolonas foram aprovadas como VMPs.

## 5.3.4 Estados Unidos

Com o objetivo de melhor conduzir e abrandar o risco para humanos causado pelo desenvolvimento de organismos resistentes devido ao uso de antimicrobianos em animais, a FDA publicou orientações, em 2003, que resumem uma abordagem baseada em evidências (26). O guia fornece um processo científico para a avaliação da probabilidade de um medicamento antimicrobiano utilizado para tratar um animal destinado à produção de alimento causar um problema de resistência antimicrobiana em humanos que consomem leite, ovos, mel, carne ou outro tecido animal comestível. Os componentes essenciais incluem uma avaliação de liberação, que determina a probabilidade de uma bactéria resistente estar presente em animais como resultado do uso do novo agente antimicrobiano; uma avaliação de exposição, que estima a probabilidade de humanos ingerirem a bactéria resistente a antimicrobiano; e a avaliação de consequência, que avalia a chance de a exposição humana resultar em consequência adversa para a saúde pública (Capítulo 3).

Itens a serem considerados para a avaliação de liberação são essencialmente idênticos àqueles exigidos na Austrália (Tabela 5.2). Para a avaliação de exposição, considera-se a frequência de contaminação bacteriana (p. ex., *Salmonella*) dos produtos e o consumo *per capita* de categorias de alimentos derivados de animais tratados. Portanto, a avaliação de exposição independe do uso de agentes antimicrobianos sob revisão. Esses dois fatores são integrados para estimar a probabili-

dade, em termos de alta, média ou baixa, de exposição humana ao agente perigoso.

A avaliação de consequência envolve classificar a droga nas categorias "de extrema importância", "muito importante" e "importante" com base na utilidade da droga em infecções transmitidas por alimentos, na disponibilidade de terapias alternativas, na facilidade com que tais resistências se desenvolvem, assim como outros fatores. Esse processo é idêntico ao usado na Austrália (índices EAGAR). Entretanto, o critério usado nos Estados Unidos para categorizar as drogas considerando a importância para a terapia médica humana é um pouco diferente do utilizado na Austrália, e, portanto, o *ranking* também é diferente, uma vez que ambos diferem dos *rankings* da OMS (ver Capítulo 4).

Agentes antimicrobianos são classificados como *de extrema importância* se satisfazem os critérios 1 e 2; *muito importantes* se satisfazem o critério 1 ou o 2; e *importantes* se satisfazem os critérios 3 e/ou 4 e/ou 5 (Tabela 5.3).

Por fim, a etapa de estimativa de risco do processo de avaliação de risco qualitativa integra os resultados das avaliações de liberação, exposição e consequência em uma estimativa de risco total associada às condições propostas de uso da droga. Esse processo classifica a droga como de alto, médio e baixo risco. Esses *rankings* de risco representam o potencial para que a saúde pública tenha impacto adverso pela seleção ou emergência de resistência antimicrobiana de bactérias transmitidas por alimentos em associação ao uso da droga em animais produtores de alimentos.

Se a avaliação de risco qualitativa demonstra que os riscos são significativos, a FDA pode negar o pedido de autorização de comércio, prevenindo, assim, o uso de drogas em animais de produção, ou pode aprovar a droga, mas determinar condições elaboradas para seu uso, a fim de garantir que ela não representará risco à saúde pública. A Tabela 5.4 ilustra as opções de gestão de risco disponíveis, estratificadas pelo nível de risco. Estas incluem uma situação de prescrição ou não prescrição do antimicrobiano, aprovação em apenas certas espécies animais ou somente determinadas formas de administração (p. ex., via alimento ou água *versus* produtos somente injetáveis), e a necessidade de grupos de consultoria externa para fornecer orientações.

**Tabela 5.3** Critérios considerados no *ranking* de drogas antimicrobianas de acordo com sua importância na medicina humana

**De extrema importância:** drogas antimicrobianas que satisfazem os critérios 1 e 2
**Muito importante:** drogas antimicrobianas que satisfazem o critério 1 ou o 2
**Importante:** drogas antimicrobianas que satisfazem os critérios 3 e/ou 4 e/ou 5

1. *Drogas antimicrobianas usadas para tratar patógenos entéricos que causam doenças transmitidas por alimentos*
2. *Única terapia ou uma das poucas alternativas para tratar doenças humanas graves; ou a droga é um componente essencial entre muitos antimicrobianos no tratamento de doenças humanas*
   Doenças graves são definidas como aquelas com alta morbidade ou mortalidade sem tratamento adequado, independentemente da relação de transmissão de animais para humanos.
3. *Antimicrobianos usados para tratar patógenos entéricos em doenças não transmitidas por alimentos*
4. *Ausência de resistência cruzada dentro de uma classe de drogas e ausência de resistência ligada a outras classes de drogas*
   Ausência de resistência ligada a outros antimicrobianos torna os antimicrobianos mais valiosos
5. *Dificuldade na transmissão de elementos de resistência em um mesmo gênero ou entre gêneros espécies de organismos*
   Antimicrobianos para os quais os organismos apresentam resistência cromossômica são mais valiosos em comparação com aqueles cujos mecanismos de resistência estão presentes em plasmídeos e transposons.

## 5.4 MONITORAMENTO DE RESISTÊNCIA ANTIMICROBIANA PÓS-COMERCIALIZAÇÃO E USO DE DROGAS

### 5.4.1 Austrália

Recomendações 3 e 11 do JETACAR foram solicitadas para um monitoramento amplo e um sistema de auditoria para agentes antimicrobianos do importador ao usuário final, assim como publicação de informações agregadas sobre quantidades importadas (19). Como não são fabricados na Austrália, todos os antimicrobianos usados devem ser importados. O Office of Chemical Safety within the Australian Government Department of Health and Ageing permite e coleta dados do consumidor final para monitorar os antimicrobianos importados na Austrália.

Em março de 2005, a APVMA liberou um relatório sobre antimicrobianos vendidos para uso veterinário no país de 1999 a 2002 (27). O relatório abrange produtos terapêuticos, profiláticos, promotores de crescimento e anticoccídios. De acordo com o relatório, 552, 407 e 540 toneladas de ingredientes antimicrobianos ativos foram importadas para uso veterinário em 1999/2000, 2000/2001 e 2001/2002, respectivamente. Dessas quantidades, as respectivas 161, 175,5 e 199 tone-

ladas, foram vendidas para fins terapêuticos/profiláticos. A APVMA continua coletando dados de volume de vendas e espera emitir relatórios dos últimos anos com regularidade.

A Austrália finalizou um *Pilot Surveillance Program for Antimicrobial Resistance in Bacteria of Animal Origin,* que foi publicado em 2008. O programa-piloto foi baseado na análise de isolados bacterianos obtidos de amostras cecais coletadas em rebanhos saudáveis (bovinos, suínos e aves) após abates em estabelecimentos comerciais.

### 5.4.2 União Europeia

Dados sobre o uso de antimicrobianos na década de 1990 estão compilados no relatório da EMEA em *Antibiotic Resistance in the European Union Associated with Therapeutic use of Veterinary Medicines* (28). Programas específicos de vigilância nacional para monitorar o consumo de antimicrobianos e o desenvolvimento de resistência antimicrobiana têm sido criados por muitos países europeus, como, por exemplo, Dinamarca (DANMAP), Finlândia (FINRES-Vet), França (FARM), Holanda (MARAN), Noruega (NORM/NORM-Vet) e Suécia (SVARM/SWE-DRES). Outros países com programas de vigilân-

**Tabela 5.4** Exemplos de opções de manejo de riscos nos Estados Unidos baseadas no nível de risco identificado (alto, médio ou baixo)

| Condições de aprovação | Categoria 1 (alto risco) | Categoria 2 (médio risco) | Categoria 3 (baixo risco) |
|---|---|---|---|
| *Status* de comercialização[a] | Rx | Rx/VFD | Rx/VFD/OTC |
| Uso fora da indicação de bula | Restrito | Restrito em alguns casos | Permitido |
| Grau de utilização [b] | Baixo | Baixo, médio | Baixo, médio, alto |
| Monitoramento pós-aprovação (p. ex, NARMS[c]) | Sim | Sim | Em certos casos |
| Revisão de comitê consultivo considerada | Sim | Em certos casos | Não |

[a]Prescrição (Rx), aditivo alimentar veterinário (VFD), acima do computado (OTC).
[b]Número de animais a serem tratados e duração de uso.
[c]NARMS, National Antimicrobial Resistance Monitoring System (Sistema Nacional de Monitoramento de Resistência Antimicrobiana).

cia são a Alemanha, a Espanha e o Reino Unido. O sistema comunitário para monitoramento e coleta de informações sobre zoonoses foi estabelecido em 1992. A Diretriz 2003/99/EC obriga os estados membros, desde 2005, a monitorar a resistência antimicrobiana ao menos em *Salmonella* e *Campylobacter* (29). A European Food Safety Authority (EFSA) foi designada responsável por examinar os dados coletados e preparar o relatório Community Summary Report. O primeiro e o segundo *Community Summary Report on Trends and Sources of Zoonoses, Zoonotic Agents and Antimicrobial Resistance* da EFSA na União Europeia, em 2004 e 2005, estão disponíveis *online* (30).

A fim de padronizar os testes de suscetibilidade realizados nos diferentes países europeus, uma ação conjunta, com a participação de 19 estados membros (resistência a antibiótico em bactérias de origem animal – II [ARBAO-II]) foi criada. Os objetivos foram desenvolver uma rede de laboratórios veterinários de referência nacional nos estados membros da UE, padronizar os testes de suscetibilidade de bactérias de animais de produção em laboratórios veterinários europeus de referência, coletar e avaliar dados de suscetibilidade desses laboratórios e disponibilizar resultados comparados para uso para o público e pessoas responsáveis pelas tomadas de decisão. O projeto está focado no monitoramento de agentes zoonóticos e bactérias comensais *Salmonella spp*, *Campylobacter jejuni*, *Campylobacter coli*, *Enterococcus spp* e *Escherichia coli* em bovinos, suínos, aves e alimentos de origem animal.

### 5.4.3 Japão

O Japanese Veterinary Antimicrobial Resistance Monitoring System (JVARM) (31) iniciou em 1999 e está em conformidade com os padrões da OIE sobre resistência antimicrobiana. No programa JVARM, as 47 prefeituras estão divididas em quatro grupos selecionados, de forma equilibrada, de acordo com a diferença geográfica do Norte para o Sul (11 ou 12 prefeituras por grupo). Amostragem e isolamento bacteriano foram realizados em centros de serviço de higiene de rebanhos. Bactérias para testes de resistência têm coleta contínua, inclusive bactérias zoonóticas (*Salmonella* e *Campylobacter*) e bactérias indicadoras (*E. coli* e *Enterococcus* spp) isoladas de excrementos de animais saudáveis. Patógenos animais são selecionados a cada ano para estimar os riscos à saúde pública e animal. Suscetibilidade antimicrobiana das espécies de *Salmonella*, *Staphylococcus aureus, Actinobacillus pleuropne-umoniae,* espécies de *Streptococcus* e *Mannheimia haemolytica* tem sido examinada, uma vez que estes são patógenos significativos para animais.

Além disso, o uso terapêutico de agentes antimicrobianos para animais em fazendas onde amostras fecais são coletadas é registrado no momento da amostragem. Então, o JVARM analisa e avalia a associação entre o uso antimicrobiano e a população resistente a antimicrobianos. Para o monitoramento do consumo de agentes antimicrobianos, companhias farmacêuticas que produzem e importam agentes antimicrobianos para animais são obrigadas a, todos os anos, submeter dados para a NVAL de acordo com a Pharmaceutical Affairs Law. O MAFF publica anualmente esses dados em um relatório intitulado "Amount of medicines and quasi-drugs for animal use". Depois de 2001, a quantidade de venda de agentes antimicrobianos por espécie animal tem sido estimada usando os relatórios anuais das companhias farmacêuticas. O MAFF analisa as quantidades vendidas para cada classe de agentes antimicrobianos e o surgimento de resistência a esses agentes antimicrobianos usando dados do JVARM.

Por exemplo, em 2001, o total de vendas de VMPs antimicrobianos usados na saúde animal foi de 1.059 toneladas, incluindo: tetraciclinas (456 toneladas, 43%), sulfonamidas (175 toneladas, 17%), macrolídeos (142 toneladas, 13%) e penicilinas (103 toneladas, 10%). As vendas de fluoroquinolonas e cefalosporinas representaram 0,6% (cerca de 6,3 toneladas) e 0,2% (cerca de 1,7 toneladas), respectivamente, do total de vendas de agentes antimicrobianos para a saúde animal. Esses VMPs antimicrobianos foram utilizados sobretudo para suínos (54%), peixes (20%), frango (11%), bovinos (8%) e galinhas de postura (4%). Do total da quantidade vendida de VMPs antimicrobianos para suínos, tetraciclinas representaram 51,1% (292 toneladas). A quantidade total de venda de FAs foi 260 toneladas em 2001.

### 5.4.4 Estados Unidos

Hoje, nos Estados Unidos, não há um sistema nacional de monitoramento de uso de antimicrobianos em animais nem em humanos. Entretanto, informações publicadas afirmam que quase 90% dos agentes antimicrobianos usados em rebanhos e em aves nesse país são administrados em níveis subterapêuticos, em concentrações geralmente inferiores a 200 g/tonelada de alimento, para a prevenção de doenças ou para a promoção de crescimento (32). O uso subterapêutico de penicilinas, tetraciclinas e outros antimicrobianos adicionados aos alimentos causam considerável pressão de seleção de microrganismos resistentes a antimicrobianos.

A resistência a antimicrobianos entre patógenos zoonóticos entéricos é monitorada em isolados de humanos, em plantas de abatedouros com inspeção federal para animais produtores de alimentos e para cortes de carne (varejo) no National Antimicrobial Resistance Monitoring System (33).

## 5.5 DISPONIBILIDADE DE PRODUTOS VETERINÁRIOS ANTIMICROBIANOS

A base de dados APVMA PUBCRIS (34) contém detalhes de produtos químicos agrícolas e veterinários registrados para uso na Austrália. A base de dados tem atualização contínua e, no momento da redação deste texto, havia 395 produtos antimicrobianos veterinários registrados (e relatados), 83% (328) dos quais estão classificados como S4 (somente prescrição). De forma similar, a FDA mantém uma base de dados de drogas veterinárias que são aprovadas para uso nos Estados Unidos. Devido à estrutura da UE e a um modelo de autorização para comercialização em âmbito nacional e local, não há, atualmente, uma base de dados de agentes antimicrobianos autorizados para uso veterinário na UE. Dependendo do modelo de autorização, listas de VMPs autorizados na UE podem ser encontrados no *site* da EMEA (11) para autorizações de comercialização centralizadas, no *site* da Member States' Heads of Agencies (35) ou nos *sites* de agências nacionais, que podem ser acessados através da EMEA ou da Heads of Agencies.

A Tabela 5.5 resume os usos aprovados das classes de antimicrobianos utilizados nas principais espécies produtoras de alimentos na Austrália, na UE, no Japão e nos Estados Unidos. A Tabela 5.6 resume os usos aprovados e as vias de administração das classes de antimicrobianos que são usados nos principais animais de companhia na Austrália, na UE, no Japão e nos Estados Unidos. Apesar de os cavalos estarem listados nessa tabela, eles são tratados como animais de produção na UE e no Japão.

## 5.6 CONTROLE DE UTILIZAÇÃO E USO SEM PRESCRIÇÃO

O controle do uso de VMPs, incluindo antimicrobianos, costuma ser regido pelas instruções de uso fornecidas no rótulo. O uso de agentes antimicro-

**Tabela 5.5** Antimicrobianos usados para fins terapêuticos, profiláticos ou promoção de crescimento em animais produtores de alimentos

| Classe de antimicrobiano | Espécie animal | Uso aprovado | | |
|---|---|---|---|---|
| | | Terapia[a] | Profilaxia[b] | Promoção de crescimento[c] |
| Tetraciclinas | Bovinos | AU, UE, J, EUA | AU, EUA | J, EUA |
| | Suínos | AU, UE, J, EUA | AU, EUA | J, EUA |
| | Ovinos | AU, UE, EUA | EUA | EUA |
| | Aves | AU, UE, J, EUA | AU, EUA | J, EUA |
| | Peixes | UE, J, EUA | | |
| Polipeptídeos | Bovinos | AU, UE, J | EUA | J |
| | Suínos | UE, J | EUA | J |
| | Ovinos | AU, UE | | |
| | Aves | AU, UE, EUA | AU, EUA | AU, J, EUA |
| β-lactâmicos | Bovinos | AU, UE, J, EUA | J, EUA | EUA |
| | Suínos | AU, UE, J, EUA | EUA | EUA |
| | Ovinos | AU, UE, EUA | EUA | EUA |
| | Aves | AU, UE, J, EUA | EUA | EUA |
| | Peixes | UE, J, EUA | | |
| Macrolídeos | Bovinos | AU, UE, J, EUA | AU, EUA | EUA |
| | Suínos | AU, UE, J, EUA | AU, EUA | AU, J, EUA |
| | Ovinos | AU, UE, EUA | | EUA |
| | Aves | AU, UE, J, EUA | AU, EUA | EUA |
| | Peixes | J, EUA | | |
| Estreptograminas | Bovinos | | AU, EUA | EUA |
| | Suínos | | EUA | J, EUA |
| | Ovinos | | AU, EUA | EUA |
| | Aves | | AU, EUA | J, EUA |
| Trimetoprima/sulfonamidas | Bovinos | AU, UE, J | | |
| | Suínos | AU, UE, J | | |
| | Ovinos | AU, UE | | |
| | Aves | AU, UE, J | J | |
| | Peixes | UE, J | | |
| Aminoglicosídeos | Bovinos | AU, UE, J, EUA | AU, J, EUA | |
| | Suínos | AU, UE, J, EUA | EUA | AU, J, EUA |
| | Ovinos | AU, UE, EUA | EUA | EUA |
| | Aves | AU, UE, J, EUA | AU, EUA | |
| Lincosamidas | Bovinos | UE, EUA | | |
| | Suínos | AU, UE, J, EUA | EUA | AU, EUA |
| | Ovinos | UE | | |
| | Aves | AU, UE, J | EUA | EUA |
| | Peixes | J | | |
| Ácidos carboxílico piridona[d] | Bovinos | UE, J, EUA | | |
| | Suínos | UE, J | J | |
| | Aves | UE, J | | |
| | Peixes | UE, J | | |

AU= Austrália; UE= União Europeia (produto medicinal veterinário autorizado em, no mínimo, um estado membro da UE); J= Japão; EUA= Estados Unidos.

[a]Para controle e tratamento de doenças.

[b]Para prevenção de doenças; sem informações fornecidas pela UE.

[c]Para promoção de crescimento e aumento da eficiência alimentar; não há uso de antimicrobianos como promotores de crescimento na UE.

[d]Quinolonas ou fluoroquinolonas.

**Tabela 5.6** Antimicrobianos usados para fins terapêuticos ou profiláticos em animais de companhia

| Classe de antimicrobiano | Espécie animal | Uso aprovado | |
|---|---|---|---|
| | | Terapia[a] | Profilaxia[b] |
| Tetraciclinas | Cães | AU, UE, J, EUA | J, EUA |
| | Gatos | AU, UE, EUA | J, EUA |
| | Equinos | UE, EUA | |
| Polipeptídeos | Cães | AU, UE, EUA | |
| | Gatos | AU, UE, EUA | |
| | Equinos | | |
| β-lactâmicos | Cães | AU, UE, J, EUA | J, EUA |
| | Gatos | AU, UE, J, EUA | J, EUA |
| | Equinos | UE, J, EUA | EUA |
| Macrolídeos | Cães | AU, UE, J, EUA | J |
| | Gatos | AU, UE, J, EUA | J |
| | Equinos | UE, J | |
| Estreptograminas | Cães | | |
| | Gatos | | |
| | Equinos | | AU |
| Trimetoprima/sulfonamidas | Cães | AU, UE, J, EUA | J, EUA |
| | Gatos | AU, UE, J, EUA | J, EUA |
| | Equinos | UE, J, EUA | |
| Aminoglicosídeos | Cães | AU, UE, J, EUA | J |
| | Gatos | AU, UE, J, EUA | AU |
| | Equinos | AU, UE, J, EUA | |
| Lincosamidas | Cães | AU, UE, J, EUA | J |
| | Gatos | AU, UE, J, EUA | J |
| | Equinos | | |
| Ácidos carboxílico piridona[c] | Cães | UE, J, EUA | |
| | Gatos | UE, J, EUA | |

AU = Austrália; UE = União Europeia (produto medicinal veterinário autorizado em, no mínimo, um estado membro da UE);
J = Japão; EUA = Estados Unidos.
[a]Para controle e tratamento de doenças.
[b]Para prevenção de doenças; sem informações fornecidas pela UE.
[c]Quinolonas ou fluoroquinolonas.

bianos sem prescrição (*off-label*) ou para uso não especificado na bula (*extra-label*) é definido como o uso do produto de qualquer forma não especificada no rótulo. Isso inclui o uso em espécies diferentes, para uma indicação diferente ou em uma dosagem diferente da descrita no rótulo.

### 5.6.1 Austrália

A responsabilidade do controle de uso, incluindo o uso *off-label* de químicos agrícolas e veterinários, é do State and Territory Governments. Este é apoiado pela legislação adotada por cada um dos estados e territórios (exceto o Australian Capital Territory). Um resumo do controle de princípios de uso para medicamentos veterinários é fornecido a seguir. No entanto, essa informação não deve ser usada para explicar todas as situações que podem ser encontradas nos controles de uso (Quadro 5.1).

A legislação para cada estado do território difere em graus variáveis e, portanto, deve ser consultada para obter detalhes específicos.

Na prática, muitas vezes, surgem situações nas quais químicos são necessários para um uso não especificado no rótulo. A APVMA tem um

**Quadro 5.1**  Resumo do controle de uso de medicamentos veterinários na Austrália

- Veterinários não podem utilizar produtos não registrados, exceto com permissão da APVMA.
- O uso de produtos registrados deve cumprir as instruções para uso fornecidas nas instruções do rótulo da caixa/produto.
- Profissionais sem formação veterinária devem cumprir as orientações prescritas por um veterinário. Além disso, o animal deve estar sob os cuidados de um veterinário.
- É permitido que veterinários forneçam orientações para uso *off-label* em certas condições:
  - Produtos registrados para uso em uma espécie produtora de alimento principal podem ser utilizados em outra espécie produtora de alimentos.
  - O uso *off-label* é permitido em espécies produtoras de alimento de menor importância. Nota: não há restrições em New South Wales e Victoria, mas algumas restrições se aplicam em outras jurisdições.
- Para as principais espécies produtoras de alimento, o uso de um medicamento veterinário contrário às instruções do rótulo ou o uso de um produto não registrado necessita de receita do veterinário. O estoque veterinário e registros dos tratamentos devem ser mantidos. Animais tratados devem ser identificados até o momento do abate, e períodos de segurança também devem ser adotados. Veterinários e fazendeiros serão responsabilizados pelo descumprimento de qualquer uma dessas exigências.
- Restrições de rotulagem (*do not statements*) devem ser cumpridas. Em alguns casos, o tratamento de um único animal de forma contrária às orientações de rotulagem é permitido, por exemplo, se o animal não é abatido.
- No caso de animais de companhia (espécies não produtoras de alimento), o uso *off-label* costuma ser permitido. Entretanto, prescrições são necessárias. A exceção é New South Wales, que exige que produtos registrados sejam utilizados de acordo com as orientações de rótulo.
- O uso de produtos registrados em animais de companhia é permitido se não descumprir qualquer outra legislação, por exemplo, por crueldade.
- Jurisdições, até onde possível, têm restrições aceitas nacionalmente para o uso de medicamentos veterinários. Cada jurisdição também tem o poder para maiores restrições, por exemplo, "produtos químicos restritos".
- Medicamentos farmacêuticos podem ser utilizados desde que suas utilizações não infrinjam qualquer restrição.

regime de licenciamento em vigor que permite o uso legal de químicos em formas diferentes das prescritas no rótulo do produto. Estas são chamadas permissões *off-label*. Em geral, permissões desse tipo podem ser vistas como adicionais, ou como um adendo às instruções de uso presentes em um rótulo aprovado. A APVMA somente irá considerar conceder permissão para indicações não aprovadas para um uso que contradiz as instruções do rótulo se um caso relevante for apresentado. Permissões somente podem ser emitidas em resposta a um pedido para um uso secundário, emergencial ou para fins de pesquisa.

### 5.6.2 União Europeia

O controle do uso apropriado de medicamentos veterinários de acordo com as condições de au-

torização de comércio é feito pelas autoridades competentes dos estados membros. Na UE, qualquer VMP só pode ser usado em conformidade com as condições da autorização de comércio especificadas no SPC e no rótulo. Uma prescrição veterinária é exigida para VMPs contendo antimicrobianos destinados a animais de produção. O excepcional uso *off-label* de medicamentos autorizados é permitido sob condições especificadas, descritas na Diretriz 2001/82/EC como emenda, que são referidas como "cascata". Estados membros da UE são obrigados a aceitar que, se não houver nenhum VMP autorizado em um estado membro para uma condição específica, o veterinário responsável pode, sob sua responsabilidade, e, em particular, para evitar sofrimento excessivo, tratar o animal afetado com um produto autorizado no estado membro indicado para outra espécie animal ou para outra condição. Se não houver tal produto autorizado, um produto medicinal autorizado para uso humano no estado membro, ou um VMP autorizado em outro estado membro para uso na mesma espécie, ou em outra espécie para a condição em questão ou para outra condição, pode ser usado. Se, entretanto, não houver tal produto, um VMP preparado de forma improvisada por uma pessoa que tenha autorização legal, seguindo uma prescrição veterinária, pode ser usado.

Para animais produtores de alimentos, essas prescrições se aplicam apenas em uma propriedade particular; a substância farmacologicamente ativa no produto medicinal deve estar listada nos Anexos I, II ou III para o Regulamento 2.377/90, e o veterinário deverá especificar um período de carência apropriado, que deve ser pelo menos de sete dias para ovos, de sete dias para leite, de 28 dias para carne de frango e mamíferos, incluindo gordura e miudezas, e de 500 *degree-days* (medida de aquecimento ou resfriamento) para carne de peixe.

### 5.6.3 Japão

No Japão, nenhuma pessoa deve fornecer agentes antimicrobianos não aprovados para animais de rebanho (bovinos, suínos ou outros animais considerados pelo MAFF Ministerial Ordinance como alimentos). Essa cláusula não se aplica quando os agentes antimicrobianos são destinados ao uso em pesquisa e desenvolvimento, ou em um caso em que está especificado pelo MAFF Ministerial Ordinance. Um desses casos é o uso *off-label* de VMPs antimicrobianos sob a direção de um veterinário, que deverá ser responsável por estabelecer um período de proibição para prevenir resíduos acima do MRL em produtos de animais, conforme estabelecido pela Food Sanitation Law do MHLW (36).

Uma vez que a maioria dos VMPs antimicrobianos (exceto aqueles para uso externo e aqueles para aquicultura) tenha sido aprovada como drogas que exigem orientação ou prescrição de um veterinário, eles não podem ser usados sem diagnóstico e instrução desse profissional. Os VMPs para a aquicultura são usados sob orientação técnica de Prefectural Fisheries Experimental Stations, etc. A distribuição e o uso desses agentes, incluindo antimicrobianos veterinários, costumam ser inspecionados por autoridades regulamentadoras (MAFF e legislações locais), para promover seu uso apropriado.

A quantidade de vendas de VMPs antimicrobianos para cães e gatos foi de 3,3 toneladas (0,3%) em 2001. Entretanto, pouco se sabe sobre o uso *off-label* de agentes antimicrobianos (sobretudo para humanos) para animais de companhia, incluindo cães e gatos. Equinos não são considerados animais de companhia no Japão. Como poucos VMPs são aprovados para animais de companhia que não sejam cães e gatos, antimicrobianos são usados *off-label* para tratar doenças bacterianas em outros animais de companhia.

### 5.6.4 Estados Unidos

A escolha de um produto alternativo ou de um regime terapêutico deverá ser baseada, sempre que possível, nos resultados de informações demonstrando eficácia para a condição e segu-

---

**Quadro 5.2** Segundo restrições e condições do uso de drogas *off-label* nos Estados Unidos

---

- Para animais de produção, tal uso não é permitido se existir uma droga rotulada para a espécie animal contendo o ingrediente necessário, estiver na dosagem apropriada, ser rotulada para a indicação e ter eficácia clínica.

- O uso *off-label* é permitido apenas para fins terapêuticos quando a saúde de um animal está comprometida ou ameaçada. O uso *extra-label* não é permitido para drogas que incrementam a produção (p. ex., promoção de crescimento).

- O uso *off-label* não é permitido se resultar em resíduos alimentares violatórios, ou qualquer resíduo que apresente risco à saúde pública.

- O uso de droga *off-label* necessita períodos de carência baseados em informações científicas para garantir a segurança alimentar.

**Quadro 5.3** Condições para a existência de uma relação veterinário--cliente-paciente

- O veterinário assume a responsabilidade de fazer julgamentos clínicos a respeito da saúde do animal e a necessidade do tratamento médico, e o cliente concorda em seguir tais instruções.
- O veterinário tem conhecimento suficiente do animal para iniciar, no mínimo, um diagnóstico da condição médica do animal. Isso significa que o veterinário fez uma recente visita e está familiarizado com a manutenção e o cuidado do animal em virtude de um exame ou por medicação apropriada e visitas frequentes ao local onde o animal está sendo mantido.
- O veterinário está disponível para continuar as avaliações ou providenciou cobertura emergencial, no caso de reações adversas ou falha no regime de tratamento.

rança para a espécie em questão. Nos Estados Unidos, supervisão veterinária é exigida para o uso de antimicrobianos *off-label* (Quadro 5.2). Essa instrução só pode ter lugar em um contexto de uma relação veterinário-cliente paciente (*veterinarian-client-patient relationship*; VCPR) (Quadro 5.3).

## 5.7 FARMACOVIGILÂNCIA, ORIENTAÇÕES DE USO PRUDENTE E CÓDIGOS DE PRÁTICAS

A VICH está desenvolvendo orientações para a farmacovigilância de VMPs (10). O Codex Alimentarius Committee on Residues of Veterinary Drugs in Food desenvolveu um Código de Práticas para Minimizar e Conter a Resistência Antimicrobiana, o qual foi adotado pela Codex Alimentarius Commission em julho de 2005 (18). Orientações para o uso responsável e prudente de agentes antimicrobianos na medicina veterinária têm sido desenvolvidas pela OIE (17). Orientações nacionais estão descritas nas seções seguintes.

### 5.7.1 Austrália

A APVMA visa identificar e tomar atitude imediata sobre as experiências adversas através do Adverse Experience Reporting Program para medicina veterinária (AERP Vet). Essa é uma iniciativa de garantia de qualidade estabelecida para facilitar a gestão responsável de produtos químicos veterinários durante todo o seu ciclo de vida. Relatórios recebidos pela APVMA são avaliados para determinar se a experiência adversa está relacionada com a formulação do produto, com o processo de manufatura, com as práticas de uso ou com a rotulagem do produto. A APVMA publica um relatório anual resumindo todas as experiências adversas, incluindo os resultados das investigações e o curso das medidas tomadas. Os relatórios estão disponíveis no *site* da instituição (37). A importância das orientações de uso prudente e dos códigos de práticas foi identificada nas Recomendações 15-17 do JETACAR (19). A responsabilidade de desenvolvê-las e apoiá-las está dividida entre associações de veterinários, sociedades instruídas, organizações profissionais, organizações de produtores, companhias farmacêuticas, conselhos de registro de veterinários e os governos federal e estadual.

A Australian Veterinary Poultry Association publicou um código de práticas para o uso de agentes antimicrobianos na indústria avícola em 2001. O código de prática é apoiado pela Australian Chicken Meat Federation e pela Australian Egg Industry Association (37). A Australian Veterinary Association (AVA) desenvolveu e publicou Policies on the Use of Veterinary Medicines, que incluem Guidelines for Prescribing and Dispensing in Veterinary Medicine e o Code of Practice for the Use of Antimicrobial Drugs in Veterinary Practice. A política abrange intervenção profissional, cuidados veterinários e medicações Prescription Animal Remedy (PAR). A AVA publicou outros códigos e orientações relevantes na Seção 2 do seu Policy Compendium (38). Em 2003, a Australian Pork Limited publicou uma série de seis notas técnicas para produtores de suínos australianos, para fornecer orientações nas práticas e nos regimes de gestão que podem ser usados para reduzir o risco de aumento de bactérias resistentes a antimicrobianos em suínos (39).

### 5.7.2 União Europeia

A vigilância de VMPs sob o sistema de "farma-covigilância" da UE coleta reações adversas suspeitas em animais e humanos relacionadas ao uso desses agentes em condições normais, mas também leva em consideração outras informações relevantes disponíveis, decorrentes da utilização do produto, que podem ter um impacto no equilíbrio risco-benefício do produto, como, por exemplo, informações relacionadas à falta da eficácia esperada. Isso tem particular importância em relação à detecção de potencial desenvolvimento de resistência antimicrobiana, uso sem prescrição, investigações sobre a validade do período de carência e potenciais problemas ambientais decorrentes do uso do produto, que podem ter um impacto no equilíbrio risco-benefício do produto.

Os detentores de autorizações de comercialização são obrigados a coletar e avaliar todas as reações adversas suspeitas relatadas para os seus VMPs e submetê-las à autoridade competente para o produto de interesse, isto é, tanto uma autoridade dos estados membros quanto da EMEA, dependendo do processo de autorização de comercialização.

Todos os dados de farmacovigilância devem ser relatados e disponibilizados em meio eletrônico, e uma base de dados foi estabelecida pela EMEA em cooperação com os estados membros que garante que uma informação abrangente e segura esteja disponível para a EMEA e para todos os estados membros, com o objetivo de garantir decisões apropriadas e padronizadas para todos os produtos autorizados na UE. Com base na avaliação de dados de farmacovigilância e considerando o equilíbrio risco-benefício de um produto, as condições de autorização de comercialização podem ser alteradas ou a autorização pode ser suspensa ou revogada.

A estratégia do CVMP para agentes antimicrobianos em 2006-2010 (24) está focada nas instruções de uso prudente, as quais são consideradas uma maneira eficiente para controlar o desenvolvimento de resistência por meio da autorização de medicamentos veterinários. A Federation of Veterinarians in Europe (FVE), junto com suas 38 federações nacionais de cirurgiões veterinários na Europa e quatro associações especializadas europeias,

publicou um folheto sobre resistência antimicrobiana incluindo orientações sobre o uso prudente de antibióticos (40).

Iniciativas também existem em âmbito nacional, com o objetivo de maximizar a comunicação relativa à utilização prudente. Como exemplo, a Responsible Use of Medicines in Agriculture Alliance (RUMA), que é dedicada a promover os padrões de segurança alimentar, saúde e bem-estar animal em propriedades pecuárias britânicas, publicou orientações para o "Uso Responsável de Antimicrobianos" nas principais espécies de produção, incluindo bovinos de corte e leite, ovinos, suínos e aves (41).

### 5.7.3 Japão

Apesar de ainda não existirem orientações para o uso prudente no Japão, o MAFF aceita as orientações para o uso responsável e prudente de agentes antimicrobianos em medicina veterinária desenvolvido pela OIE (17) e um código de práticas para minimizar e conter a resistência antimicrobiana desenvolvido pela Codex Alimentarius Commission (18).

O MAFF introduziu a versão das orientações da OIE traduzida para o japonês (42). A política de gestão de risco do MAFF é bem próxima dessas orientações.

### 5.7.4 Estados Unidos

Os Estados Unidos exigem relatórios de farmacovigilância de todos os VMPs comercializados. A American Veterinary Medical Association (AVMA) liderou o esforço para desenvolver orientações para uso terapêutico criterioso de antimicrobianos para vários animais, incluindo espécies aquáticas, gatos, cães, equinos, bovinos de corte, bovinos de leite, aves e suínos (43).

### AGRADECIMENTOS

Japão – o autor agradece o Dr. Tetsuo Asai por seu considerável apoio e conselhos valiosos.

Austrália – o autor agradece a Ms Robyn Leader por seu suporte, conselho e revisão do texto australiano.

## REFERÊNCIAS

1. Australian Pesticides and Veterinary Medicines Authority (APVMA). *Manual of Requirements and Guidelines (MORAG)*. Disponível em: http://www.apvma.gov.au/MORAG_vet/MORAG_vet_home.shtml

2. Australian Pesticides and Veterinary Medicines Authority (APVMA). Part 10, Special Data: Antibiotic Resistance. Disponível em: http://www.apvma.gov.au/MORAG_vet/vol_3/part_10_antibiotic_resistance.pdf

3. European Parliament and Council (2001). Directive 2001/82/EC of the European Parliament and the Council of 6 November 2001. *Off. J. Eur. Comm.* L311: 28.11.2004, pp. 01–66, as amended by Directive 2004/28/EC of the European Parliament and the Council of the 31 March 2004 amending Directive 2001/82/EC on the Community code relating to veterinary medical products. *Off. J. Eur. Comm.* L136: 30.04.2004, 58–84. Disponível em: http://ec.europa.eu/enterprise/pharmaceuticals/eudralex/homev5.htm

4. European Parliament and Council (2004). Regulation (EC) No 726/2004 of the European Parliament and of the Council of 31 March 2004 laying down Community procedures for the authorisation and supervision of medicinal products for human and veterinary use and establishing a European Medicines Agency. *Off. J. Eur. Comm.* L136: 30.4.2004, 1–33. Disponível em: http://ec.europa.eu/enterprise/pharmaceuticals/eudralex/homev5.htm

5. European Parliament and Council (2003). Regulation (EC) No 1831/2003 of the European Parliament and of the Council of 22 September 2003 on additives for use in animal nutrition. *Off. J. Eur. Comm.* L268: 18.10.2003, 29–43. Disponível em: http://eur-lex.europa.eu/LexUriServ.do?uri=CELEX:32003R1831:EN:NOT

6. The Government of Japan. The Pharmaceutical Law. (Law No.145 of 1960).

7. The Government of Japan. The Law Concerning Safety Assurance and Quality Improvement of Feed. (Law No.35 of 1953). Disponível em: http://www.famic.go.jp/ffis/feed/obj/sianhou_eng.pdf

8. Food and Agricultural Materials Inspection Center (FAMIC). List of Feed Additives. Disponível em: http://www.famic.go.jp/ffis/feed/sub3_feedadditives_en.html

9. U.S. Food and Drug Administration. Disponível em: www.fda.gov/cvm. Last accessed: November 23, 2007.

10. VICH. VICH Guidelines. Cooperation on Harmonisation of Technical Requirements for Registration of Veterinary Medicinal Products. Disponível em: http://www.vichsec.org/index.htm. Last accessed November 23, 2007.

11. EMEA. Veterinary Medicinal Products. European Medicines Agency, London. Disponível em: http://www.emea.europa.eu/index/indexv1.htm; http://www.emea.europa.eu/htms/vet/vetguidelines/background.htm

12. U.S. Food and Drug Administration, Center for Veterinary Medicine. Information and requirements for review and approval. Disponível em: www.fda.gov/cvm/nadaappr.htm. Último acesso em 23 novembro 2007.

13. EMEA (2002). *Guideline for the demonstration of efficacy for veterinary medicinal use containing antimicrobials.* EMEA/CVMP/ 627/01. European Medicines Agency, London. Disponível em: http://www.emea.europa.eu/pdfs/vet/ewp/062701en.pdf

14. EMEA (1999). *Guidelines for the conduct of efficacy studies for intramammary products for use in cattle.* EMEA/CVMP/ 344/99. European Medicines Agency, London. Disponível em: http://www.emea.europa.eu/pdfs/vet/ewp/034499en.pdf

15. European Council (1990). Council Regulation (EEC) No 2377/90 of 26 June 1990 laying down a Community procedure for the establishment of maximum residue limits for veterinary medicinal products in foodstuffs of animal origin. *Off. J. Eur. Comm.* L224: 18.8.90, 1–8. Disponível em: http://ec.europa.eu/enterprise/pharmaceuticals/mrl/conspdf/01990r237720050711--en.pdf

16. Friedlander, L.G., Brynes, S.D., Fernandez, A.H. (1999). In chemical food borne hazards and their control. *Vet. Clin. North. Am. Food. Anim. Pract.* 15: 1–11.

17. OIE (2006). *Terrestrial animal health code.* World Organisation for Animal Health, Paris. Disponível em: http://www.oie.int/eng/normes/mcode/en_chapitre_3.9.3.htm

18. Codex Alimentarius Commission (2006). ALINORM 05/28/31, Appendix VIII. Disponível em: http://www.codexalimentarius.net/web/index_en.jsp. Último acesso em 23 novembro 2007.

19. Joint Expert Technical Advisory Committee on Antibiotic Resistance (JETACAR) (1999). *The use of antibiotics in food-producing animals: antibiotic-resistant bacteria in animals and humans.* Commonwealth Departments of Health and Aged Care, and Agriculture, Fisheries and Forestry, Canberra Australia. Disponível em: http://www.health.gov.au/internet/wcms/publishing.nsf/content/health-pubsjetacar-cnt.htm/$FILE/jetacar.pdf

20. The Commonwealth Government Response to the Report of the Joint Expert Technical Advisory Committee on Antibiotic Resistance (JETACAR) (2000). Commonwealth Departments of Health and Aged Care, and Agriculture, Fisheries and Forestry, Canberra Australia. Disponível em: http://www.health.gov.au/internet/wcms.publishing.nsf/content/

21. Australian Government National Health and Medical Research Council. Disponível em: http://www.nhmrc.gov.au/about/committees/expert/eagar/_files/antirate.pdf

22. EMEA (2007). *Revised guideline on the SPC for antimicrobial products.* EMEA/CVMP/SAGAM/38344/2005. European Medicines Agency, London. Disponível em: http://www.emea.europa.eu/pdfs/vet/sagam/3834410.enfin.pdf

23. EMEA (2007). *Public statement on the use of (Fluoro) quinolones in food-producing animals in the European Union: development of resistance and impact on the human and animal health.* EMEA/CVMP/SAGAM/184651/2005. European Medicines Agency, London. Disponível em: http://www.emea.europa.eu/pdfs/vet/srwp/18465106en.pdf

24. EMEA (2006). *CVMP strategy on antimicrobials for 2006–2010 and status report on activities on antimicrobials.* EMEA/CVMP/353297/2005. European Medicines Agency, London. Disponível em: http://www.emea.europa.eu/pdfs/vet/swp/35329705.pdf

25. The Government of Japan. The Food Safety Basic Law. (Law No. 48 of 2003). Disponível em: http://www.fsc.go.jp/ sonota/fsb_law1807.pdf

26. U.S. Food and Drug Administration, Center for Veterinary Medicine. (2003). Guidance for Industry #152: Evaluating the safety of antimicrobial new animal drugs with regard to their microbiological effects on bacteria of human health concern. Disponível em: www.fda.gov/cvm/Guidance/fguide152.DOC.

27. Australian Pesticides and Veterinary Medicines Authority (APVMA). Disponível em: http://www.apvma.gov.au/registration/downloads/antibiotics_1999_2002.pdf

28. EMEA (1999). *Antibiotic resistance in the European Union associated with therapeutic use of veterinary medicines: report and qualitative risk assessment by the Committee for Veterinary Medicinal Products.* EMEA/CVMP/342/99. European Medicines Agency, London. Disponível em: http:// www.emea.europa.eu/pdfs/vet/regaffair/034299en.pdf

29. European Parliament and Council (2003). Directive 2003/99/EC of the European Parliament and of the Council, of 17 November 2003 on the monitoring of oonoses and zoonotic agents, amending Council Decision 90/424/EEC and repealing Council Directive 92/117/EEC. *Off. J. Eur. Comm.* L325: 12.12.2003, 31–40. Disponível em: http://eur_lex.europa.eu/LexWriServ. do?uri=CELEX:32003L0099:EN:NOT

30. EFSA (2006). *The community summary reports on trends and sources of zoonoses, zoonotic agents and antimicrobial resistance in the European Union in 2004 and 2005.* European Food Safety Authority, Parma. Disponível em: http://www.efsa.europa.eu/en/science/monitoring_ zoonoses/reports.html

31. The National Veterinary Assay Laboratory, MAFF (NVAL). Disponível em: http://www.nval.go.jp/taisei/etaisei/JVARM (text%20and%20Fig)%Final.htm

32. Institute of Medicine, Committee on Human Health Risk Assessment of Using Subtherapeutic Antibiotics in Animal Feeds (1989). *Human health risks with the subtherapeutic use of penicillin or tetracyclines in animal feed.* National Academy Press, Washington, DC.

33. National Antimicrobial Resistance Monitoring System. Disponível em: http://fda.gov/cvm/narms_pg.html

34. Australian Pesticides and Veterinary Medicines Authority (APVMA). Disponível em: http://services.apvma.gov.au/PubcrisWebClient/welcome.do

35. The Heads of Medicines Agencies website. Disponível em: http://www.hma.eu/

36. The Government of Japan. The Food Sanitation Law. (Law No.233 of 1947). Disponível em: http://www.jetro.go.jp/en/market/regulations/pdf/food-e.pdf

37. Australian Chicken Meat Federation and the Australian Egg Industry Association. Disponível em: http://www.jcu.edu.au/school/bms/avpa/code_of_prac_jul_2001.pdf

38. Australian Veterinary Association (AVA). Use of antimicrobial drugs in veterinary practice, 1999; Safe use of veterinary medicines on farms, 1997; Code of practice for the use of prescription animal remedies (schedule 4 substances) in the pig industry, 1997; and Code of practice for the use of prescription animal remedies (schedule 4 substances) in the poultry industry, 2001). Disponível em: http://www.ava.com.au

39. Australian Pork Limited Technical Notes. Disponível em: http://www.australianpork.com.au/index.cfm?menuid=D912DD189027–E5331–F749D-F794A6BC9E

40. FVE Antibiotic Resistance and Prudent Use of Antibiotics in Veterinary Medicine. Federation of Veterinarians in Europe, Brussels. Disponível em: http://fve.org/papers/pdf/vetmed/position_papers/antibioen.pdf

41. RUMA (2004). *Guidelines for the 'Responsible Use of Antimicrobials' in poultry, pigs, cattle, sheep and fish.* Responsible Use of Medicines in Agriculture Alliance, Welwyn, UK. Disponível em: http://www.ruma.org.uk/

42. NVAL. Disponível em: http://www.nval.go.jp/taisei/oie/ OIEguide2.htm

43. The American Veterinary Medical Association (AVMA) guidelines. Disponível em: www.avma.org/reference/defalut.asp

CAPÍTULO
# 6
# Estratégias para Minimizar o Impacto do Tratamento Antimicrobiano sobre a Seleção de Bactérias Resistentes

*Peter Lees, Ove Svendsen e Camilla Wiuff*

O sucesso (ou insucesso) da profilaxia antimicrobiana, da metafilaxia ou da terapia depende dos critérios de avaliação utilizados e dos objetivos finais adotados. Sucesso total ou fracasso absoluto, com um espectro de possibilidades entre esses dois extremos, pode ser avaliado utilizando um ou mais de três critérios: sinais clínicos, resultado bacteriológico e emergência de resistência. Em muitos casos, a cura clínica não garante a cura bacteriológica. Por exemplo, em uma infecção "maciça", o número de unidades formadoras de colônias (UFCs) no local da infecção pode ser tão elevado como $10^9$ UFC/ml. Se o efeito combinado de uma droga antimicrobiana e defesas imunológicas reduz esta a $10^2$ UFC/ml; a queda é enorme em termos absolutos e percentuais. A resposta clínica pode ser excelente, mas nem todos os organismos foram destruídos. Assim, um pequeno número de organismos pode permanecer, em número insuficiente para persistirem os sinais clínicos, entretanto, criando a possibilidade de ressurgimento da infecção, em uma fase posterior, e/ou transferência de microrganismos para humanos e outros animais. Em caso de cura clínica sem a erradicação do microrganismo, o animal doente, obviamente, sente-se melhor (curado, de fato), mas o resultado é inferior ao ideal. Portanto, do ponto de vista da avaliação da eficácia, o padrão-ouro deve ser a cura bacteriológica no local da infecção.

Quando existe uma *verdadeira* cura bacteriológica, todos os organismos são mortos e, portanto, a resistência não surge (ou pelo menos não agora na população de patógenos erradicados); logo, não pode se propagar. Contudo, duas ressalvas devem ser feitas aqui. Primeiro, a aparente cura bacteriológica, ainda que a redução do número de organismos seja abaixo de níveis detectáveis, pode envolver a persistência de uma população pequena, e esses organismos podem ter reduzido a suscetibilidade a antimicrobianos. Alguns estudos recentes indicam que a evasão de resistência pode, por vezes, exigir administração de doses elevadas de um medicamento antimicrobiano, assim como criar problemas de toxicidade ao hospedeiro ou tornar a terapêutica com essa droga impraticável sob uma perspectiva econômica (Figura 6.1). Em segundo lugar, mesmo partindo do princípio de terapia bem-sucedida (com ambas as curas, clínica e bacteriológica), a resistência pode ter surgido em organismos comensais, e os elementos genéticos responsáveis podem então propagar-se por meio da transferência horizontal para bactérias patógenas.

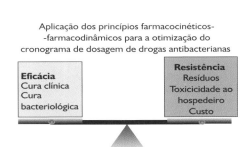

**Figura 6.1** Equilíbrio de fatores na seleção da dosagem antimicrobiana.

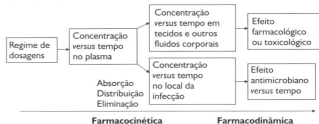

**Figura 6.2** Considerações farmacocinéticas e farmacodinâmicas em relação aos regimes posológicos.

É amplamente aceito que a resistência antimicrobiana surge de acordo com o clássico princípio darwiniano de pressão seletiva, em que agentes antimicrobianos inibem os organismos mais sensíveis, com o ressurgimento dos restantes organismos menos suscetíveis, a princípio ocorrendo em números muito pequenos. Os antimicrobianos não criam, mas selecionam para mutantes resistentes e/ou cepas que adquiriram genes de resistência antes ou durante o tratamento. Também é reconhecido que o único fator (mais importante) que leva a seleção para a resistência antimicrobiana é a exposição a concentrações insuficientes da droga no local da infecção. Em termos gerais, o sucesso ou o fracasso da terapia antimicrobiana depende de dois fatores: (a) obtenção da penetração do fármaco no local da infecção em uma concentração suficiente (farmacocinética) e (b) a potência e eficácia do medicamento contra microrganismos infectantes no local da infecção (farmacodinâmica) (Figura 6.2). Um terceiro fator, muitas vezes ignorado, mas de grande importância no que diz respeito ao aparecimento de resistência, é a conformidade da administração do medicamento prescrito com a posologia recomendada. O saldo dos muitos fatores (muitas vezes conflitantes) que determinam a posologia é resumido na Figura 6.3.

Os objetivos deste capítulo são rever: (a) os mecanismos pelos quais a resistência surge em ambos os microrganismos, patógenos e comensais; (b) como a resistência pode se disseminar; (c) os fatores farmacológicos (farmacocinéticos e farmacodinâmicos) que determinam o resultado da terapia; e (d) as formas pelas quais os prin-

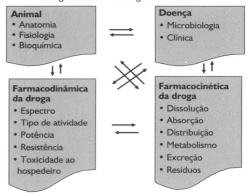

**Figura 6.3** O desenho racional de esquemas de cronograma de dosagem depende de fatores relacionados ao animal, à doença, à farmacocinética e à farmacodinâmica da droga e a potenciais interações complexas entre esses fatores.

cípios e os dados farmacocinéticos e farmacodinâmicos podem ser utilizados para aperfeiçoar o cronograma de dosagem, com especial referência para a meta de minimizar o aparecimento de resistência.

## 6.1 MECANISMOS DE SELEÇÃO PARA RESISTÊNCIA

Mutações e outras alterações genéticas no genoma bacteriano geram a base de resistência antimicrobiana, diminuindo a suscetibilidade da bactéria. A alteração genética no genoma bacteriano pode ocorrer de várias maneiras, incluindo mutação espontânea e aquisição de elementos genéticos móveis, tais como plasmídeos e integrons. Mutações cromossômicas com frequência levam à modificação das moléculas-alvo do antimicrobiano envolvidas em processos vitais da célula bacteriana (Tabela 6.1). Ainda que cromossômicos de origem, muitos desses genes de resistência podem ser integrados em elementos genéticos móveis, tais como integrons e transposons e ser transferidos com facilidade para novos hospedeiros e combinados com outros genes de resistência. Outras alterações genéticas conduzem a degradação enzimática (1) e a absorção reduzida ou efluxo aumentado de antimicrobianos (2, 3).

Durante o crescimento populacional de muitas espécies bacterianas, mutantes resistentes têm surgimento espontâneo, em taxas de $10^6$ a $10^{10}$ por gene por geração. No entanto, muitas vezes, mais de um mecanismo molecular contribui para diminuir a sensibilidade das bactérias. Nesse caso, a frequência resultante de mutantes resistentes será uma função das múltiplas taxas de mutação em todos os diferentes genes que afetam a suscetibilidade a determinada droga (4). O sistema imune do hospedeiro desempenha um papel muito importante em minimizar o aparecimento de resistência bacteriana, reduzindo o tamanho da população, que, por sua vez, diminui a probabilidade de mutação de resistência e inibe o crescimento dos mutantes resistentes (5, 6).

A *pressão seletiva* refere-se às condições ambientais que permitem a organismos com novas mutações ou características recentemente adquiridas sobreviver e multiplicar-se (7). Na natureza, o ambiente dos hospedeiros é muito heterogêneo e contém muitos subambientes (compartimentos), nos quais são exercidas forças seletivas especiais. Ao tratar animais ou humanos com drogas antimicrobianas, gradientes de concentração são criados dentro do corpo. Por meio desses gradientes, os inúmeros subambientes criam compartimentos seletivos em que bactérias encontram forças seletivas particulares (8). A seleção de uma população bacteriana resistente em determinado compartimento depende de vários fatores: (i) o tipo e a concentração do medicamento, (ii) o período de tempo pelo qual o organismo é exposto a forças seletivas da droga, (iii) as espécies e o tamanho da população dos microrganismos presentes no local da infecção, e (iv) a composição geral do ambiente (9). Durante a terapia antimicrobiana, novos gradientes da droga são constantemente criados no interior do corpo do hospedeiro tratado, devido a distribuição, eliminação, metabolismo e inativação da droga, e isso é seguido pela criação de novos compartimentos seletivos.

A flora normal, em particular aqueles organismos que possuem enzimas inativadoras de antimicrobianos, também contribui para a formação do gradiente (5).

A seleção de resistência é mais intensa em faixas estreitas de concentração, referidas como *janelas seletivas*, em que o antimicrobiano inibe o crescimento de uma (ou mais) subpopulação, enquanto ela não tem efeito antimicrobiano sobre outras subpopulações (Figura 6.4). Isso em geral ocorre em concentrações superiores à concentração inibitória mínima (CIM), das cepas mais suscetíveis (subpopulações) e abaixo da CIM das variantes mais resistentes. A pressão seletiva favorece o crescimento de uma população em detrimento de outra, com base em diferenças muito pequenas, quase indetectáveis, entre as CIMs dessas populações (10). A exposição repetida a concentrações seletivas da droga pode, de forma gradual, alargar a janela seletiva, enriquecendo a subpopulação menos suscetível (10, 11); com isso, concentrações cada vez mais elevadas de drogas são necessárias para a cura bacteriológica. A evolução progressiva para níveis mais elevados de resistência pode ocorrer em um único hospedeiro ou em diferentes hospedeiros e ambientes. A exposição, sobretudo quando repetida, a concentrações subótimas da droga é o fator mais importante no surgimento da resistência posterior à propagação (12). Como a exposição é relacionada à dose, existe uma ligação direta entre a dose administrada e o desenvolvimento da resistência. Esses princípios fundamentais são aplicáveis aos comensais e aos organismos patógenos, de forma que, mesmo com a devida exposição de patógenos, os comensais podem ser subexpostos. Essa situação pode levar ao desenvolvimento de resistências na flora comensal e à transferência de genes de resistência a agentes patógenos, em uma fase posterior (13).

**Tabela 6.1** Classificação das drogas antimicrobianas de acordo com o mecanismo de ação e como agentes bactericidas ou bacteriostáticos

**Mecanismo de ação**

| | | | | | |
|---|---|---|---|---|---|
| Inibir a síntese da parede celular ou ativar enzimas que destroem a parede celular. | Atua na membrana plasmática celular para modificar a permeabilidade, causando perda de moléculas intracelulares para o ambiente externo. | Inibe a síntese de ácidos nucleicos. | Inibe enzimas envolvidas no metabolismo do DNA, incluindo DNA girase e RNA polimerase dependente de DNA, ou causa a destruição do molde de DNA. | Liga a subunidade 50S ribossomal, causando inibição da síntese de proteínas bacterianas. | Liga a subunidade 30S ribossomal, levando à leitura errônea do RNAm ou inibindo o primeiro passo da síntese proteica. |

**Classes de drogas**

| | | | | | |
|---|---|---|---|---|---|
| Penicilinas Cefalosporinas Bacitracina Glicopeptídeos | Polimixinas | Diaminopirimidinas Sulfonamidas | Fluoroquinolonas Nitrofuranos Nitroimidazóis Rifamicinas | Macrolídeos[a] Triamilídeos[a] Lincosamidas Fenicóis[a] Ácido fusídico | Tetraciclinas Aminociclitóis Aminoglicosídeos |

**Ação bacteriostática ou bactericida**

| | | | | | |
|---|---|---|---|---|---|
| Bactericida | Bactericida | Bacteriostático, mas bactericida quando uma droga de cada grupo é combinada. | Bactericida | Bacteriostático | Bacteriostático (tetraciclinas[a]) ou bactericida (aminoglicosídeos e aminociclitóis). |

[a]Algumas drogas nessas classes são bactericidas contra determinadas espécies.

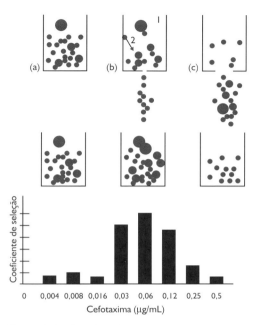

**Figura 6.4** Princípio de concentrações específicas de seleção nas janelas seletivas. As bolas pequenas representam subpopulações sensíveis, e as bolas grandes representam subpopulações intermediárias e resistentes. O tamanho do buraco no fundo representa a concentração do inibidor (o agente antimicrobiano). A primeira linha mostra o efeito dos orifícios de diferentes tamanhos em três compartimentos (tratamento com diferentes concentrações); (a) se o orifício é muito pequeno (baixa concentração do antimicrobiano), nenhuma bola cai (nenhuma bactéria é morta); (b) se o orifício é de dimensão intermediária (concentração intermediária), apenas as bolas pequenas caem (só as subpopulações sensíveis são mortas, e as subpopulações resistentes sobrevivem); (c) e se o orifício é superior ao diâmetro crítico (altas concentrações), todos tipos de bolas caem (ambas as subpopulações, suscetíveis e resistentes, são mortas). A segunda linha mostra o que acontece quando os orifícios são fechados (i.e. o agente antimicrobiano é eliminado), e todas as bolas remanescentes (bactérias) multiplicam-se à mesma taxa; nesse cenário, a maior frequência de bactérias resistentes será encontrada em (b), que corresponde ao compartimento do corpo que está exposto a concentrações seletivas do agente antimicrobiano, a janela seletiva. No diagrama a seguir, o coeficiente de seleção de mutante *in vitro* foi maior em concentrações intermediárias de cefotaxima (0,03-0,121 μg/mL). De Baquero, *Drug Resistance Updates*, 4, 93-105, 2001.

As novas bactérias mutantes resistentes tendem a ter um crescimento mais lento do que os seus antepassados, porque a resistência confere algumas mutações capazes de alterar processos fisiológicos normais, que, por sua vez, podem impor limitações à viabilidade das bactérias (14). No entanto, a adequação às limitações impostas pelas mutações de resistência pode ser superada por mutações compensatórias que ocorrem seja no gene afetado (intragênicas), seja em outros genes (extragênicas) no resto do genoma (15-22), ou por amplificação gênica (cópia dos genes) (23). Vários estudos teóricos e experimentais têm demonstrado que o custo da resistência e o grau de compensação são os principais determinantes da taxa e da extensão de desenvolvimento de resistência tanto sob pressão seletiva como com a redução ou supressão da utilização do agente antimicrobiano (24). Além disso, estudos recentes têm identificado mutantes resistentes sem limitações (ou muito pouca), permitindo-lhes persistir quando o agente antimicrobiano não está mais presente (25-29). Não é apenas a adequação de um patógeno que vai determinar seu destino, sua virulência e transmissibilidade também são essenciais para a sobrevivência e a proliferação de clones resistentes (17, 30).

É importante salientar que, para alguns agentes antimicrobianos (p. ex., quinolonas), a evolução da resistência é um processo progressivo, no qual mudanças na suscetibilidade podem provocar alterações até a obtenção de alto nível de resistência aos medicamentos. Tem sido observado *in vitro* que a exposição a baixas concentrações antimicrobianas seleciona para cepas com uma variedade muito mais ampla de alterações genéticas e bioquímicas de mecanismos de resistência do que a exposição a altas concentrações (5), embora esse fenômeno não se aplique a todas as drogas. Alterações na expressão e mutações nos "genes de expressão basal", proteínas de membrana externa, lipopolissacarídeo, bombas de efluxo, enzimas e outras alterações fisiológicas podem resultar em baixo nível de resistência, constituindo, talvez, o primeiro passo para a condução a um alto nível de resistência. Tais mudanças, que levam a fenótipos multirresistentes, têm demonstrado que precedem e aceleram a evolução de alto nível de resistência a fluoroquinolonas em *Escherichia coli* e *Salmonella* mediadas por mutações-alvo específicas (31-34). Recentemente, novos modos de resistência plasmídeo-mediado em fluoroquinolona foram descritos em isolados clínicos resistentes a múltiplas drogas de *Klebsiella pneumoniae* e *Enterobacteriaceae* conferidos pelos genes *qnr* que codificam proteínas protetoras da girase e agentes antimicrobianos degradantes de enzimas (35-38). Os produtos dos genes *qnr* reduzem a suscetibilidade às quinolonas, mas não conferem resistência clínica.

A progressiva evolução das β-lactamases TEM é outro exemplo de como pequenas mudanças na suscetibilidade pode conduzir, de forma progressiva, a níveis elevados de resistência a um amplo espectro de agentes (39). *Salmonella* e *E. coli* produtoras de β-lactamases de amplo espectro (ESBL) (relacionadas a enzimas tipos CTX-M e SHV) foram recentemente observadas em alimentos e animais produtores de alimentos (40-43), bem como em animais de companhia (44-46). Assim, existe um risco real de que esses mecanismos de resistência antimicrobiana sejam selecionados pela utilização nos animais e, então, transferidos para o homem por consumo de alimentos ou exposição direta aos animais.

Sendo assim, a concentração obtida da droga e a consequente atividade antimicrobiana alcançada no local da infecção são de grande importância, tanto na determinação da eficácia de esquemas terapêuticos quanto em relação ao risco de seleção de patógenos resistentes. A lição recorrente deste capítulo é a de que alcançar e manter concentrações adequadas da droga no local da infecção é essencial tanto para erradicar a população bacteriana infectante como para prevenir o aparecimento de cepas resistentes.

## 6.2 FARMACODINÂMICA DE MEDICAMENTOS ANTIMICROBIANOS

Em perspectiva molecular, agentes antimicrobianos produzem a inibição do crescimento ou matam os microrganismos mediante vários mecanismos. Uma classificação dos principais grupos antimicrobianos baseada na estrutura química é apresentada na Tabela 6.1. Também levando em consideração o mecanismo de ação, os medicamentos antimicrobianos podem ser classificados como bactericidas (matam bactérias) ou bac-

teriostáticos (inibem a divisão celular em concentrações alcançáveis com doses terapêuticas). Drogas bacteriostáticas têm maior dependência dos mecanismos de defesa imune inatos do animal para a cura das infecções. De fato, em baixas concentrações, todos os agentes antimicrobianos são bacteriostáticos, e drogas bacteriostáticas podem ter efeito bactericida em concentrações elevadas. A distinção é, portanto, artificial, mas é mantida porque agentes bacteriostáticos não podem atingir uma redução significativa no número de células em concentrações obtidas *in vivo* nos locais de infecção. Uma terceira abordagem consiste em classificar as drogas de acordo com o tipo de ação bactericida dependente de tempo, dependente de concentração ou codependente (Tabela 6.2). Esse sistema, embora útil, simplifica demais a ação dos antimicrobianos, pois, para cada droga, a ação bactericida pode ser dependente do tempo, dependente da concentração ou codependente, em função da espécie e da cepa, e mesmo para uma dada espécie.

A seleção de antimicrobianos para uso clínico e determinação de dosagem exige o conhecimento da ação das drogas, sejam elas bacteriostáticas ou bactericidas, e do tipo de ação para matar. Além disso, a seleção da droga, a dosagem e a determinação do resultado do tratamento também dependem (1) do espectro de atividade, que define a gama de organismos sensíveis; (2) dos níveis de resistência, que pode ser inata ou ter surgido durante o uso prévio da droga, e (3) do estado imunológico do hospedeiro. Se as infecções forem fatais e em locais onde as defesas imunes são mínimas, por exemplo, no líquido cerebrospinal, o uso de uma droga bactericida é preferível. Ao selecionar a droga, é necessário escolher um produto que tenha formulação e via de administração adequadas e, em seguida, administrar uma dose que, com o auxílio das defesas corporais naturais, proporcione a cura bacteriológica (e não apenas clínica).

A variável universalmente reconhecida, que fornece um índice quantitativo da eficácia e potência da droga, é a *concentração inibitória mínima* (CIM). Esta é determinada *in vitro* e definida como a menor concentração, medida em caldo líquido ou placas de agar, que, sob condições definidas, inibe por completo o crescimento bacteriano. Quando muitas cepas de uma única espécie

**Tabela 6.2**  Classificação das drogas antimicrobianas de acordo com o tipo de ação bactericida[a]

| Tipo de ação | Grupo químico | Exemplos de droga | Integração das variáveis farmacocinéticas--farmacodinâmicas correlacionadas ao efeito bacteriológico |
|---|---|---|---|
| Atividade bactericida dependente da concentração, geralmente exercendo efeito significativo após o efeito do antibiótico. | Fluoroquinolonas | Enrofloxacina, danofloxacina, marbofloxacina, difloxacina, ibafloxacina | $AUC*/CIM$; $C_{máx}/CIM$ |
| | Aminoglicosídeos | Estreptomicina, neomicina, gentamicina, amicacina, tobramicina | $C_{máx}/CIM$ |
| | Nitroimidazóis | Metronidazol | $AUC/CIM$; $C_{máx}/CIM$ |
| | Polimixinas | Colistina | $AUC/CIM$ |
| Atividade bactericida dependente do tempo, com efeito limitado ou ausente após o efeito do antibiótico. | Penicilinas | Benzilpenicilina, cloxacilina, ampicilina, amoxicilina, carbenicilina | $T>CIM$ |
| | Cefalosporinas | Ceftiofur, cefalexina, cefapirina | $T>CIM$ |
| | Macrolídeos e triamilídeos | Aivlosina, tilosina, eritromicina, tilmicosina, tulatromicina | $T>CIM$[b] |
| | Lincosamidas | Clindamicina | $T>CIM$ |
| | Fenicóis | Cloranfenicol, florfenicol | $T>CIM$ |
| | Sulfonamidas | Sulfadoxina, sulfadiazina | $T>CIM$ |
| | Diaminopirimidinas | Trimetoprima | $T>CIM$ |
| Atividade bactericida codependente, que é a morte dependente, da duração da exposição e da manutenção da concentração da droga. | Tetraciclinas | Oxitetraciclina, clortetraciclina, doxiciclina | $AUC/CIM$ |
| | Cetolídeos | Azitromicina, claritromicina | $AUC/CIM$ |
| | Glicopeptídeos | Vancomicina | $AUC/CIM$ |

[a]Esta classificação costuma ser válida para a maioria das drogas e organismos citados, mas o tipo de ação pode ser específico para a droga e o microrganismo. Além disso, para muitas drogas, dados disponíveis são limitados ou inexistentes.
[b]Para alguns macrolídeos e triamilídeos, a relação AUC/CIM se correlaciona melhor com a eficácia; para as demais, as correlações não foram estabelecidas.
* N. de T.:  AUC = *area under the plasma conceptration versus time curve*; área sob a curva de concentração plasmática *versus* tempo.

bacteriana são examinadas, os valores de CIM diferem entre si, e a distribuição pode ser normal, log-normal, ou mesmo polimodal. É comum, portanto, manifestar a atividade como CIM ou $CIM_{90}$, correspondente à porcentagem de cepas afetadas. Orientações da EMEA e do CVMP sobre os dados necessários para apoiar os pedidos de inscrição para autorização de comercialização indicam que a CIM relatada deve ser baseada em todos os organismos avaliados, embora a $CIM_{90}$ deva incidir apenas para cepas sensíveis. A concentração bactericida mínima (CBM) é uma alternativa para a medida de potência, mas utilizada com menos frequência. Ela é a concentração da droga que produz uma redução de 99,9% na contagem bacteriana.

Outra variável farmacodinâmica, utilizada de forma específica para resistência antimicrobiana adquirida por mutação (p. ex., resistência a quinolonas), é a concentração preventiva de mutante (CPM), que é definida como a concentração que não permite a recuperação de qualquer mutante a partir de uma população de mais de $10^{10}$ microrganismos (47). Durante ou após a administração de um medicamento antimicrobiano, as concentrações podem se reduzir a níveis subinibitórios, isto é, nem toda subpopulação é inibida. O intervalo de concentração entre a CPM e a concentração que não inibiu nenhum organismo em geral é considerada como a *janela de seleção de mutante* (JSM) (47, 48). O ideal é que, a terapia antimicrobiana erradique as bactérias antes de as concentrações diminuírem abaixo da CBM e cheguem à JSM. No entanto, como isso nunca pode ser garantido em todas as circunstâncias, a JSM deve ser a menor possível, por uma adequada seleção de dosagem da droga e formulação do produto.

A resistência a fluoroquinolona se desenvolve em gram-negativos em duas mutações sucessivas: a primeira sobre a girase e a segunda sobre a topoisomerase IV. A janela de concentração entre a CIM de bactérias do tipo selvagem e a CBM impede o aparecimento do processo inicial de mutação. Quando as concentrações são maiores do que a CBM, é muito improvável que uma subpopulação de tipo selvagem seja submetida às duas mutações (11). No entanto, baixa correlação entre CBMs e CIMs tem sido observada em uma variedade de isolados clínicos, incluindo *E. coli*, *Salmonella enterica* e *Staphylococcus aureus* (49). Isolados clínicos podem conter muitas subpopulações mutantes, que têm considerável variação em número relativo e sensibilidade, o que irá contribuir para uma grande variação na CIM e na CBM. Além disso, algumas mutações têm um efeito muito maior sobre a CBM do que sobre a CIM. Por conseguinte, as estratégias terapêuticas destinadas à prevenção de mutantes resistentes requerem medição da CBM para as cepas que causam infecção em pacientes individuais e são difíceis de determinar sob condições clínicas.

Há várias limitações no uso dos valores de CIM medidos *in vitro*, junto com os dados farmacocinéticos para determinar o cronograma de dosagem para uso clínico. Em primeiro lugar, como indicado antes, a utilização da técnica de diluição dobrada superestima as verdadeiras CIMs para as cepas. Em segundo lugar, as condições para o crescimento bacteriano em meios artificiais, em relação a pH e nutrientes, concentrações de eletrólitos e proteínas, diferem daquelas em fluidos biológicos, de modo que CIMs determinadas em meios naturais e artificiais de fluidos corporais podem diferir das CIMs *in vivo*. Isso é mais provável se a vinculação do fármaco às proteínas plasmáticas for elevada, uma vez que apenas a fração da proteína não vinculada é microbiologicamente ativa. Em terceiro lugar, a determinação da CIM envolve a exposição dos organismos a uma concentração fixa da droga por um período fixo (18 a 24 horas), enquanto que, durante a terapia antimicrobiana, concentrações plasmáticas podem cair, por exemplo, após dosagem intravenosa em bolo, ou quando existe um pico seguido de queda, no caso de administração por uma rota não vascular. Além disso, em circunstâncias clínicas, os microrganismos são expostos por períodos muito mais longos do que 24 horas, com dosagens mais estratégicas. Assim, a CIM é um parâmetro estático, em vez de uma medida dinâmica da concentração em função do tempo. Por fim, mecanismos de defesa imune em geral estão ausentes *in vitro*, considerando que, com frequência, desempenham um papel significativo na redução de infecções *in vivo*.

Para os agentes antimicrobianos com ação bactericida dependente da concentração, a CIM determinada *in vitro* pode subestimar a eficácia *in vivo*, devido a contribuições potenciais para a inibição do crescimento bacteriano ou a erradicação pelos mecanismos de *efeito pós-antimicrobiano* (EPA), *efeito antimicrobiano pós-subCIM* (EAMPSCIM) e *ação dos leucócitos pós-antimicrobianos* (ALPA). A ALPA é definida como o período de inibição de crescimento bacteriano ocorrido após a exposição a concentrações superiores a CIMs, quando o fármaco é eliminado ou neutralizado. De modo similar, o EAMPSCIM define o período de inibição persistente de crescimento quando os organismos tiveram prévia exposição ao fármaco em concentrações inferiores à CIM. A ALPA é definida como o incremento da ação bactericida dos leucócitos após exposição à droga. No entanto, não é claro que esses diversos índices de atividade *in vitro* da droga atuem *in vivo* da mesma maneira. Por exemplo, o EPA costuma ser curto, e seu significado para os medicamentos administrados em uma formulação de ação prolongada ou com uma administração de dose repetida é questionável quando se está tratando doenças.

A *resistência não herdada*, também conhecida como *tolerância fenotípica* ou *persistência*, é outro fenômeno que dificulta a previsão do resultado do tratamento antimicrobiano (50-52). Durante a exposição a um agente antimicrobiano, a taxa de morte de bactérias tem progressiva diminuição com o tempo, e uma fração das bactérias pode sobreviver, mesmo na presença de agentes antimicrobianos. Essas células sobreviventes, presentes em todas as populações bacterianas, são variantes fenotípicas do tipo selvagem, supostamente, sem alterações genéticas. Estudos *in vitro* e de modelagem matemática sugerem que a presença dessas populações tolerantes pode levar a falha do tratamento clínico (53).

As tentativas de resolver algumas dessas preocupações no que diz respeito à utilização da CIM na seleção da dosagem têm envolvido a medição dessa concentração nos fluidos corporais, como o soro, e a precisão pode ser melhorada por meio da utilização de vários conjuntos de sobreposição de diluições dobradas (54-58). Outras abordagens têm envolvido o uso de modelos *in vitro* mais sofisticados, nos quais as concentrações das drogas não são fixas, mas simulam as obtidas *in vivo* por infusão contínua da droga, seguidas de infusão de um meio de crescimento isento de droga (59). A avaliação quantitativa da eficácia *in vitro* também pode ser baseada em curvas de tempo de morte, o que, por definição, não só pode descrever o resultado final sob a perspectiva quantitativa (indicado pela mudança na contagem bacteriana a partir do inóculo inicial), mas também o momento de mudança da contagem do inóculo. Outros estudos têm envolvido a determinação das curvas de morte *ex vivo*, os quais podem ser considerados clinicamente mais relevantes do que a maioria das abordagens *in vitro*. Por exemplo, curvas de tempo de atividade bactericida para fluoroquinolonas têm sido relatadas, nas quais a ação antimicrobiana foi estabelecida nos fluidos corporais naturais, tais como soro, exsudato e transudato (em um modelo de tecido), após a administração de medicamentos, em doses recomendadas, para as espécies-alvo (54-56). Além disso, existem muitas abordagens *in vivo* para estudos de eficácia, com base em modelos de doença ou na avaliação em ensaios clínicos. Nesses estudos, os objetivos finais são, infelizmente, baseados apenas em resultados clínicos; no entanto, isso é por vezes necessário.

Em alguns casos, a otimização da terapia antimicrobiana pode ser ainda mais complicada pelo *fenômeno Polyanna*: uma droga que proporciona uma completa cura bacteriológica pode não resolver todos os sinais clínicos, enquanto outra droga com incompleta cura bacteriológica pode resultar em uma boa resposta clínica. Isso foi demonstrado para ceftiofur no tratamento da colibacilose neonatal em suínos (60); apesar de pouca diferença na redução da mortalidade entre os grupos de dosagens, houve uma correlação positiva entre a dose e a obtenção da eliminação. Mais recentemente, o mesmo fenômeno foi descrito para a fluoroquinolona pradofloxacina em infecções do trato urinário de cães (Fraatz e Griefe, comunicação pessoal). Assim, a cura bacteriológica total é o padrão-ouro para aperfeiçoar a eficácia e minimizar o surgimento de resistência. O fenômeno Polyanna também costuma ser responsável pelas dificuldades encontradas pelas empresas farmacêuticas em demonstrar a melhoria da eficácia dos novos agentes, em comparação com as drogas já reconhecidas. Por exemplo, esse problema pode surgir quando a resolução espontânea da infecção é alta, assim como para os medicamentos que possuem ação não antimicrobiana que contribuam para o desfecho clínico, como no caso de algumas quinolonas, macrolídeos e tetraciclinas, que possuem propriedades anti-inflamatórias e/ou imunomoduladoras (61-63) (ver Seção 6.6).

Na prática clínica, os veterinários por vezes receitam combinações de medicamentos antimicrobianos ou combinações de drogas com sinergia química (não droga). O objetivo dessa abordagem terapêutica é aumentar a farmacodinâmica antimicrobiana, e existem vários produtos disponíveis no mercado com base nesse princípio. Os melhores exemplos são os seguintes: (1) sulfonamidas combinadas com inibidores de tetra-hidrofolato, tais como trimetoprima (as combinações alcançam sinergismo refletido no efeito bactericida, ampliação do espectro antimicrobiano e dosagem muito reduzida necessária de cada constituinte); e (2) a utilização de clavulanato de potássio como um inibidor de enzimas β-lactamases (para alargar o espectro de atividade a organismos com produção de β-lactamases inatas ou adquiridas). Esses tipos de combinações de antimicrobianos podem ser considerados tanto vantajosos como racionais em termos de redução do risco de aparecimento de resistência.

A combinação de agentes antimicrobianos com drogas não antimicrobianas também é comum na prática veterinária e inclui: (1) a administração de antimicrobianos em animais que receberam a terapia para condições não infecciosas (p. ex., insuficiência cardíaca), e (2) o uso de drogas não antimicrobianas selecionadas para modular as ações de um agente antimicrobiano (p. ex., uso concomitante de anti-inflamatórios não esteroidais no tratamento da pneumonia em terneiros e leitões). Em ambos os casos, as interações podem ser benéficas ou deletérias e envolvem a farmacocinética ou a farmacodinâmica das duas drogas. No entanto, nem todas as combinações, seja em produtos simples ou como coprescrição de dois produtos, têm uma sólida base científica, e sua prática nunca deve ser realizada na ausência de uma fundamentação consistente. Devido a uma falta generalizada de dados publicados para justificar a utilização ou não de determinadas combinações de drogas, é difícil oferecer orientações sólidas. Todavia, parece prudente evitar a combinação de dois fármacos com perfis de toxicidade semelhantes (p. ex., nefrotoxicidade de aminoglicosídeos, polimixinas e alguns diuréticos em altas doses) ou o uso de drogas em combinação que possam ter interação farmacocinética. Assim, as drogas que induzem (fenobarbitona) ou inibem (cloranfenicol) o metabolismo da droga por enzimas microssomais hepáticas podem diminuir ou aumentar o *clearance* corporal, respectivamente, de outras classes de medicamentos que são metabolizados por essas enzimas.

## 6.3 FARMACOCINÉTICA DE ANTIMICROBIANOS

A farmacocinética é a ciência da absorção da droga, o destino e a eliminação do corpo: dissolução, absorção, distribuição, metabolismo e excreção. Juntos, metabolismo e excreção incluem a eliminação da droga-mãe, embora seja importante destacar que, em alguns casos, os metabólitos mantêm a atividade antimicrobiana. Um exemplo é a conversão *in vivo* da enrofloxacina em ciprofloxacina. A farmacocinética antimicrobiana é parcialmente dependente das propriedades intrínsecas das drogas, como a depuração e o volume de distribuição, e de outras propriedades, dependendo de fatores extrínsecos, como a via de administração e/ou a formulação do produto. Por exemplo, tanto a taxa quanto a extensão da absorção oral derivadas de ambas as dosagens, oral e injeções não vasculares, podem ser modi-

ficadas de forma significativa pelas mudanças na formulação. As propriedades farmacocinéticas intrínsecas das drogas em geral não são determinadas por sua estrutura química detalhada, mas sim pelas simples propriedades fisicoquímicas, incluindo solubilidade lipídica e aquosa e tamanho molecular. Este último costuma ser de pouca importância, como todas as moléculas das drogas que são pequenas o suficiente para atravessar as células endoteliais capilares para entrar no fluido intersticial, mas grandes o bastante para não conseguirem penetrar na maioria das células através de pequenos poros em suas membranas de filtração. Portanto, a passagem de todas as membranas, quando ocorre, em geral é por difusão passiva (vide a seguir). Com base na solubilidade relativa, os antimicrobianos podem ser classificados como (1) solúveis em água (polares) normalmente lipídeo-insolúveis e (2) não polares e normalmente lipídeo-solúveis (Tabela 6.3). As diferenças não são absolutas, uma vez que muitas drogas antimicrobianas têm propriedades intermediárias.

A *hidrossolubilidade* é importante porque a água é o solvente biológico universal. Por isso, a droga deve estar em solução aquosa, a fim de (1) ser absorvida pelo trato gastrintestinal ou por locais de injeções não vasculares; (2) distribuir-se a partir do plasma na biofase bacteriana; e (3) penetrar nas células bacterianas. No entanto, como várias drogas são muito potentes, sendo eficazes em concentrações de μ ou ng/mL, a hidrossolubilidade não tem de ser elevada, para assegurar a atividade antibacteriana. A *solubilidade lipídica* é um determinante-chave da farmacocinética antimicrobiana, porque alta solubilidade permiteque as drogas atravessem membranas celulares por difusão passiva, literalmente dissolvendo-se no componente lipídico da membrana e, assim, atravessando-a por diferença de gradiente de concentração. As muitas implicações farmacocinéticas associadas ao grau de solubilidade lipídica de antimicrobianos são resumidas na Tabela 6.3.

Após a absorção, a distribuição de drogas ao local da infecção é um fator-chave na determinação do nível e da duração da exposição de microrganismos aos antimicrobianos. Como muitas infecções bacterianas são limitadas aos fluidos extracelulares (plasma e fluido intersticial), a limitada capacidade da baixa solubilidade lipídica das moléculas para atravessar membranas celulares *não* prejudica sua penetração em locais de infecção. Isso porque a penetração do plasma para fluido intersticial é quase imediata, seja qual for a solubilidade lipídica nos dos grandes canais de membranas capilares, que permitem a transferência de concentrações livres de quase todos os antimicrobianos. Em outras palavras, a penetração através da membrana endotelial das células é rápida e fácil na maior parte dos leitos vasculares, devido a um simples processo de ultrafiltração. Para a maioria das infecções no fluido extracelular, é a concentração plasmática da proteína não ligada (i.e. livre) que determina a concentração na biofase. No entanto, quando estão presentes infecções intracelulares (p. ex., sinovial, intraocular, etc.), fluidos cerebrais e prostáticos ou no revestimento epitelial líquido nos pulmões, drogas de alta ou moderada lipossolubilidade têm mais probabilidade de atingir concentrações terapêuticas (Tabela 6.3). Do mesmo modo, infecções intracelulares (p. ex., *Mycoplasma, Salmonella, Rhodococcus equi, Actinobacillus pleuropneumoniae, Anaplasma phagocytophilum*, etc.) não podem ter tratamento eficaz por drogas insolúveis em lipídeos, devido a sua incapacidade de penetrar a membrana celular do hospedeiro, mesmo quando os patógenos envolvidos são sensíveis. Uma extensão desse fenômeno pode surgir para drogas que, mesmo quando penetram o fluido intracelular, depois não conseguem entrar em compartimentos intracelulares (p. ex., o fagolizossomo) nos quais podem se alojar alguns microrganismos.

Nos animais doentes, o fluxo sanguíneo, a permeabilidade epitelial e a volumes de fluido extracelular podem estar alterados, causando possível redução da concentração da droga no local da infecção. Nos suínos infectados com *Salmonella* Typhimurium, as concentrações do antimicrobiano danofloxacina no plasma foram maiores nos animais infectados do que nos controles, embora as concentrações no próprio tecido tenham sido menores, provavelmente devido ao reduzido fluxo sanguíneo intestinal e à incapacidade da mucosa intestinal para secretar a droga (64). Em contrapartida, em algumas infecções, o processo inflamatório pode aumentar as concentrações da droga no local da infecção, aumentando o fluxo sanguíneo na área afetada.

Determinados agentes antimicrobianos ou são bases fracas ou ácidos fracos, e, no pH fisiológico de fluidos (p. ex., 7,4 para plasma), existem em equilíbrio entre formas ionizadas e não ionizadas, e as proporções relativas são determinadas pelo pH e pela extensão da acidez ou alcalinidade. Em geral, os agentes antimicrobianos são solúveis em lipídeos apenas em suas formas não ionizadas. Portanto, quando o pH em lados opostos de uma membrana celular é diferente, apenas o agrupamento não ionizado percorre a membrana sob seu gradiente de concentração, dando origem ao fenômeno *armadilha de íon*. Ácidos fracos são capturados de meios alcalinos para o plasma (p. ex., a urina de animais herbívoros), e bases fracas são capturadas em ambientes ácidos (p. ex., leite, urina e líquido prostático de carnívoros). A armadilha de íon explica o acúmulo de macrolídeos (bases fracas) no leite e a pronta excreção de sulfonamidas (ácidos fracos) na urina alcalina dos herbívoros. Por outro lado, ácidos e bases fortes, sendo totalmente ionizados em pH fisiológico, são moléculas polares lipídicas insolúveis que não atravessam membranas celulares e, com facilidade, resultam na excreção em altas concentrações na urina, como a maior parte ou a totalidade das drogas filtradas no glomérulo, sendo pouco lipossolúveis. Exemplos incluem aminoglicosídeos e penicilinas (Tabela 6.4).

Para a maioria dos antimicrobianos, a biotransformação é importante sobretudo porque, em geral, reduz ou elimina a atividade. A biotransformação, junto com a excreção renal, é o mecanismo pelo qual a atividade antimicrobiana é encerrada. Exemplos das consequências farmacocinéticas dos diversos graus de solubilidade lipídica da droga sobre a biotransformação são apresentados na Tabela 6.4. O fígado é o principal órgão responsável por esse processo, embora agora seja reconhecido que muitos outros órgãos, tecidos e células, como rim e enterócitos, podem metabolizar alguns medicamentos. Note-se que a variação de espécies na taxa de metabolismo é a regra e não a exceção, de modo que existem profundas diferenças interespécies na depuração e na semivida terminal de cada droga (Tabela 6.5). Esse fenômeno determina as principais diferenças entre as espécies em ambos os requisitos, de

**Tabela 6.3**  Relação da solubilidade lipídica das drogas com as propriedades farmacocinéticas (ADME)[a]

| Drogas com alta lipofilicidade | Drogas com lipofilicidade de moderada a alta | | | Drogas com lipofilicidade baixa | |
|---|---|---|---|---|---|
| | Ácidos fracos | Bases fracas | Anfotéricos | Ácidos fortes | Bases fortes ou polares[b] |
| Tetraciclinas lipofílicas<br>• Minociclina<br>• Doxiciclina<br>Fluoroquinolonas<br>Fenicóis<br>Nitroimidazóis<br>Rifamicinas | Sulfonamidas | Diaminopirimidinas<br>Macrolídeos<br>Lincosamidas<br>Cetolídeos<br>Triamilidas | A maioria das tetraciclinas<br>• Oxitetraciclina<br>• Clortetraciclina | Penicilinas<br>Cefalosporinas | Aminoglicosídeos<br>Aminociclitóis<br>Polimixinas |
| Atravessam membranas celulares de forma muito fácil e, portanto, penetram fluidos intracelulares e transcelulares, por exemplo, sinovial e fluidos da próstata e secreções brônquicas. Também têm boa penetração no líquido cerebrospinal (LCS), exceto tetraciclinas e rifampina. Geralmente bem absorvidas a partir do trato gastrintestinal (TGI) de espécies monogástricas. Término da atividade dependente de uma elevada proporção da dose administrada que está sendo metabolizada, por exemplo, no fígado, mas também em outros sítios, por exemplo, rim, enterócitos. Algumas drogas secretadas de forma ativa na bile. | Atravessam membranas celulares com facilidade. Portanto, a eficácia é adquirida em concentrações intra e transcelular, bem como em fluidos extracelulares. A capacidade para penetrar no LCS e nos fluidos oculares depende da ligação às proteínas plasmáticas, por exemplo, a maioria das sulfonamidas e diaminopirimidinas penetra bem, mas a penetração de macrolídeos, tetraciclinas e lincosamidas é mais variável. Ácidos fracos são íons capturados em fluidos alcalinos em relação ao plasma, como a urina de herbívoros. Bases fracas são íons capturados em fluidos ácidos em relação ao plasma, por exemplo, fluído da próstata, leite, fluido intracelular, urina de carnívoros. Absorção de moderada a boa do TGI, mas varia conforme a espécie. Em geral dependentes de biotransformação para o término da atividade, mas também podem ser excretadas inalteradas na urina e/ou na bile. Algumas drogas secretadas de forma ativa na bile. | | | Não penetram com facilidade membranas celulares. Distribuição, por conseguinte, limitada, sobretudo para fluidos extracelulares. Concentrações em líquido intracelular, LCS, leite e fluidos oculares são em geral muito baixas, mas concentrações eficazes podem ser alcançadas em fluidos sinovial, pleural e peritoneal. Algumas penicilinas são ativamente transportadas para fora do LCS no plasma. Absorção limitada ou não significativa do TGI, exceto aminopenicilinas ácido estáveis, que possuem moderada, mas variável, absorção entre as espécies. Em geral excretada normalmente na urina, em concentrações elevadas como a molécula original. Alguns medicamentos são secretados de forma ativa na bile. Biotransformação (p. ex., no fígado), em geral leve ou ausente. | |

[a]ADME, Absorção, distribuição, metabolismo e excreção.
[b]Polimixinas são bases fortes, enquanto aminoglicosídeos e aminociclitóis são bases fracas, no entanto, elas são polares e pouco lipídeo solúveis devido à presença de resíduos de açúcar nas moléculas.

dose e meia-vida, determinando os intervalos da dose. Além disso, os mecanismos e as vias de metabolismo hepático e excreção renal não estão plenamente desenvolvidos em recém-nascidos, levando a um lento *clearance* e uma meia-vida mais longa para eliminação. Reduzida função hepática e renal também pode ocorrer em animais com idade avançada. Por fim, em peixes, a depuração e as taxas de eliminação variam de forma acentuada com a temperatura corporal, e drogas como sulfadimidina, trimetoprima e oxitetraciclina têm meia-vida até três vezes mais longa em temperaturas baixas (10 a 12 °C) em comparação com altas temperaturas (20 a 25 °C) ambientais (e corporais).

Outra consideração em relação à farmacocinética antimicrobiana é a existência de mecanismos de transporte ativo para algumas drogas antimicrobianas. Estes podem aumentar ou retardar a absorção pelo trato gastrintestinal (e, como consequência, afetar a biodisponibilidade), dependendo de se o medicamento está ativamente absorvido pelo enterócitos ou extrudido (pelos enterócitos) de volta para o líquido gastrintestinal. Transportadores de drogas também existem em outros tecidos e são responsáveis, por exemplo, pela secreção ativa de penicilinas e cefalosporinas pelas células tubulares renais proximais aos fluidos tubulares, e daí para a urina, e pela extrusão ativa de penicilinas do líquido cerebrospinal ao plasma. Há um crescente reconhecimento de que, para algumas drogas antimicrobianas, os transportadores podem influenciar tanto a absorção intestinal como a penetração nos locais de ação.

Como alguns medicamentos antimicrobianos (p. ex., muitos aminoglicosídeos, penicilinas e cefalosporinas) são rapidamente eliminados e têm meia-vida curta de eliminação (Tabelas 6.4 e 6.5), as concentrações terapêuticas são mantidas por apenas algumas horas após uma única administração intravenosa ou intramuscular em solução aquosa (p. ex., sal sódico de benzilpenicilina). Sua utilização requer a dosagem repetida a curtos intervalos e, portanto, é impraticável sob condições clínicas. Assim, uma alternativa comum é formular preparações antimicrobianas como suspensões aquosas ou oleosas de sais pouco solúveis em água (p. ex., benzilpenicilina procaína) ou como soluções em solventes orgâ-

nicos (p. ex., oxitetraciclina), sobretudo para uso em animais. Esses produtos de depósito, quando injetados por uma via não vascular (em geral via intramuscular, mas por vezes via subcutânea), são retomados de forma lenta em solução no local da injeção e proporcionam concentrações mais persistentes no plasma e em outros fluidos biológicos. A meia-vida terminal de antimicrobianos em formulações de depósito tende a representar a absorção e não a meia-vida de eliminação (farmacocinética *flip-flop*). Outra base para a prolongada duração de ação é a recente introdução de cefovecina, uma cefalosporina com um grau muito elevado de vinculação às proteínas plasmáticas, que é excretada na urina de maneira lenta e não é significativamente metabolizada no fígado. A eficácia terapêutica das formulações de longa ação podem, portanto, ser obtidas com uma única ou no máximo duas doses. Isso evita o estresse causado por injeções repetidas, minimiza os riscos da falta de cumprimento de posologias e limita as acentuadas variações na concentração plasmática da droga durante o tratamento. Para as drogas dependentes de tempo para os mecanismos bactericidas, a presença de picos altos e baixos pode predispor ao desenvolvimento de resistência, e isso proporciona uma vantagem adicional para os produtos com formulação de depósito.

## 6.4 PONTOS DE CORTE (*BREAKPOINTS*) DE EFICÁCIA BASEADOS NA RELAÇÃO DE EFEITO DE CONCENTRAÇÃO E TEMPO

### 6.4.1 Índice de integração de farmacocinética e farmacodinâmica (PK-PD)

Como base farmacológica para aperfeiçoar a dosagem para a morte de patógenos e minimizar o aparecimento de resistência, três índices de PK-PD ligados à concentração (geralmente no soro ou no plasma) têm sido propostos para a CIM (65-72): razões de AUC/CIM, $C_{máx}$/CIM e $T$>CIM (expressas como uma porcentagem do intervalo interdose). A AUC (*area under the serum concentration time-curve*) é a área sob a curva de concentração plasmática e sanguínea ao longo do tempo (24 horas), $C_{máx}$ é a concen-

**Tabela 6.4** *Clearance*, meia-vida e volume de distribuição dos agentes antimicrobianos em cães

| Droga | *Clearance* Cl_B (mL/min kg) | Meia-vida T ½β (h) | Volume de distribuição Vd área (mL/kg) |
|---|---|---|---|
| Ticarcilina[a] | 4,30 | 0,95 | 340 |
| Benzilpenicilina[a] | 3,60 | 0,50 | 156 |
| Gentamicina[a] | 3,10 | 1,25 | 335 |
| Amicacina[a] | 2,61 | 1,10 | 245 |
| Sulfadiazina[b] | 0,92 | 5,63 | 422 |
| Eritromicina[b] | 18,20 | 1,72 | 2.700 |
| Enrofloxacina[b] | 8,56 | 3,35 | 2.454 |
| Norfloxacina[b] | 5,53 | 3,56 | 1.770 |
| Trimetoprima[b] | 4,77 | 4,63 | 1.849 |
| Metronidazol[b] | 2,50 | 4,50 | 948 |
| Marbofloxacina[b] | 1,66 | 12,40 | 1.900 |

[a]Moléculas pouco lipossolúveis com concentrações elevadas na urina, curta meia-vida e baixo volume de distribuição.
[b]Moléculas com média a elevada solubilidade lipídica, em geral com meia-vida longa, maior volume de distribuição.
Os valores de *clearance* variam muito, indo de baixos (marbofloxacina) a relativamente elevados (eritromicina).

tração máxima, e *T*>CIM é o momento pelo qual a concentração excede a CIM (Figura 6.5). Os índices PK-PD são parâmetros preditivos para o tratamento com base em observações empíricas. Essa abordagem de integração PK-PD utiliza ambas as propriedades farmacológicas, farmacocinética e farmacodinâmica, que determinam o resultado da terapia. Com base nesses substitutos, as ações bactericidas foram classificadas como tempo-dependente, concentração-dependente ou codependente (Tabela 6.2). Os índices PK-PD devem ser derivados de concentrações da droga não vinculada às proteínas no plasma, uma vez que apenas a droga livre é microbiologicamente ativa.

Para agentes β-lactâmicos, em geral (1), aumentar as concentrações plasmáticas acima de 4X a CIM não fornece atividade bactericida maior ou mais rápida e (2) a atividade bactericida máxima pode ser alcançada quando *T*>CIM for superior a 40 a 50% do intervalo da dose. Para um efeito antimicrobiano adequado, no entanto, uma dose que proporciona *T*>CIM de 80 a 100% (72) pode ser necessária, em especial para os patógenos gram-negativos. Por outro lado, para as drogas bactericidas dependentes

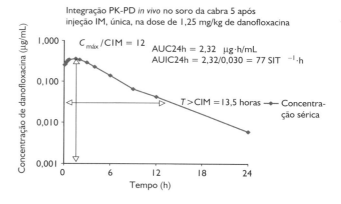

**Figura 6.5** Exemplo de integração *ex vivo* de PK-PD da danofloxacina administrada por via intramuscular em uma cabra, mostrando a concentração sérica relacionada ao tempo e a derivação de $C_{máx}$/CIM, AUC/CIM (AUIC 24 horas) e *T*>CIM (De Aliabadi e Lees [2001], *Am. J. Vet. Res.* 62: 1979-89).

## GUIA DE ANTIMICROBIANOS EM VETERINÁRIA

**Tabela 6.5** Exemplos de diferenças entre espécies na meia-vida de eliminação

| Droga | Meia-vida (h) | | | |
|---|---|---|---|---|
| | Bovino | Equino | Canino | Humano |
| Benzilpenicilina[a] | 0,7 | 0,9 | 0,5 | 1,0 |
| Ampicilina[a] | 1,0 | 1,2 | 0,8 | 1,3 |
| Gentamicina[a] | 1,8 | 2,2 | 1,3 | 2,8 |
| Trimetoprima[b] | 1,3 | 3,2 | 4,6 | 10,6 |
| Norfloxacina[b] | 2,4 | 6,4 | 3,6 | 5,0 |
| Sulfadiazina[b] | 2,5 | 3,6 | 5,6 | 9,9 |
| Metronidazol[b] | 2,8 | 3,9 | 4,5 | 8,5 |
| Sulfadimetoxina[b] | 12,5 | 11,3 | 13,2 | 40,0 |

[a]Para drogas insolúveis em lipídeos eliminadas sobretudo por excreção renal, a meia-vida é relativamente curta, com pouca variação entre as espécies.
[b]Para drogas de moderada ou alta solubilidade lipídica, a eliminação em geral é ditada por biotransformação (sendo mais comum, mas não a única forma) no fígado, mas com alguma excreção renal da droga-mãe. Variação de taxas de biotransformação entre as espécies são com frequência consideráveis, sendo rápidas em ruminantes e equinos e mais lenta em humanos.

da concentração do grupo das fluoroquinolonas, tem sido recomendado que: (1) a $AUC_{0-24h}$/CIM exceda 125 horas, ou seja, a concentração plasmática média diária deve ser cerca de cinco vezes superior a CIM ; e (2) $C_{máx}$/CIM deverá ser de pelo menos 10 (73-75). Uma AUC/CIM de 125 horas correlaciona bem com a cura bacteriológica de fluoroquinolonas para ensaios clínicos em humanos e em modelos experimentais de infecção em animais. Ao comparar a rápida injeção intravenosa de danofloxacina com perfusão intravenosa lenta, foram obtidas razões semelhantes de AUC/CIM, mas diferentes valores de $T >$ CIM e de razão $C_{máx}$/CIM em um modelo de pneumonia em bezerros (76). A injeção em bolo produz melhores respostas clínicas e bacteriológicas, confirmando a ação bactericida dependente da concentração das fluoroquinolonas.

Diferentes vias de administração podem resultar em diferentes perfis farmacocinéticos, que, por sua vez, podem afetar a intensidade de seleção para resistência. O impacto da via de administração sobre o aparecimento de resistência tem sido bastante discutido, mas poucos estudos têm abordado a questão. Uma $C_{máx}$/CIM de 10 tem sido proposta como um valor de ponto de corte para minimizar o aparecimento de resistência a aminoglicosídeos e fluoroquinolonas (74, 77, 78). Assumindo que a obtenção de uma

$C_{máx}$ plasmática elevada é essencial para prevenir o desenvolvimento de resistência, estudos farmacocinéticos da fluoroquinolona no tratamento de animais saudáveis indicam que a via intramuscular é superior à administração oral (e intragástrica) (79-82). Em suínos, experimentalmente infectados com uma mistura de 99:1 de *Salmonella* Typhimurium sensíveis e resistentes ao ácido nalidíxico, a administração intramuscular de enrofloxacina resultou na redução da seleção de variantes resistentes, em comparação com a administração oral, e o aumento de doses intramusculares foi mais eficiente na prevenção do desenvolvimento de resistência (83). Ao utilizar injeção intramuscular e a concepção de cronograma de dosagem, a tolerabilidade tecidual deve ser avaliada (84). A administração intramuscular e subcutânea de danofloxacina em bovinos tem demonstrado produzir perfis de concentração plasmática e AUCs praticamente idênticos após 1, 3 ou 5 doses diárias consecutivas (85). A administração oral pela administração contínua através da água (em vez de sonda nasogástrica) aumenta ainda mais o risco de desenvolvimento de elevada resistência, uma vez que picos de concentrações podem não ser alcançados. Assim, a redução da sede em animais doentes e a hierarquia em um rebanho têm potencial para causar subdose em alguns animais. Para β-lactâmicos e outros agentes antimicrobianos tempo-dependentes, uma meia-vida longa pode fornecer melhor resultado de tratamento. A administração subcutânea de meropenema e imipenem para cães resulta em extensão da meia-vida, em comparação com as vias intramuscular e intravenosa (86, 87).

Valores numéricos de $C_{máx}$/CIM, AUC/CIM e $T$>CIM citados na literatura científica podem fornecer orientações úteis para a determinação da dosagem. No entanto, esses valores podem ser específicos tanto para droga como para espécies bacterianas, e podem também depender das condições clínicas ou experimentais do estudo. Para os β-lactâmicos, o EPA mais longo contra bactérias gram-positivas do que contra gram-negativas é uma causa potencial de variabilidade, e diferenças entre as cepas nos valores dos índices PK-PD têm sido relatadas. Dados veterinários são bastante escassos. Contudo, em um estudo, Guyonnet e colaboradores (88) obtiveram valores de AUC0-5-h/CIM de 29,2, 7,9, 6,8 e 6,2 horas contra quatro cepas de *E. coli* suína para uma ação bactericida *in vitro* de colistina. Assim, uma cepa foi um caso atípico. Para muitos antimicrobianos, valores substitutos de pontos de corte, baseados na taxa e na extensão de destruição e emergência de resistência, não estão disponíveis. Quando pontos de corte tiverem sido determinados em animais experimentais (em geral camundongos ou ratos), em modelos de infecção e/ou em ensaios clínicos humanos, os valores numéricos devem ser extrapolados com prudência para circunstâncias clínicas veterinárias. Existe uma necessidade urgente de mais investigação para validar valores de pontos de corte determinados em animais experimentais e em humanos, para efeitos de aplicação em medicina veterinária, ou de valores alternativos.

A maioria dos autores tem proposto $CIM_{90}$ como índice farmacodinâmico relevante de otimização da dosagem, mas há os que sugerem $CIM_{50}$ (75) como menos exigente e mais facilmente determinada do que o primeiro valor. Para fluoroquinolonas, há evidências de várias fontes, com base em dados *in vitro*, modelos de doenças animais e ensaios clínicos em humanos, de que a proporção AUC/CIM é o substituto de PK-PD que melhor se correlaciona com

a eficácia. É amplamente divulgado que a dose diária deve fornecer uma razão de, pelo menos, 125 horas. No entanto, dosagens que produzem menores valores são aceitáveis quando a carga bacteriológica for baixa, sobretudo nos animais imunocompetentes.

## 6.4.2 Exemplos veterinários de modelagem e integração PK-PD

Uma abordagem para a concepção adequada de cronograma de dosagem, com base na integração e na modelagem PK-PD, foi proposta (54-58, 89). Isso envolve a realização de estudos sequenciais da atividade bactericida *versus* tempo *in vitro*, *ex vivo* e *in vivo*, seguida de ensaios clínicos de modelagem PK-PD na população (70, 71, 90) (ver Seções 6.6 e 6.7). Propõe-se que tais estudos são superiores em muitos casos à abordagem tradicional baseada em estudos de titulação da dose. Estes últimos irão gerar uma dose clinicamente eficaz, enquanto a dosagem com base na modelagem PK-PD é projetada para produzir uma dose adequada de cura bacteriológica. Dosagens adequadas variam conforme o tipo de organismo e a localização. Quando aplicada a determinado organismo, a modelagem PK-PD permite modelar a farmacocinética e a farmacodinâmica, que são as duas fontes principais de variabilidade inter e intraindivíduos no resultado do tratamento. Exemplos veterinários de modelagem e integração de PK-PD aplicados aos desenhos de estudos de cronograma de dosagem são fornecidos nas Figuras 6.5 e 6.6, respectivamente. Estudos realizados *ex vivo* com danofloxacina em quatro espécies ruminantes (bezerro, cabra, ovelha, camelo) podem ser citados (54-58). Contra cepas patógenas de *M. haemolytica* (bezerro, cabra, ovelha) e *E. coli* (camelo), dados que descrevem a relação da AUC/CIM com a contagem bacteriana (UFC) foram obtidos. A modelagem de dados para a equação sigmoidal $E_{máx}$ provê valores numéricos necessários para quatro parâmetros de atividade: bacteriostase, redução de 50% na contagem bacteriana, redução de 99,9% na contagem bacteriana (ação bactericida) e erradicação de organismos (Tabela 6.6). Então, cálculos baseados em valores $CIM_{90}$ para *M. haemolytica* indicaram, em bezerros, doses de 4,1 e 7,5 mg/

kg para uma resposta bactericida ou para a erradicação das bactérias, respectivamente. Se partirmos do pressuposto de que um efeito bacteriológico de nível intermediário de 99,9% de morte e erradicação da bactéria é adequado, esses valores dão suporte para as dosagens de 6 mg/kg recomendadas hoje pelo fabricante. Esse nível de efeito intermediário é semelhante ao proposto por Mouton e colaboradores (68) em humanos. Eles sugerem para as fluoroquinolonas uma dosagem baseada em uma razão AUC/CIM de 90% de $E_{máx}$, embora indicando que, em indivíduos imunocompetentes e quando não se trata de infecções graves, a razão AUC/CIM que fornece 50% de $E_{máx}$ pode ser aceitável. Essas considerações dizem respeito à eficácia, mas podem não ser aplicáveis ao desenvolvimento de resistência.

### 6.4.3 Limitações e dificuldades na utilização de índices PK-PD

Uma variável que afeta de modo significativo os pontos de corte é a dimensão do inóculo (ver Seção 6.6). Além disso, valores numéricos de um ou mais dos índices substitutos de PK-PD, $C_{máx}$/CIM, AUC/CIM e T>CIM necessários para fornecer determinado nível de eficácia, por exemplo, uma resposta bactericida, não serão necessariamente os mesmos para evitar ou reduzir a pressão seletiva de resistência. Apesar de a investigação nessa importante área ser limitada, e no domínio veterinário quase ausente, alguns estudos recentes têm investigado os requerimentos potenciais adequadas para evitar resistência.

Drusano (91) definiu as condições de contagem seletiva para projetar o cronograma de dosagem, com o objetivo de evitar a emergência de resistência por mutações: (a) o total da carga de organismo deve exceder de modo significativo o inverso da frequência mutacional de resistência; (b) deve haver uma alta probabilidade da presença de clones resistentes na linha base; e (c) o tamanho da mudança da CIM na população dos mutantes deve ser relativamente pequeno, não mais de 10 vezes. Sob essas condições, é possível selecionar uma posologia que suprime tanto a população suscetível do tipo selvagem como as subpopulações mais resistentes.

Mouton (92) constatou que os valores AUC/CIM de algumas das fluoroquinolonas são semelhantes para determinada magnitude do efeito bacteriológico. No entanto, outros estudos sugerem diferenças entre marbofloxacina e danofloxacina contra uma única cepa de *Mannheimia haemolytica* patógena para bezerro (55, 56). Primeiro, os valores medidos de AUC/CIM *ex vivo* no soro de bezerros para as duas drogas que diferiram quanto à concentração sérica múltipla da CIM, necessária para erradicar a cepa selecionada de *M. haemolytica,* foram de 1,40 para marbofloxacina e 4,96 para danofloxacina. É provável que essa diferença reflita uma diferença na CPM para as duas drogas. Em segundo lugar, a inclinação da relação da contagem bacteriana e a AUC/CIM também diferiram, sugerindo possíveis diferenças de potência e sensibilidade para essas duas fluoroquinolonas.

Macrolídeos e triamilídeos incluem classes que se revelaram menos fáceis de classificar em termos do paradigma PK-PD do que agentes

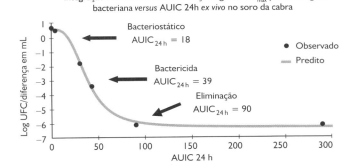

**Figura 6.6** Exemplo de modelagem PK-PD para danofloxacina administrada via intramuscular em uma cabra, que ilustra a relação entre a mudança na contagem bacteriana e a AUC/CIM (AUIC 24 h) e a derivação de valores que produzem bacteriostase, ação bactericida e erradicação da bactéria (De Aliabadi e Lees [2001], *Am. J. Vet. Res.* 62: 1979-89).

**Tabela 6.6** Valores sorológicos críticos *ex vivo* para danofloxacina[a] AUC24h/CIM em quatro espécies de ruminantes

| Nível de inibição de crescimento | Bezerro | Cabra | Ovelha | Camelo |
|---|---|---|---|---|
| Bacteriostático | 15,9 ± 2,0 | 22,6 ± 1,7 | 17,8 ± 1,7 | 17,2 ± 3,6 |
| Bactericida | 18,1 ± 1,9 | 29,6 ± 2,5 | 20,2 ± 1,7 | 21,2 ± 3,7 |
| Erradicação | 33,5 ± 3,5 | 52,4 ± 8,1 | 28,7 ± 1,8 | 68,7 ± 15,6 |

[a]Administração intramuscular de uma dose de 1,25 mg/kg. Atividade antibacteriana avaliada pela contagem bacteriana *ex vivo* 24 horas após a incubação. Os patógenos testados foram isolados de *Mannheimia haemolytica* (bezerro, cabra, ovelha) e *E. coli* (camelo). A relação de AUC24h/CIM relacionada à alteração de $\log_{10}$ na contagem bacteriana (UFC/mL) foi moldada pelo modelo Hill. Os valores são média ± SEM (n=6). Dados de Aliabadi e Lees (2001, 2003) e Aliabadi e colaboradores (2003a,b).

de outras classes. É comum serem classificadas como drogas bactericidas tempo-dependentes, mas alguns agentes mais novos de uso humano, tais como azitromicina, exercem um significativo EPA, e o marcador melhor correlacionado com o resultado é AUC/CIM (93). Em *P. multocida* de origem bovina, os índices baseados em concentração plasmática obtidos utilizando doses recomendadas do triamilídeo tulatromicina são muito baixos: AUC/CIM = 7,6 h, $C_{máx}$/CIM = 0,04 e *T*>CIM = 0 h (94, 95). A explicação para esses valores tão baixos não é clara. As concentrações no tecido pulmonar excedem bastante os níveis plasmáticos, e tem sido postulado que as concentrações no revestimento epitelial fluido (a biofase para doença respiratória bovina) também podem exceder as do plasma. Alguns macrolídeos são conhecidos por possuírem propriedades imunomoduladoras e anti-inflamatórias, de forma que ações não antimicrobianas no hospedeiro podem contribuir de modo significativo para a resposta terapêutica. Em bezerros, a tilmicosina induz apoptose de neutrófilos, reduzindo a inflamação pulmonar e controlando a infecção por *M. haemolytica*. Uma ação semelhante foi relatada para a eritromicina. As ações anti-inflamatórias e imunomoduladoras relatadas de macrolídeos incluem aumento da motilidade ciliar das células epiteliais das vias aéreas, redução da acumulação de leucócitos, diminuição das funções secretoras das células das vias aéreas e síntese reduzida de citocinas próinflamatórias pelas células epiteliais, por exemplo, IL6 (96-102). Considerações semelhantes se aplicam a outros macrolídeos usados para tratar infecções respiratórias em animais pecuários, como a tilmicosina, que tem eliminação rápida do plasma, mas acumula-se no tecido pulmonar. Seja qual for o mecanismo, macrolídeos e triamilídeos são eficazes *in vivo* em concentrações plasmáticas bem inferiores ao predito acerca da concentração plasmática correlacionada obtida *in vivo* para CIMs medidas *in vitro*.

Outra circunstância em que o paradigma convencional PK-PD não pode ser aplicável, de uma forma simplista, compreende bactérias em biofilme. Em biofilmes, as bactérias encontram-se consorciadas, e não na forma planctônica ou de células não agregadas. O biofilme inclui biopolímeros que proporcionam uma barreira de permeabilidade à penetração de drogas. Esses organismos são menos suscetíveis aos agentes antimicrobianos do que células livres. Infecções associadas a biofilmes são cada vez mais reconhecidas. Além da proteção contra antimicrobianos, os biofilmes contendo isolados clínicos humanos dispõem de fenótipos mais resistentes (103, 104). Organismos em biofilme têm taxas lentas de crescimento, a maioria dos agentes antimicrobianos atua apenas sobre organismos em divisão. Outro mecanismo de proteção microbiana dos organismos em biofilmes é a reduzida apoptose (105), e um estado de hipermutabilidade que causa resistência aos antimicrobianos tem sido relatado em *P. aeruginosa* associada a infecção em pacientes humanos (106). Portanto, vários mecanismos protetores resultam, em geral, na inaplicabilidade da abordagem PK-PD para a determinação da dosagem para organismos em biofilmes.

## 6.5 PONTOS DE CORTE DE RESISTÊNCIA BASEADOS NO EFEITO RELACIONADO A CONCENTRAÇÃO E TEMPO

### 6.5.1 Considerações gerais

As populações bacterianas são heterogêneas, incluindo subpopulações, cada uma com sua própria sensibilidade a determinado antimicrobiano. A exposição a esse tipo de medicamento exerce pressão seletiva, de modo que as subpopulações mais sensíveis são eliminadas, levando ao crescimento excessivo das subpopulações de menor suscetibilidade. Trata-se de exposição, e, em especial, exposição repetida, a concentrações subadequadas da droga, que é o fator mais importante no aparecimento de resistência e em sua posterior propagação (12). Como a exposição é dose-relacionada, existe uma ligação direta entre a dose administrada e o desenvolvimento da resistência. Esses princípios fundamentais são aplicáveis aos organismos comensais, bem como aos patógenos, de forma que, mesmo com a adequada exposição dos agentes patógenos, os comensais podem ser subexpostos. Essa situação pode levar ao desenvolvimento de resistências na flora comensal e, então, transferência de genes de resistência, tanto dentro como entre os organismos patógenos e comensais numa fase posterior (13).

Os valores numéricos de um ou mais dos índices substitutos de PK-PD, $C_{máx}$/CIM, AUC/CIM e $T$>CIM, devem fornecer determinado nível de eficácia, por exemplo, uma resposta bactericida não será necessariamente a mesma para evitar ou reduzir a pressão seletiva de resistência. Apesar da investigação nessa área ser limitada e, no domínio veterinário, quase ausente, alguns estudos recentes têm investigado os requerimentos potenciais necessários para evitar resistência.

### 6.5.2 Drogas bactericidas dependentes da concentração

1. Preston e colaboradores (107) relataram que, para a fluoroquinolona levofloxacina, em pacientes humanos, uma $C_{máx}$/CIM $\geq$ 12,2 provê 100% de morte microbiológica. Outro estudo *in vitro* com ciprofloxacina e esparfloxacina confirmou que elevadas razões $C_{máx}$/CIM são necessárias para evitar a emergência de resistência (108) e, em um modelo de peritonite murina, a resistência a ciprofloxacina foi mais baixa para *P. aeruginosa* quando a $C_{máx}$/CIM foi de 20 do que para um valor de 10 (109).

2. Um estudo clássico em pacientes humanos pneumocócicos que receberam terapia com fluoroquinolona mostrou que a resistência tinha surgido após cinco dias em 50% dos indivíduos quando os valores AUC/CIM eram < 100 h. Após três semanas de terapia, havia aumentado para 93% dos pacientes (110). No entanto, quando a AUC/CIM foi maior do que 100 h, a probabilidade de os organismos se manterem suscetíveis excedeu 90%. Em um estudo anterior, o mesmo grupo (111) relatou que a seleção para resistência em fluoroquinolonas foi maior quando a razão $C_{máx}$/CIM foi inferior a 8. Ambas as investigações foram conduzidas em pacientes humanos muito doentes e, possivelmente, imunocomprometidos, e os valores numéricos da razão AUC/CIM e $C_{máx}$/CIM necessários para evitar resistência podem ser mais baixos em animais e humanos que são imunocompetentes. No entanto, para evitar a resistência com fluoroquinolonas, o valor AUC/CIM pode precisar ser maior do que o necessário para alcançar a cura bacteriológica, como ilustrará o exemplo a seguir.

3. Em um estudo *in vitro* com *Staphylococcus aureus*, Firsov e colaboradores (112) investigaram a capacidade das fluoroquinolonas gatifloxacina, ciprofloxacina, levofloxacina e moxifloxacina para, de forma seletiva, ampliar as mutantes resistentes em um modelo dinâmico, que reproduziu modelos farmacocinéticos *in vivo* no homem. Foi estabelecida uma relação entre AUC/CIM para fluoroquinolonas e a emergência de resistência em 72 horas. Quando a frequência de resistência foi simulada contra uma razão AUC/CIM de 24 horas, uma curva em forma de sino foi obtida, e, para valores AUC/CIM menores do que 10 h ou superiores a 200 h, não houve resistência. O grau máximo de resistência ocorreu com valores AUC/CIM de 24 a 62

h. Quando AUC/CIM foi no intervalo de 201 a 244 h, as concentrações ultrapassaram a CPM em 80% do intervalo de dose. A AUC/CIM para fluoroquinolonas que costuma ser aceita para eficácia adequada é de 125 h, o que é inferior ao valor relatado por Firsov e colaboradores (112), de 200 h, para evitar resistência.

4. Em um modelo de infecção em fibra oca, e usando um inóculo denso, Tam e colaboradores (113) investigaram o aparecimento de resistência da *P. aeruginosa* a garenoxacina; $E_{máx}$ foi mantida constante, e a razão AUC/CIM variou de 0 a 200 h. Com valores AUC/CIM de 10, 48 e 89 h, organismos mais suscetíveis foram substituídos por mutantes resistentes, e todos os organismos suscetíveis foram substituídos por mutantes resistentes com AUC/CIM de 108 e 137 h, mas mutantes resistentes não surgiram quando a AUC/CIM foi de 201 h.

5. Jumbe e colaboradores (114) utilizaram *P. aeruginosa* em um modelo de infecção na coxa de rato para estudar o efeito das doses crescentes de levofloxacina sobre a ampliação da resistência. Quando a AUC/CIM foi de 52 h, a amplificação de mutantes resistentes foi máxima; quando a AUC/CIM foi de 157 h, não houve amplificação.

6. Com base nos resultados de um modelo de septicemia por *E. coli* em galinhas (115), Toutain e colaboradores (72) determinaram para uma fluoroquinolona uma $ED_{50}$ de 8 mg/kg para a redução da mortalidade e uma $ED_{50}$ de 13 mg/kg para a cura bacteriológica. Apesar de a dose mais alta em comparação à menor não garantir a prevenção de aparecimento de resistência, é muito menos provável se o resultado basear-se em cura bacteriológica.

7. Para o aminoglicosídeo netilmicina que atua sobre *E. coli* e *S. aureus*, Blaser e colaboradores (77) relataram uma correlação entre $C_{máx}$/CIM e emergência de resistência. O ressurgimento de organismos foi impedido quando a razão $C_{máx}$/CIM foi maior do que 8. Verificou-se que, para aminoglicosídeos, em geral, uma $C_{máx}$/CIM de 8 a 10 ou superior é necessária para evitar a emergência de resistência (116).

8. Em um estudo *in vitro* de avaliação do tempo bactericida, utilizando quatro cepas de *E. coli* isoladas de suínos, o ressurgimento ocorreu quando a concentração de colistina (um polipeptídeo pertencente ao grupo polimixina) foi menor do que 8 ou 16 vezes a CIM; a inibição do crescimento com os menores múltiplos de CIMs foi quase total às 5 h, mas o ressurgimento ocorreu até 24 h. Quando a concentração foi igual ou superior a 8 ou 16 vezes a CIM, o ressurgimento não ocorreu até 24 h (90).

### 6.5.3 Drogas bactericidas dependentes do tempo

1. Para investigar a razão tempo-dependência da ceftizoxima para matar microrganismos, Stearne e colaboradores (117) utilizaram o modelo murino em infecção mista. Os clones resistentes foram monitorados e a frequência de mutação mostrou-se relacionada à razão T>CIM, expressa como uma porcentagem do intervalo de dosagem. Quando os valores de *T*>CIM foram < 40 ou iguais a 100%, não houve resistência, enquanto que o pico de frequência de mutação ocorreu quando *T*>CIM foi de 70%. De fato, a mutação para resistência foi muito baixa quando *T*>CIM foi de 87% ou maior. Isso contrasta com dados clínicos experimentais de animais e humanos, que têm com frequência relatado que a relação *T*>CIM adequada para matar bactérias para β-lactâmicos é da ordem de 40 a 50% do intervalo entre doses. Esses achados sugerem que um valor mais alto de *T*>CIM, talvez um ideal de 90 ou mesmo 100%, deveria ser o objetivo para minimizar o desenvolvimento de resistência a cefalosporinas tempo-dependentes.

2. Odenholt e colaboradores (118) investigaram se certas concentrações de benzilpenicilina eram essenciais para a seleção de subpopulações resistentes. Eles expuseram uma cultura mista de *Streptococcus pneumoniae* (contendo bactérias suscetíveis, intermediárias e resistentes) *in vitro* ao antibiótico por diferentes tempos acima das respectivas CIMs; com isso, demons-

traram que a seleção de bactérias resistentes ocorreu quando concentrações foram atingidas apenas contra cepas completamente suscetíveis.

3. Tam e colaboradores (119), utilizando um modelo *in vitro* de infecção de fibras ocas, sugeriram um índice alternativo PK-PD para β-lactâmicos de $C_{min}$/CIM, sendo $C_{min}$ a concentração mínima plasmática sobre o intervalo de dosagem necessária para impedir o surgimento de resistência. Contra uma população densa de *Pseudomonas aeruginosa* com concentrações de drogas de até 4× CIM, as populações resistentes formaram-se após a exposição a piperacilina, ceftazidima e meropenema. O curioso foi que a meropenema foi a droga mais efetiva em reduzir o número de bactérias em uma concentração 4× CIM, mas também proporcionou maior ressurgimento de subpopulações resistentes. Esses pesquisadores descobriram que, mesmo com $T$>CIM de 100% e razões $C_{min}$/CIM inferiores a 1,7, a resistência surgiu. Eles concluíram que uma $C_{min}$ de 6× CIM foi necessária para suprimir o surgimento de resistência.

Em resumo, parece provável que o ponto de corte de PK-PD em geral recomendado para a eficácia clínica e bacteriológica (normalmente $T$>CIM de 40 a 80% do intervalo de dosagem) possa ser baixo demais para evitar o surgimento de resistência. Por último, convém notar que as estratégias adequadas de dosagem para minimizar a resistência podem conseguir esse objetivo de duas maneiras: primeiro, erradicando-se todas as bactérias causadoras de doenças, e, segundo, exercendo-se uma pressão de seleção mínima sobre as comensais. É evidente que esses dois objetivos podem, muitas vezes, diferir.

## 6.6 VARIABILIDADE FARMOCINÉTICA E FARMACODINÂMICA E EXIGÊNCIAS PARA ESTUDOS POPULACIONAIS: USO DE SIMULAÇÕES MONTE CARLO

Num primeiro estágio de elaboração de uma tabela de dosagem, é usual utilizar os valores médios da tabela integrada de PK-PD como marcadores para selecionar o regime de dosagem para subsequente avaliação nas espécies-alvo, a princípio em estudos de modelo de doença e, posteriormente, em triagem clínica confirmatória. Entretanto, com uma distribuição normal ou próxima da normal, cerca de metade da população animal terá um índice abaixo do valor médio, e o restante terá um valor acima da média. A dosagem final, portanto, não deve se basear no valor da média ou da mediana dos índices PK-PD. Para minimizar o desenvolvimento de resistência, é necessário focar aqueles animais da população que não alcançam o ponto de corte desejado. Toutain e colaboradores (72) têm, portanto, utilizado uma abordagem baseada nas simulações de Monte Carlo, integrando a farmacocinética da população e os valores de CIM obtidos de casos de campo. O objetivo é permitir variabilidade tanto em farmacocinética como em farmacodinâmica em indivíduos clínicos das espécies-alvo e, assim, gerar índices PK-PD adequados para a maioria dos animais, e não somente para a população média (Figura 6.7).

A farmacocinética da população e seu índice PK-PD proporcionam meios novos e bem melhores para estabelecer regimes de dosagem adequados, que são aqueles que oferecem a cura bacteriológica e minimizam, previnem ou retardam o surgimento de resistência. A necessidade de abordagem populacional reside, por um lado, nas diferenças que são prováveis de ocorrer entre os índices PK-PD obtidos no começo das pesquisas *in vitro* e nos estudos que utilizam animais saudáveis e, por outro lado, aqueles que são apropriados às circunstâncias do campo. O primeiro pode ter uma previsão adequada, ou mesmo precisa, do resultado quando uma droga é usada em animais saudáveis imunocompetentes, por exemplo, para fins profiláticos, e quando uma acurada dosagem por animal é possível em casos de animais de companhia tratados em separado. No entanto, tais dados não são prováveis de aplicação em todas as instâncias quando se trata de doenças infecciosas. Por isso, o passo final e crucial na determinação da dosagem deverá, quando possível, ser tomado com a abordagem do PK-PD populacional dentro de um ensaio clínico, utilizando uma estratégia de amostragem esparsa em um número grande de

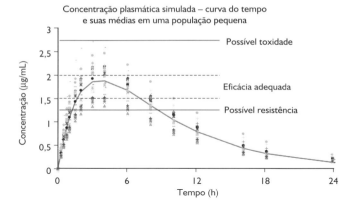

**Figura 6.7** Concentração hipotética plasmática e relação com o tempo para um medicamento antimicrobiano administrado por uma via não vascular, ilustrando a curva de concentração média e cada símbolo que representa um animal específico. Linhas horizontais indicam concentrações acima das quais pode ocorrer toxicidade, abaixo das quais é provável a resistência e a janela de concentração para eficácia adequada.

animais. Isso proporciona a oportunidade de minimizar, no âmbito da população, a seleção e a disseminação de patógenos resistentes. A exposição inadequada de patógenos à concentração requerida da droga, mesmo em uma minoria de animais dentro de um grupo, pode resultar no estabelecimento de uma subpopulação resistente capaz de transferir genes de resistência tanto no sentido vertical quanto horizontal. Esse fator é responsável por falhas clínicas individuais, assim como por uma perda progressiva de eficácia e desenvolvimento de resistência a um nível alto.

A variabilidade interindividual, que resulta em subexposição de uma porcentagem significativa dos animais tratados, é uma consequência inevitável quando a seleção de dosagem visa à média da população. Há também diferenças que surgem entre animais saudáveis e doentes. Uma terceira fonte de variabilidade surge em medicina veterinária para aqueles animais (p. ex., peixes, suínos, aves e bezerros), que com frequência recebem drogas orais adicionadas aos alimentos ou à água com uma dosagem baseada no grupo. A dose nominal em mg/kg não é a realmente recebida por nenhum dos animais no grupo. A competição entre animais para o acesso a água ou alimentos medicados leva à variabilidade na dose ingerida. A magnitude da variabilidade pode também ser aumentada quando a droga é administrada de forma "metafilática" a um grupo de animais, no qual apenas alguns deles apresentam sinais clínicos da infecção. Esses últimos animais podem receber doses menores de drogas do que seus companheiros mais saudáveis. Assim, uma exposição menor dos animais que carregam uma maior carga bacteriana e que têm maior probabilidade de frequência mutacional patógena é um provável fator adicional predisponente para a seleção para resistência. O paradigma do PK-PD populacional oferece a oportunidade de otimizar a dosagem para minimizar a resistência baseada na resposta a uma dada quantidade de população-alvo, digamos, 90 ou mesmo 95%, mais do que a média da população.

Com base na variabilidade farmacocinética e farmacodinâmica mensuradas na população animal-alvo, simulações Monte Carlo são utilizadas para determinar a distribuição estatística do índice PK-PD selecionado (82, 120). Nessas simulações, uma população hipotética resultante é gerada, e isso permite a determinação da probabilidade de atingir um ponto de corte para PK-PD pré-escolhido em uma proporção selecionada da população. Em medicina veterinária, Regnier e colaboradores (121) utilizam simulações Monte Carlo para estabelecer, no cão, um regime de dosagem de marbofloxacina adequado para tratar infecções no segmento anterior do olho. O grupo de Toutain também investigou a variabilidade farmacocinética de doxiciclina em suínos em um estudo de população de campo (122). As distribuições farmacocinéticas e farmacodinâmicas foram modeladas para definir a porcentagem de suínos que alcançava o determinado valor de AUC/CIM para várias taxas de dosagem de doxiciclina. Concluiu-se que uma dose de 20 mg/kg ou mais era necessária para atingir um valor de ponto de corte de PK-PD de

24 h (com base na concentração total da droga) em 90% dos suínos. Isso equivale a obter uma concentração plasmática total média igual à real (porém desconhecida) CIM durante um tempo posológico de 24 horas. A extensão da ligação proteica de doxiciclina em suínos é de cerca de 90% (123), indicando que a dose atual recomendada de 10 mg/kg/dia não atinge um ponto de corte adequado para AUC/CIM para a concentração plasmática livre.

As simulações Monte Carlo podem ser aplicadas para o estabelecimento de ponto de corte de resistência da CIM para antibiogramas, ou seja, para determinar a CIM acima da qual um organismo pode ser considerado clinicamente resistente. Essa será a CIM para a qual determinado esquema de dosagem falha em garantir que 90% da população animal-alvo será exposta a uma concentração média plasmática da droga igual a de uma das CIMs *a priori* da distribuição da CIM.

## 6.7 VALIDAÇÃO E EXTENSÃO DA ABORDAGEM DE PK-PD POPULACIONAL PARA A DETERMINAÇÃO DO REGIME DE DOSAGEM ADEQUADO

No momento, falta um ponto de corte de PK-PD estabelecido derivado de estudos populacionais em medicina veterinária. O ideal é que estes sejam estabelecidos separadamente para uso terapêutico, profilático e metafilático das drogas, com o objetivo de prevenir o aparecimento de resistência. Em geral, a carga bacteriana inicial sob condições profiláticas e metafiláticas será menor do que aquela quando a terapia é necessária, e a variabilidade interanimal também é menos provável sob tais condições. Diferentes valores de ponto de corte e, em consequência, diferentes doses requeridas são, portanto, prováveis de se aplicar. Jumbe e colaboradores (114) demonstraram que, para levofloxacina, os valores do ponto de corte da AUC/CIM contra *P. aeruginosa* em camundongos inoculados na coxa com $10^7$ ou $10^8$ bactérias foram 31 e 161 h, respectivamente. Assim, um acréscimo de 10 vezes na carga patógena aumentou cinco vezes a exposição à droga requerida para o mesmo efei-

to antibacteriano. O aumento da carga patógena também aumentou o tamanho da população resistente. Por outro lado, para drogas tempo-dependentes, o valor de $T$ >CIM que proporcionou um efeito antibacteriano adequado não foi afetado pelo tamanho do inóculo nem pelo mecanismo de resistência, mas foi influenciado pelo estado imunológico do hospedeiro (124).

Outra consideração para futuras pesquisas é o impacto da abordagem do índice PK-PD populacional sobre floras zoonóticas e comensais. É comum a administração via oral de drogas antimicrobianas em animais produtores de alimentos. A biodisponibilidade sistêmica é, por vezes, baixa, e isso aumenta a exposição da flora gastrintestinal (GI). Isso pode contar para a distribuição de bactérias zoonóticas, como a *Salmonella,* com resistência aos medicamentos usados em humanos. Além disso, a flora GI pode aumentar o *conjunto* gênico de resistência, com a possível transmissão a humanos na cadeia alimentar. A exposição da flora GI não se limita às drogas administradas via oral, mas pode também ocorrer com as administradas via parenteral como consequência de efluxo ativo por enterócitos, como demonstrado para fluoroquinolonas, ou pela secreção ativa na bile. O ecossistema GI é complexo e, em geral, é o local, em vez de concentrações plasmáticas da droga, que deve ser utilizado quando se aplica o paradigma PK-PD para a flora GI. Além disso, os prós e os contras de produtos de ação longa contra os de curta duração sobre a flora comensal (bem como sobre organismos patógenos) não são bem compreendidos, devido à falta de dados. Por um lado, as concentrações mantidas podem auxiliar a matar bactérias patógenas, mas, por outro, a exposição prolongada pode incentivar o desenvolvimento de resistência pelos comensais. É também importante, em relação à resistência, a utilização de terapia local como uma alternativa à administração sistêmica. Ainda que poucos dados estejam disponíveis, parece provável (em geral) que os primeiros (um exemplo em veterinária são as infusões intramamárias) exponham os organismos patógenos a concentrações mais altas do que podem ser alcançadas com dosagem sistêmica, enquanto evita-se a exposição dos comensais, por exemplo, dentro do tubo GI. Seria raro, se possível, o caso de um regime posológico adequado para atingir patógenos que também fosse adequado para poupar a flora GI da emergência e propagação de resistência.

## REFERÊNCIAS

1. Wright, G.D. (2005). Bacterial resistance to antibiotics: enzymatic degradation and modification. *Adv. Drug Deliv. Rev.* 57: 1451–70.
2. Kumar, A., Schweizer, H.P. (2005). Bacterial resistance to antibiotics: active efflux and reduced uptake. *Adv. Drug Deliv. Rev.* 57: 1486–1513.
3. Piddock, L.J. (2006). Clinically relevant chromosomally encoded multidrug resistance efflux pumps in bacteria. *Clin. Microbiol. Rev.* 19: 382–402.
4. Martinez, J.L., Baquero, F. (2000). Mutation frequencies and antibiotic resistance. *Antimicrob. Agents Chemother.* 44: 1771–7.
5. Baquero, F. (2001). Low-level antibiotic resistance. In Andersson, D.H.a.D.I. (ed.), *Antibiotic Development and Resistance*. Taylor and Francis Group, London, pp. 117–36.
6. Lipsitch, M., Levin, B.R. (1997). The population dynamics of antimicrobial chemotherapy. *Antimicrob. Agents Chemother.* 41: 363–73.
7. Tenover, F.C., McGowan, J.E., Jr. (1996). Reasons for the emergence of antibiotic resistance. *Am. J. Med. Sci.* 311: 9–16.
8. Baquero, F., Negri, M.C. (1997). Strategies to minimize the development of antibiotic resistance. *J. Chemother.* 9 Suppl 3: 29–37.
9. Baquero, F., Negri, M.C., Morosini, M.I., Blazquez, J. (1998). Antibiotic-selective environments. *Clin. Infect. Dis.* 27 Suppl 1: S5–S11.
10. Negri, M.C., Lipsitch, M., Blazquez, J., Levin, B.R., Baquero, F. (2000). Concentration dependent selection of small phenotypic differences in TEM beta-lactamase-mediated antibiotic resistance. *Antimicrob. Agents Chemother.* 44: 2485–91.
11. Zhao, X., Drlica, K. (2001). Restricting the selection of antibiotic-resistant mutants: a general strategy derived from fluoroquinolones studies. *Clin. Infect. Dis.* 33: S147–S156.
12. Burgess, D.S. (1999). Pharmacodynamic principles of antimicrobial therapy in the prevention of resistance. *Chest* 115: 195–233.
13. Baquero, F., Negri, M.C., Morosini, M.I., Blazquez, J. (1997). The antibiotic selective process: concentration-specific amplification of low-level resistant populations. *CIBA Foundation Symposia*, 207: 93–111.
14. Lenski, R.E. (1997). The cost of antibiotic resistance–from the perspective of a bacterium. *Ciba Found Symp.* 207: 131–140; discussion 141–51.

15. Besier, S., Ludwig, A., Brade, V., Wichelhaus, T.A. (2005). Compensatory adaptation to the loss of biological fitness associated with acquisition of fusidic acid resistance in *Staphylococcus aureus*. *Antimicrob. Agents Chemother.* 49: 1426–31.
16. Bjorkman, J., Nagaev, I., Berg, O.G., Hughes, D., Andersson, D.I. (2000). Effects of environment on compensatory mutations to ameliorate costs of antibiotic resistance. *Science* 287: 1479–82.
17. Levin, B.R., Perrot, V., Walker, N. (2000). Compensatory mutations, antibiotic resistance and the population genetics of adaptive evolution in bacteria. *Genetics* 154: 985–97.
18. Maisnier-Patin, S., Berg, O.G., Liljas, L., Andersson, D.I. (2002). Compensatory adaptation to the deleterious effect of antibiotic resistance in *Salmonella typhimurium*. *Mol. Microbiol.* 46: 355–66.
19. Nagaev, I., Bjorkman, J., Andersson, D.I., Hughes, D. (2001). Biological cost and compensatory evolution in fusidic acid resistant *Staphylococcus aureus*. *Mol. Microbiol.* 40: 433–9.
20. Nilsson, A.I., Kugelberg, E., Berg, O.G., Andersson, D.I. (2004). Experimental adaptation of *Salmonella typhimurium* to mice. *Genetics* 168: 1119–30.
21. Reynolds, M.G. (2000). Compensatory evolution in rifampin-resistant *Escherichia coli*. *Genetics* 156: 1471–1481.
22. Schrag, S.J., Perrot, V., Levin, B.R. (1997). Adaptation to the fitness costs of antibiotic resistance in *Escherichia coli*. *Proc. Biol. Sci.* 264: 1287–91.
23. Nilsson, A.I., Zorzet, A., Kanth, A., Dahlstrom, S., Berg, O.G., Andersson, D.I. (2006). Reducing the fitness cost of antibiotic resistance by amplification of initiator tRNA genes. *Proc. Natl. Acad. Sci. USA* 103: 6976–81.
24. Andersson, D.I. (2006). The biological cost of mutational antibiotic resistance: any practical conclusions? *Curr. Opin. Microbiol.* 9: 461–5.
25. Criswell, D., Tobiason, V.L., Lodmell, J.S., Samuels, D.S. (2006). Mutations conferring aminoglycoside and spectinomycin resistance in *Borrelia burgdorferi*. *Antimicrob. Agents Chemother.* 50: 445–52.
26. Enne, V.I., Delsol, A.A., Davis, G.R., Hayward, S.L., Roe, J.M., Bennett, P.M. (2005). Assessment of the fitness impacts on *Escherichia coli* of acquisition of antibiotic resistance genes encoded by different types of genetic element. *J. Antimicrob. Chemother.* 56: 544–51.
27. Gillespie, S.H., Voelker, L.L., Dickens, A. (2002). Evolutionary barriers to quinolone resistance in *Streptococcus pneumoniae*. *Microb. Drug Resist.* 8: 79–84.
28. Ramadhan, A.A., Hegedus, E. (2005). Survivability of vancomycin resistant enterococci and fitness cost of vancomycin resistance acquisition. *J. Clin. Pathol.* 58: 744–6.

29. Sander, P., Springer, B., Prammananan, T., et al. (2002). Fitness cost of chromosomal drug resistance-conferring mutations. *Antimicrob. Agents Chemother.* 46: 1204–11.

30. Bjorkman, J., Hughes, D., Andersson, D.I. (1998). Virulence of antibiotic-resistant *Salmonella typhimurium. Proc. Natl. Acad. Sci. USA* 95: 3949–53.

31. Cohen, S.P., McMurry, L.M., Hooper, D.C., Wolfson, J.S., Levy, S.B. (1989). Cross resistance to fluoroquinolones in multiple antibiotic-resistant (Mar) *Escherichia coli* selected by tetracycline or chloramphenicol: decreased drug accumulation associated with membrane changes in addition to OmpF reduction. *Antimicrob. Agents Chemother.* 33: 1318–25.

32. Giraud, E., Cloeckaert, A., Kerboeuf, D., Chaslus-Dancla, E. (2000). Evidence for active efflux as the primary mechanism of resistance to ciprofloxacin in *Salmonella enterica* serovar *typhimurium. Antimicrob. Agents Chemother.* 44: 1223–8.

33. Kern, W.V., Oethinger, M., Jellen-Ritter, A.S., Levy, S.B. (2000). Non-target gene mutations in the development of fluoroquinolone resistance in *Escherichia coli. Antimicrob. Agents Chemother.* 44: 814–20.

34. Oethinger, M., Kern, W.V., Jellen-Ritter, A.S., McMurry, L.M., Levy, S.B. (2000). Ineffectiveness of topoisomerase mutations in mediating clinically significant fluoroquinolone resistance in *Escherichia coli* in the absence of the AcrAB efflux pump. *Antimicrob. Agents Chemother.* 44: 10–13.

35. Corkill, J.E., Anson, J.J., Hart, C.A. (2005). High prevalence of the plasmid-mediated quinolone resistance determinant qnrA in multidrug-resistant Enterobacteriaceae from blood cultures in Liverpool, UK. *J. Antimicrob. Chemother.* 56: 1115–7.

36. Mammeri, H., Van De Loo, M., Poirel, L., Martinez-Martinez, L., Nordmann, P. (2005). Emergence of plasmid-mediated quinolone resistance in *Escherichia coli* in Europe. *Antimicrob. Agents Chemother.* 49: 71–6.

37. Robicsek, A., Strahilevitz, J., Sahm, D.F., Jacoby, G.A., Hooper, D.C. (2006). qnr prevalence in ceftazidime-resistant *Enterobacteriaceae* isolates from the United States. *Antimicrob. Agents Chemother.* 50: 2872–4.

38. Wang, M., Sahm, D.F., Jacoby, G.A., Hooper, D.C. (2004). Emerging plasmid-mediated quinolone resistance associated with the qnr gene in *Klebsiella pneumoniae* clinical isolates in the United States. *Antimicrob. Agents Chemother.* 48: 1295–9.

39. Bradford, P.A. (2001) Extended-spectrum beta-lactamases in the 21st century: characterization, epidemiology, and detection of this important resistance threat. *Clin. Microbiol. Rev.* 14: 933–51, table of contents.

40. Hasman, H., Aarestrup, F.M. (2005). tcrB, a gene conferring transferable copper resistance in *Enterococcus faecium*: occurrence, transferability, and linkage to macrolide and glycopeptides resistance. *Antimicrob. Agents Chemother.* 46: 1410–6.

41. Liebana, E., Batchelor, M., Hopkins, K.L., et al. (2006). Longitudinal farm study of extended-spectrum beta-lactamase-mediated resistance. *J. Clin. Microbiol.* 44: 1630–4.

42. Riano, I., Moreno, M.A., Teshager, T., Saenz,Y., Dominguez, L. and Torres, C. (2006). Detection and characterization of extended-spectrum {beta}-lactamases in *Salmonella enterica* strains of healthy food animals in Spain. *J. Antimicrob. Chemother.* 58: 844–7.

43. Weill, F.X., Lailler, R., Praud, K., et al. (2004). Emergence of extended-spectrum-beta-lactamase (CTX-M-9)-producing multiresistant strains of *Salmonella enterica* serotype Virchow in poultry and humans in France. *J. Clin. Microbiol.* 42: 5767–73.

44. Carattoli, A. Lovari, S., Franco, A., Cordaro, G., Di Matteo, P., Battisti, A. (2005). Extended-spectrum beta-lactamases in *Escherichia coli* isolated from dogs and cats in Rome, Italy, from 2001 to 2003. *Antimicrob. Agents Chemother.* 49(2): 833–5.

45. Feria, C., Ferreira, E., Correia, J.D., Goncalves, J., Canica, M. (2002). Patterns and mechanisms of resistance to beta-lactams and beta-lactamase inhibitors in uropathogenic *Escherichia coli* isolated from dogs in Portugal. *J. Antimicrob. Chemother.* 49: 77–85.

46. Sidjabat, H.E., Hanson, N.D., Smith-Moland, E., et al. (2007). Identification of plasmamid-mediated extended-spectrum and AmpC beta-lactamases in *Enterobacter* spp. isolated from dogs. *J. Med. Medicrobiol.* 56: 426–34.

47. Blondeau, J.M., Zhao, X., Hanson, G., Drlica, K. (2001). Mutant prevention concentrations of fluoroquinolones for clinical isolates of *Streptococcus pneumoniae. Antimicrob. Agents Chemother.* 45: 433–8.

48. Catry, B., Laevens, H., Devriese, L.A. Opsomer, G., De Kruif, A. (2003). Antimicrobial resistance in livestock. *J. Vet. Pharmacol. Ther.* 26: 81–93.

49. Drlica, K., Zhao, X., Blondeau, J.M., Hesje, C. (2006). Low correlation between MIC and mutant prevention concentration. *Antimicrob. Agents Chemother.* 50: 403–404.

50. Balaban, N.Q., Merrin, J., Chait, R., Kowalik, L., Leibler, S. (2004). Bacterial persistence as a phenotypic switch. *Science* 305: 1622–5.

51. Keren, I., Kaldalu, N., Spoering, A., Wang, Y., Lewis, K. (2004). Persister cells and tolerance to antimicrobials. *FEMS Microbiol. Lett.* 230: 13–18.

52. Levin, B.R., Rozen, D.E. (2006). Non-inherited antibiotic resistance. *Nat. Rev. Microbiol.* 4: 556–62.

53. Wiuff, C., Zappala, R.M., Regoes, R.R., Garner, K.N., Baquero, F., Levin, B.R. (2005). Phenotypic tolerance: antibiotic enrichment of noninherited resistance in bacterial populations. *Antimicrob. Agents Chemother.* 49: 1483–94.

54. AliAbadi, F.S., Lees, P. (2001). Pharmacokinetics and pharmacodynamics of danofloxacin in serum and tissue fluids of goats following intravenous and intramuscular administration. *Am. J. Vet. Res.* 62: 1979–89.

55. AliAbadi, F.S., Lees, P. (2002). Pharmacokinetics and pharmacokinetic/pharmacodynamic integration of marbofloxacin in calf serum, exudate and transudate. *J. Vet. Pharmacol. Ther.* 25: 161–174.

56. AliAbadi, F.S., Lees, P. (2003). Pharmacokinetic–pharmacodynamic integration of danofloxacin in the calf. *Res. Vet. Sci.* 74: 247–59.

57. Aliabadi, F.S., Badrelin, H. Ali, Landoni, M.F., Lees, P. (2003a). Pharmacokinetics and PK-PD modelling of danofloxacin in camel serum and tissue cage fluids. *Vet. J.* 165: 104–18.

58. AliAbadi, F.S., Landoni, M.F., Lees, P. (2003b). Pharmacokinetics (PK) pharmacodynamics (PD) and PK–PD integration of danofloxacin in sheep biological fluids. *Antimicrob. Agents Chemother.* 47: 626–35.

59. Koritz, G.D., Kilroy, C.R., Bevill, R.F. (1994). Pharmacokinetics–pharmacodynamic modelling of antibacterial therapy *in vitro*. In *Proceedings of the 6th International Congress of the European Association for Veterinary Pharmacology and Therapeutics.* Edinburgh, UK, Blackwell Scientific Publications.

60. Yancey, Jr., R.J., Evans, R.A., Kratzer, D.D. Paulissen, J.B., Carmer, S.G. (1990). Efficacy of ceftiofur hydrochloride for treatment of experimentally induced colibacillosis in neonatal swine. *Am. J. Vet. Res.* 51: 831–47.

61. Dalhoff, A., Shalit, I. (2003). Immunomodulatory effects of quinolones. *Lancet Infect. Dis.* 3: 359–71.

62. Hoyt, J.C., Robbins, R.A. (2001).Macrolide antibiotics and pulmonary inflammation. *FEMS Microbiol. Lett.* 205: 1–7.

63. Ianaro, A., Ialenti, A., Maffia, P., et al. (2000). Anti-inflammatory activity of macrolide antibiotics. *J. Pharmacol. Exp. Ther.* 292: 156–63.

64. Lindecrona, R.H., Friis, C., Nielsen, J.P. (2000). Pharmacokinetics and penetration of danofloxacin into the gastrointestinal tract in healthy and in*Salmonella typhimurium* infected pigs. *Res. Vet. Sci.* 68: 211–6.

65. Lees, P., AliAbadi, F.S. (2000). Rationalising dosage regimens of antimicrobial drugs; a pharmacological perspective. *J. Med. Microbiol.* 49: 943–5.

66. Lees, P., AliAbadi, F.S. (2002). Rational dosing of antimicrobial drugs; animals versus humans. *Int. J. Antimicrob. Agents* 19: 269–84.

67. McKellar, Q.A., Sanchez Bruni, S.F., Jones, D.G. (2004). Pharmacokinetic/pharmacodynamic relationships of antimicrobial drugs used in veterinary medicine. *J. Vet. Pharmacol. Ther.* 27: 503–14.

68. Mouton, J.W., Dudley, M.N., Cars, O., Derendorf, H., Drusano, G.L. (2002). Standardization of pharma-

cokinetic/pharmacodynamic (PK/PD) terminology for anti-infective drugs. *Int. J. Antimicrob. Agents* 19: 355–8.

69. Toutain, P.L. (2002). Pharmacokinetics/pharmacodynamics integration in drug development and dosage regimen optimisation for veterinary medicine. *AAPS Pharmaceuti. Sci.* 4: 1–25, article 38.

70. Toutain, P.L. (2003a). Pharmacokinetics/pharmacodynamics integration in dosage regimen optimisation for veterinary medicine. *J. Vet. Pharmacol. Ther.* 26 (Suppl 1): 1–8.

71. Toutain, P.L. (2003b). Antibiotic treatment of animals–a different approach to rational dosing. *Vet. J.* 165: 98–100.

72. Toutain, P.L., del Castillo, J.R., Bousquet-Melou, A. (2002). The pharmacokinetic–pharmacodynamic approach to a rational dosage regimen for antibiotics. *Res. Vet. Sci.* 73: 105–14.

73. Craig, W.A. (1998). Pharmacokinetic/pharmacodynamic parameters: rationale for antibacterial dosing of mice and men. *Clin. Infect. Dis.* 26: 1–12.

74. Drusano, G.L., Johnson, D.E., Rosen, M., Standiford, H.C. (1993). Pharmacodynamics of a fluoroquinolone antimicrobial agent in a neutropenic rat model of *Pseudomonas sepsis. Antimicrob. Agents Chemother.* 37: 483–90.

75. Schentag, J.J. (2000). Clinical pharmacology of the fluoroquinolones: studies in human dynamic/kinetic models. *Clin. Infect. Dis.* Suppl. 2: 540–544.

76. Sarasola, P., Lees, P., AliAbadi, F.S., et al. (2002). Pharmacokinetic and pharmacodynamic profiles of danofloxacin administered by two dosing regimens in calves infected with *Mannheimia (Pasteurella) haemolytica. Antimicrob. Agents Chemother.* 46: 3013–9.

77. Blaser, J., Stone, B.B., Groner, M.C., Zinner, S.H. (1987). Comparative study with enoxacin and netilmicin in a pharmacodynamic model to determine importance of ratio of antibiotic peak concentrations to MIC for bacterial activity and emergence of resistance. *Antimicrob. Agents Chemother.* 31: 1054–60.

78. Marchbanks, C.R., McKiel, J.R., Gilbert, D.H., et al. (1993). Dose ranging and fractionation of intravenous ciprofloxacin against *Pseudomonas aeruginosa* and *Staphylococcus aureus* in an *in vitro* model of infection. *Antimicrob. Agents Chemother.* 37: 1756–63.

79. Bugyei, K., Black, W.D., McEwen, S. (1999). Pharmacokinetics of enrofloxacin given by the oral, intravenous and intramuscular routes in broiler chickens. *Can. J. Vet. Res.* 63: 193–200.

80. Ding, H.Z., Zeng, Z.L., Fung, K.F., Chen, Z.L., Qiao, G.L. (2001). Pharmacokinetics of sarafloxacin in pigs and broilers following intravenous, intramuscular, and oral single-dose applications. *J. Vet. Pharmacol. Ther.* 24: 303–308.

81. Fernandez-Varon, E., Bovaira, M.J., Espuny, A., Escudero, E., Vancraeynest, D., Carceles, C.M. (2005).

Pharmacokinetic–pharmacodynamic integration of moxifloxacin in rabbits after intravenous, intramuscular and oral administration. *J. Vet. Pharmacol. Ther.* 28: 343–8.

82. Intorre, L., Mengozzi, G., Bertini, S., Bagliacca, M., Luchetti, E., Soldani, G. (1997). The plasma kinetics and tissue distribution of enrofloxacin and its metabolite ciprofloxacin in the Muscovy duck. *Vet. Res. Commun.* 21: 127–36.

83. Wiuff, C., Lykkesfeldt, J., Svendsen, O., Aarestrup, F.M. (2003). The effects of oral and intramuscular administration and dose escalation of enrofloxacin on the selection of quinolone resistance among *Salmonella* and coliforms in pigs. *Res. Vet. Sci.* 75: 185–93.

84. Fernandez-Varon, E., Ayala, I., Marin, P., et al. (2006). Pharmacokinetics of danofloxacin in horses after intravenous, intramuscular and intragastric administration. *Equine Vet. J.* 38: 342–6.

85. Giles, C.J., Magonigle, R.A., Grimshaw, W.T., et al. (1991). Clinical pharmacokinetics of parenterally administered danofloxacin in cattle. *J. Vet. Pharmacol. Ther.* 14: 400–10.

86. Barker, C.W., Zhang, W., Sanchez, S., Budsberg, S.C., Boudinot, F.D., McCrackin Stevenson, M.A. (2003). Pharmacokinetics of imipenem in dogs. *Am. J. Vet. Res.* 64: 694–9.

87. Bidgood, T., Papich, M.G. (2002). Plasma pharmacokinetics and tissue fluid concentrations of meropenem after intravenous and subcutaneous administration in dogs. *Am. J. Vet. Res.* 63: 1622–8.

88. Guyonnet, J., Monnoyer, S., Manco, B., Aliabadi, F.S., Lees, P. (2003). *In vivo* pharmacokinetics and *in vitro* pharmacodynamics as a basis for predicting dosage of colistin in piglet g.i.t. disease. *J. Vet. Pharmacol. Ther.* 26 Suppl. 1: 148–9.

89. Lees, P., Aliabadi F.S., Toutain, P-L. (2004). PK–PD modelling: an alternative to dose titration studies for antimicrobial drug dosage selection. *J. Reg. Affairs* 15: 175–80.

90. Toutain, P.L., Lees, P. (2004). Integration and modelling of pharmacokinetic and pharmacodynamic data to optimise dosage regimens in veterinary medicine. *J. Vet. Pharmacol. Ther.* 27: 467–77.

91. Drusano, G.L. (2004). Antimicrobial pharmacodynamics: critical interactions of 'bug and drug'. *Nat. Rev. Microbiol.* 2: 289–300.

92. Mouton, J.W. (2005). Impact of pharmacodynamics on dosing schedules: optimising efficacy, reducing resistance, and detection of emergence of resistance. In *Antibiotic Policies Theory and Practice* (Eds. Gould, I.M., van der Meer, J.W.M.). Kluwer Academic/Plenum Publishers, New York, pp. 387–407.

93. Mazzei, T., Novelli, A. (1999). How macrolide pharmacodynamics affect bacterial killing. *Infect. Med.* 16: 22–8.

94. Benchaoui, H.A., Nowakowski, M., Sheripngton, J., Rowan, T.G., Sunderland, S.J. (2004). Pharmacokinetics and lung tissue concentrations of tulathromycin in swine. *J. Vet. Pharmacol. Ther.* 27: 203–10.

95. Nowakowski, M.A., Inskeep, P.B., Risk, J.E., et al. (2004). Pharmacokinetics and lung tissue concentrations of tulathromycin, a new triamilide antibiotic, in cattle. *Vet. Ther.* 5: 60–74.

96. Goswami, S.K., Kivity, S., Marom, Z. (1990). Erythromycin inhibits respiratory glycoconjugate secretion from human airways *in vitro. Am. Rev. Resp. Dis.* 141: 72–8.

97. Morikawa, K., Oseko, F., Morikawa, S., Iwamoto, K. (1994). Immunomodulatory effects of three macrolides, midecamycin acetate, josamycin and clarithromycin, on human T-lymphocyte function *in vitro. Antimicrob. Agents Chemother.* 38: 2643–7.

98. Roche, Y., Gougerot-Pocidalo, M.A., Fay, M., Forest, N., Pocidalo, J.J. (1986). Macrolides and immunity: effects of erythromycin and spiramycin on human mononuclear cell proliferation. *J. Antimicrob. Chemother.* 17: 195–203.

99. Takeyama, K., Tamaoki, J., Chiyotani, A., Tagaya, E., Konno, K. (1993). Effect of macrolide antibiotics on ciliary motility in rabbit airway epithelium *in vitro. J. Pharm. Pharmacol.* 45: 756–8.

100. Takizawa, H., Desaki, M., Ohtoshi, T., et al. (1995). Erythromycin suppresses interleukin 6 expression by human bronchial epithelial cells: a potential mechanism of its anti-inflammatory action. *Biochem. Biophys. Res. Comm.* 210: 781–6.

101. Tamaoki, J., Noritaka, S., Tagaya, E., Konno, K. (1994). Macrolide antibiotics protect against endotoxin-induced vascular leakage and neutrophil accumulation in rat trachea. *Antimicrob. Agents Chemother.* 38: 1641–3.

102. Umeki, S. (1993). Anti-inflammatory action of erythromycin: its inhibitory effect on neutrophil NADPH oxidase activity. *Chest* 104: 1191–1193.

103. Delissalde, F., Amabile-Cuevas, C.F. (2004). Comparison of antibiotic susceptibility and plasmid content, between biofilm producing and non-producing clinical isolates of *Pseudomonas aeruginosa. Int. J. Antimicrob. Agents.* 24: 405–8.

104. Drenkard, E., Ausubel, F.M. (2002). Pseudomonas biofilm formation and antibiotic resistance are linked to phenotypic variation. *Nature* 416: 740–3.

105. Gilbert, P., McBain, A., Rickard, A.H. (2003). Biofilms and bacterial multi-resistance. In *Multiple Drug Resistant Bacteria* (ed. Amabile-Cuevas, C.F.). Horizon Scientific Press, Wymondham.

106. Oliver, A., Canton, R., Campo, P., Baquero, F., Blazquez, J. (2000). High frequency of hypermutable *Pseudomonas aeruginosa* in cystic fibrosis lung infection. *Science* 288: 1251–3.

107. Preston, S.L., Drusano, G.L., Berman, A.L., et al. (1998). Pharmacodynamics of levofloxacin: a new paradigm for early clinical trials. *J. Am. Med. Assoc.* 279: 125–9.

108. Thorburn, C.E., Edwards, D.I. (2001). The effect of pharmacokinetics on the bactericidal activity of ciprofloxacin and sparfloxacin against *Streptococcus pneumoniae* and the emergence of resistance. J. Antimicrob. Chemother. 48: 15–22.

109. Michae-Hamzehpour, M., Auckenthaler, R., Regamey, P., Pechere, J.C. (1987). Resistance occurring after fluoroquinolone therapy of experimental *Pseudomonas aeruginosa* peritonitis. *Antimicrob. Agents Chemother.* 31: 1803–1808.

110. Thomas, J.K., Forrest, A., Bhaveni, S.M., et al. (1998). Pharmacodynamic evaluation of factors associated with the development of bacterial resistance in acutely ill patients during therapy. *Antimicrob. Agents Chemother.* 42: 521–7.

111. Forrest, A., Nix, D.E., Ballow, C.H., Goss, T.F., Birmingham, M.C., Schentag, J.J. (1993). Pharmacodynamics of intravenous ciprofloxacin in seriously ill patients. *Antimicrob. Agents Chemother.* 37: 1073–81.

112. Firsov, A.A., Vostrov, S.N. Lubenko, I.Y., Drlica, K., Portnoy, Y.A., Zinner, S.H. (2003). *In vitro* pharmacodynamic evaluation of the mutant selection window hypothesis using four fluoroquinolones against Staphylococcus aureus. *Antimicrob. Agents Chemother.* 47: 1604–13.

113. Tam, V.H., Louie, A., Deziel, M.R., Liu, W., Leary, R., Drusano, G.L. (2005a). Bacterial-population responses to drug-selective pressure: examination of Garenoxacin's effect on *Pseudomonas aeruginosa. J. Infect.* Dis. 192: 420–8.

114. Jumbe, N., Louie, A., Leary, R., et al. (2003). Application of a mathematical model to prevent *in vivo* amplification of antibiotic-resistant bacterial populations during therapy. *J. Clin. Invest.* 112: 275–85.

115. Charleston, B., Gate, J.J., Aitken, I.A., Stephan, B., Froyman, R. (1998). Comparison of the efficacies of three fluoroquinolone antimicrobial agents, given as continuous or polsed-water medication against *Escherichia coli* infection in chickens. *Antimicrob. Agents Chemother.* 42: 83–7.

116. Moore, R.D., Smith, C.R., Lietman, P.S. (1984). Association of aminoglycoside plasma levels with therapeutic outcome in Gram-negative pneumonia. *Am. J. Med.* 77: 657–62.

117. Stearne, L.E., Lemmens, N., Goessens, W.H.F., Mouton, J.W., Gyssens, I.C. (2002). In *European Conference Clinical Microbiology and Infectious Diseases*, Milan.

118. Odenholt, I., Gustafsson, I., Lowdin, E., Cars, O. (2003). Suboptimal antibiotic dosage as a risk factor for selection of penicillin-resistant *Streptococcus pneumoniae: in vitro* kinetic model. *Antimicrob. Agents Chemother.* 47: 518–23.

119. Tam, V.H., Schilling, A.N., Neshat, S., Poole, K., Melnick, D.A., Coyle, E.A. (2005b). Optimization of meropenem minimum concentration/MIC ratio to suppress *in vitro* resistance of *Pseudomonas aeruginosa. Antimicrob. Agents Chemother.* 49: 4920–7.

120. Lees, P., Concordet, D., Aliabadi, F.S., Toutain, P.-L. (2006). Drug selection and optimization of dosage schedules to minimize antimicrobial resistance. In *Antimicrobial Resistance in Bacteria of Animal Origin* (ed. Frank, M.). Aerestrup, ASM Press, Washington, D.C. pp. 49–71.

121. Regnier, A., Concordet, D., Schneider, M., Boisrame, B., Toutain, P.L. (2003). Population pharmacokinetics of marbofloxacin in the aqueous humour after intravenous administration in dogs. *Am. J. Vet. Res.* 64: 889–93.

122. del Castillo, J.R., Laroute, V., Pommier, P., et al. (2006). Interindividual variability in plasma concentrations after systemic exposure of swine to dietary doxycycline supplied with and without paracetamol: a population pharmacokinetic approach. *J. Anim. Sci.* 84: 3155–66.

123. Riond, J.L., Riviere, J.E. (1989). Effects of tetracyclines on the kidney in cattle and dogs. *J. Am. Vet. Med. Assoc.* 195: 995–7.

124. MacGowan, A.P. (2004). Elements of design: the knowledge on which we build. *Clin. Microbiol. Infect.* 10 Suppl 2: 6–11.

CAPÍTULO

# 7

# Orientações para o Uso de Antimicrobianos em Suínos

*David G. S. Burch, C. Oliver Duran e Frank M. Aarestrup*

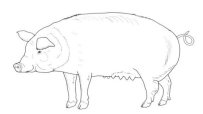

A demanda por carne teve um substancial aumento durante os anos pós-guerra, e a produção de suínos foi o principal motor da indústria. O aumento da demanda, associado a uma diminuição no número de pessoas que trabalham na agricultura, tem levado à intensificação e a uma produção mais eficiente. Devido a essas mudanças socioeconômicas, ao longo dos últimos 30 anos, tem havido uma diminuição constante de pequenas explorações agrícolas e um aumento nas maiores, em especial nos Estados Unidos. Em 2005, 53% de todos os estoques de suínos estavam em fazendas com mais de 5 mil porcos (1). Mais recentemente, o desenvolvimento de grandes empresas agrícolas e sistemas de produção levou a uma maior concentração na posse de suínos. Hoje, três grandes empresas produzem 20% dos suínos no Reino Unido, enquanto, nos Estados Unidos, as 20 maiores empresas possuem um terço de todas as porcas reprodutoras (2). Essas mudanças resultaram em aumento do desafio com doenças, devido a unidades maiores, aumento da densidade populacional e produção e, em certa medida, redução na qualidade do trabalho do criador (*stockmanship*). Como resultado, tudo isso contribui para um aumento no uso de antimicrobianos na produção de suínos, para compensar.

Os antimicrobianos têm sido muito utilizados na suinocultura ao longo de várias décadas, e são avaliados a um valor estimado de 1,7 bilhões de dólares, ou 34% do mercado mundial de antimicrobianos em saúde animal, seguido pela avicultura (33%) e pela bovinocultura (26%) (3). A notável exceção é os Estados Unidos, onde 50% dos 1,3 bilhões de dólares do mercado antimicrobiano corresponde aos bovinos, sobretudo devido ao sistema de confinamento, e apenas 20% aos suínos (0,23 bilhões de dólares). A publicação de números precisos quanto às toneladas de ingredientes ativos e a real utilização em suínos é rara, mas órgãos nacionais estão começando a reunir o uso total de antimicrobianos em animais, e alguns países, como a Dinamarca, podem ser divididos em classes de famílias de antimicrobianos (4, 5) e nas espécies de animais em que são usados (6). O mercado dinamarquês de antimicrobianos não tem total representatividade da indústria suína mundial. O uso total de antimicrobianos é relativamente baixo quando comparado com outros países, e a utilização em suínos representa mais de 80% do total de consumo animal em termos de kg de compostos ativos. No entanto, as tetraciclinas predominam na maior parte dos mercados, seguidas pelos grupos de compostos macrolídeo/lincosamida/pleuromutilina. O uso de penicilinas, combinações de trimetoprima/sulfonamidas e aminoglicosídeos também é importante (ver Figura 7.1).

É provável que o uso total de antimicrobianos na Europa tenha reduzido após a proibição da utilização de antimicrobianos promotores de crescimento (APCs), em 2006 (ver Capítulo 1). Dados recentes da Escandinávia apresentaram uma redução geral no uso total de antimicrobianos em âmbito veterinário (7). Na Dinamarca, logo após proibição de APCs, foi observado um aumento no uso de antimicrobianos utilizados para terapia de recém-desmamados e de suínos em fase de crescimento para *Escherichia coli* e *Lawsonia intracellularis*, respectivamente. No entanto, a situação se estabilizou após mudanças nas práticas de manejo por parte dos produtores e veterinários (8, 9). O aparecimento de doença clínica grave relacionada a infecção por circovírus suíno e doenças associadas (*porcine circovirus associated diseases*; PCVAD), a partir de 2000, resultou também no aumento de antimicrobianos para combater infecções bacterianas secundárias, e é difícil separar esse efeito da proibição dos APCs.

As bactérias patógenas mais comuns e as doenças que requerem o uso de antimicrobianos em suínos estão resumidas na Tabela 7.1, e seus padrões de doenças estão destacados nas Figuras 7.2 (doenças entéricas), 7.3 (doenças respiratórias) e 7.4 (doenças septicêmicas). Qualquer uso de antimicrobianos leva ao desenvolvimento de resistência bacteriana. Desenvolvimento de resistência em bactérias patógenas suínas complica o tratamento de infecções e, portanto, tem de ser considerado tanto um problema sanitário quanto um fardo econômico. Além disso, os suínos são com frequência colonizados por bactérias capazes de serem transferidas e de causarem infecções em humanos, tais como *Salmonella* e *Campylobacter*. Dessa forma, o uso de antimicrobianos em suínos também conduz à seleção de resistência nessas bactérias zoonóticas, podendo complicar o tratamento de infecções humanas. Esse aspecto tem de ser levado em consideração na escolha de antimicrobianos para tratamento de infecções em suínos e em outros animais de produção. O objetivo deste capítulo é descrever a atual utilização de antimicrobianos em suinocultura e sugerir possíveis estratégias para reduzir sua utilização como um todo e para usá-los com mais eficácia, prudência e responsabilidade.

## 7.1 USO DE ANTIMICROBIANOS EM SUINOCULTURA

Os compostos antimicrobianos em geral utilizados na produção de suínos estão descritos na Tabela 7.2, assim como seus modos de administração, dosagem e indicações. Suas respectivas atividades contra diversos patógenos suínos são destacadas nas Tabelas 7.3 a 7.12. Antimicrobianos são utilizados na produção de suínos para finalidades terapêuticas, profiláticas e metafiláticas, e para promover o crescimento, embora esse último seja proibido em países da União

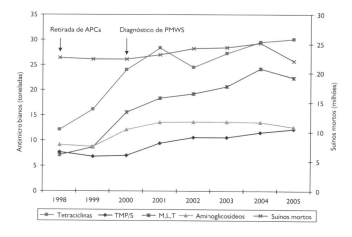

**Figura 7.1** Uso terapêutico de antimicrobianos (tetraciclinas, trimetoprima/sulfonamidas [TMP/S], macrolídeos/lincosamidas/pleuromutilinas [MLT] e aminoglicosídeos) na Dinamarca após a retirada de promotores de crescimento, em 1999 (9), e número de suínos abatidos/ano (milhões). PMWS = *post-weaning multisystemic wasting syndrome*.

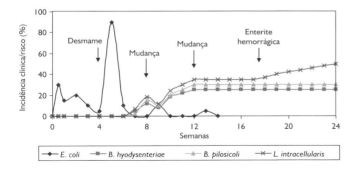

**Figura 7.2** Padrões de doenças entéricas em suínos.

Europeia e na Austrália (ver Capítulo 1 para definições de terapia, metafilaxia e profilaxia). Tratamentos profiláticos coincidem com períodos definidos no ciclo produtivo na ocasião do nascimento para reduzir a transmissão de *Streptococcus* e *Haemophilus* após o desmame (cerca de 3 a 6 semanas de idade) para prevenir diarreia, ou da metade para o fim da fase de creche (nos Estados Unidos, de 6 a 10 semanas de idade) ou depois da passagem e mistura de suínos. É apenas ocasional a utilização da profilaxia na fase de terminação após a colocação inicial na instalação (10 ou 12 semanas para o abate), quando a medicação se torna muito cara, a menos que suínos de diversas fontes sejam misturados. A ração tradicionalmente presta-se bem para medicação profilática/metafilática de suínos, já que pode ter incorporação fácil em um programa de medicação para controle de doença, sem que haja necessidade de manuseio físico do animal.

Na prática de promover o crescimento, é comum que os antimicrobianos sejam incluídos nos alimentos em baixas concentrações, o que exclui efeitos sistêmicos controladores de doença. Em particular nos Estados Unidos, a mistura de rações com antimicrobianos pode ser aprovada para tratamento, prevenção e promoção de crescimento, dependendo da dose administrada. Por exemplo, tiamulina foi licenciada para a inclusão em ração a 220 partes por milhão (ppm) para tratamento, 38,5 ppm para prevenção e 11 ppm para promoção do crescimento (10). Alguns produtos, como a tilosina, são aprovados a 44-110 ppm para prevenção e tratamento, mas também a 11-110 ppm para promover o crescimento, dependendo da dieta. Nenhuma dessas dosagens necessita de receita veterinária, mas os níveis de inclusão seguem estritamente o rótulo de instruções da Food and Drug Administration (FDA). Ninguém pode deixar de seguir as indicações do rótulo, nem mesmo os veterinários. Na Europa, desde a proibição de APCs, misturas com antimicrobianos para alimentos medicamentosos para animais são fornecidas com uma prescrição controlada por veterinário para os efeitos de prevenção ou tratamento, ain-

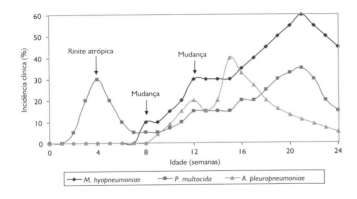

**Figura 7.3** Padrões de doenças respiratórias em suínos.

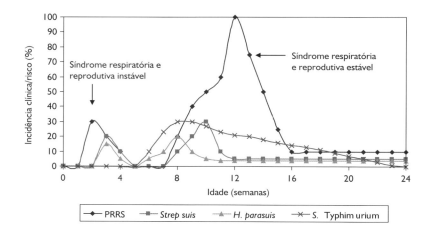

**Figura 7.4** Padrões de doenças septicêmicas em suínos.

da que algumas fábricas incluam a mistura na ração. Em alguns países, como a Dinamarca, os medicamentos são fornecidos pelo farmacêutico, embora essa situação esteja mudando, uma vez que foi considerada muito restritiva e não concorrencial. Curiosamente, nos Estados Unidos, apenas um antimicrobiano na ração, tilmicosina, exige o equivalente a uma receita veterinária, ou o que é chamado de guia veterinária de alimentação (11). Todos os outros podem ser incluídos em rações conforme o discernimento do agricultor, nutricionista ou gerente da fábrica de ração. No entanto, nenhuma utilização não prescrita no rótulo de antimicrobianos na ração é permitida pela FDA (12).

Os antibióticos terapêuticos também podem ser administrados na ração, mas, pelo fato de os suínos doentes terem um apetite reduzido e consumo variável de ração, e o alimento com medicamento poder também consumir tempo para ser preparado e entregue, é comum que eles sejam dados como *formulações solúveis* em água para grupos ou instalações de animais. Isso está se tornando cada vez mais popular com o desenvolvimento de máquinas dosadoras de água mais confiáveis, em vez de tanques. Dispositivos *injetáveis* e *dosadores de leitões* são muito utilizados, mas exigem o manejo individual do animal. Quando se trata de leitões pequenos, são fáceis de manusear, então programas de injeção metafilática de antimicrobianos são bastante comuns para combater infecções, tais como diarreias neonatais, infecções de umbigo ou artrite. Injeções com medicamento para eliminar certas infecções bacterianas podem ser dadas em todos os suínos no desmame como parte de um protocolo para saúde precoce (13). Porcos mais velhos são injetados individualmente quando estão doentes, mas, para a terapia, isso ocorre somente após serem retirados para uma baia de hospital. Um suíno doente é mais fácil de injetar em uma baia, mas, ao se recuperar, isso se torna mais difícil. A injeção em uma porca ou macho reprodutor não contidos pode ser perigosa. Devido a esses riscos e à reduzida disponibilidade de mão de obra, *injetáveis de ação prolongada* foram desenvolvidos para facilitar a administração e para reduzir a necessidade de injeções repetidas. Ainda que essas preparações melhorem a complacência, por eliminar a necessidade de injeções repetidas, se forem utilizados produtos que não atingem concentrações terapêuticas para os patógenos-alvo, isso pode levar a falha terapêutica ou promover o desenvolvimento de resistência.

A farmacocinética dos antimicrobianos é discutida no Capítulo 6. No entanto, há uma série de aspectos fundamentais para a medicina suína que são importantes e específicos. A maior parte dos antimicrobianos utilizados em suínos é por meio da alimentação, cerca de 80% do consumo total. A dose ingerida está ligada diretamente à alimentação e ao nível de inclusão. Um dos problemas comuns que veterinários encontram quanto à eficácia é a subdosagem. Se o animal está doente, com uma temperatura elevada, ele irá parar de comer. É essencial tratar suínos sem apetite com injeção

## Guia de Antimicrobianos em Veterinária   **137**

**Tabela 7.1** Bactérias patógenas e doenças comuns em suínos

| Espécies bacterianas | Doença | Idade |
|---|---|---|
| **Entéricas** | | |
| *Escherichia coli* | Diarreia neonatal | 1 a 3 dias |
| | Diarreia em leitões | 7 a 14 dias |
| | Diarreia pós-desmame | 5 a 14 dias após o desmame |
| *Clostridium perfringens* | Enterite necrótica Tipo C | 1 a 7 dias |
| | Diarreia – Tipo A | 10 a 21 dias, leitões desmamados |
| *Clostridium difficile* | Diarreia, subdesenvolvimento | 3 a 7 dias |
| *Salmonella* spp. | Typhimurium – diarreia ocasional, septicemia, morte | Suínos em crescimento de 6 a 16 semanas |
| | Derby – diarreia ocasional | Suínos em crescimento de 6 a 16 semanas |
| | Choleraesuis – septicemia, diarreia, morte | Suínos em terminação de 12 a 16 semanas |
| *Lawsonia intracellularis* | Enteropatia proliferativa suína (ileíte) | Suínos em crescimento |
| | Ileíte necrótica/regional | Suínos em crescimento |
| | Enteropatia hemorrágica suína | Suínos em terminação e adultos jovens 16 a 40 semanas |
| *Brachyspira hyodysenteriae* | Disenteria suína | Suínos em crescimento e terminação, 6 a 26 semanas. Todas as idades no colapso inicial |
| *Brachyspira pilosicoli* | "Colite" espiroquetal intestinal | Suínos em crescimento |
| **Respiratórias** | | |
| *Pasteurella multocida* (D) | Rinite atrófica | 1 a 8 semanas |
| *Bordetella bronchiseptica* | | Distorção nasal, durante toda a vida |
| *Mycoplasma hyopneumoniae* | Pneumonia enzoótica | Suínos em crescimento e terminação |
| *Pasteurella multocida* | Doença respiratória induzida por micoplasma | Suínos em crescimento e terminação – invasor secundário |
| *Actinobacillus pleuropneumoniae* | Pleuropneumonia | Suínos em crescimento e terminação anticorpos derivados da mãe duram 10 semanas |
| *Actinobacillus suis* | Septicemia | 5 a 28 dias |
| | Pleuropneumonia | Desmame ao abate |
| **Septicêmicas/bacteriêmicas** | | |
| *Streptococcus suis* | Meningite, endocardite, artrite, peritonite | 2 a 10 semanas |
| *Haemophilus parasuis* | Doença de Glässer (artrite, pericardite, peritonite) | 2 a 10 semanas |
| *Mycoplasma hyosynoviae* | Artrite micoplasmal | 16 semanas ou mais |
| *Erysipelothrix rhusiopathiae* | Erisipela (dermatite, artrite, endocardite) | Suínos em crescimento, terminação e porcas |

para fazê-los voltar a comer ração com medicamento. A idade do suíno também é importante. A maioria das doses é baseada em um suíno de 20 kg que consome 1 kg de ração por dia, ou 5% do seu peso corporal. Para suínos em terminação, muitas vezes é fornecida alimentação restrita para controlar a deposição de gordura, sobretudo em machos castrados, e pode haver uma redução da quantidade de ração ingerida para 2,5% a partir de 80 kg. Porcas lactantes em geral são alimentadas com cer-

## 138  Luca Guardabassi, Lars B. Jensen & Hilde Kruse

**Tabela 7.2**  Vias de administração, doses (mg/kg peso corporal) e patógenos-alvo de agentes antimicrobianos utilizados em suínos

| Classe de antimicrobiano/composto | Administração e dosagem | | | Patógenos-alvo |
|---|---|---|---|---|
| | Injeção | Via água | Via ração | |
| *Tetraciclinas* | | | | *M. hyopneumoniae* |
| Oxitetraciclina | 10 (forma LA 20-30) | 10-30 | 20 | *P. multocida* |
| Clortetraciclina | – | 20 | 10-20 | *A. pleuropneumoniae* |
| Tetraciclina | – | 20-40 | – | *H. parasuis* |
| Doxiciclina | 4-6 | 12,5 | 12,5 | *L. intracellularis* |
| | | | | *E. coli* (resistência) |
| | | | | *Salmonella* spp. (resistência) |
| *Trimetoprima/sulfonamida* | 15 | 30 | 15 | *P. multocida* |
| | | | | *B. bronchiseptica* |
| | | | | *A. pleuropneumoniae* |
| | | | | *S. suis* |
| | | | | *S. hyicus* |
| | | | | *H. parasuis* |
| | | | | *E. coli* |
| | | | | *Salmonella* spp. |
| *Penicilinas* | | | | *S. suis* |
| Penicilina G | 10 (forma LA 15) | – | – | *P. multocida* |
| Penicilina V | | 10 | 10 | *H. parasuis* |
| | | | | *A. pleuropneumoniae* |
| | | | | *A. pyogenes* |
| | | | | *C. perfringens* |
| | | | | *E. rhusiopathiae* |
| *Penicilinas sintéticas* | | | | *S. suis* |
| Amoxicilina | 7 (forma LA 15) | 20 | 15-20 | *P. multocida* |
| Ampicilina mais ácido clavulânico | 7,5 | – | – | *H. parasuis* |
| | +1,75 | – | – | *A. pleuropneumoniae* |
| | | | | *A. pyogenes* |
| | | | | *C. perfringens* |
| | | | | *E. rhusiopathiae* |
| | | | | *E. coli* |
| | | | | *Salmonella* spp. |
| *Cefalosporinas* | | | | *S. suis* |
| Cefalexina | 7 | – | – | *P. multocida* |
| Ceftiofur | 3 (forma LA 5) | – | – | *H. parasuis* |
| Cefquinoma | 1-2 | – | – | *A. pleuropneumoniae* |
| | | | | *A. pyogenes* |
| | | | | *C. perfringens* |
| | | | | *E. rhusiopathiae* |
| | | | | *E. coli* |
| | | | | *Salmonella* spp. |
| *Fluoroquinolonas* | | | | *M. hyopneumoniae* |
| Enrofloxacina | 2,5 | – | – | *P. multocida* |
| Danofloxacina | 1,25 | – | – | *A. pleuropneumoniae* |
| Marbofloxacina | 2 | – | – | *H. parasuis* |
| | | | | *E. coli* |
| | | | | *Salmonella* spp. |

*continua*

**GUIA DE ANTIMICROBIANOS EM VETERINÁRIA** **139**

**Tabela 7.2** Continuação

| Classe de antimicrobiano/composto | Administração e dosagem | | | Patógenos-alvo |
|---|---|---|---|---|
| | Injeção | Via água | Via ração | |
| *Tianfenicóis* | | | | *P. multocida* |
| Tianfenicol | 10-30 | – | 10 | *A. pleuropneumoniae* |
| Florfenicol | 15 | 15 | 15 | *H. parasuis* |
| | | | | *S. suis* |
| | | | | *B. bronchiseptica* |
| *Aminoglicosídeos* | | | | *E. coli* |
| Estreptomicina | 25 | – | – | *Salmonella* spp. |
| Neomicina | – (NA) | 11 | 11 | |
| Apramicina | – (NA) | 7,5-12,5 | 4-8 | |
| Gentamicina | – (NA) | – | – | |
| Amicacina | | – | – | |
| *Aminociclitol* | | | | |
| Espectinomicina (+ lincomicina) | – (NA) | 10-50 | 1,1-2,2 | |
| *Polimixina* | – | | | *E. coli* |
| Colistina | | 50.000 UI | 50.000 UI | *Salmonella* spp. |
| *Macrolídeos* | | | | *M. hyopneumoniae* |
| Tilosina | 2-10 | 25 | 3-6 (T) | *L. intracellularis* |
| | | | 1,2-2,4 (P) | *B. hyodysenteriae* (resistência a tilosina) |
| | | | | *B. pilosicoli* (resistência a tilosina) |
| Acetiliso-valeriltilosina | – | – | 2,5-5 | |
| Tilmicosina | – | – | 8-16 | Mais *A. pleuropneumoniae* |
| *Triamilídeo* | | | | *H. parasuis* |
| Tulatromicina | 2,5 (forma LA) | – | – | *P. multocida* |
| | | | | *S. suis* (resistência) |
| *Lincosamidas* | | | | *M. hyopneumoniae* |
| Lincomicina | 10 | 4,5 | 5,5-11 (T) | *M. hyosynoviae* |
| | | | 2,2 (P) | *L. intracellularis* |
| | | | | *B. hyodysenteriae* |
| | | | | *B. pilosicoli* |
| *Pleuromutilinas* | | | | *M. hyopneumoniae* |
| Valnemulina | – | – | 3,75-10 (T) | *M. hyosynovi* |
| | | | 1-1,5 (P) | *L. intracellularis* |
| | | | | *B. hyodysenteriae* |
| Tiamulina | 10-15 | 8,8 | 5-11(T) | *B. pilosicoli* |
| | | | 1,5-2 (P) | Mais *A. pleuropneumoniae* |
| *Vários* | | | | |
| Promotores de crescimento (não UE) | | | | |
| Avoparcina | – | – | 10-40 ppm | *C. perfringens* |
| Virginiamicina | – | – | 5-100 ppm | *B. hyodysenteriae* |
| Bacitracina MD | – | – | 10-250 ppm | |
| Flavofosfolipol | – | – | 2-4 ppm | |
| Avilamicina | – | – | 10-40 ppm | |
| Carbadox | – | – | 11-55 ppm | *B. hyodysenteriae* |
| | | | | *S. Choleraesuis* |
| *Anticoccídeos* | | | | |
| Toltrazuril | – | 20 (DO) | – | *Isospora suis* |
| Salinomicina | – | – | 15-60 ppm | |
| Monensina | – | – | 100 ppm (NA) | |

NA = não aprovado; forma LA = formulação de longa ação; DO = dosador oral; T = tratamento; P = prevenção; ppm = partes por milhão; UI = unidade internacional.

**Tabela 7.3** Ocorrência de resistência a antimicrobianos em *Salmonella enterica* sorotipo Typhimurium de suínos em diferentes países europeus no ano de 2004

| | País, número e origem dos isolados | | | | | | |
| --- | --- | --- | --- | --- | --- | --- | --- |
| Origem e agente antimicrobiano | Holanda $n=77$ | Bélgica $n=175$ | Dinamarca $n=814$ | Alemanha $n=299$ | Polônia $n=10$ | Inglaterra/ País de Gales $n=147$ | Itália $n=216$ |
| Amoxicilina | 51,9 | | | | | | |
| Ampicilina | [a] | 84 | 22,2 | 78,6 | 40 | 82 | 66,2 |
| Amoxicilina + ácido clavulânico | | | 0 | 1,3 | 0 | 1 | |
| Apramicina | | | 1,4 | | 0 | 4 | |
| Ceftiofur | | 2 | 0 | 0 | 0 | | |
| Cloranfenicol | 32,5 | 63 | 9,3 | 46,2 | 30 | 71 | 32,6 |
| Ciprofloxacina | 0 | | 0,8 | 0 | 10 | 0 | 0,5 |
| Enrofloxacina | | 0 | | | | | 0,9 |
| Florfenicol | 31,2 | 53 | 5,3 | 44,2 | 30 | | |
| Gentamicina | 0 | 0 | 1,4 | 6,0 | 0 | 3 | 1,4 |
| Canamicina | | | | 14,1 | | | 0,5 |
| Flumequina | | | | | | | |
| Ácido nalidíxico | 1,3 | 4 | 0,9 | 1,7 | 20 | 4 | 10,2 |
| Neomicina | 0 | 2 | 7,8 | 14,1 | 0 | 10 | 2,5 |
| Estreptomicina | | 73 | 37,3 | 82,6 | 40 | 80 | 70,8 |
| Sulfonamidas | 67,5 | 91 | 37,7 | 90,0 | 40 | 90 | 81,9 |
| Doxiciclina | | | | | | | |
| Tetraciclina | 72,7 | 89 | 39,9 | 77,9 | 40 | 93 | 80,6 |
| Trimetoprima | 29,9 | | 6,3 | 26,8 | 0 | | 20,3 |
| Trimetoprima + sulfonamidas | | 36 | | 26,8 | | 72 | |

[a]Indica que o antimicrobiano não foi testado naquele país.

ca de 2,5%, e porcas secas podem ser alimentadas com 1% do peso corporal. Para atingir uma dose-alvo de clortetraciclina para tratar uma infecção uterina, é exigida uma taxa normal de inclusão cinco vezes maior do que para leitões desmamados. Isso também é importante em programas de erradicação, para assegurar uma dose correta administrada aos diferentes grupos etários. Muitos produtos de administração na ração redundam em níveis plasmáticos e de biodisponibilidade relativamente menores (14), sobretudo os produtos que são mais metabolizados no fígado (p. ex., macrolídeos, pleuromutilinas e lincosamidas), devido à passagem mais lenta pelo intestino. Produtos excretados pelos rins (p. ex., tetraciclinas, trimetoprima/sulfonamidas e penicilinas) em ge-

ral não são afetados. Também deve ser lembrado que alguns produtos administrados via oral são de difícil absorção no intestino, como os aminoglicosídeos (p. ex., neomicina, apramicina) e os aminociclitóis (p. ex., espectinomicina). Desse modo, é de pouca utilidade administrá-los via oral para tratar infecções sistêmicas ou respiratórias. Produtos solúveis administrados na água ou em ração aquosa têm passagem mais rápida pelo estômago e, portanto, mais rápida absorsão. Níveis terapêuticos de produtos solúveis (p. ex., tiamulina) podem ser atingidos no pulmão para o tratamento de patógenos respiratórios, como *Actinobacillus pleuropneumoniae*, porém, esses níveis não são atingidos quando o mesmo medicamento for administrado na ração.

## 7.2 INFECÇÕES ZOONÓTICAS TRANSMITIDAS POR SUÍNOS

Os dois principais patógenos de origem alimentar associados a suínos são *Salmonella* (em especial *S.* Typhimurium e *S.* Derby) e *Campylobacter* (em especial *C. coli*), ambas causam sobretudo doenças entéricas em humanos, mas também infecções mais graves. Ainda que esses agentes zoonóticos sejam em geral transmitidos ao homem pelo consumo de carne contaminada, infecções com agentes zoonóticos menos conhecidos, como *Streptococcus suis* e *Staphylococcus aureus* resistente a meticilina (MRSA), costumam ocorrer em pessoas que trabalham em estreita relação com os suínos, tais como agricultores, trabalhadores de frigoríficos, açougueiros ou veterinários. Essas infecções zoonóticas são revisadas em mais detalhes a seguir.

### 7.2.1 *Salmonella*

O principal sorotipo encontrado em suínos é o *S.* Typhimurium, que representa cerca de 65% dos isolamentos de suínos do Reino Unido (VLA *Salmonella* 2004, 2005), enquanto *S.* Derby representa cerca de 17%. Entre os casos humanos no Reino Unido em 2004, 64% deveram-se a *S.* Enteritidis, que é encontrada predominantemente em aves; 11% decorreram de *S.* Typhimurium, que pode ser encontrada na maioria das espécies animais; e menos de 1% foi devido a *S.* Derby (15). Alguns casos de *S.* Typhimurium são mais associados com fagotipos de suínos (como U288 e 193), então uma relação definitiva com suínos tem sido estabelecida (15). No entanto, muitos fagotipos podem ser encontrados em uma variedade de espécies de animais e aves. Assim, é difícil atribuir o número de casos diretamente a suínos/carne suína. Na Dinamarca, carne suína importada e dinamarquesa foi estimada como responsável por cerca de 29% dos casos de infecção humana por *Salmonella* (16). No entanto, a questão é controversa. Se *S.* Derby for utilizada como um indicador, com base proporcional, o percentual de todos os casos humanos no Reino Unido devido ao consumo de porco pode ser inferior a 5% (D.G.S. Burch – observação não publicada).

Os padrões de resistência de *S.* Typhimurium de alguns países da União Europeia são destacados na Tabela 7.3, com alta suscetibili-dade sendo reportada para amoxicilina/ácido clavulânico, ceftiofur (cefalosporina de terceira geração), ciprofloxacina (fluoroquinolona) e gentamicina (aminoglicosídeo). Na Polônia, níveis um pouco mais elevados de resistência foram relatados com base em um pequeno número de isolados (Tabela 7.3). Pode-se concluir que a carne suína representa, sim, um potencial perigo de zoonose em relação a *Salmonella*, mas que é um risco pequeno em comparação com carne e produtos de aves, em especial se manuseada e cozida de forma adequada. A probabilidade de falha no tratamento devido à resistência antimicrobiana, nas raras ocasiões em que terapia antimicrobiana é necessária, com frequência é considerada baixa. No entanto, *Salmonella* resistente, como a *S.* Typhimurium DT104, pode ter graves consequências para a saúde humana, tanto devido à ocorrência de infecções que não ocorreriam de outra forma como devido a falhas no tratamento e ao aumento da gravidade das infecções. O uso de antimicrobianos em humanos causa distúrbio na microflora intestinal. Indivíduos medicados com um agente antimicrobiano para infecções respiratórias, por exemplo, terão risco maior de serem infectados com patógenos intestinais resistentes a esse antibiótico. Barza e Travers (17) estimaram que, nos Estados Unidos, a resistência é responsável por um acréscimo anual de 29.379 infecções por *Salmonella*, levando a 342 hospitalizações e 12 mortes. Vários estudos têm analisado a gravidade das infecções por *Salmonella* resistentes, e descobriram que tais infecções estavam associadas a maior taxa de mortalidade, aumento da taxa de hospitalização e tempo de curso de doenças aumentado, se comparadas com infecções com cepas suscetíveis (18-21). Em particular, infecções por *Salmonella* resistentes a quinolona são associadas a mais mortalidades e morbidades em comparação com infecções suscetíveis a quinolona (22, 23). Nem todos os tipos de resistência são de igual importância. A fluoroquinolona é em muitos países, a droga de escolha para o tratamento de salmonelose em humanos. Cefalosporinas são as drogas de eleição para o tratamento da salmonelose em crianças, já que as fluoroquinolonas não podem ser administradas, devido aos efeitos tóxicos sobre esse grupo. Assim, a utilização de fluoroquinolonas e cefalosporinas em suínos deve ser evitada, a menos que o patógeno seja resistente a qualquer outro agente antimicrobiano disponível no arsenal veterinário.

### 7.2.2 Campylobacter

A maioria das infecções por *Campylobacter* no homem é causada por *Campylobacter jejuni*. Burch (24), em uma revisão da literatura, estimou que 92% das infecções humanas são causadas por *C. jejuni* e apenas 8% por *C. coli*. A espécie dominante de *Campylobacter* isolada de suínos é a *C. coli* (96%). A prevalência de *C. jejuni* é mais elevada em frangos (90%) e em bovinos (99%), o que é semelhante à incidência de campilobacteriose humana associada a essas espécies. Ao contrário dos frangos, os perus podem ter uma alta prevalência de *C. coli*, embora *C. jejuni* tenda a ser a espécie dominante (25). Vários estudos indicam que a carne de aves é o reservatório mais importante de infecções de *Campylobacter* no homem (26, 27).

Macrolídeos e fluoroquinolonas são as drogas de escolha para o tratamento de casos graves de campilobacteriose em humanos. Existe informação limitada quanto à importância da resistência antimicrobiana em *Campylobacter* para a saúde humana. No único estudo disponível, Helms e colaboradores (28) constataram que pacientes infectados com cepas de *C. jejuni* resistentes a quinolonas ou macrolídeos tiveram aumento no risco de ocorrência de eventos adversos, em comparação com pacientes infectados com cepas suscetíveis. Esse achado ainda precisa ser verificado em outros estudos. A resistência em *C. coli* a macrolídeos (eritromicina) isolados de suínos pode ser bastante elevada, de até 85% no Reino Unido (29), não podendo desconsiderar as possíveis implicações disso na saúde humana. No entanto, visto que a maioria das infecções no homem é causada por *C. jejuni*, a importância da resistência a macrolídeos em *C. coli* não deve ser superestimada.

### 7.2.3 Streptococcus suis

Têm sido relatadas infecções humanas com sorotipos 2 e 14 de *S. suis* associadas a pessoas que produzem ou processam suínos no Reino Unido (30). Entre os 41 casos confirmados por laboratório entre 1981 e 2000 (cerca de dois por ano), 27% foram suinocultores ou trabalhadores de granjas, 22% açougueiros, 12% trabalhadores de frigorífico, 12% sem aparente risco e 27% sem dados epidemiológicos. Recentemente, um grande surto de *S. suis* na China foi relacionado a trabalhadores de frigorífico com más condições de saúde e de segurança no trabalho (31, 32). Embora o risco de infecção seja baixo, no caso do homem, pode ser fatal. A penicilina ainda permanece bastante ativa contra o *S. suis* (>90% das cepas são suscetíveis).

### 7.2.4 Staphylococcus aureus resistente a meticilina

A colonização por MRSA em animais tem sido implicada em infecções humanas em vários casos, e MRSA deve hoje ser considerado como uma zoonose. Ao contrário de animais de estimação, que em geral são colonizados ou infectados com variantes do clássico MRSA de humanos (33), um novo clone (sequência multiloco tipo ST398) parece ter surgido em suínos. Esse clone de MRSA teve seu primeiro relato em uma família de criadores de suínos na Holanda (34). Posteriormente, em um levantamento, MRSA foi encontrado em 23% dos agricultores holandeses e em 4,6% dos veterinários e estudantes de veterinária da Holanda (34, 35). No mesmo país, um estudo recente da população de suínos revelou uma taxa de colonização de 39% do total de suínos abatidos e em 80% dos lotes de abate (36). Todos os isolados pertenciam ao clone ST398, que parece ter se estabelecido na população de suínos na Holanda. No outono de 2006, o mesmo clone foi detectado em pacientes na Dinamarca, a maioria dos quais tinham contato próximo com animais de produção, sobretudo suínos. Um estudo retrospectivo mostrou que MRSA ST398 já havia ocorrido em suínos abatidos na Dinamarca em 2005 (37). O mesmo tipo de sequência também já foi descrito em *S. aureus* isolados de suínos e agricultores na França, apesar de esses isolados não serem resistentes a meticilina (38). O MRSA ST398 também foi descrito na Alemanha, incluindo veterinários (carga nasal), pacientes humanos, animais de companhia e um único suíno (39).

Com nosso conhecimento atual, parece ser evidente que o ST398 é um clone do MRSA transmitido de suínos para o homem, de origem desconhecida, ainda que ele – ele ou seus antecedentes – pudesse ter se originado em humanos. Novos estudos estão em curso em vários países, mas parece que o MRSA ST398 está generalizado na população de suínos, pelo menos na Holanda e na Dinamarca, mas mais provavelmente em todos os países europeus com produção intensiva de suínos. O ST398 coloniza sobretudo animais, mas, em alguns casos, já foi encontrado como causa de infecções. É provável que o número limitado de relatos seja devido à dificuldade de isolamento dessa bactéria a partir de animais, porque é necessário usar meios com enriquecimento seletivo. Deve-se esperar que vários novos relatórios sejam publicados em um futuro próximo. A razão para a colonização de MRSA ST398 em suínos e a epidemiologia desse clone não é conhecida ainda. É possível que esse clone tenha surgido pela primeira vez em 2003, já que não foi detectado em uma vigilância humana conduzida na Holanda em 2002, nem em uma vigilância feita de 1992 a 2003 em isolados de humanos na Alemanha. Pode-se especular que o uso de cefalosporinas e outros antimicrobianos tenha proporcionado um nicho para esse clone, mas até que mais estudos sejam realizados essa será apenas uma especulação. A importância para a saúde humana e as possibilidades de infecção são hoje incertas. Na Holanda, o conselho é manter criadores de suínos isolados quando são admitidos em um hospital até que as culturas de vigilância tenham resultado negativo. Isso também se aplica a veterinários e trabalhadores de frigorífico. Para criadores de gado, é suficiente a triagem sem o isolamento quando admitidos em hospital.

## 7.3 USO PRUDENTE DE ANTIMICROBIANOS EM SUÍNOS

### 7.3.1 Princípios de controle de doenças em medicina de suínos

O controle de doenças não envolve apenas o uso de medicamentos. Com frequência, o que tem ocorrido de errado está no sistema de produção. Assim, o desafio é corrigir os problemas de manejo subjacentes. A diarreia pós-desmame é um exemplo clássico. Se a temperatura do alojamento de desmame for mantida alta e constante (26

a 29°C), e correntes de ar forem evitadas, tende a haver poucos problemas. Porcos podem ser desmamados com 4 semanas de idade com palha profunda em instalações, no meio de um inverno no Reino Unido, sem problemas clínicos. O ambiente "correto" é muito importante para o porco e para a prevenção de doenças. Em geral, várias abordagens podem ser utilizadas para evitar ou eliminar os agentes infecciosos e evitar doença clínica.

### Evitar ou eliminar o agente infeccioso

O estado de saúde de um rebanho é fundamental em relação ao uso de antimicrobianos. Um rebanho pode se iniciar livre de agentes infecciosos específicos. De forma alternativa, o agente infeccioso pode ser eliminado pela realização de despovoamento e repovoamento com animais livres ou utilizando o isolamento de um rebanho com o uso de medicação antimicrobiana. Ter fontes de animais com *bom estado de saúde ou livres de patógenos específicos (LPE)* é essencial para prevenir a introdução de patógenos bacterianos comuns, tais como *Mycoplasma hyopneumoniae*, *Pasteurella multocida* toxigênica tipo D, *A. pleuropneumoniae* e *Brachyspira hyodysenteriae*. O ideal é que essa lista seja expandida a vários vírus, como os que causam síndrome respiratória e reprodutiva suína (*porcine reproductive and respiratory syndrome*; PRRS), doença de Aujeszky e gastroenterite transmissível. Muitos países têm erradicado a peste suína clássica e a febre aftosa, mas essas doenças ainda são endêmicas em certas zonas da Ásia e da América do Sul. É difícil para os produtores obterem um plantel livre de parvovírus, *L. intracellularis*, *S. suis* ou *Haemophilus parasuis*, a menos que utilizem suínos nascidos por cesariana e façam um isolamento extremo acompanhado de biossegurança. Empresas de reprodução e grandes sistemas de produção operam com pirâmides de saúde para fazer o fluxo de suínos de alta saúde em forma linear. O topo da pirâmide costuma ser o núcleo genético. Dessa forma, os suínos com mais saúde sempre fluem para baixo da pirâmide, em direção aos suínos com estado de saúde mais comprometido, e a passagem entre pirâmides é evitada, a fim de reduzir a transmissão de agentes infecciosos.

*Fontes de material genético novo* são importantes, e é possível que protocolos mais rigorosos para diagnóstico sejam impostos para garantir a ausência de determinadas infecções. Muitas vezes, veterinários de rebanho certificam somente que "nenhuma doença clínica foi observada", mas os porcos podem ainda ser portadores ou mesmo apresentar teste positivo para organismos causadores de doença por reação em cadeia da polimerase (PCR). Em alguns casos, resistência antimicrobiana indesejada pode ser introduzida por essa rota a um rebanho ou país. *Adequar o estado de saúde de um rebanho com um fornecedor* também é importante. A reposição de machos reprodutores (cachaços) ou leitoas para reprodução sem pneumonia enzoótica a uma granja infectada não é recomendado, já que substitutos e seus descendentes terão a forma aguda da doença quando expostos ao agente causador.

Veterinários estabeleceram protocolos e justificativas econômicas para o despovoamento de rebanhos suínos afetados com certas infecções custosas (40). Às vezes, é mais rentável e mais fácil erradicar utilizando isolamento de um rebanho e medicação em massa. Muitos protocolos diferentes foram desenvolvidos para a erradicação de pneumonia enzoótica, *A. pleuropneumoniae*, disenteria suína e rinite atrófica (41). Basicamente, o rebanho suíno é fechado para a introdução de novos animais, os suínos em crescimento são deslocados para fora do local, para limpeza das instalações, e a imunidade do rebanho reprodutor é desenvolvida, por infecção natural ou vacinação, se adequada, enquanto a doença é eliminada por profilaxia e metafilaxia antimicrobiana. Após o estabelecimento de um rebanho com boa saúde, é essencial manter doenças fora do sistema. O ideal é que não haja outra granja suína dentro de 5 km. Existem *protocolos rigorosos de biossegurança* para manter o sistema livre de infecções, portanto, não há acesso direto para entrega de ração, carregamento de suínos ou entrada de animais. Recomenda-se que *o local seja fechado para nova reposição de suínos*, permanecendo essa, ainda, a causa mais comum da quebra de um rebanho, apesar de instalações separadas para *quarentena* ou isolamento (41). O *sêmen* também pode ser um portador de infecções virais, como foi demonstrado pelo surto de febre suína na Holanda (42) e pelos bem documentados surtos de PRRS seguidos da introdução de sêmen contaminado pela síndrome em rebanhos não imunizados (43). No entanto, a importação de animais vivos para reprodução e terminação continua sendo o meio mais comum de levar doenças para uma granja. Pessoas podem transportar agentes infecciosos em sua pele e roupas, e granjas de suínos não devem permitir a entrada de visitantes externos sem que eles passem por um banho, um sistema de troca de roupas e de 1 a 3 dias sem contato com suínos.

### Evitar doença clínica

Há uma variedade de sistemas de produção em cada região produtora de suínos do mundo e quase toda granja é diferente no que diz respeito à estrutura e a problemas de manejo. Trabalhar dentro do sistema da granja e fazer sua melhoria são a chave para o sucesso do veterinário de suínos. No entanto, alguns princípios básicos continuam válidos. Várias áreas fundamentais precisam ser abordadas para evitar doença clínica: tamanho e manejo do rebanho, densidade populacional, produção segregada com paridade, idade de desmame, ambiente e imunidade.

### Manejo e tamanho do rebanho

A atenção aos detalhes é fundamental. Rebanhos pequenos fechados de reprodução e terminação que são possuídos por famílias costumam se dar bem quando comparados com fazendas onde empregados cuidam dos suínos.

*A mistura de suínos provenientes de diferentes fontes deve ser evitada.* O sistema antigo de cooperativa agrícola, no qual suínos provenientes de várias granjas eram misturados para terminação, com frequência tinha problemas graves de doença. Quanto mais mistura houvesse, em especial de granjas diferentes, maior o estresse para os suínos, e maior o risco de ocorrência de novas doenças, contra as quais o animal tinha pouca ou nenhuma imunidade. No passado, unidades de terminação misturavam suínos provenientes de 20 fontes diferentes e, basicamente, o menor denominador comum de doença era aplicado. Granjas menores com sistemas de alojamento *all-in-all-out* acompanhados de boa higiene têm reduzido com muito êxito a propagação de doenças entre grupos de suínos. Por fim, seguindo os princípios desenvolvidos para eliminação de doença, sem despovoamento, o *sistema de produção de três sítios* foi desenvolvido nos Estados Unidos, para tentar impedir ou limitar a propagação de doenças de uma fase de produção para outra (13). O sistema de três sítios é composto por um sítio para reprodução, outro para creche e outro para terminação, não apenas em construções separadas, mas em granjas separadas. Granjas maiores de marrãs (sítio 1) permitem uma melhor relação de custo-eficácia na utilização de construções suinícolas. Mão de obra especializada pode ser utilizada nos diferentes sítios. Muitas vezes, os leitões são desmamados entre 14 e 18 dias para o sítio-creche, para evitar a propagação de uma série de infecções, mas a utilidade do desmame precoce na prevenção da doença ainda está em debate.

Na UE, por razões de bem-estar animal, os leitões são obrigados a serem desmamados aos 28 dias. A princípio, creches (também conhecidas como sítio 2) consistem de sete ou oito salas para acomodar uma semana de produção. Como consequência, um grande número de marrãs era necessário para preencher uma creche de forma eficiente em uma semana. Portanto, houve o desenvolvimento, durante a década de 1990, dos grandes sistemas de integração nos Estados Unidos. Seguindo o aumento de infecções por PRRS, determinou-se que uma variação de idade do desmame de até 10 semanas em um local era prejudicial para a saúde dos suínos; então, *sistemas de produção de múltiplos sítios* foram desenvolvidos. Nesses sistemas, o sítio inteiro é de suínos da mesma idade, os quais são movimentados de forma *all-in-all-out*. Em geral, a idade varia no máximo de 7 a 14 dias. Isso tem incentivado um aumento no tamanho do rebanho de marrãs para permitir o enchimento eficiente de creches grandes. Quanto mais as granjas seguirem o sistema de produção de sítios múltiplos, menos problemas de doença irão ocorrer, embora ainda haja a ocorrência de ileíte, *S. suismeningitis* e doença de Glässer. No entanto, esse não é um sistema que pode ser colocado em prática com facilidade, em especial na Europa, onde os rebanhos costumam ser menores e a terra não está facilmente disponível.

O estresse é reduzido quando evita a circulação e a mistura de suínos durante o ciclo de produção. Vários sistemas de criação maiores es-

tão adotando sistemas de desmame à terminação (C.O. Duran, comunicação pessoal). Esse sistema de produção consiste em desmamar leitões fora da propriedade, em alojamentos onde eles permanecem até o abate. Esses sistemas incorporam os benefícios do *all-in-all-out* e da não mistura de diferentes idades. Além disso, reduz a necessidade de transporte entre as fases. As exigências térmicas dos leitões desmamados são satisfeitas com a prestação temporária de suplementação de calor por lâmpadas ou aquecedores de incubadoras. Os desafios de doenças são bastante reduzidos por esse sistema, em especial a pneumonia enzoótica.

### Densidade populacional

Sobretudo para doenças respiratórias, uma redução na concentração de suínos por espaço se traduz em infecções menos graves, apesar de alguns desses benefícios terem sido alcançados com ventilação e manejo adequados. O aumento da densidade de suínos em baias ou celeiro também tem sido associado ao aumento de estresse e transmissão de doenças, resultando em maior mortalidade e redução de crescimento. As recomendações para o espaço ideal por cabeça variam dependendo do tipo de instalação e do sistema de produção (44).

### Produção baseada na segregação por paridades em marrãs

Recentemente, os benefícios da criação de suínos segregados pela paridade das marrãs foram aplicados no Canadá e nos Estados Unidos (45). Esse sistema diminui os desafios de doenças devido à redução na variação do estado imunológico dos leitões, agrupando-os com outros que tenham anticorpos derivados da mãe (MDAs) semelhantes e tenham um estado carreador de doença semelhante. Em geral, esse sistema separa os leitões de uma fêmea primípara daqueles de marrãs de mais de uma cria. Esses sistemas reduzem o uso de antimicrobianos e de vacinas por permitir intervenções precisas aos desafios de doenças que ocorrem em períodos previsíveis.

### Idade de desmame

Outro elemento fundamental para a eliminação de doenças sem despovoamento é o desmame precoce, antes dos 21 dias de idade, por vezes, antes de 10 dias (13). Constatou-se que essa medida reduz a transferência de infecção da marrã para os leitões, utilizando a transferência de MDAs para proteger os leitões e prevenir colonização. Isso foi efetivo para várias infecções virais, notavelmente para o vírus da pseudorraiva (PRV), parvovirose suína (PPV), gastroenterite transmissível (TGE) e também *A. pleuropneumoniae*, rinite atrófica, *M. hyopneumoniae*, embora tenha sido menos eficaz contra algumas infecções bacterianas, nas quais a transmissão da marrã para o leitão ocorre por volta da hora do parto (p. ex., *S. suis* e *H. parasuis*). Na UE, a legislação de bem-estar incentiva o desmame não antes dos 28 dias de idade. Isso tem sido útil para reduzir os efeitos da diarreia pós-desmame e tem sido visto que atenua a gravidade de PMWS/PCVAD, mas poderia aumentar o risco da transferência de infecção de marrãs aos leitões. Estudos recentes nos Estados Unidos que investigaram a rentabilidade do desmame antes dos 21 dias, têm incentivado mais o não uso do desmame precoce (46).

### Ambiente interno

Está fora do âmbito deste capítulo detalhar todas as condições ideais de ambiente para suínos em diferentes idades, mas é essencial evitar condições que aumentem a exposição e o desafio de patógenos. O mais importante é proporcionar a temperatura correta para manter os suínos em sua zona termoneutra, e evitar correntes de ar enquanto se remove umidade, gases e agentes patógenos com ventilação adequada. A remoção de esterco e de camas sujas, além de processos sanitários, também são essenciais para a redução da acumulação de micróbios no ambiente. Prevenções de doenças por manejo adequado de alojamento e ambiente foram revisadas em outras literaturas (47).

### Imunidade de rebanho/população

O controle da doença conta muito com a proteção dos suínos, mediante imunidade natural ou induzida. A exposição precoce do rebanho a patógenos para reprodutores de reposição pode resultar em uma defesa sólida de sua prole (aclimatação) (48, 49). Isso costuma ser atingido por exposição a fezes, marrãs maduras ou porcos doentes, e completado com vacinas. A estimulação da imunidade por vacinação também desempenha um papel importante na produção de suínos. A vacinação do rebanho reprodutor para proteger contra infecções na porca é essencial para uma boa produção e contribui para criar imunidade de rebanho. Essa imunidade refere-se a infecções virais como PPV, PRRS, PRV e, em alguns países, circovírus suíno tipo 2 (PCV2), assim como erisipela (*Erysipelothrix rhusiopathiae*). A vacinação das porcas em gestação tardia também é utilizada para estimular a proteção de MDA no leitão recém-nascido contra *E. coli*, *Clostridium perfringens* tipos C e A, rinite atrófica na baia de parição e erisipela na fase de crescimento. A ingestão de colostro cedo nas primeiras 24 horas de vida é essencial para os leitões absorverem anticorpos IgG suficientes e adquirir imunidade circulante. A produção continuada de anticorpos IgA durante o aleitamento proporciona proteção da mucosa do intestino do leitão.

O uso de vacinas em suínos de corte foi orientado para a prevenção de infecções respiratórias agudas ou sistêmicas, como *A. pleuropneumoniae* ou erisipela. Essas vacinas eram tradicionalmente de células inteiras, inativadas e acompanhadas de adjuvante, que exigiam duas injeções em suínos em crescimento. A vacinação de leitões foi revolucionada com a introdução de vacinas contra *M. hyopneumoniae*, em que leitões jovens, como os de 1 semana de idade, demonstraram ter desenvolvido imunidade contra essa infecção endêmica. O sistema imune do leitão parece estar desenvolvido o suficiente para responder à vacinação nessa idade, mesmo ainda não estando amadurecido por completo até 4 semanas de idade. No entanto, foi demonstrado que altos níveis de MDA podem reduzir a resposta vacinal em alguns casos (50, 51). Certas vacinas para micoplasma foram adicionadas de *H. parasuis* para dar uma proteção precoce contra a doença de Glässer. Outras vacinas comuns contra infecções virais, como PRV, PRRS e vírus da *Influenza* suína (*swine influenza virus*; SIV), podem ajudar a reduzir os desafios por infecção bacteriana secundária em suínos em crescimento (52). Um avanço recente é a disponibilidade de vacinas orais vivas para *Salmonella choleraesuis*, *Lawsonia intracellularis*, *E. rhusiopathiae* e *E. coli* F18. Estas melhoram a proteção contra essas doenças que causam prejuízo, e espera-se que reduzam o uso de antimicrobianos para seu tratamento e controle. São animadoras as novas vacinas para PCV2, que foram desenvolvidas para suínos jovens na América do Norte, e é de se esperar que esse flagelo seja controlado com sucesso em âmbito mundial no futuro.

Parece haver uma necessidade de novas vacinas, bem como melhorar as vacinas há tempos existentes, em particular nas áreas de imunidade de mucosa, prática de administração e tecnologia sem agulha. Trabalhos recentes sobre o desenvolvimento de vacinas de subunidade, que permitem a polivacinação para cobrir um espectro de doenças comuns com uma única dose, dão esperanças para o futuro (53).

### 7.3.2 Escolha de antimicrobianos para doenças suínas

Além de utilizar abordagens para evitar agentes infecciosos e doença clínica e fazer uso de vacinas sempre que possível, há casos em que a terapia antimicrobiana é imprescindível. Nesses casos, os autores aconselham que se faça um diagnóstico preciso, e que culturas e dados de suscetibilidade antimicrobiana sejam utilizados para apoiar a terapia de escolha. Uma vez escolhido o antimicrobiano mais adequado, uma via de administração e dose apropriadas devem ser utilizadas para alcançar o organismo e para garantir a eficácia clínica. As seções seguintes fornecem orientações para a utilização eficaz de antimicrobianos em suinocultura para patógenos e doenças específicas. Além da eficácia clínica, um fator adicional importante é tentar limitar o uso de antibióticos que são de extrema importância na medicina humana, tais como fluoroquinolonas e cefalosporinas (ver Capítulo 4). Nos Estados Unidos, orientações sobre a utilização prudente também incluem combinações de trimetoprima/sulfonamida. Tais classes podem ser utilizadas sob determinadas condições extremas, mas normas sobre o uso prudente recomendam sua utilização apenas como último recurso (ver Tabela 7.13).

### *Diarreia/enterite*

Dados sobre a ocorrência de resistência antimicrobiana a *E. coli* de infecções entéricas em suínos de diferentes países são apresentados na Tabela 7.4. Grandes diferenças na ocorrência de resistência são evidentes. Em geral, há uma ocorrência frequente de resistência a ampicilina, estreptomicina, sulfonamidas e tetraciclinas. No entanto, não é possível prever se um isolado de *E. coli* é sensível ou resistente, e a escolha do tratamento empírico tem de ser feita com base no conhecimento do rebanho individual e em dados locais sobre padrões de resistência. Essa é a razão pela qual o envio rotineiro de amostras para um laboratório de microbiologia é importante: para gerar registros de dados de suscetibilidade.

As CIMs para *B. hyodysenteriae* e *B. pilosicoli* são muito baixas para pleuromutilinas (valnemulina e tiamulina) e, apesar de resistência ter sido relatada em algumas cepas em alguns países da União Europeia (ver Tabela 7.5), seria de se esperar que mais de 90% dos isolados fossem sensíveis. Pleuromutilinas não são utilizadas na medicina humana e, aparentemente, não fazem a seleção cruzada para resistência a antimicrobianos de extrema importância. Assim, esses agentes antimicrobianos devem ser considerados como a primeira escolha para o tratamento da enterite, colite e disenteria suína associadas a *Brachyspira* spp. A lincomicina atinge níveis muito superiores no colo, então CIMs mais elevadas são encontradas, mas a maioria dos isolados (>70%) seria resistente a tilosina. Alguns autores (54) consideram que ambos os organismos são igualmente resistentes a tilosina e lincomicina que esses antimicrobianos não podem ser recomendados.

Pleuromutilinas também são as drogas de eleição para o tratamento de infecções por *L. intracellularis* (Tabela 7.13). Essa bactéria cresce no interior da célula, e testes de CIM exigem o crescimento em culturas de células. Esse não é um procedimento fácil ou sensível. Mackie (55) analisou os efeitos de concentrações de antimicrobianos no fluido de cultura e seus efeitos sobre a inibição do crescimento do organismo dentro da célula. Nem todos foram titulados para sua menor concentração. Um estudo recente (56), que titulou oito isolados dos Estados Unidos e da UE para 0,125 μg/mL, demonstrou que tiamulina, valnemulina e carbadox foram altamente ativos, e que lincomicina, tilosina e clortetraciclina tinham uma atividade mais variável.

*Clostridium perfringens* é muito suscetível a penicilina (primeira escolha) e tilosina (segunda escolha), enquanto há grau de suscetibilidade variável a tiamulina, lincomicina e tetraciclina. *Clostridium difficile* parece mostrar alguma suscetibilidade a macrolídeos e virginiamicina (57).

**Tabela 7.4** Ocorrência de resistência antimicrobiana em *Escherichia coli* isolada de suínos em diferentes países europeus no ano 2004

| Origem e agente antimicrobiano | País, número e origem dos isolados | | | | | | | | | | | | |
|---|---|---|---|---|---|---|---|---|---|---|---|---|---|
| | Espanha | Bélgica | Dinamarca | Letónia | Letónia | Noruega | Finlândia | Bélgica | Suécia | Inglaterra/País de Gales | França | Portugal | Suíça |
| SUÍNOS | 169 | 137 | 177 | 19 | 11 | 45 | 61 | 105 | 386 | 313 | 758-1412 | 44 | 47 |
| | Programa passivo de monitoramento | Animais doentes[a] | O149 | Animais infectados | Fezes | Enterite/doença do edema | Infecções | Diarreia (animais jovens) | Diagnóstico intestinal | Surtos de doença | Laboratórios de diagnóstico/bactérias patógenas | Origem dos isolados animais infectados | Intestino K88 |
| Amoxicilina | 33,7 | | | | | | | | | | | | 4,2 |
| Ampicilina | | 72,3 | 45,8 | 75 | 100 | 7 | 16 | 61,9 | 22 | 47 | 53,2 | 36 | |
| Amoxicilina + Cl | 1,8 | 0,7 | 0,6 | 15,8 | 0 | | | 1 | <1 | | 2,0 | | 0,0 |
| Apramicina | | | | | | | | | | | | | |
| Ceftiofur | 13 | 13,1 | 13,6 | | | | | 1,9 | | 8 | 3,3 | | |
| Cloranfenicol | | 0,7 | 0 | | | | | 1,0 | | | 0,6 | | |
| Ciprofloxacina | 40,8 | 38,7 | 41,8 | 0 | | 0 | 0 | 29,5 | | | | 45 | 38,3 |
| Enrofloxacina | 14,2 | | 0 | 0 | 0 | 4,0 | 7 | | | | | | 0,0 |
| Florfenicol | | 2,9 | | | | 0 | 0 | 13,3 | | | 5,5 | 30 | |
| Gentamicina | 7,1 | 4,4 | 0 | | | 0 | 0 | 3,8 | 6 | 2 | 0,9 | | |
| Canamicina | 19,5 | 3,6 | 12 | 9 | | 0 | 0 | 6,7 | 0 | | 5,5 | 45 | 12,7 |
| Flumequina | | | | 33,3 | 63,6 | | | | | | | 27 | |
| Ácido nalidíxico | | | | | | | | 18,1 | | | 18,6 | 41 | |
| Neomicina | 33,7 | 34,3 | 32 | 23 | 0 | 2 | 13 | | | | | | |
| Estreptomicina | | | | | | 2 | 7 | | | | | | |
| Sulfonamidas | 20,1 | 1,5 | 35 | 39 | 16,7 | | | | | | | | |
| Doxiciclina | 74 | | 77,4 | 50 | 100 | 47 | 54 | 1,0 | 4 | 11 | 10,9 | 64 | |
| Tetraciclina | 76,3 | | 82 | | | 7 | 51 | | 28 | | | | |
| Trimetoprima | 87 | 77,4 | 91 | 82 | 100 | 24 | 51 | 73,3 | 27 | 82 | 82,6 | 91 | |
| Trimetoprima + sulfonamidas | 70,8 | 55,2 | 48,6 | | 100 | 7 | 44 | 55,2 | 27 | 55 | 66,4 | 98 | 57,4 |

[a] Indica que o antimicrobiano não foi testado naquele país.

Fonte: www.arbao.org.

## GUIA DE ANTIMICROBIANOS EM VETERINÁRIA **149**

**Tabela 7.5** Concentrações inibitórias mínimas (CIMs) de agentes antimicrobianos contra *B. hyodysinteriae*, *B. pilosicoli*, *C. perfringens*, *C. difficile* e concentração intracelular inibitória (90% de inibição) para *L. intracellularis*

| Organismo/antimicrobiano | CIM 50 (µg/mL) | CIM 90 (µl/mL) | Variação (µl/mL) |
|---|---|---|---|
| *B. hyodysenteriae* – Austrália (76 isolados) (63) | | | |
| Valnemulina | 0,031 | 0,5 | ≤0,016-2,0 |
| Tiamulina | 0,125 | 1,0 | ≤0,016-2,0 |
| Lincomicina | 16 | 64 | ≤1,0-64 |
| Tilosina | >256 | >256 | ≤2,0>256 |
| *B. hyodysenteriae* – República Tcheca (100 isolados) (64) | | | |
| Valnemulina | 0,125 | 4,0 | – |
| Tiamulina | 0,25 | 2,0 | – |
| Lincomicina | 32 | 64 | – |
| Tilosina | >128 | >128 | – |
| Acetilisovaleriltilosina | 25 | 50 | – |
| Clortetraciclina | 4 | 8 | – |
| *B. pilosicoli* – América do Norte (25 Isolados) (65) | | | |
| Valnemulina | 0,06 | 0,5 | 0,03-2,0 |
| Tiamulina | 0,125 | 1,0 | 0,06-8,0 |
| Lincomicina | 32 | 64 | 4,0>128 |
| Tilosina | >512 | >512 | <16->512 |
| Carbadox | 0,06 | 0,06 | 0,03-0,125 |
| *L. intracellularis* – Reino Unido (1 a 3 isolados) (55)[a] | | | |
| Valnemulina | – | – | <1,0-<4,0 |
| Tiamulina | – | – | <2,0-<8,0 |
| Lincomicina | – | – | <0,25 |
| Tilosina | – | – | <2,0-<100 |
| Tilmicosina | – | – | <0,125-<0,5 |
| Clortetraciclina | – | – | <1,0-<16 |
| Espectinomicina | – | – | <64 |
| *L. intracellularis* – Estados Unidos (4 isolados) União Europeia (4 isolados) (56)[a] | | | |
| Carbadox | – | – | 0,125-0,25 |
| Clortetraciclina | – | – | 0,25-64 |
| Lincomicina | – | – | 8->128 |
| Tiamulina | – | – | 0,125-0,5 |
| Tilosina | – | – | 0,25-32 |
| Valnemulina | – | – | 0,125 |
| *C. perfringens* – Bélgica (58 isolados) (66) | | | |
| Tiamulina | – | – | 0,25 – 4,0 |
| Lincomicina | 2,0 | 256 | 0,12->512 |
| Penicilina G | 0,12 | 0,5 | 0,06-1,0 |
| Tetraciclina | 16 | 32 | 0,06->64 |
| *C. perfringens* – Bélgica (95 isolados) | | | |
| Tilosina | ≤0,12 | ≤0,25 | ≤0,12->64 |
| *C. difficile* – Estados Unidos (80 isolados) (57) | | | |
| Bacitracina | >256 | >256 | NR |
| Ceftiofur | 256 | >256 | NR |
| Eritromicina | 0,5 | >256 | NR |
| Tetraciclina | 8 | 32 | NR |
| Tiamulina | 4 | 8 | NR |
| Tilmicosina | 0,5 | >256 | NR |
| Tilosina | 0,25 | 64 | NR |
| Virginiamicina | 0,25 | 2 | NR |

[a]Com base na determinação da CIM intracelular.

NR = não relatado.

### Doenças respiratórias/sistêmicas

A variabilidade no padrão de suscetibilidade/resistência dos diversos patógenos bacterianos respiratórios e sistêmicos é mostrada nas Tabelas 7.6 a 7.12. A cultura e o teste de suscetibilidade de espécies de *Mycoplasma* são difíceis e apenas realizados em alguns laboratórios de referência (ver Tabela 7.6). No entanto, *M. hyopneumoniae*, *M. hyosynoviae* e *M. hyorhinis* costumam ser sensíveis a tiamulina, enquanto baixos níveis de resistência foram relatados para tilosina, tilmicosina, lincomicina, tetraciclinas e fluoroquinolonas (58).

*A. pleuropneumoniae* é em geral suscetível a todos os agentes antimicrobianos de utilização habitual, incluindo penicilinas, que deverão, portanto, ser consideradas a primeira escolha para o tratamento antimicrobiano desse patógeno. Teale e colaboradores (59) relataram isolados de suínos submetidos a investigação diagnóstica para a Veterinary Laboratories Agency, no Reino Unido, entre 1999 e 2002 (ver Tabela 7.7). A resistência foi medida pelo método de disco de Kirby-Bauer, utilizando o diâmetro de 13 mm como o ponto de interrupção para a resistência de ceftiofur. Isso difere da definição de resistência do Clinical and Laboratory Standards Institute (CLSI) (antes National Committee for Clinical Laboratory Standards; NCCLS), que se baseia em uma zona maior de interrupção ($R \leq 17$ mm).

Penicilinas também continuam sendo muito ativas contra *S. suis*, *E. rhusiopathiae* e *A. pyogenes*. Alguma resistência a ampicilina, trimetoprima/sulfonamida e tetraciclina é apresentada por *A. pleuropneumoniae*; em situações incontroláveis de resistência, fluoroquinolonas ou cefalosporinas têm sido utilizadas de forma

**Tabela 7.6** Concentações inibitórias mínimas (CIMs) de agentes antimicrobianos contra *M. hyopneumoniae* e *M. hyosynoviae*

| | CIM 50 (µg/mL) | CIM 90 (µg/mL) | Variação (µg/mL) |
|---|---|---|---|
| *M. hyopneumoniae* – Hannan et al., 1997 (68) – Global (20 isolados) | | | |
| Enrofloxacina | 0,025 | 0,05 | 0,01-0,1 |
| Tiamulina | 0,05 | 0,05 | 0,01-0,1 |
| Tilosina | 0,1 | 0,25 | 0,025-0,25 |
| Oxitetraciclina | 0,25 | 1,0 | 0,025-1,0 |
| *M. hyopneumoniae* – Vicca et al., 2004 (69) – Bélgica (21 isolados) | | | |
| Enrofloxacina | 0,03 | 0,5 | 0,015->1,0 |
| Tiamulina | ≤0,015 | 0,12 | ≤0,015-0,12 |
| Tilosina | 0,03 | 0,06 | ≤0,015-> 1,0 |
| Tilmicosina | 0,25 | 0,5 | ≤0,25->16 |
| Lincomicina | ≤0,06 | ≤0,06 | ≤0,06->8,0 |
| Espectinomicina | 0,25 | 0,5 | ≤0,12-0,5 |
| Oxitetraciclina | 0,12 | 1,0 | 0,03-2,0 |
| Doxiciclina | 0,12 | 0,5 | 0,03-1,0 |
| Florfenicol | ≤0,12 | 0,25 | ≤0,12-0,5 |
| *M. hyosynoviae* – Hannan et al., 1997 (68) – Global (18 isolados) | | | |
| Enrofloxacina | 0,1 | 0,25 | 0,05-0,25 |
| Tiamulina | 0,005 | 0,025 | 0,0025-0,01 |
| Tilosina | 0,25 | 1,0 | 0,025-> 10 |
| Oxitetraciclina | 0,5 | 5,0 | 0,25-10 |

GUIA DE ANTIMICROBIANOS EM VETERINÁRIA **151**

**Tabela 7.7** Resistência antimicrobiana em patógenos bacterianos no Reino Unido (59)

| Antimicrobiano | P. multocida | A. pleuropneumoniae | S. suis | E. rhusiopathiae | A. pyogenes |
|---|---|---|---|---|---|
| Número de isolados | 573 | 201 | 92 | 44 | 69 |
| Ampicilina | 3 | 6 | 0 | 0 | 0 |
| Penicilina | – | – | 0 | 0 | 0 |
| Tetraciclina | 12 | 31 | 75 | 33 | 1 |
| Trimetoprima/sulfonamida | 8 | 14 | 9 | 59 | 6 |
| Enrofloxacina | 0 | 1 | 0 | – | 0 |
| Ceftiofur | – | 1 | 0 | 0 | 0 |

efetiva por injeção. No entanto, esses agentes antimicrobianos devem ser utilizados como última opção, limitados a situações hipotéticas em que a cepa-alvo é resistente a toda a primeira, segunda e terceira escolhas de drogas listadas na Tabela 7.13. Altas CIMs de penicilinas e

**Tabela 7.8** Concentrações inibitórias mínimas (CIMs) de agentes antimicrobianos contra A. pleuropneumoniae, P. multocida e S. suis (60)

| Antimicrobiano (NCCLS ponto de corte de resistência – μg/mL) | CIM 50 (μg/mL) | CIM 90 (μg/mL) | Variação (μg/mL) |
|---|---|---|---|
| A. pleuropneumoniae – América do Norte (89 isolados) | | | |
| Penicilina (≥0,25) | 0,5 | 32 | ≤0,12-64 |
| Tetraciclina (≥8) | 16 | 32 | ≤0,12-64 |
| Trimetoprima/sulfonamida (≥4/76) | ≤0,06 | ≤0,06 | ≤0,06-0,12 |
| Tilmicosina (≥32) | 2,0 | 4,0 | ≤0,12-4,0 |
| Florfenicol (≥8) | 0,25 | 0,5 | ≤0,06-0,5 |
| Enrofloxacina (≥2) | ≤0,03 | ≤0,03 | ≤0,03-0,06 |
| Ceftiofur (≥8) | ≤0,03 | ≤0,03 | ≤0,03-0,06 |
| P. multocida – América do Norte (186 isolados) | | | |
| Penicilina (≥0.25) | ≤0,12 | ≤0,12 | ≤0,12->64 |
| Tetraciclina (≥8) | 2,0 | 24 | 0,25->64 |
| Trimetoprima/sulfonamida (≥4/76) | ≤0,06 | 0,25 | ≤0,06->8,0 |
| Tilmicosina (≥32) | 4,0 | 8,0 | ≤0,12->64 |
| Florfenicol (≥8) | 0,25 | 0,5 | ≤0,06-4,0 |
| Enrofloxacina (≥2) | ≤0,03 | ≤0,03 | ≤0,03-0,5 |
| Ceftiofur (≥8) | ≤0,03 | ≤0,03 | ≤0,03-4,0 |
| S. suis – América do Norte (167 isolados) | | | |
| Penicilina (≥0,25) | ≤0,12 | 0,25 | ≤0,12-32 |
| Tetraciclina (≥8) | 64 | 64 | 0,25->64 |
| Trimetoprima/sulfonamida (≥4/76) | ≤0,06 | 0,12 | ≤0,06-1,0 |
| Tilmicosina (≥32) | >64 | >64 | ≤0,12->64 |
| Florfenicol (≥8) | 1,0 | 2,0 | 0,12-4,0 |
| Enrofloxacina (≥2) | 0,25 | 0,5 | ≤0,03-1,0 |
| Ceftiofur (≥8) | ≤0,03 | 0,06 | ≤0,03-4,0 |

**Tabela 7.9** Resistência antimicrobiana (%) CIMs 50, CIMs 90 e variação (μg/mL) entre 229 isolados espanhóis de *A. pleuropneumoniae* (61)

| Antimicrobiano | CIM 50 | CIM 90 | Variação | Ponto de corte | Resistência |
|---|---|---|---|---|---|
| Penicilina | 1,0 | 64 | 0,12-128 | ≥4,0 | 15 |
| | | | | ≤0,25 | 99 |
| Amoxicilina | 0,5 | 64 | 0,25-64 | ≥8,0 | 15 |
| Cefalotina | 0,5 | 2,0 | 0,5-32 | ≥16 | 0,4 |
| Tetraciclina | 32 | 64 | 0,25-128 | ≥16 | 74 |
| Gentamicina | 8,0 | 8,0 | 4,0-8,0 | ≥16 | 9.2 |
| Trimetoprima | ≤1,0 | ≤1,0 | ≤1,0-32 | NR | NR |
| Sulfisoxazol | 64 | >512 | 32->512 | ≤512 | 17 |
| Florfenicol | 0,25 | 0,5 | 0,12-1,0 | ≤8,0 | 0 |
| Ácido nalidíxico | 2,0 | 4,0 | 1,0-32 | NR | NR |

NR = não relatado.

tetraciclinas foram relatadas entre cepas de *A. pleuropneumoniae* isoladas na América do Norte (60), mas não parece haver qualquer resistência a trimetoprima/sulfonamida, tilmicosina, florfenicol, enrofloxacina e ceftiofur. *P. multocida* também pode ser resistente a penicilina, tetraciclinas ou tilmicosina, mas é em geral suscetível a trimetoprima/sulfonamida, florfenicol, enrofloxacina ou ceftiofur (Tabela 7.8). Nos Estados Unidos, trimetoprima/sulfonamida não está disponível como mistura para ração ou na forma hidrossolúvel para utilização em suínos, o que pode contribuir para sua elevada atividade, em contraste com tetraciclinas, que também são muito utilizadas na UE. As fluoroquinolonas, da mesma forma, não são licenciadas para uso em suínos nos Estados Unidos, o que pode contribuir para sua falta de resistência, mas o ceftiofur tem ampla disponibilidade e não apresenta resistência.

Ao avaliar dados sobre a suscetibilidade antimicrobiana, é muito importante levar em consideração os métodos e os pontos de corte (*breakpoints*) utilizados para medir a resistência. Guttierez-Martin e colaboradores (61) relataram a suscetibilidade de 229 isolados espanhóis de *A. pleuropneumoniae*, que haviam sido isolados entre 1997 e 2004. Eles usaram uma técnica de microdiluição dupla e a resistência foi baseada na interpretação do CLSI. Os níveis de resistência a penicilina diferiram substancialmente,

dependendo do ponto de corte utilizado. Alta prevalência (99%) de resistência a penicilina foi registrada de acordo com o menor ponto de corte para a CIM (Tabela 7.9), sugerindo que a penicilina seria ineficaz se administrada via oral. No entanto, o maior ponto de corte indicou que é possível apenas 15% das cepas serem resistentes se a penicilina for administrada por injeção, considerando que níveis sanguíneos mais elevados são atingidos por essa via de administração. Parece haver um nível muito elevado de resistência as tetraciclinas na Espanha, semelhante aos Estados Unidos.

A penicilina é ativa contra a maioria das cepas (>90%) de *S. suis* (60), e resistência a trimetropima/sulfonamida, florfenicol e ceftiofur nunca foi relatada. Na Europa, a *S. suis* demonstra CIMs de fluoroquinolonas próximas ao ponto de corte e, assim, esses antimicrobianos não podem ser recomendados (62). Do mesmo modo, tetraciclinas e macrolídeos são pouco ativos contra esse patógeno gram-positivo (Tabela 7.10).

*H. parasuis* tende a ser sensível até mesmo aos antimicrobianos mais utilizados, como a penicilina, embora baixo nível de resistência a tetraciclina tenha sido relatado (Tabela 7.10). No total, a administração parenteral de penicilina é particularmente útil para o tratamento de patógenos bacterianos respiratórios e sistêmicos em suínos, pois resulta em concentra-

**Tabela 7.10** Dados recentes sobre a ocorrência de resistência antimicrobiana em *S. suis* isolado de suínos em diferentes países (62)

| Agente antimicrobiano | País, ano do isolamento e número de isolados | | | | | | | | | | | | | | | | | | |
|---|---|---|---|---|---|---|---|---|---|---|---|---|---|---|---|---|---|---|---|
| | Bélgica | Canadá | | | Croácia | Dinamarca | | Inglaterra/País de Gales | França | Finlândia | Japão | Holanda | Noruega | Polônia | | Portugal | Espanha | | Estados Unidos |
| | 1999-2000 | 1986-1988 | 1988 | 1991 | Anterior a 1995 | 1995-1996 | 2003 | 2003 | 2003 | 1984-1987 | 1987-1996 | 2003 | 1986 | 2002 | 2003 | 2003 | 1992 | 1999-2001 | Anterior a 1992 |
| | 87 | 59[a] | 135 | 80 | 33[a] | 180 | 557 | 34 | Varia | 35 | 689 | 762 | 21 | 150 | 151 | 14 | 65 | 151 | 48 |
| Fluoroquinolonas | 1 | – | – | – | 9,1 | 2,2 | 0 | 0 | 2,9 | – | 0,3 | – | – | 8,6 | 9,9 | 64 | – | 2,0 | – |
| Macrolídeos | 71 | 33,9 | 60,7 | 66,3 | 0 | 41,7 | 29,1 | 36 | 52,9 | 0 | – | 35 | 28,6 | 28,0 | – | 93/71 | 63 | 90,7 | 58 |
| Gentamicina | – | 66,1 | 0,0 | 2,5 | – | – | – | – | 0 | – | – | – | – | – | 0 | 100 | – | 4,6 | 9 |
| Penicilina | – | 0 | 3,0 | 2,5 | 51,1 | 1,1 | 0,9 | 0 | – | 0 | 0,9 | 0 | – | 10,6 | 7,9 | 21 | 7 | 4,0 | – |
| Sulfonamidas | – | – | – | 47,5 | – | – | 0,9 | – | – | – | – | – | – | – | – | – | – | 96,0 | 44 |
| Tetraciclina | 85 | 83,0 | 78,5 | 95,0 | 72,2 | 32,2 | 52,2 | 68 | 69,9 | 42,8 | 86,9 | 48 | 66,7 | 73,3 | 55,0 | 93/79 | 61 | 95,4 | 63 |
| Cotrimoxazol | – | 39,0 | 1,5 | – | – | 1,7 | 51,5 | 3 | 15,5 | 31,4 | 0 | 8 | – | 30,0 | 16,6 | 100 | 61 | 0 | – |

[a] Somente o sorotipo 2.

**154** LUCA GUARDABASSI, LARS B. JENSEN & HILDE KRUSE

**Tabela 7.11** Resistência antimicrobiana de 124 isolados americanos de *H. parasuis* (70) e CIM 50, CIM 90 e variação (μg/mL) de isolados dinamarqueses (70)

| Agente antimicrobiano (concentração de disco) | Resistência (%) | CIM 50 | CIM 90 | Variação |
|---|---|---|---|---|
| Penicilina (10 UI) | 2,1 | 0,015 | 0,25 | 0,015-0,25 |
| Ampicilina (10 μg) | 0,0 | 1,0 | 1,0 | 1,0 |
| Cefalotina (30 μg) | 0,0 | – | – | – |
| Ceftiofur (30 μg) | 2,1 | 0,03 | 0,03 | 0,03 |
| Tetraciclina (30 μg) | 14,9 | 1,0 | 2,0 | 0,06-2,0 |
| Trimetoprima/sulfonamida (5 μg) | 6,4 | 0,03 | 2,0 | 0,015-8,0 |
| Gentamicina (10 μg) | 4,3 | – | – | – |
| Amicacina (30 μg) | 6,4 | – | – | – |
| Enrofloxacina (5 μg) | 0,0 | – | – | – |
| Ciprofloxacina | – | 0,015 | 0,125 | 0,015-0,5 |
| Florfenicol | – | 0,25 | 0,5 | 0,125-0,5 |
| Tilmicosina | – | 2,0 | 2,0 | 2,0-4,0 |
| Tiamulina | – | 4,0 | 8,0 | 1,0-16 |

ções séricas muito mais elevadas em comparação com a administração oral. No entanto, infelizmente, nos Estados Unidos não há formulações injetáveis de penicilina com rótulo para uso em suínos, e esse fator limita o uso de tais antibióticos.

**Outros**

*Staphylococcus hyicus* pode ser uma condição bastante difícil de tratar em algumas fazendas (Tabela 7.12), e a ocorrência de resistência varia de forma considerável entre os países (62). Resistência a macrolídeos, tetraciclinas, penicilina, estreptomicina ou sulfonamidas é observada com frequência

**Tabela 7.12** Ocorrência de resistência antimicrobiana em *S. hyicus* de diferentes países (62)

| | País, ano, número de isolados e porcentagem de resistência | | | | |
|---|---|---|---|---|---|
| | Bélgica | Dinamarca | Alemanha | Japão | Reino Unido |
| Agente antimicrobiano | 1974-1976 (46) | 2003 (68) | 1989 (32) | 1979-1984 (124)[a] | 1988 (37) |
| Cloranfenicol | – | 0 | 9 | 0 | 0 |
| Florfenicol | – | 0 | – | – | – |
| Fluoroquinolonas | – | 4 | – | – | – |
| Gentamicina | – | 0 | – | 0 | 0 |
| Macrolídeos | 74 | 21 | 3 | 41 | 11 |
| Penicilina | 60 | 84 | 25 | 38 | 32 |
| Estreptomicina | 72 | 44 | 43 | 23 | 51 |
| Sulfonamidas | – | 2 | 100 | – | – |
| Tetraciclina | 60 | 35 | 66 | 54 | 41 |
| Trimetoprima | – | 24 | – | – | – |

[a]Ambos, doentes e sadios.

# GUIA DE ANTIMICROBIANOS EM VETERINÁRIA **155**

**Tabela 7.13** Primeira, segunda escolha e última opção para terapia antimicrobiana para infecções comuns em suínos

| Infecção/doença | Primeira escolha | Segunda escolha | Última opção |
|---|---|---|---|
| *E. coli:* | | | |
| Diarreia neonatal | Trimetoprima/ S[a] (DO, Inj) | Neomicina, Apramicina (DO) | Amoxicilina (DO, Inj) |
| | Colistina (vacinação de porca) | | Amoxicilina/clavulanato (Inj) Cefalosporinas[b] (Inj) Fluoroquinolona (DO, Inj)[b] |
| Diarreia em leitões | Colistina (DO) | Neomicina Trimetoprima/S[a] (DO, Inj) | Igual ao anterior |
| Diarreia pós-desmame | Óxido de zinco (VA) | Colistina (VR, VA) Neomicina (VR, VA) Trimetoprima/S[a] (VR, VA) | Igual ao anterior |
| Síndrome MMA | Trimetoprima/S[a] (Inj) | Amoxicilina (Inj) Ampicilina (Inj) | Igual ao anterior |
| *Salmonella* spp: | | | |
| Diarreia | Colistina (VA, VR) | Neomicina (VR, VA) Trimetoprima/ S[a] (VR, VA) Espectinomicina (VR, VA) | Igual ao anterior |
| Septicemia | Trimetoprima/S (Inj) | Amoxicilina (Inj) | Igual ao anterior |
| *C. perfringens:* | | | |
| Enterite necrótica | Penicilina (Inj) (vacinação de porca) | Amoxicilina (Inj) | Amoxicilina/clavulanato Tilosina (Inj) |
| *L. intracellularis* | | | |
| Ileíte | Pleuromutilinas (Inj, VA, VR) (vacinação de suínos) | Tetraciclinas (VA, VR) | Tilosina (Inj) Macrolídeos (VA, VR) Lincomicina (VA, VR) |
| PHE | Tiamulina (Inj) | Tilosina (Inj) | |
| *B. hyodysenteriae:* | | | |
| Disenteria suína | Pleuromutilinas (Inj, VA, VR) | Lincomicina (Inj, VA, VR) | Macrolídeos (Inj, VA, VR) |
| *B. pilosicoli:* | | | |
| Colite | Pleuromutilinas (Inj, VA, VR) | Lincomicina (Inj, VA, VR) | Macrolídeos (Inj, VA, VR) |
| *M. hyopneumoniae:* Pneumonia enzoótica | Pleuromutilinas (Inj, VA, VR) (vacinação de suínos) | Tetraciclinas (Inj, VA, VR) Lincomicina (Inj, VA, VR) | Macrolídeos (Inj, VA, VR) |
| *P. multocida:* | | | |
| Pneumonia | Penicilina (Inj) Penetamato (Inj) | Florfenicol (Inj) Tulatromicina (Inj) Trimetoprima/S[a] (Inj, VA, VR) Tetraciclinas (Inj, VA, VR) | Amoxicilina (Inj, VA, VR) |

*continua*

# 156 LUCA GUARDABASSI, LARS B. JENSEN & HILDE KRUSE

**Tabela 7.13** Continuação

| Infecção/doença | Primeira escolha | Segunda escolha | Última opção |
|---|---|---|---|
| *A. pleuropneumoniae:* | | | |
| Pleuropneumonia | Penicilina (Inj) | Florfenicol (Inj) | Amoxicilina (Inj, VA, VR) |
| | Penetamato (Inj) | Tulatromicina (Inj) | Cefalosporinas[b] |
| | | Tetraciclina (Inj, VA, VR) | Fluoroquinolona (Inj)[b] |
| | (vacinação de suínos) | Trimetoprima/S[a] (Inj, VA, VR) | Tilmicosina (VR) |
| *H. parasuis:* | | | |
| Doença de Glässer | Penicilina (Inj) | Florfenicol (Inj) | Amoxicilina |
| | (vacinação de suínos) | Tetraciclina (Inj, VA, VR) | Amoxicilina/clavulanato, |
| | | Trimetoprima/S[a] (Inj, VA, VR) | florfenicol |
| *S. suis:* | | | |
| Meningite | Penicilina (Inj, VA, VR) | Amoxicilina (Inj, VA, VR) | |
| | | Trimetoprima/S[a] (Inj, VA, VR) | |
| *E. rhusiopathiae:* | | | |
| Erisipela | Penicilina (Inj) | Amoxicilina (Inj, VA, VR) | |
| | (vacinação de porcas/suínos) | | |
| *M. hyosynoviae:* | | | |
| Artrite | Tiamulina (Inj, VA, VR) | Lincomicina (Inj, VA, VR) | |

[a] Trimetoprima/sulfonamidas com base na lista de antimicrobianos de extrema importância dos Estados Unidos, mas muito utilizados no resto do mundo em medicina suína.
[b] Sempre que possível, a utilização de fluoroquinolonas e cefalosporinas deve ser reservada para humanos.
Inj = Injetável; DO = dose oral; VA = via água; VR = via ração.

na maioria dos países. Assim como o caso de *E. coli*, resistência em *S. hyicus* é difícil de prever, e a escolha do antimicrobiano mais adequado para o tratamento empírico deve ser feita com base no conhecimento de cada rebanho e em dados sobre a suscetibilidade no âmbito da granja.

bilidade da utilização de antimicrobianos cabe aos veterinários ou aos criadores, dependendo da legislação do país; e, a fim de minimizar a sua utilização e procurar alternativas sem comprometer a saúde do animal, deve-se utilizá-los de forma responsável.

## 7.4 CONCLUSÕES

Antimicrobianos são e serão essenciais para manter a saúde, o bem-estar e a produtividade de suínos. É imprescindível conter o uso e manter a eficácia dos antimicrobianos disponíveis para combater problemas de doenças atuais e que possam surgir. Existe, portanto, uma responsabilidade por parte dos usuários desses medicamentos em preservar sua eficácia. Se antimicrobianos são retirados, como foi feito nos Estados Unidos com as fluoroquinolonas para aves, eles nunca serão restaurados, e importantes drogas de última opção serão perdidas para uma futura utilização em medicina veterinária. A responsa-

## REFERÊNCIAS

1. Anonymous (2006). Farms, land in farms and livestock operations, 2005 Summary, Agriculture Statistics Board, National Agricultural Statistical Service, USDA, 34–5. Disponível em: http://usda.mannlib.cornell.edu/usda/nass/ FarmLandIn//2000s/2006/FarmLandIn-01-31-2006.pdf2 Acesso em: maio 2007.
2. Anonymous (2005). Pork Powerhouses, 2005. Successful farming, http://www.agriculture.com/ag/pdf/2005-pork-powerhouses.pdf, 16 October. Acesso em: maio 2007.
3. Vivash-Jones, B. (2000). COMISA report. The year in review. COMISA, Brussels, Belgium.
4. Veterinary Medicines Directorate (2005). Sales of antimicrobial products authorised for use as veteri-

nary medicines, antiprotozoals, antifungals, growth promoters and coccidiostats, in the UK in 2004 (ed. Goodyear, K.). Veterinary Medicines Directorate, New Haw, Surrey, UK.

5. SVARM, 2005 (2006). Use of antimicrobials. In *Swedish veterinary resistance monitoring* (eds. Bengtsson, B., Greko, C. and Grönlund-Andersson, U.). National Veterinary Institute, Uppsala, Sweden, pp. 8–12.

6. Danmap 2004 (2005). Antimicrobial consumption. In *Use of Antimicrobial Agents and Occurrence of Antimicrobial Resistance in Bacteria from Food Animals, Foods and Humans in Denmark* (eds. Emborg, H.-D., Heuer, O.E., Larsen, P.B.). Danish Zoonosis Centre and Danish Institute for Food and Veterinary Research, Søborg, Denmark, pp. 15–22.

7. Grave, K., Jensen V.F., Odensvik, K. Wierup, M., Bangen, M. (2006). Usage of veterinary therapeutic antimicrobials in Denmark, Norway and Sweden following termination of antimicrobial growth promoter use. *Prev. Veter. Med.* 75 (1–2): 123–32.

8. Nielsen, J.P., Stege, H.S. (2006). Consumption of prescribed antimicrobials after the growth promoter termination in Denmark. *Proceedings of the 19th International Pig Veterinary Society Congress.* Copenhagen, Denmark, 1: 191.

9. Danmap 2005 (2006). Antimicrobial consumption. In *Use of Antimicrobial Agents and Occurrence of Antimicrobial Resistance in Bacteria from Food Animals, Foods and Humans in Denmark* (eds. Heuer, O.E., Hammerum, A.E.). Danish Institute for Food and Veterinary Research and Danish Zoonosis Centre, Søborg, Denmark, pp. 15–16.

10. Animal Health Institute (1995). *Feed Additive Compendium.* The Miller Publishing Company, Minnetonka, Minnesota, USA.

11. Anonymous (1999). Proposed rules. *US Federal Register* 64 (127): 35966–72.

12. Anonymous (2002). Extralabel drug use in animals. *21 Code of Federal Register,* Chapter 1, part 530.II. 4/1/2002 Edition. US Federal Government, Washington DC.

13. Harris, D.L. (2000). Exclusion and elimination of microbes. In *Multi-site Pig Production* (ed. Harris, D.L.). Iowa State University Press, Ames, Iowa, USA, pp. 57–78.

14. Nielsen, P. (1997). The influence of feed on the oral bioavailability of antibiotics/chemotherapeutics in pigs. *J. Vet. Pharmacol. Ther.* 20 (Supplement 1): 30–1.

15. Veterinary Laboratories Agency (VLA) (2005). Antimicrobial sensitivity in Salmonella. In *Salmonella in Livestock Production in GB – 2004* (eds. Davies, R. and Kidd, S.A.). VLA, Weybridge, UK, pp. 144–55.

16. Annual report on zoonoses – http://www.dfvfdk/Default.aspx?ID=9202#74145, Acesso em: maio 2007.

17. Barza, M., Travers, K. (2002). Excess infections due to antimicrobial resistance: the 'Attributable Fraction'. *Clin. Infect. Dis.* 34 (Suppl 3): S126–30.

18. Holmberg, S.D., Wells, J.G., Cohen, M.L. (1984). Animal-to-man transmission of antimicrobial-resistant *Salmonella*: investigations of U.S. outbreaks, 1971–1983. *Science* 225: 833–5.

19. Lee, L.A., Puhr, N.D., Maloney, E.K., Bean, N.H., Tauxe, R.V. (1994). Increase in antimicrobial-resistant Salmonella infections in the United States, 1989–1990. *J. Infect. Dis.* 170: 128–34.

20. Martin, L.J., Fyfe, M., Dore, K., et al. (2004). Multiprovincial *Salmonella typhimurium* case-control study steering committee. Increased burden of illness associated with antimicrobial-resistant *Salmonella enterica* serotype *typhimurium* infections. *J. Infect. Dis.* 189: 377–84.

21. Varma, J.K., Mølbak, K., Barrett, T.J., et al. (2005). Antimicrobial-resistant nontyphoidal *Salmonella* is associated with excess bloodstream infections and hospitalizations. *J. Infect. Dis.* 191: 554–61.

22. Helms, M., Vastrup, P., Gerner-Smidt, P., Mølbak, K. (2002). Excess mortality associated with antimicrobial drug-resistant *Salmonella typhimurium. Emerg. Infect. Dis.* 8: 490–5.

23. Helms, M., Simonsen, J., Mølbak, K. (2004). Quinolone resistance is associated with increased risk of invasive illness or death during infection with *Salmonella* serotype Typhimurium. *J. Infect. Dis.* 190: 1652–4.

24. Burch, D.G.S. (2002). Risk assessment – Campylobacter infection transmission from pigs to man using erythromycin resistance as a marker. *Pig J.* 50: 53–8.

25. Wesley, I.V., Muraoka, W.T., Trampel, D.W., Hurd, H.S. (2005). Effect of preslaughter events on prevalence of *Campylobacter jejuni* and *Campylobacter coli* in marketweight turkeys. *Appl. Environ. Microbiol.* 71 (6): 2824–33.

26. Kramer, J.M., Frost, J.A., Bolton, F.J., Wareing, D.R.A. (2000). Campylobacter contamination of raw meat and poultry at retail sale: identification of multiple types and comparison with isolates from human infection. *J. Food Prod.* 63 (12): 1654–59.

27. Hopkins, K.L., Desai, M., Frost, J.A., Stanley, J, Logan, J.M.L. (2004). Fluorescent amplified fragment length polymorphism genotyping of *Campylobacter jejuni* and *Campylobacter coli* strains and its relationship with host specificity, serotyping and phage typing. *J. Clin. Microbiol.* 42 (1): 229–35.

28. Helms, M., Simonsen, J., Olsen, K.E., Molbak K. (2005). A study of adverse health events associated with antimicrobial drug resistance in *Campylobacter* species: a registry-based cohort study. *J. Infect. Dis.* 191 (7): 1050–5.

29. Teale, C. (2002). Antimicrobial resistance in porcine bacteria. *Pig J.* 49: 52–69.

30. Barlow, A.M., Hunt, B.W., Heath, P.J., Smith, R.M.M. (2003). The prevalence and clinical diseases caused in pigs by different serotypes of *Streptococcus suis* (June 2000 to September 2002) and human infection (1981 to October 2002) in England and Wales. *Pig J.* 51: 164–76.

31. Yu, H., Jing, H., Chen, Z., et al. (2006). *Streptococcus suis* study groups. Human *Streptococcus suis* outbreak, Sichuan, China. *Emerg. Infect. Dis.* 12 (6): 914–20.

32. Ye, C., Zhu, X., Jing, H., et al. (2006). *Streptococcus suis* sequence type 7 outbreak, Sichuan, China. *Emerg. Infect. Dis.* 12 (8): 1203–8.

33. Moodley, A., Stegger, M., Bagcigil, A. F., et al. (2006). PFGE and *spa* typing of methicillin-resistant *Staphylococcus aureus* isolated from domestic animals and veterinary staff in the UK and Ireland. *J. Antimicrob. Chemother.* 58: 1118–23.

34. Voss, A., Loeffen, F., Bakker, J., Klaassen, C., Wulf, M. (2005). Methicillin-resistant *Staphylococcus aureus* in pig farming. *Emerg. Infect. Dis.* 11 (12): 1965–6.

35. Wulf, M.W.H., Van Nes, A., Eiklenboom-Boskamp, A., et al. (2006). MRSA-prevalence in Dutch veterinarians and veterinary students. *Proceedings 19th International Pig Veterinary Society Congress.* Copenhagen, Denmark, 1: 193.

36. de Neeling, A.J., van den Broek, M.J.M., Spalburg, E.C., et al. (2007). High prevalence of methicillin resistant *Staphylococcus aureus* in pigs. *Vet. Microbiol.* 122 (3–4): 366–72.

37. Guardabassi, L., Stegger, M., Skov, R. (2007). Retrospective detection of methicillin resistant and susceptible *Staphylococcus aureus* ST398 in Danish slaughter pigs. *Vet. Microbiol.* 122 (3–4): 384–6.

38. Armand-Lefevre, L., Ruimy, R., Andremont, A. (2005). Links clonal comparison of *Staphylococcus aureus* isolates from healthy pig farmers, human controls and pigs. *Emerg. Infect. Dis.* 11 (5): 711–4.

39. Witte, W., Strommenger, B., Stanek, S., Cuny, C. (2007). Methicillin-resistant *Staphylococcus aureus* ST398 in humans and animals, Central Europe. *Emerg. Infect. Dis.* 13: 255–8.

40. Baker, R.B. (2005). Strategies and techniques for disease eradication: eradication of multiple diseases from herds. *Proceedings of the 4th International Swine Disease Eradication Symposium, Allen D. Leman Conference,* Saint Paul, Minnesota, 17–20 September 2005, 1–5.

41. Harris, D.L., Alexander, T.J.L. (1999). Methods of disease control. In *Diseases of Swine, 8th edn* (eds. Straw, D'Allaire, Mengeling and Taylor). Iowa State University Press, Ames Iowa, pp. 1077–110.

42. Hennecken, M., Stegeman, J.A., Elbers, A.R., van Nes. A., Smak, J.A., Verheijden, J.H. (2000). Transmission of classical swine fever virus by artificial insemination during the 1997–1998 epidemic in The

Netherlands: a descriptive epidemiological study. *Vet. Quart.* 22 (4): 228–33.

43. Guerin, B. and Pozzi, N. (2005). Viruses in boar semen: detection and clinical as well as epidemiological consequences regarding disease transmission by artificial insemination. *Theriogenology* 63 (2): 556–72.

44. Brumm, M. (2004). Housing decisions for the growing pig. *Proceedings of the London Swine Conference – Building Blocks for the Future 1–2 April, 2004,* 31–44.

45. Moore, C. (2003). Parity segregations, successes and pitfalls. *Proceedings of the A.D.Leman Conference,* Minneapolis, MN, USA, 36–42.

46. Main, R.G., Dritz, S.S., Tokach, M.D., Goodband, R.D., Nelssen, J.L. (2004). Increasing weaning age improves pig performance in a multisite production system. *J. Anim. Sci.* 82 (5): 1499–1507.

47. Wathes, C., Whitehouse, C. (2006). Environmental management of pigs. In *Whittemore's Science and Practice of Pig Production* (eds. Kyriazakis, I. and Whittemore, C.T.). Blackwell Publishing, Oxford, UK, pp. 533–90, Chapter 17.

48. Muirhead, M.R., Alexander, T.J.L. (eds.) (1997). Reproduction non-infectious infertility. In *Managing Pig Health and the Treatment of Disease: A Reference for the Farm.* 5M Enterprises, Sheffield, UK, pp. 140–1.

49. Pesente, P., Rebonato, V., Sandri, G., Giovanardi, D., Ruffoni, L.S., Torriani, S. (2006). Phylogenetic analysis of ORF5 and ORF7 sequences of porcine reproductive and respiratory syndrome virus (PRRSV) from PRRS-positive Italian farms: a showcase for PRRSV epidemiology and its consequences on farm management. *Vet. Microbiol.* 114 (3–4): 214–24.

50. Thacker, E., Thacker, B. (2000). Factors affecting *Mycoplasma hyopneumoniae* vaccine efficacy. *Proceedings of the 16th International Pig Veterinary Society Congress.* Melbourne 17–20 September 2000, 164.

51. Jayappa, H., Davis, R., Rapp-Gabrielson, V., Wasmoen, T., Thacker, E.L., Thacker, B. (2001). Evaluation of efficacy of *M. hyopneumoniae* bacterin following vaccination of young pigs in the presence of varying levels of maternal antibodies. *Proceedings of the American Association of Swine Veterinarians,* March 2001, pp. 237–41.

52. Brockmeier S.L., Halbur, P.G., Thacker, E.L. (2002). Porcine respiratory disease complex. In *Polymicrobial Diseases* (eds. Kim A. Brogden and Janet M. Guthmiller). ASM Press, Washington, DC, USA, pp. 231–59.

53. Desrosiers, R., Clark, E., Tremblay, D., Tremblay, R. (2007). *Proceedings 38th American Association of Swine Veterinarians annual Meeting,* March 2007. Orlando, USA, pp. 143–5.

54. Franklin, A., Pringle, M., Hampson, D.J. (2006). Antimicrobial resistance in *Clostridium* and *Brachyspira* spp. and other anaerobes. In *Antimicrobial Resistance in Bacteria of Animal Origin* (ed. Aarestrup, F.M.). ASM Press, Washington, DC, pp. 127–44.

55. Mackie, R.A. (1996). Masters by Research Thesis: 'An *in vitro* study of antimicrobial agents against the obligately intracellular bacterium *Lawsonia intracellularis*.' University of Edinburgh, Scotland.

56. Wattanaphansak, S., Gebhart, C., Singer, R., Dau, D. (2007). *In-vitro* testing of antimicrobial agents for *Lawsonia intracellularis*. *Proceedings 38th American Association of Swine Veterinarians Meeting*, Orlando, USA, 255–6.

57. Post, K.W., Songer, J.G. (2002). Antimicrobial susceptibility of *Clostridium difficile* isolated from neonatal pigs. *Proceedings 17th International Pig Veterinary Society Congress*, Ames, Iowa, USA, 2, 62.

58. Aarestrup, F.M., Kempf, I. (2006). Mycoplasma. In *Antimicrobial Resistance in Bacteria of Animal Origin* (ed. Aarestrup, F.M.). ASM Press, Washington, DC, pp. 239–48.

59. Teale, C.J., Martin, P.K., Watkins, G.H. (2004). *VLA Antimicrobial Sensitivity Report 2003*. Crown Copyright Unit, Norwich, UK.

60. Salmon, S., Portis, E., Lindeman, C. (2003). Minimum inhibitory concentrations for Ceftiofur and comparator antimicrobial agents against bacterial pathogens of swine. *Proceedings of the American Association of Swine Veterinarians Congress*, Orlando, Florida, USA, pp. 235–9.

61. Gutierrez-Martin, C.B., del Blanco, N.G., Blanco, M., Navas, J., Rodríguez-Ferri, F.E. (2006). Changes in antimicrobial susceptibility of *Actinobacillus pleuropneumoniae* isolated from pigs in Spain during the last decade. *Vet. Microbiol.* 115: 218–22.

62. Aarestrup, F.M., Schwarz, S. (2006). Staphylococci and streptococci. In *Antimicrobial Resistance in Bacteria of Animal Origin* (ed. Aarestrup, F.M.). ASM Press, Washington, DC, pp. 187–206.

63. Karlsson, M., Oxberry, S.L., Hampson, D.J. (2002). Antimicrobial susceptibility testing of Australian isolates of *Brachyspira hyodysenteriae* using a new broth dilution method. *Vet. Microbiol.* 84: 123–33.

64. Cizek, A., Lobova, D., Smola, J. (2002). *In vitro* susceptibility of *Brachyspira hyodysenteriae* strains isolated in the Czech Republic from 1996–2001. *Proceedings 17th International Pig Veterinary Society Congress*. Ames, Iowa, USA, 2, 191.

65. Kinyon, J.M., Murphy, D., Stryker, C., Turner, V., Holck, J.T., Duhamel, G. (2002). Minimum inhibitory concentration for US swine isolates of *Brachyspira pilosicoli* to valnemulin and four other antimicrobials. *Proceedings 17th International Pig Veterinary Society Congress*. Ames, Iowa, USA, **2**, 50.

66. Dutta, G.N., Devriese, L.A. (1980). Susceptibility of *Clostridium perfringens* of animal origin to fifteen antimicrobial agents. *J. Vet. Pharmacol. Therap.* 3: 227–36.

67. Devriese, L.A., Daube, G., Hommez, J., Haesebrouck, F. (1993). *In vitro* susceptibility of *Clostridium perfringens* isolated from farm animals to growth-enhancing antibiotics. *J. Appl. Bacteriol.* 75: 55–7.

68. Hannan, P.C.T., Windsor, G.D., de Jong, A., Schmeer, N., Stegeman, M. (1997). Comparative susceptibilities of various animal-pathogenic mycoplasmas to fluoroquinolones. *Antimicrob. Agents Chemother.* 41 (9): 2037–40.

69. Vicca, J., Stakenborg, T., Maes, D., et al. (2004). *In vitro* susceptibilities of *Mycoplasma hyopneumoniae* field isolates. *Antimicrob. Agents Chemother.* 48 (11): 4470–2.

70. Trigo, E., Mendez-Trigo, A.V., Simonson, R. (1996). Antimicrobial susceptibility profiles of *Haemophilus parasuis*. A retrospective study from clinical cases submitted during 1994 and 1995 to a veterinary diagnostic laboratory. *Proceedings of the 14th International Pig Veterinary Society Congress*. Bologna, Italy, 313.

71. Aarestrup, F.A., Seyfarth, A.M., Angen, O. (2004). Antimicrobial susceptibility of *Haemophilus parasuis*, and *Histophilus somni* from pigs and cattle in Denmark. *Vet. Microbiol.* 101: 143–6.

# CAPÍTULO 8

# Orientações para o Uso de Antimicrobianos em Aves Domésticas

*Ulrich Löhren, Antonia Ricci e Timothy S. Cummings*

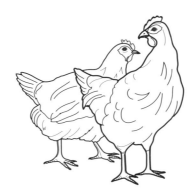

## 8.1 USO DE ANTIMICROBIANOS EM AVES DOMÉSTICAS

Agentes antimicrobianos utilizados na promoção do crescimento de aves domésticas incluem coccidiostáticos e antimicrobianos para uso terapêutico ou profilático. Essas formas de tratamento são descritas de forma resumida nas seções seguintes.

### 8.1.1 Promotores de crescimento

Antimicrobianos foram utilizados pela primeira vez com o propósito de promover o crescimento rápido já em finais dos anos 1940, quando se descobriu que frangos tinham crescimento mais rápido se alimentados com subprodutos fermentados da tetraciclina. Posteriormente, outros antimicrobianos foram aprovados para promover o crescimento e o aumento do desempenho ao longo dos anos. No início, antimicrobianos como tetraciclinas, tilosina e bacitracina podiam ser utilizados em aves domésticas, em baixas concentrações, como aditivos alimentares para a "promoção do crescimento", enquanto doses mais elevadas eram restritas ao uso veterinário. Então, em 1969, o relatório de Swann (1) recomendou que antimicrobianos terapêuticos não deveriam ser utilizados como promotores de crescimento. Ao longo do tempo, isso resultou em uma adaptação das legislações da maioria dos países, as quais proibiram certos produtos e o uso de alguns produtos como aditivos alimentares (sem prescrição) ou como produtos terapêuticos, sendo permitidos apenas com prescrição veterinária. Essa atitude foi aplicada com certo rigor por todos os países produtores de alimentos animais na Europa Ocidental e na América do Norte.

Em meados da década de 1990, algumas integrações de aves na Europa fizeram esforços significativos para melhorar a higiene, a desinfecção e a biossegurança, a fim de reduzir a carga bacteriana como um precursor, para, então, minimizar o uso de antimicrobianos promotores de crescimento. Em 1997, foi proibido o uso de avoparcina na União Europeia (UE), seguido pela proibição de outros antimicrobianos promotores do crescimento (virginiamicina, bacitracina, espiramicina e tilosina), em 1999. Seguindo o princípio da precaução, a utilização de fatores de crescimento foi proibida na UE porque era responsável por induzir resistência a drogas antimicrobianas utilizadas na medicina humana. Em 2006, todos os promotores de crescimento restantes foram proibidos de serem utilizados na alimentação animal na UE, mas os Estados Unidos e outros países em desenvolvimento não introduziram restrições semelhantes. Essas ações têm sido debatidas com tenacidade, devido à falta de evidências científicas conclusivas para apoiar todas as proibições. No entanto, o uso mundial de agentes antimicrobianos como promotores do crescimento é uma tendência decrescente (2).

### 8.1.2 Coccidiostáticos

A produção intensiva de aves comerciais ao longo dos últimos 60 anos tem ocorrido em grande parte devido à introdução de coccidiostáticos no alimento. Esses produtos interferem em várias fases de desenvolvimento dos coccídeos intestinais. Em um primeiro momento, sulfonamidas foram utilizadas sobretudo como coccidiostáticos, e elas ainda são registradas por prescrição veterinária para terapia de coccidiose. A grande maioria dos coccidiostáticos tem legislação regulamentada para o uso em alimentos e como aditivos alimentares. Na década de 1980, um novo grupo de coccidiostático foi acrescentado: os ionóforos poliéteres. A principal finalidade dos ionóforos é o controle da coccidiose, mas esse grupo também tem atividade antibacteriana limitada, em especial contra *Clostridium*. Por essa razão, ionóforos foram e são usados quase que exclusivamente como coccidiostáticos. Sua importância tem aumentado na UE desde que os promotores de crescimento antimicrobianos foram proibidos. Em âmbito mundial, ionóforos ainda são o sustentáculo da maioria dos programas para o controle da coccidiose. Além disso, esses agentes não são considerados antimicrobianos pela maioria das autoridades da saúde pública, uma vez que não são utilizados na medicina humana.

As vacinas vivas estão sendo desenvolvidas para prevenir a coccidiose. Essas vacinas contra cepas resistentes de *Eimeria* são um valioso instrumento de combate à perda de eficácia dos coccidiostáticos, e podem, em algumas situações, substituir os coccidiostáticos se os ionóforos forem proibidos como aditivos alimentares. Há provas circunstanciais de que enterites inespecíficas ocorrem com mais frequência em rebanhos imunizados com vacinas vivas, em comparação aos rebanhos tratados com ionóforos coccidiostáticos, que têm sido associados ao ciclo da vacina coccidial no intestino da ave. Por essa razão, o tratamento antimicrobiano específico pode ser necessário se a enterite tornar-se grave. Novas medidas para mudar a distribuição e a legislação sobre a utilização de coccidiostáticos devem ser consideradas de forma cuidadosa, assim como sua remoção, que poderia ter implicações significativas para as indústrias avícolas do mundo.

### 8.1.3 Antimicrobianos terapêuticos

Antimicrobianos de utilização terapêutica são, na maioria dos países, regulamentados pela legislação veterinária ou farmacêutica específica, estando sua utilização restrita à prescrição veterinária. Uso indevido e excessivo de antibióticos ocorre com mais frequência nos países onde o produtor tem acesso fácil aos antimicrobianos, sem exigência de receita veterinária. Nesses casos, antimicrobianos tendem a ser usados de forma experimental e baseada em tentativas (Donoghue, 2006; comunicação pessoal), em um esforço para conseguir uma resposta favorável, o que pode ser difícil de se obter ou interpretar, dependendo das características do patógeno bacteriano que está sendo tratado (ver Seção 8.4).

Na medicina avícola, antimicrobianos podem ser aplicados em um animal-alvo via oral ou intravenosa, no caso de aves de estimação ou rebanhos valiosos, ou por meio de água para bebida (importante via de administração) ou alimento (usado em uma base limitada), no caso de aplicação em massa de todo o rebanho. É raro injeção ou aplicação individual (via oral por gavagem) ser uma opção, devido ao grande número de aves envolvidas. O método mais prático de aplicação de substâncias terapêuticas (incluindo antibióticos) é via oral, por água ou alimentos. Considerando que a terapia individual em grandes animais costuma ser feita pelo próprio produtor, em países industrializados, os proprietários de grandes rebanhos de aves domésticas estão, em geral, integrados com as empresas avícolas comerciais, que têm veterinários ou pessoas qualificadas em aves domésticas para dar diagnóstico especializado e ajudar a tornar prudente o uso terapêutico dessas substâncias. Nesses casos terapêuticos, as escolhas são feitas de acordo com o custo-benefício, porque medicamentos para grupos grandes de animais podem ser muito custosos, mas a eficácia e o bem-estar também são fatores que influenciam na decisão.

Em contraste com a prática de grandes animais, o sacrifício de algumas aves doentes pode ter fácil justificativa, pois, com isso, algumas carcaças frescas do rebanho são destinadas para um diagnóstico laboratorial especializado. No laboratório, a necropsia é realizada com amostras individuais obtidas de cada cultivo, sendo identificado o organismo causador; além isso, também é rotineira a execução de padrões de suscetibilidade antimicrobiana em qualquer resultado isolado. Assim, os veterinários de aves têm seu diagnóstico e, em consequência, o resultado terapêutico do quadro clínico do rebanho, a patologia de pássaros, a bacteriologia e o histórico do problema. Este é o procedimento-padrão para a medicina avícola nas grandes regiões produtoras de aves do mundo.

Pode-se notar que o tratamento dos rebanhos de aves domésticas nunca foi uma prática extensiva, devido ao relativo bom estado de saúde de criações de aves, aos poucos agentes antimicrobianos eficazes disponíveis para utilização e ao alto custo para medicar os rebanhos. Como resultado, a terapia antimicrobiana de rebanhos de frangos nos Estados Unidos e na Europa tem decrescido nos últimos anos, e uma mudança no uso terapêutico de antimicrobianos está sendo observada na Europa (3). Um pequeno aumento no uso de antimicrobianos terapêuticos coincidiu com a proibição de promotores de crescimento, o qual foi um resultado indesejável da proibição (4).

A questão dos resíduos antimicrobianos se tornou uma preocupação maior na década de 1980; com isso, foi introduzido tempo de carência para os antimicrobianos (durações diferentes para o mesmo produto em diferentes países). Desde o início dos testes de resíduos antimicrobianos, a indústria avícola tem exercido o uso responsável dos antibióticos para definir seu tempo de retirada, pois resíduos em tecidos comestíveis teriam um impacto sobre a utilização da carne (ou dos ovos) do rebanho (em vez de um animal específico) para o consumo humano. Como resultado, resíduos antimicrobianos raramente têm sido um problema em rebanhos de aves domésticas no momento do abate ou na carne (ou nos ovos) das aves.

Na Europa, apenas os agentes antimicrobianos para os quais é fixado um valor de limite máximo de resíduos (LMR), de acordo com o procedimento previsto no Regulamento nº 2377/90, poderão ser utilizados nos gêneros alimentícios destinados aos rebanhos de aves domésticas. A Tabela 8.1 lista os antimicrobianos para os quais um valor de LMR é definido e que, portanto, podem ser utilizados na Europa. O tempo de carência se baseia no LMR e nas diferentes farmacologias das moléculas dos antimicrobianos.

Mesmo não sendo um tema novo, a preocupação com o aumento da resistência aos antimicrobianos de alguns patógenos humanos começou a reaparecer na década de 1990. Apesar do consenso de que o aumento da resistência bacteriana na medicina humana tem sido muito associado ao uso excessivo por médicos (5), a ênfase legislativa continua a centrar-se na adequação do uso de antimicrobianos na terapêutica alimentar animal, já que acredita-se que esse uso tem contribuído para o crescente problema da resistência antimicrobiana na medicina humana (6). Hoje, nos Estados Unidos, a legislação é proposta de forma sistemática para proibir ou limitar o uso de antimicrobianos; por exemplo, a utilização de fluoroquinolonas em aves domésticas foi proibida em 2004. Além disso, muitas empresas de aves estão reduzindo o uso de antimicrobianos a pedido de seus clientes ou para satisfazer exigências de exportação.

Há algumas outras questões que devem ser consideradas no que diz respeito à utilização de antimicrobianos em aves domésticas. Existe uma preocupação com a eficácia das abordagens de alternativas para a terapia de rebanhos de aves doentes. Essas abordagens são, às vezes, menos eficazes e devem também respeitar o bem-estar dos animais. Ainda que o aspecto comercial predига que o tratamento de rebanhos doentes com antimicrobianos nunca deva comprometer a saúde pública, não deveria ser permitida a remoção sem a devida evidência científica ou sem cuidadosas avaliações de riscos. Além disso, é importante observar que os agentes antimicrobianos nunca devem ser utilizados para fins profiláticos em substituição à falta de higiene ou de manejo.

### 8.1.4 Orientações e códigos de práticas

No que diz respeito ao uso terapêutico necessário de antimicrobianos na alimentação animal,

# GUIA DE ANTIMICROBIANOS EM VETERINÁRIA **163**

**Tabela 8.1** Principais antibióticos utilizados em medicina aviária

| Classes de antimicrobianos | Nome da droga | Tipo de atividade | Absorção intestinal | Espectro de atividade |
|---|---|---|---|---|
| Sulfonamidas | Vários antibióticos são encontrados nessa classe | Bacteriostático | Boa | Gram + <br> Gram – |
| Sulfonamidas potencializadas | Trimetoprima e sulfonamidas | Bactericida | Boa | Gram + <br> Gram – |
| Aminoglicosídeos | Apramicina | Bactericida | Ruim | Principalmente Gram – |
| | Gentamicina | Bactericida | Nenhuma | Principalmente Gram – |
| | Neomicina | Bactericida | Ruim | Principalmente Gram – |
| | Espectinomicina | Bactericida | Intermediária | Principalmente Gram – |
| | Estreptomicina | Bactericida | Ruim | Principalmente Gram – |
| | Di-hidroestreptomicina | Bactericida | Ruim | Principalmente Gram – |
| β-lactâmicos | Benzilpenicilina Penicilina potássica G | Bactericida | Boa | Gram + |
| | Ampicilina | Bactericida | Intermediária | Gram + <br> (Gram –) |
| | Amoxicilina | Bactericida | Boa | Gram + <br> (Gram –) |
| | Ceftiofur | Bactericida | Não pode ser administrado via oral | Gram + <br> Gram – |
| Fluoroquinolonas | Enrofloxacina | Bactericida | Muito boa | Gram ± |
| | Difloxacina | Bactericida | Boa | Gram ± |
| | Flumequina | Bactericida | Boa | Gram ± |
| Lincosamídeos | Lincomicina | Bacteriostático | Boa | Gram + <br> Micoplasma |
| Macrolídeos | Eritromicina | Bacteriostático | Boa | Gram – <br> Micoplasma |
| | Espiramicina | Bacteriostático | Boa | Gram- <br> Micoplasma |
| | Tilosina | Bacteriostático | Boa | Gram – <br> Micoplasma |
| | Tilmicosina | Bacteriostático | Boa | Gram – <br> Micoplasma |
| Pleuromutilinas | Tiamulina | Bacteriostático | Boa | Micoplasma |
| Polipeptídeos | Colistina sulfato | Bactericida | Nenhuma | Gram – |
| Tetraciclinas | Tetraciclina | Bacteriostático | Intermediária | Gram ± |
| | Clortetraciclina | Bacteriostático | Boa | Gram ± |
| | Oxitetraciclina | Bacteriostático | Boa | Gram ± |
| | Doxiciclina | Bacteriostático | Boa | Gram ± |

os códigos de conduta foram aceitos por diversas associações nacionais veterinárias (7). Mesmo que esses códigos de prática não sejam obrigatórios como a legislação e sejam, em grande parte, voluntários, tiveram um grande impacto sobre o uso terapêutico de antimicrobianos em medicina veterinária (8). A maioria dessas orientações parte de princípios comuns, sendo um bom exemplo o *Guidelines for prudent use of antimicrobials in animals (*Guia para o uso prudente dos antibióticos em animais*),* que foi publicado pela German Federal Veterinarians Association (BTK) e por um grupo de trabalho de veterinários seniores (ArgeVet) em 2000 (9). O objetivo dessas orientações é minimizar o impacto do uso de antimicrobianos no desenvolvimento de resistência nos animais, o qual deve ser requisito mínimo a ser seguido pelos veterinários ao administrar antimicrobianos. As orientações se baseiam nas regras da ciência veterinária (boas práticas veterinárias), que estão sendo cumpridas durante toda a administração de antimicrobianos em animais, e que devem ser observadas toda vez que um animal (ou um rebanho) é tratado de forma adequada, ou seja, de acordo com a legislação nacional de medicamentos. Além disso, é importante observar que, embora possam ser utilizados pelo proprietário do animal (ou rebanho), antimicrobianos devem ser prescritos por veterinários e estar sob supervisão deste profissional, que deve monitorar essa prescrição a intervalos apropriados.

O uso de antimicrobianos para tratamento somente se justifica se comprovado, por medidas adequadas de diagnóstico, que os animais estão infectados por um patógeno suscetível aos antimicrobianos que estão sendo administrados. Na prática veterinária, a profilaxia é admissível apenas em casos excepcionais e fundamentados (animais imunossuprimidos ou que sofreram longas cirurgias, etc.), o que não é aplicável aos rebanhos de aves domésticas comerciais. Os diagnósticos são, em geral, baseados na identificação do patógeno, e opções terapêuticas devem ser conduzidas pelo teste de suscetibilidade, pelo conhecimento dos padrões locais de resistência, pelo histórico da eficácia dos antimicrobianos no campo, pelo custo e pela importância relativa de algumas opções de antimicrobianos para a medicina humana. Diagnóstico e teste de suscetibilidade sempre são necessários no caso de troca da terapêutica e de outro agente antimicrobiano, considerar a composição (mistura de drogas para uso em combinação) ou ao utilizar os antimicrobianos de maneira não indicada (não utilizado conforme as instruções do rótulo).

No que diz respeito aos procedimentos da legislação nacional, é necessário encontrar uma solução que permita que os produtores da indústria farmacêutica obtenham com mais facilidade o registro de novos pedidos de antimicrobianos existentes ou de novos antimicrobianos para a alimentação dos animais. Isso é válido sobretudo no caso de espécies como galinhas, para as quais, em alguns países nos últimos anos, foi restrita a utilização de antimicrobianos em muitos alimentos e na água. A permissão de uso só ocorre em algumas regiões, onde algumas espécies de aves (como perus e patos) são consideradas uma espécie de animal menor. No entanto, pode haver um dilema referente às indicações do rótulo. Por exemplo, em certos países, enrofloxacina é um dos poucos antimicrobianos registrados de alta eficácia para doenças específicas em perus. No entanto, esta é também uma das categorias de antimicrobianos de extrema importância na medicina humana (ver Capítulo 4), e, de acordo com orientações mais judiciosas, deve-se considerar em primeiro lugar o uso de produtos antimicrobianos de acordo com o seu rótulo de indicações.

Como já referido, as orientações sobre uso prudente de antimicrobianos são muito aceitas na medicina aviária. O desenvolvimento dessas diretrizes é oportuno e benéfico para a veterinária e para as profissões médicas como um todo, uma vez que ajudam a cumprir parte das obrigações dos veterinários, ou seja, utilizar o conhecimento científico para promover a saúde pública e aliviar o sofrimento dos animais. Veterinários de aves domésticas são um grupo altamente especializado e que tem lutado por uma clínica e um diagnóstico microbiológico mais precisos. Levando em consideração que, no passado, em alguns países, o uso de antimicrobianos foi considerado uma ferramenta para controle de infecções bacterianas zoonóticas, como *Salmonella*, em aves domésticas, hoje geralmente é aceito que outras medidas devem ser utilizadas para controlar patógenos de origem alimentar. A Decisão 1177/06 da UE indica de forma clara que antimicrobianos nunca podem ser utilizados como um método de controle específico dentro de um programa de combate a *Salmonella*. A indústria avícola da UE assume a liderança e dá apoio unânime a essa legislação: a não utilização de agentes antimicrobianos para

## 8.2 PRINCIPAIS ANTIMICROBIANOS UTILIZADOS NA MEDICINA AVIÁRIA

Os principais antimicrobianos utilizados na medicina aviária estão listados na Tabela 8.1.

*Sulfonamidas* são os mais antigos agentes antimicrobianos com importância mínima na medicina humana, sendo, portanto, consideradas produtos de primeira escolha. Devido a sua toxicidade, sua pequena dimensão terapêutica e seu longo tempo de carência, elas não são utilizadas em grande escala. Sulfonamidas potencializadas (combinadas com trimetoprima) são muito mais adequadas para as mesmas indicações. Elas possuem atividade anticoccídea e não devem ser utilizadas nas primeiras três semanas após a vacinação contra coccidiose.

*Penicilinas* foram utilizadas por décadas na medicina humana. Algumas são inativadas pela presença de ácido clorídrico no proventrículo. Apenas benzilpenicilina e penicilina V potássica podem ser administradas via oral. Penicilinas são produtos de primeira escolha contra infecções por *Clostridium* em aves domésticas. Ampicilina e amoxicilina pertencem ao grupo das aminopenicilinas. Ambas são consideradas antimicrobianos de primeira escolha na medicina avícola, embora ainda tenham algum resultado na medicina humana. Além disso, sua solubilidade em concentrações mais elevadas (como as necessárias para as dosagens) e estabilidade em água potável são limitadas. É importante lembrar que a escolha do medicamento aviário deve ser baseada no registro, no tempo de carência e no grau de eficácia sistêmica, necessários sob a real situação terapêutica, e que as soluções devem ser renovadas a cada oito horas.

*Polipeptídeos* (como sulfato de colistina ou polimixina E) são utilizados na medicina humana principalmente para aplicação tópica (sendo demasiados tóxicos para uso sistêmico), podendo, portanto, ser considerados como medicamento de primeira ou segunda escolha na medicina aviária. A atividade *in vitro* contra bactérias gram-positivas permanece excelente, e, embora o agente não seja muito bem absorvido, alguma eficácia sistemática é observada contra *E. coli* após administração oral prolongada (no mínimo uma semana). Isso pode ajudar a evitar o uso de produtos de terceira escolha, como quinolonas.

*Lincosamidas* (disponíveis em combinação com espectinomicina ou como antimicrobiano único) são utilizadas como uma medicação inicial para pintos de corte em alguns países, como Reino Unido. No entanto, essa prática não deve ser incentivada.

*Cefalosporinas* têm uma grande importância na medicina humana, sendo, portanto, consideradas antimicrobianos de terceira escolha na medicina avícola (produto de reserva). Sua atividade contra bactérias gram-positivas e gram-negativas é excelente. Devido à necessidade de aplicação intravenosa, a cefalosporina muito raramente é utilizada em aves domésticas, apenas no caso de condições muito limitadas e somente com rebanhos de aves valiosas.

Dentre as *quinolonas*, a primeira geração do produto é flumequina e a segunda é enrofloxacina, norfloxacina e difloxacina. Duas informações pertinentes são que a flumequina é registrada apenas em poucos países e, dentro da segunda geração de quinolonas, a enrofloxacina tem de longe a maior importância na medicina aviária. Devido a um produto intimamente relacionado (ciprofloxacina) ainda ser considerado como a alternativa de droga para muitas doenças bacterianas em humanos, esses agentes antimicrobianos devem ser considerados como produto de última opção (produto de terceira escolha) em medicina aviária. Quinolonas têm alta solubilidade em água e podem atingir níveis elevados nos tecidos após a administração oral. Se utilizadas de forma racional (10 mg/kg/peso corporal por, no mínino, três dias), a resistência contra esses antimicrobianos tende a permanecer baixa.

## 8.3 REGISTRO DE ANTIMICROBIANOS PARA USO EM AVES DOMÉSTICAS

A intenção deste livro, além de apresentar várias orientações nacionais e códigos de prática, é incentivar os veterinários a utilizarem em primeiro lugar produtos de "primeira escolha". Estes constituem um espectro antibacteriano estreito e/ou de pouca importância na medicina humana. Vários desses antimicrobianos são produtos mais antigos, que muitas vezes requerem reinscrição à luz dos mais elevados padrões de registro. Por esse motivo, alguns desses produtos perderam o seu velho registro geral para as aves domésticas em alguns países. Produtores de fármacos terão que apresentar, separadamente, dados para o registro de frango (frangos de corte, galinhas de criação e poedeiras) e para as espécies aviárias que recebem menos atenção, como perus, patos, gansos e galinhas-d'Angola. É uma pena que muitos antimicrobianos (sobretudo os de primeira escolha) não estejam registrados para utilização em aves domésticas em vários países. Por exemplo, na Holanda, até pouco tempo atrás ainda não havia penicilina oral (como benzilpenicilina ou penicilina G) registrada para quaisquer espécies aviárias. Assim, os veterinários de aves domésticas têm de optar por uma segunda escolha do produto, de espectro mais amplo, como ampicilina ou amoxicilina.

Patos e perus não deveriam ser considerados como espécies menores. No entanto, na maioria dos países, os produtos com espectros estreitos, mais antigos, não são registrados para essas espécies, e apenas produtos com espectro mais amplo, de acordo com o rótulo, estão disponíveis. Por exemplo, na Alemanha, duas fluoroquinolonas (enrofloxacina e difloxacina) estão registradas para utilização em perus, enquanto um produto de primeira ou segunda escolha deve ser utilizado apenas no âmbito da orientação de cascata. Isso também é verdadeiro para ampicilina, amoxicilina, colistina, sulfonamidas potencializadas, tetraciclina e clortetraciclina, as quais não têm qualquer registro para perus. A situação é ainda pior para patos. Para salvaguardar a possibilidade de tratar bandos das chamadas espécies menores (perus e patos) com produtos de primeira ou segunda escolha, seria muito benéfico se algum tipo de norma internacional fosse adotada para proporcionar uma prática de processo simplificado de registro de antimicrobianos mais antigos ou para a obtenção de novos rótulos. É provável que esse tipo de atividade ocorra a partir de um organismo internacional, como a European Medicines Agency (EMEA) ou o *Codex Alimentarius* (ver Capítulo 5).

Com a relativa curta duração de produção de carne de espécies de aves domésticas (frangos, perus e patos), o tempo de carência é importante para a escolha do melhor antimicrobiano. Muitas vezes, um problema de saúde irá se desenvolver um pouco antes do processamento, o que limita de forma significativa as opções terapêuticas disponíveis. Como uma medida de segurança, a atual legislação superestima a importância de resíduos antimicrobianos nos produtos de carne, mas não leva em conta a proteção dos agentes antimicrobianos na medicina humana. Existe uma preocupação com o tempo de carência em diferentes estados membros da UE para o mesmo antimicrobiano, com o mesmo valor de LMR da carne da UE, enquanto os produtos finais à base de carne podem ser negociados em âmbito mundial, em vários países, sem grandes restrições. Certas substâncias anti-inflamatórias, como o ácido acetilsalicílico, podem ser indicadas em determinadas circunstâncias, em vez de um antimicrobiano; porém, não há indicação de registro para as aves domésticas na maioria dos países.

## 8.4 TENDÊNCIA DE PATÓGENOS DE AVES E BACTÉRIAS ZOONÓTICAS À RESISTÊNCIA

A resistência de determinados agentes patógenos de aves e bactérias zoonóticas aos antimicrobianos tem sido extensivamente estudada. No que diz respeito à *Salmonella*, a ocorrência de resistência parece ter aumentado ao longo dos anos e está associada à pressão seletiva exercida pelo uso de antimicrobianos em aves domésticas. Há grandes variações entre regiões, setores e fontes, e a capacidade de adquirir resistência parece variar entre os diferentes sorotipos. É comum que *Salmonella* resistente a antimicrobiano seja isolada de diferentes espécies animais, alimentos e produtos alimentares em toda a Europa (10). Ao longo da última década, os clones de *Salmonella* com resistência múltipla a drogas têm sido amplamente distribuídos em muitos países europeus, em especial *S.* Typhimurium multirresistente a tipos definitivos de fagos (DTS) 204b e 104.

Dados da UE em 2005 (10) indicaram que é comum a resistência a tetraciclina em cepas de *Salmonella* provenientes de alimentos animais. Resistência a estreptomicina, sulfonamidas e ampicilina foi também observada com frequência. Ainda que a resistência a fluoroquinolonas em muitos países não seja frequente, a resistência ao ácido nalidíxico, que é um indicador de desenvolvimento de resistência às fluoroquinolonas, foi observada pela maioria dos relatos dos países. No que diz respeito a *Salmonella* isolada de aves domésticas, a mais alta proporção de isolados resistentes a cloranfenicol, sulfonamidas e tetraciclinas foi notificada pelos Países Baixos e pelo Reino Unido, em 2005. Para *S.* Typhimurium, os mais altos níveis de resistência entre os isolados de frangos foram notificados para ampicilina (até 73,9%), sulfonamida (até 69,6%) e tetraciclina (até 73,9%) (10).

A resistência aos diferentes tipos de antimicrobianos, incluindo quinolonas, tem se tornado bastante comum entre *S.* Typhimurium, e muitas cepas são multirresistentes (10). Em vários países europeus, bem como na América do Norte, um clone de *S.* Typhimurium DT 104 (MR-DT 104) multirresistente se tornou epidemia na década de 1990. Ele foi isolado a partir de diversos animais, incluindo a alimentação de aves. Apresenta tipicamente resistência a ampicilina, cloranfenicol, estreptomicina, sulfonamidas e tetraciclinas. Desde meados da década de 1990, a ocorrência de resistência a quinolonas aumentou em isolados MR-DT 104. No Reino Unido, o aparecimento de MR-DT 104 resistente a quinolonas em aves, bovinos, suínos e humanos ocorreu logo após a concessão de licenças de enrofloxacina para utilização na produção de alimentos animais.

Em contraste com *S.* Typhimurium, isolados de *S.* Enteritidis são, em geral, mais suscetíveis aos antimicrobianos. Em isolados de *S.* Enteritidis de aves, em 2005, o mais alto nível de resistência relatado foi ao ácido nalidíxico (até 51,2%). Resistência a tetraciclina foi em geral baixa (de 0 a 10,5%). A Itália foi o único país a apresentar um relatório de resistência a ciprofloxacina e enrofloxacina, sendo a proporção de isolados resistentes os respectivos valores de 0,2 e 0,8%, em *Salmonella* spp. Os estados membros da UE relataram proporções elevadas de *S.* Enteritidis, em isolados de frangos, totalmente sensíveis, variando de 48,8 a 95,9%.

Convém observar que, em muitos países da UE, está surgindo resistência às quinolonas em *S.* Enteritidis nos casos de infecção humana, e em aves domésticas (11). Em 2005, a detecção de *S.* Enteritidis resistente a ácido nalidíxico, em isolados de aves, foi relatada na Áustria (3,9%), na Alemanha (4,9%), na Itália (34,3%) e nos Países Baixos (51,2%); e na Dinamarca a resistência ao ácido nalidíxico em *S.* Enteritidis aumentou de 0 em 2001 para 23% em 2002. Por outro lado, o uso de fluoroquinolonas em alimentos animais na Dinamarca teve acentuada diminuição em 2002, depois de várias intervenções das autoridades (11). É provável que o aumento da resistência seja resultado da propagação de clone causada pelo comércio de pintos velhos hospedeiros de *S.* Enteritidis resistentes a ácido nalidíxico. Isso ilustra como a associação entre uso de antimicrobianos e ocorrência de resistência pode ser confundida por outros fatores, tais como transmissão de cepas bacterianas resistentes entre instalações. Em 2002, a resistência a fluoroquinolona foi detectada em 1% dos isolados de *S.* Enteritidis em aves da Itália, 5% da Espanha e 13% de Portugal.

Desde a década de 1990, foi relatado em vários países da UE um aumento significativo na prevalência da resistência a macrolídeos e fluoroquinolonas em *Campylobacter.* Esse fato tem sido reconhecido como um problema de saúde pública, devido à capacidade dessas bactérias de entrar na cadeia alimentar (13). Na Noruega, em 2001, a prevalência de resistência a quinolonas, entre isolados de *Campylobacter* de aves domésticas e de casos de campilobacteriose humana, adquiridos de casos domésticos, foi baixa (2,7 *versus* 7%), em oposição a uma alta prevalência de resistência a quinolona em isolados de casos humanos não domésticos (60%) (12). Na Austrália, onde fluoroquinolonas não foram autorizadas para uso em animais, *Campylobacter* nativa resistente a fluoroquinolona não é observado em humanos (15). Nos Estados Unidos, a resistência a fluoroquinolona em isolados de *Campylobacter* em humanos oscilou entre 13 e 18% (16). Devido a um aumento inicial na resistência durante a década de 1990 (14), a fluoroquinolona aprovada para utilização em aves foi proibida em 2004. Van Boven e colaboradores (17) compararam a seleção de resistência a quinolona de *C. jejuni* e *E. coli* em frangos alojados individualmente e demonstraram que o tratamento com enrofloxacina em doses usualmente prescritas (50 ppm) resultou em rápida redução da contagem de *E. coli* fecal para abaixo do limite de detecção, e não induziu resistência bacteriana nessa espécie. No entanto, o mesmo tratamento provocou rápida seleção de cepas de *C. jejuni* resistente a fluoroquinolonas.

A resistência entre os isolados clínicos de *E. coli* de aves domésticas pode ser elevada, e é comum resistência múltipla, como demonstrado em estudos da Espanha e dos Estados Unidos (18, 19). Em uma coleção de cepas isoladas de diferentes tipos de aves domésticas nos Estados Unidos, 63% das cepas foram encontradas para abrigar classe de integrons tipo 1, localizadas de forma predominante em um transposon relacionado com Tn*21* (19). Nesse mesmo país, um aumento na resistência a fluoroquinolonas em *E. coli* patógena de aves tem sido relatado (21). Em 2005, Zhao e colaboradores (20) relataram, nos Estados Unidos, a presença de múltiplos fenótipos resistentes a antimicrobiano ($\geq$ 3 antimicrobianos) em 92% de *E. coli* isolada de casos diagnosticados de colibacilose em aves. A maioria dos isolados mostrava resistência a sulfametoxazol (93%), tetraciclina (87%), estreptomicina (86%), gentamicina (69%) e ácido nalidíxico (59%). Dos isolados de *E. coli* que apresentaram resistência a ácido nalidíxico, 56 foram corresistentes a difloxacina (57%), enrofloxacina (16%), gatifloxacina (2%) e levofloxacina (2%). Dados semelhantes foram reportados anteriormente por Bass e colaboradores (19), que observaram como a resistência a antimicrobianos específicos, como, por exemplo, estreptomicina, continuou a ser prevalente entre isolados de *E. coli* em aves, apesar de determinado antimicrobiano como um agente terapêutico deixar de ser usado. Nesse estudo, a presença de integrons entre isolados clínicos foi demonstrada, e está ligada à presença de múltipla resistência antimicrobiana com a continuação de resistência aos antimicrobianos que foram retirados de uso na medicina de aves domésticas. Na Irlanda, Cormican e colaboradores (22) compararam os níveis de resistência antimicrobiana em isolados de *E. coli* patógena de galinhas e de perus e observaram maiores níveis de resistência em perus, nos quais é mais comum utilizar antimicrobianos. Resistência a sulfonamidas, sulfonamidas potencializadas e ácido nalidíxico foi mais comum em *E. coli* proveniente de perus. Resistência a ciprofloxacina (2,9%) foi observada apenas em *E. coli* isolada de perus.

Na Dinamarca, devido à importância do *Staphylococcus*, Aarestrup e colaboradores (23) testaram a suscetibilidade de 118 isolados de infecções de aves a 19 agentes antimicrobianos. Todos os isolados foram sensíveis a avoparcina, flavofosfolipol, gentamicina, canamicina, monensina, nitrofurantoína, oxacilina, salinomicina, trimetoprima e vancomicina. Foram classificados como resistentes a bacitracina 7% dos isolados *S. aureus* e 35% de *Staphylococcus coagulase-negativa* (CNoS). Uma surpreendentemente alta porcentagem de *S. aureus* (30%) apresentou resistência a ciprofloxacina, enquanto 24% foram resistentes a eritromicina e 19% a sulfametoxazol.

Johansson e colaboradores (24) realizaram um estudo para determinar a suscetibilidade *in vivo* de *Clostridium perfringens* em isolados de aves aos antimicrobianos utilizados na produção avícola, incluindo o ionóforo coccidiostático narasina. Os isolados foram obtidos de frangos, galinhas poedeiras e perus, na Suécia, na Dinamarca e na Noruega. A resistência antimicrobiana mais comum foi a tetrecialina, traço encontrado em *C. perfringens* nesse estudo, apesar das marcadas diferenças entre os três países, enquanto todos os isolados se mostraram suscetíveis a narasina. Foram resistentes a bacitracina 3% dos suecos isolados e 15% dos dinamarqueses, e 13% dos isolados na Noruega foram resistentes a virginiamicina (uma estreptogramina). Nos países abrangidos pelo estudo, todos os isolados foram sensíveis a avilamicina, eritromicina, ampicilina e vancomicina, devido à insignificante utilização dessas substâncias na produção avícola. Do mesmo modo, nos Estados Unidos, avilamicina, avoparcina, penicilina e narasina foram encontradas para expor a mais potente atividade anticlostrídica de *C. perfringens in vitro* em cepas de origem aviária (25).

Produtos e granjas de aves domésticas têm sido implicados como uma fonte de *Enterococcus* resistente a vancomicina (VRE) em humanos (26). O papel que fontes não humanas e outros reservatórios, além de pacientes hospitalizados, podem desempenhar para a disseminação de *Enterococcus* é controverso e mal entendido (27). Nos Estados Unidos, onde glicopeptídeos não foram utilizados para a produção de animais, entre *E. faecium* e *E. faecalis* isolados a partir de 13 granjas de frangos e oito de perus, nenhum foi resistente a vancomicina, enquanto, para quinupristina/dalfopristina, gentamicina e ciprofloxacina, as taxas de resistência em *E. faecium* foram 85, 12 e 23% em frango, e 52, 13 e 24% em isolados de perus. Resistência a quinupristina/dalfopristina (estreptogramina) em *E. faecium* foi mais comum em fazendas de frangos e perus que utilizam virginiamicina em comparação com aquelas que não utilizam estreptogramina. A resistência a ciprofloxacina foi mais comum em fazendas de perus que utilizam enrofloxacina comparadas com aquelas que não utilizam esse agente (27). Inversamente, deve notar-se que um grande estudo clínico envolvendo isolados clínicos de 28 mil humanos de 200 centros médicos nos Estados Unidos e no Canadá revelou que a resistência a estreptogramina é de 0,2% em isolados a *E. faecium*, apesar de décadas de utilização de virginiamicina na indústria avícola (28). Na Espanha, a resistência a vancomicina, teicoplanina, ampicilina e penicilina não foi detectada em *Enterococcus* de isolados de aves (29), mas cepas mostraram alto nível de resistência a aminoglicosídeo para estreptomicina (34,5%), canamicina (27,3%) e gentamicina (7,3%).

Considerando o fato de que a tendência a resistência de patógenos de aves domésticas pode variar muito de país para país, é interessante comparar os dados relativos à resistência nos diferentes países europeus, com diferentes padrões de utilização de agentes antimicrobianos. Ao comparar os dados, diferentes métodos utilizados (microdiluição *versus* teste de difusão em ágar), variações de suscetibilidade entre as diferentes espécies bacterianas do mesmo gênero e vários outros fatores devem ser considerados. Por exemplo, a suscetibilidade antimicrobiana de *Ornithobacterium rhinotracheale* (ORT) mostra grandes diferenças entre as regiões geográficas (30, 31). Trata-se de um patógeno respiratório em frangos e perus, que provoca mais problemas em perus e é considerado um patógeno primário. No frango, costuma estar envolvido em problemas respiratórios, como um organismo secundário. Lister (31) relatou suscetibilidade de *E. coli* ave-patógena (APEC) e *Pseudomonas* em isolados de perus no Reino Unido. Dados de 1996 e de 2003 a 2005 não mostraram diferenças na suscetibilidade para *E. coli* (Tabela 8.2).

Bywater (32), quando publicou sua revisão da literatura, relatou sensibilidade em padrões zoonóticos (*Salmonella, Campylobacter*) e bactérias indicadoras (*E. coli*) de rebanhos de aves domésticas

na Suécia, na França, no Reino Unido e nos Países Baixos. Ele concluiu que a variação observada entre os países pode ter resultado de diferenças nas práticas da prescrição, na doença de distribuição (implicando diferenças da demanda de antimicrobianos) ou na distribuição de clone de cepas especiais (p. ex., *Salmonella*). O fácil acesso aos antimicrobianos de terceira escolha (como enrofloxacina) pode levar a um uso excessivo, com consequências graves de desenvolvimento da resistência. A comparação entre França (apenas enrofloxacina original registrada) e Espanha (genéricos de enrofloxacina mais baratos no mercado) sugere que a dinâmica do mercado pode influenciar os hábitos de consumo de antimicrobianos e, portanto, causar impacto sobre o desenvolvimento da resistência antimicrobiana (Tabela 8.3).

## 8.5 BOAS PRÁTICAS VETERINÁRIAS PARA USO DE ANTIMICROBIANOS EM AVES DOMÉSTICAS

A escolha racional de antimicrobianos deve ser baseada no julgamento clínico e no diagnóstico laboratorial, incluindo isolamento bacteriano e testes de sensibilidade (sempre que possível), conhecimento médico e experiência, considerações econômicas, antecedentes epidemiológicos e in-

**Tabela 8.2** Suscetibilidade antimicrobiana em *E. coli* e *Pseudomonas* em isolados de aves no Reino Unido (31)

| Antimicrobiano | E. coli | | Pseudomonas |
| | 1996 (%) | 2003-2005 (%) | 2000-2005 (%) |
| --- | --- | --- | --- |
| Enrofloxacina | 95 | 95 | 98 |
| Ampicilina | 58 | 62 | 4 |
| Tetraciclina | 21 | 32 | 35 |
| Espectinomicina | 95 | 95 | 72 |
| Tilosina | 3 | 0 | 0 |
| Sulfonamidas potencializadas | 55 | 80 | 12 |
| Apramicina | 96 | 98 | 100 |
| Neomicina | 89 | 95 | 84 |

**Tabela 8.3** Resistência a enrofloxacina de isolados clínicos de *E. coli* de frangos na Espanha e na França (35)

| Espanha | | França | |
|---|---|---|---|
| 1991-1995 | 1996-2000 | 1991-1995 | 1996-2000 |
| $n=338$ | $n=198$ | $n=154$ | $n=248$ |
| 10,3% | 41,9% | 7,1% | 2,5% |

formação em relação ao rebanho. Antimicrobianos nunca devem substituir falhas na produção avícola, tais como biossegurança e medidas de higiene adequadas. A administração desses agentes para doenças é favorável em casos de granjas bem gerenciadas e devidamente designadas em programas de imunização (ver Seção 8.7).

A utilização de agentes antimicrobianos deve satisfazer os requisitos de um relacionamento válido entre veterinário, cliente e paciente.

- O veterinário assume a responsabilidade pelo início da terapia antimicrobiana e o agricultor concorda em seguir suas instruções.
- O veterinário está familiarizado com as visitas regulares à propriedade.
- O veterinário está disponível para acompanhamento, avaliação e visitas de emergência.

A menos que o quadro clínico (sinais, lesões macroscópicas) esteja patognomônico, o diagnóstico do rebanho deve ser confirmado por testes laboratoriais. Em situações urgentes, uma confirmação laboratorial não pode ser esperada para iniciar o tratamento antimicrobiano. Nesse caso, o veterinário será guiado por seus conhecimentos profissionais e experiência em situações semelhantes. Teste de suscetibilidade do(s) microrganismo(s) causador(es) em uma amostra representativa de aves (em geral, indivíduos doentes ou mortos recentemente), antes ou concomitante ao início da medicação, é prática comum na medicina aviária.

Em contraste com antimicrobianos usados em pacientes humanos individuais e em práticas com grandes animais, a medicina aviária tem de empregá-los, em alguns casos, para a medicação total do rebanho, no qual, muitas vezes, apenas uma pequena porcentagem de aves pode estar mostrando sintomas clínicos. Aves individuais não são tratadas na moderna indústria avícola. Mesmo que um rebanho doente consista, em parte, de aves doentes e letárgicas com variados graus de sintomas, é importante tratar o rebanho como um todo, para baixar a pressão de infecção para rebanhos próximos.

Outros princípios relativos ao uso responsável dos antimicrobianos incluem:

- A utilização de antimicrobianos é como um sinal de precaução quanto ao aparecimento de doenças. Quanto mais cedo é iniciado o processo de terapia da doença, maior a chance de uma resposta favorável. Para criação intensiva de aves domésticas, o uso de antimicrobianos também é vital para minimizar a disseminação da doença para rebanhos adjacentes e propriedades vizinhas.
- Ao minimizar a morbidade e a mortalidade das aves com seleção adequada e terapias antimicrobianas periódicas, o veterinário também melhora de modo considerável o bem-estar animal. Medicação em antecipação da crescente mortalidade das principais doenças e danos é justificável para minimizar o sofrimento das aves, bem como para aumentar o desempenho.
- Além da medicação do grupo, muitas aves doentes, que não irão beber água medicada suficiente, podem ser abatidas (frangos, frangas criação) ou tratadas individualmente em alguns casos (reprodutor valioso e rebanhos de perus).
- o uso cuidadoso de antibióticos para evitar o desenvolvimento de doenças em um bando nunca deve ser confundido com, ou servir como uma desculpa para, a imprudente utilização de agentes antimicrobianos em rebanhos saudáveis para suprir deficiências em matéria de higiene e manejo.

Produtos antimicrobianos devem ser administrados de acordo com as orientações do rótulo estabelecidas pelo fabricante e aprovadas pela entidade reguladora. Orientações do rótulo englobam indicações (créditos) e posologia (dose, duração da aplicação). O antimicrobiano deve ser sempre utilizado em dose total e nunca reduzida, na tentativa de baixar o custo do tratamento. O ideal é que a dosagem antimicrobiana seja calculada com base em mg de ingrediente ativo por kg de peso vivo. Na maior parte dos rebanhos de frangos, o peso vivo pode ser mensurado em balanças automáticas, disponíveis atualmente nos modernos galinheiros. Para os perus, o peso pode ser medido a partir da idade e do perfil do crescimento da raça. Aves de postura e reprodutoras costumam ser pesadas a cada semana. Aviários modernos têm medidor de água, de modo que a quantidade a ser consumida pode ser baseada no dia anterior. Além disso, devem ser tomadas medidas para o efeito da oscilação da temperatura sobre o consumo de água nos padrões de rebanho de aves domésticas:

- Para a escolha do antimicrobiano adequado, o veterinário deve levar em consideração: suscetibilidade dos resultados, tempo de carência, farmacodinâmica e farmacocinética das propriedades.
- Quando são cogitados diferentes produtos, o veterinário deve ter como primeira escolha um estreito espectro de antimicrobianos ou um antimicrobiano de pouca importância na medicina humana.
- Falhas no tratamento podem ocorrer se houver baixa dosagem ou curta duração do tratamento.
- Um resultado clínico insatisfatório também pode ser desencadeado por doenças virais imunossupressoras (anemia infecciosa de frangos, *gumboro*, *reo*, *marek*), concomitante a doenças metabólicas ou infecções muito elevadas (infecções esmagadoras).

## 8.6 ORIENTAÇÕES PARA O USO DE ANTIMICROBIANOS EM DOENÇAS ESPECÍFICAS

As seções seguintes fornecem orientações para o tratamento de patógenos específicos e doenças em aves domésticas. Como regra, as orientações tendem a ser de natureza genérica, embora seja importante ressaltar sua principal eficácia. É evidente que as orientações não levam em consideração as diferenças nacionais relativas ao registro e ao tempo de carência, que são regulados pela legislação de cada país. Agentes antimicro-

bianos são classificados em primeira, segunda e última opção: antimicrobianos de primeira escolha são produtos com mínima ou nenhuma utilização na medicina humana; antimicrobianos de segunda escolha são produtos utilizados na medicina humana, mas não de primeira escolha na comunidade médica (ver Capítulo 4); e de última opção são importantes produtos antimicrobianos na medicina humana, que devem, portanto, ser considerados antimicrobianos de reserva para o tratamento de rebanhos de aves domésticas.

### 8.6.1 Enterite inespecífica (disbacteriose)

Após a retirada dos promotores de crescimento na União Europeia, a incidência de enterites inespecíficas em perus e frangos tem aumentado. A proibição dos promotores de crescimento coincidiu, em alguns países, com a proibição de proteína animal altamente digestível na alimentação animal, devido à crise da encefalopatia espongiforme bovina (*bovine espongiform encepholopaty*; BSE). Como consequência da proibição das farinhas de carne e ossos, proteínas animais tiveram de ser substituídas por fontes de proteína vegetal com um elevado teor de polissacarídeos não amiláceos (*non starch polysaccharides*; NSPs) e de potássio, ou seja, farinha de soja, que é rica em potássio. Os NPSs não são digeríveis no intestino da ave, mas podem levar a um supercrescimento bacteriano no intestino. Sobretudo bactérias gram-positivas, em especial *Clostridium*, na parte superior do jejuno e do duodeno, são associadas ao desenvolvimento dessa enterite inespecífica (disbacteriose). Se não for tratada, a doença pode deixar a cama amontoada e úmida, o que aumenta dermatites da pata e queimaduras de jarrete (problemas de bem-estar animal). Se as aves vivem mais (perus), podem ocorrer infecções por *Staphylococcus aureus* ascendente da cama para o jarrete e articulações do joelho com uniformidade muito séria e problemas de bem-estar. A medicação pode ser justificada sob essas circunstâncias. Disbacteriose não deve ser confundida com cama molhada causada por má ventilação ou vazamento de água (derramamento de água). Antes da medicação, qualquer influência nutricional deve ser avaliada para os casos de suspeita de disbacteriose, tais como a utilização de enzimas NSP e controle de sódio na dieta. Se a administração nutricional não é o fator contributivo, então a medicação antimicrobiana para disbacteriose precisa ser considerada. Antimicrobianos de escolha são os eficazes contra *Clostridium* spp., apesar de essas bactérias não poderem ser isoladas em muitos casos. Na maior parte dos países, benzilpenicilina é a droga de escolha. Se não houver registro para uso em aves, macrolídeos (tilosina) ou aminopenicilinas (ampicilina ou amoxicilina) representam alternativas válidas. Teste de suscetibilidade antimicrobiana não é necessário, pois o supercrescimento de bactérias intestinais é, na maioria dos casos, de natureza inespecífica. Há provas circunstanciais da probabilidade de ocorrer disbacteriose em rebanhos de frangos vacinados contra coccidiose. Ciclagem da vacina tem sido sugerida para promover a seleção de *Clostridium* na flora intestinal. Ionóforos podem ser utilizados no caso de aditivos alimentares antimicrobianos para prevenir enterite inespecífica serem proibidos para tal finalidade.

### 8.6.2 Infecções clostrídicas (*C. perfringens* e *C. colinum*)

*Clostridium* são bactérias oportunistas formadoras de esporos que podem sobreviver ao tratamento térmico do alimento animal. Elas provocam morte súbita em rebanhos de aves (enterite necrótica) ou podem levar a maiores taxas de condenação no momento do abate (colangio-hepatite). Formas crônicas de enterite necrótica também têm sido descritas. Em contraste com a disbacteriose, essas infecções por *Clostridium* tipicamente apresentam um quadro clínico evidente, que pode ser reconhecido pelo exame *post mortem* e pelo isolamento do microrganismo causador. Mais uma vez, em rebanhos vacinados com coccidiose viva, a probabilidade de infecções por *Clostridium* pode aumentar se comparada com rebanhos que usam coccidiostáticos como aditivos alimentares. *C. perfringens* é o principal organismo causador de enterite necrótica. Uma nova vacina foi obtida sob registro na Europa, o que deverá ajudar a proteger o desenvolvimento nas primeiras semanas de vida. Se esse produto funcionar em condições de campo, sua utilização deve ser considerada para evitar tratamento antimicrobiano contra enterite necrótica. Em surtos agudos, rebanhos têm tratamento rotineiro para reduzir a mortalidade e prejuízos econômicos. Os antimicrobianos de escolha são semelhantes para disbacteriose (Tabela 8.4). Quando registradas para aplicação via oral, estreptomicina ou di-hidroestreptomicina podem ser utilizadas como alternativas possíveis. Suscetibilidade antimicrobiana de *C. perfringens* e de outros tipos *Clostridium* causadores de doenças aviárias é previsível. Assim, testes de suscetibilidade podem ser excluídos.

### 8.6.3 Colibacilose

Colibacilose é a mais comum das infecções bacterianas em galinhas ou perus, e pode ser envolvida em uma série de síndromes que afetam várias idades. Ela está associada a onfalite durante a primeira semana de vida, quando a colibacilose é transmitida por ovos sujos ou induzida por higiene precária da incubadora. Em extratos adultos, pode gerar ovos com salpingite e peritonite. Colibacilose costuma ser um patógeno em infecções respiratórias secundárias, resultando em pericardites, peri-hepatites e/ou aerosaculites. Após infecções sistêmicas, *E. coli* também pode causar sinovite e osteomielite. Algumas *E. coli* são patógenas sobretudo para aves (APEC). Cepas de APEC são *E. coli* O:1, O:2 e O:78 K 80. Colicinas e fímbrias do tipo 1 parecem se correlacionar com a virulência, mas cepas não APEC podem por vezes causar colibacilose. Nesses casos, vários fatores predisponentes podem ser responsáveis pela colibacilose em aves domésticas (ver Quadro 8.1).

Colibacilose branda costuma estar presente nos estratos jovens e adultos de frango e em reprodutoras. Baixos níveis de colibacilose não têm tratamento imediato. Caso a mortalidade e/ou a morbidade aumente a ponto de o tratamento vir a ser considerado, é aconselhável fazer um exame *post mortem* e coletar um suabe para cultura bacteriana e determinar a suscetibilidade. *E. coli* é de fácil crescimento e identificação. Os isolados devem ser sorotipados e classificados para ver se a cepa pertence à APEC ou não. Também pode ser aconselhável guardar amostras de *E. coli* de isolados de rebanhos para produção de uma vacina autógena, se for o caso. Tem sido observado que, muitas vezes em um rebanho, diferentes cepas de *E. coli* estão envolvidas na mortalidade, assim como

**Tabela 8.4** Agentes antimicrobianos para tratamento de doenças bacterianas comuns em aves domésticas

| Doença/patógeno | 1ª escolha | 2ª escolha | Última opção |
|---|---|---|---|
| Disbacteriose | Benzilpenicilina | Aminopenicilinas | Tilosina |
| Enterites necróticas e outras infecções clostrídicas | Benzilpenicilina | Aminopenicilinas ou tilosina | Tilosina |
| *Clostridium perfringens* e outras colibaciloses | | | |
| *Escherichia coli* | Sulfonamidas potencializadas | Aminopenicilinas, tetraciclinas, colistina, espectinomicina, aminoglicosídeos | Enrofloxacina |
| Micoplasmose | Tiamulina[a] | Tetraciclinas, lincomicina, (macrolídeos) | Enrofloxacina |
| *Ornithobacterium rhinotracheale* | Tiamulina[a] Aminopenicilinas | Tetraciclinas | |
| *Staphylococcus* ou *Streptococcus* | Benzilpenicilina ou sulfonamidas potencializadas | Aminopenicilinas, tetraciclinas | Macrolídeos |
| Cólera aviária | Sulfonamidas potencializadas | Tetraciclinas, espectinomicina | Enrofloxacina |
| *Pasteurella multocida* | Aminopenicilinas | | |
| *Riemerella anatipestifer* | Aminopenicilinas | Tetraciclinas | Enrofloxacina |
| Coriza infecciosa | Sulfonamidas, sulfonamidas potencializadas ou estreptomicina | Tetraciclinas, lincomicina, espectinomicina, macrolídeos | Enrofloxacina |
| *Haemophilus paragalinarum* | | | |
| *Bordetella avium* | Não antimicrobianos | Aminopenicilinas, tetraciclinas | Enrofloxacina |
| *Erysipelothrix rhusiopathiae* | Benzilpenicilina | Aminopenicilinas | Desnecessário[b] |
| Salmonelose | Não antimicrobianos[c] | BAST | |

Aminoglicosídeos: estreptomicina, apramicina, neomicina; aminopenicilinas: amoxicilina, ampicilina; macrolídeos: eritromicina, espiramicina, tilosina, tilmicosina; tetraciclinas: tetraciclina, oxitetraciclina, doxiciclina; fluoroquinolonas: enrofloxacina.

BAST (*based on antimicrobial suceptibility testing*), baseado em testes de suscetibilidade antimicrobiana.

[a] Tiamulina tem efeitos neurotóxicos quando combinada com ionóforos e sulfonamidas.

[b] Infecções por *Erysipelothrix rhusiopathiae* normalmente podem ser tratadas com sucesso com penicilina ou aminopenicilinas. Por isso, é desnecessário mencionar uma última escolha de produto.

[c] As infecções por *Salmonella* só devem ser tratadas na eminência de um surto clínico por razões de bem-estar. Nesse caso, uma primeira escolha antimicrobiana não pode ser sugerida. A terapêutica deve ser sempre baseada em ensaios antimicrobianos. Infecções por *Salmonella* zoonóticas devem ser erradicadas por outros meios que não o tratamento antimicrobiano.

## Quadro 8.1 Fatores de predisposição associados a colibacilose em aves domésticas

- Infecções Virais
  - Pneumovírus aviário
  - Vírus da bronquite infecciosa
  - Vírus da doença de Newcastle
  - Vírus da *Influenza* aviária de baixa patogenia (LPAI) tal como H9
- Outras bactérias infecciosas
  - Micoplasma
  - *Ornithobacterium rhinotracheale* (ORT)
  - *Bordetella avium*
- Condições de manejo
  - Condições secas e poeira
  - Altas concentrações de amônia
  - Condições precárias da cama

diferentes sintomas clínicos. Desse modo, o melhor é ter pelo menos duas diferentes cepas de *E. coli* classificadas do mesmo rebanho, incluindo um teste de suscetibilidade. Se a colibacilose é sistêmica, outros fatores a considerar, quando seleciona-se um tratamento antimicrobiano, são a fase e o processo da doença.

Infelizmente, alguns produtos para os quais *E. coli* de aves tende a ser sensível, como colistinsulfato ou aminoglicosídeos (neomicina, apramicina, espectinomicina), não são bem absorvidos, e, portanto, não atingem níveis suficientes no sangue e nos tecidos. Há, no entanto, indícios de que esses produtos podem ser utilizados de forma eficaz no tratamento de certas infecções por *E. coli* menos graves, se administrados por um tempo mais longo (pelo menos sete dias), sobretudo quando sulfonamidas potencializadas ou tetraciclinas são contraindicadas pelo teste de suscetibilidade. Sempre que possível, o tratamento deve ser com base nesse tipo de teste. Antimicrobianos de primeira escolha são sulfonamidas potencializadas, já tetraciclinas e aminopenicilinas (ampicilina, amoxicilina) devem ser utilizadas com base no teste de suscetibilidade antimicrobiana. Após o término do tratamento, recaídas podem ocorrer dependendo da natureza das infecções bacterianas secundárias. Colistina, neomicina ou apramicina devem ser utilizadas em casos menos graves e se houver possibilidade de

tratamento mais longo (no mínimo uma semana). Espectinomicina tem eficácia razoável, mas é muitas vezes registrada apenas em associação com lincomicina. Devido à combinação, ela deve ser considerada um produto de terceira opção. Em alguns casos, a utilização inevitável de uma fluoroquinolona como primeiro produto decorre da resistência à primeira e segunda escolha de antimicrobianos.

### 8.6.4 Micoplasmose (*M. gallisepticum*, *M. synoviae* e *M. meleagridis*)

Estabelecimentos de criações primárias têm a preocupação de eliminar o *Mycoplasma* das aves destinadas para a indústria. Portanto, o modo ideal para controlar infecções por essa bactéria é a erradicação. No entanto, nem sempre isso é possível, porque a propagação lateral desempenha um papel importante em algumas áreas nas quais grupos de operações são de idades variadas, o que torna mais difícil a erradicação. A vacinação reduz os sintomas clínicos, mas não elimina a disseminação de *Mycoplasma* (nem vertical, nem horizontal). O diagnóstico é essencialmente baseado na sorologia (soroaglutinação em placa, ELISA, HAR) e na PCR. Pelo fato de o organismo ser delicado e exigir meio adequado para o crescimento, o isolamento pode ser difícil e demorado. Testar a suscetibilidade de isolados de *Mycoplasma* é ainda mais difícil, e, portanto, somente pode ser realizado em laboratórios especializados. Por outro lado, seus padrões de suscetibilidade são previsíveis. Ensaios de suscetibilidade devem, contudo, ser iniciados com uma base geográfica (caso a transmissão horizontal de um clone de *Mycoplasma* seja assumida em determinada área), se por qualquer razão reprodutores infectados forem mantidos na produção.

A maioria dos antimicrobianos utilizados no tratamento de micoplasmose tem um estreito espectro de atividade, enquanto infecções graves são, muitas vezes, complicadas por infecções secundárias (sobretudo *E. coli*). De qualquer forma, é necessário um teste de suscetibilidade de infecções secundárias. Com base no quadro clínico (somente infecção por *Mycoplasma* ou complicações por infecções secundárias), os seguintes agentes antimicrobianos podem ser utilizados: tiamulina (tem efeitos neurotóxicos quando combinada com ionóforos e sulfonamidas, devido à interferência da droga degradada pelos rins), tetraciclinas ou macrolídeos (tilosina ou tilmicosina). Tetraciclinas podem ser ativas contra infecções bacterianas secundárias, caso em que tianulina e macrolídeos são ativos apenas contra *Mycoplasma*. No caso de não haver complicação de infecções por essa bactéria, o tratamento com tilosina ou tilmicosina é preferível. Se houver complicações, na maioria dos casos *E. coli*, um macrolídeo deve ser combinado com um medicamento contra a infecção secundária envolvida. Combinações de lincomicina e espectinomicina têm limitado a eficácia contra *Mycoplasma*, mas a maioria das bactérias secundárias envolvidas é suscetível. Fluoroquinolonas (enrofloxacina) têm boa eficácia contra *Mycoplasma*, bem como contra todos os principais agentes de complicações secundárias.

### 8.6.5 *Ornithobacterium rhinotracheale* (ORT)

Infecções por *Ornithobacterium rhinotracheale* (ORT) são difíceis de diagnosticar. O organismo requer alguma habilidade para cultivação e testes de sensibilidade. Em muitos casos, não é feito um teste de sensibilidade no início ou concomitante ao começo da medicação. Como o padrão de resistência, com frequência, muda no campo, cultivos e testes de suscetibilidade devem ser realizados de forma rotineira. Tentativas de tratamento com base no erro não devem ser aceitas. Tal como acontece com *Mycoplasma*, infecções secundárias devem ser levadas em consideração ao escolher o produto, o que deve ser de uma forma responsável. Infecções por ORT devem ser tratadas com tiamulina, se as incompatibilidades com ionóforos, na alimentação, forem completamente excluídas. Antimicrobianos de segunda escolha são amoxicilina, ampicilina e tetraciclinas.

### 8.6.6 Infecções por *Staphylococcus* e *Streptococcus*

As estratégias terapêuticas contra infecções associadas a *Staphylococcus* e *Streptococcus* são semelhantes. Infecções provocadas por esses organismos resultam em doenças crônicas em aves domésticas. As duas espécies bacterianas estão envolvidas principalmente em lesões crônicas na perna, como artrite e necrose da cabeça do fêmur. Em geral, a medicação pode esperar até a realização de testes de suscetibilidade. *S. aureus* causa infecções comuns em aves de postura e em perus, que são difíceis de tratar, uma vez que a maioria dos antimicrobianos não atinge os valores necessários de concentração inibitória mínima (CIM) nas articulações ou no tecido ósseo. Benzilpenicilina pode ser uma boa primeira escolha empírica, sobretudo para infecções por *Streptococcus*. Outras possíveis opções são tetraciclinas, aminopenicilinas e macrolídeos (eritromicina, espiramicina).

### 8.6.7 Cólera aviária (pasteurelose)

A pasteurelose é causada por bactérias gram-negativas; *Pasteurella multocida* e *P. gallinarum* estão em um mesmo grupo, mas são de importância clínica muito baixa. Testes de suscetibilidade antes ou concomitante ao início da medicação são sempre indicados, pois esse patógeno pode causar alta mortalidade em perus. Ela tende a ser mais crônica em galinhas, pois são menos suscetíveis. Antimicrobianos de primeira escolha são sulfonamidas potencializadas e aminopenicilinas.

### 8.6.8 Infecção por *Riemerella anatipestifer*

*R. anatipestifer* causa as principais doenças na industrialização de pato. No começo, as infecções podem ser controladas por vacinação maternal ou pela vacinação dos marrequinhos com vacinas autógena. Infecções por *R. anatipestifer* também podem ocorrer em perus, mas, no *post mortem*, pode ser facilmente confundida com colibacilose. Testes de suscetibilidade antes ou logo ao início da medicação devem ser conduzidos para infecções por *R. anatipestifer*. Em casos de emergência, aminopenicilinas ou tetraciclinas são as drogas de escolha.

### 8.6.9 Coriza infecciosa

Coriza infecciosa (*Haemophilus paragallinarum*) raramente ocorre no hemisfério Norte. A maioria das infecções, no hemisfério Sul, associa-se com *Mycoplasma*, as quais devem ser levadas em consideração durante o tratamento dessa doença. Devido à natureza crônica da coriza infecciosa, testes de suscetibilidade deveriam ser realizados antes do início da medicação. Antimicrobianos de primeira escolha são sulfonamidas, estreptomicina e sulfonamidas potencializadas (se registradas) (Tabela 8.4).

### 8.6.10 Infecção por *Bordetella avium*

Infecções por *Bordetella avium*, com frequência, atuam como agentes secundários de outras doenças respiratórias de origem viral ou bacteriana. É possível que infecções por *B. avium* sejam subdiagnosticadas, pois o organismo é com facilidade coberto por outras bactérias complicadoras. *B. avium* também pode ser isolada de rebanhos aparentemente saudáveis. Além disso, infecções por *B. avium* são difíceis de tratar por meio de água potável, porque concentrações de antimicrobiano no sangue não chegam com facilidade ao local da infecção. Na literatura especializada (33), resultados contraditórios dos tratamentos antimicrobianos são relatados, mesmo quando o isolado foi sensível à aplicação da droga. Abordagens de vacinação e/ou linhas de saneamento de água são recomendadas nas propriedades com histórico desse problema. Quando é necessário um tratamento antimicrobiano, tetraciclinas devem ser consideradas como agentes de primeira escolha.

### 8.6.11 Erisipelas

Infecções por *Erysipelothrix rhusiopathiae* não são frequentes em extratos comerciais de perus, e é rara sua ocorrência em frangos. Na maioria dos surtos, o rebanho teve contato com suínos ou criações abertas. Penicilinas são os antimicrobianos de escolha para o tratamento da erisipela aviária.

### 8.6.12 Salmonelose

Tratamentos antimicrobianos de rebanhos infectados com *Salmonella*, como forma de controle, não são permitidos, de acordo com a Regulamentação 1177/06 da UE. Ocorrendo graves implicações do bem-estar, os rebanhos podem ser tratados de acordo com a regulamentação local veterinária. Nesse caso, as mesmas restri-

ções de tratamento para antimicrobianos de primeira, segunda e última opção aplicáveis para colibacilose serão aplicáveis a um tratamento de salmonelose. Após a aprovação do tratamento, um teste de suscetibilidade antimicrobiana é uma condição prévia de qualquer terapia de salmonelose.

## 8.7 OPÇÕES PARA EVITAR O TRATAMENTO ANTIMICROBIANO POR MÉTODOS BIOLÓGICOS

Além do bom manejo, da higiene adequada e da correta aplicação das práticas de biossegurança, tratamentos antimicrobianos podem ser evitados por outros métodos biológicos, como vacinas registradas, vacinas autógenas, probióticos e de flora de exclusão competitiva.

### 8.7.1 Registro de vacinas

Existem apenas algumas vacinas bacterianas registradas para aves domésticas. Para *Mycoplasma gallisepticum* (MG), há algumas vacinas inativadas e vivas disponíveis no mercado, que protegem as espécies-alvo (frango), as quais se encontram registradas. Essas vacinas para MG não oferecem proteção suficiente aos perus, e não evitam a transmissão vertical em rebanhos de criação, de modo que não podem ser usadas como uma alternativa para a erradicação. Algumas vacinas bacterianas visam prevenir a doença nas criações e proteger a prole por anticorpos maternos. Esse é o conceito que está por trás de determinadas vacinas comerciais disponíveis, como as de cólera aviária, *E. coli* e ORT. É óbvio que há muitos sorotipos de cólera aviária, *E. coli* e ORT, que não conferem proteção cruzada, de maneira que uma única vacina não é suficiente contra todas as circunstâncias.

Vacinas para muitas doenças virais comuns são disponibilizadas para utilização em aves domésticas, as quais são bastante eficazes se forem devidamente aplicadas. A moderna indústria avícola tem toda a vantagem de programas de vacinação adequados para os agentes patógenos na região. Isso ajuda a minimizar e, até mesmo, impedir o tratamento contra infecções bacterianas secundárias (*E. coli*, ORT e *Mycoplasma*)

– muitas vezes, com complicações respiratórias junto com patógenos virais (pneumovírus aviário, bronquite infecciosa, doença de Newcastle). É conveniente incentivar que os procedimentos de aprovação do registro de vacina sejam mais rápidos, para que os fabricantes possam adaptar suas vacinas na mesma velocidade das mudanças de exigência do mercado.

### 8.7.2 Vacinas autógenas

Algumas doenças bacterianas locais são tão importantes que vacinas autógenas podem ser uma abordagem interessante, em especial para infecções associadas com *E. coli*, ORT, *Pasteurella*, *B. avium* e *R. anatipestifer*. Segundo a definição, vacinas autógenas só podem ser utilizadas na propriedade de onde os isolados são provenientes. Esta pode ser uma regulamentação que se aplica na prática de grandes animais, mas representa um único problema para a indústria avícola, na qual é normal a separação rigorosa entre propriedades de criação e granjas de crescimento e produção. Propriedades de criação estão localizadas em uma área ideal de baixo povoamento de aves domésticas, e, após a criação, as aves são transportadas para uma área com maior densidade populacional, onde está presente um alto grau de infecção. É importante vacinar as aves das propriedades de origem com o antígeno a que ela será exposta nas propriedades de crescimento ou produção. Por esse motivo, é necessário adaptar esse regulamento às necessidades da indústria avícola moderna.

### 8.7.3 Probióticos e flora de exclusão competitiva

É bem documentado que a exclusão competitiva (EC) de produtos da microflora (da flora intestinal indefinida de frangos saudáveis livres de patógenos especiais), como Aviguard e Broilact, pode impedir ou minimizar a colonização da *Salmonella* com baixo nível. Esse conceito foi utilizado em especial na Finlândia durante muitos anos. Recentemente, Hofaere (34) demonstrou que é possível utilizar esse conceito também para substituir *E. coli* multirresistente do intestino de frangos. Devido ao fato de produtos de EC serem indefinidos, as autoridades de registro tinham

problemas para licenciar o produto em muitos países. Esses produtos também são dispendiosos para usar. Em muitos laboratórios, testes com probióticos (único produto definido) estão em curso. Esses produtos podem também se revelar úteis no aumento do desempenho e no benefício da saúde do intestino, o que fornece promoção de crescimento.

## 8.8 OBSERVAÇÕES FINAIS

O uso de antimicrobianos em aves domésticas irá continuar, já que sempre existirá a necessidade de tratar e controlar certos surtos de doenças bacterianas, por haver preocupação com a saúde e o bem-estar. O uso continuado pode induzir resistência em certos patógenos bacterianos ou comensais de aves, que, por sua vez, poderá ter impacto terapêutico eficaz. No entanto, existem muitas questões complexas envolvidas na associação do uso de antibióticos na alimentação animal de rebanhos de aves domésticas e do desenvolvimento de resistência bacteriana na medicina humana. É necessário ter um desenvolvimento contínuo, utilização devidamente concebida, interpretação de modelos de avaliação dos riscos e outros resultados de pesquisas para ajudar a preencher a atual multiplicidade de lacunas nos dados.

### REFERÊNCIAS

1. Swann, M.M. (1969). *Report of the Joint Committee on the use of antibiotics in animal husbandry and veterinary medicine* (ed. University of Wales Aberystwyth Library). M Stationary Office, London, UK.
2. Animal Health Institute (AHI) (2002). Survey shows antibiotic use in animals decline. AHI News release, October 6, 2004. www.ahi.org. National Institute for Animal Agriculture.
3. DANMAP 2005. (2006). Consumption of antimicrobial agents and occurrence of antimicrobial resistance in bacteria from food animals, foods, and humans in Denmark (eds. Hever, O.E., Hammerum, A.M.) Danish Institute for Food and Veterinary Research Soeborg, ISNN pp. 1600-2052.
4. Casewell, M., Friis, C., Marco, E., et al. (2003). The European ban on growth-promoting antibiotics and emerging consequences for human and animal health. *J. Antimicrob. Chemother.* 52: 159-61.

5. Kunin, C.M. (1993). Resistance to antimicrobial drugs – a worldwide calamity. *Ann. Internal Med.* 118 (7): 557-61.

6. Wassenaar, T.M. (2005). Use of antimicrobial agents in veterinary medicine and implications for human health. *Crit. Rev. Microbiol.* 31: 155-69.

7. AVMA (2005). American Veterinary Medical Association's guidelines to judicious therapeutic use of antimicrobials in poultry. Disponível em: www.avrna.org/scienact/jtua/poultry/poultry00.asp

8. Ungemach, F.R., Müller-Barth, D., Abraham, G. (2006). Guidelines for prudent use of antimicrobials and their implications on antibiotic usage in veterinary medicine. *Int. J. Med. Microbiol.* 296: 33-38.

9. BTK (Bundestierärztekammer), ArgeVET (Arbeitsgemeinschaft Leitender Veterinärbeamten) (2000). Leitlinien für den sorgfältigen Umgang mit antimikrobiell wirksamen Tierarzneimitteln. *Deutsches Tierärzteblatt,* 48 (Suppl 11): 1-12 (In German).

10. EFSA (2006). The Community summary report on trends and sources of zoonoses, Zoonotic agents, antimicrobial resistance and foodborne outbreaks in the European Union in 2005. *EFSA J.* 2006, p. 95.

11. EFSA (2004). The use of antimicrobials for the control of *Salmonella* in poultry. *EFSA J.* 115: 1-76.

12. DANMAP 2000 (2001). Consumption of antimicrobial agents and occurrence of antimicrobial resistance in bacteria from food animals, foods, and humans in Denmark. (eds. Bager, F., Emborg, H.D.) Danish Veterinary Laboratory Copenhagen, ISSN pp. 1600-2032).

13. Moore, J.E., Corcoran, D., Dooley, J.S.G., et al. *(2005).*Campylobacter. *Vet. Res.* 36: 351-82.

14. SCVPH (Scientific Committee on Veterinary Measures relating to Public Health) – EU SANCO (2003a). *Opinion on the human risk caused by the use of fluoroquinolones in animals.* Adopted on 26-27 March 2003. European Commission, Health and Consumer Protection, Directorate C, Scientific Opinons.

15. Unicomb, L., Ferguson, J., Riley, T.V., Collignon, P. (2003). 'Fluoroquinolone resistance in *Campylobacter* absent from isolates', Australia. *Emerg. Infect. Dis.* 9 (11): 1482-3.

16. NARMS (2003). National Antimicrobial Resistance Monitoring System: Final Report. www.cdc.gov/narms.

17. Van Boven, M., Veldman, K.T., de Jong, M.C.M., Mevius, D.J. (2003). Rapid selection of quinolone resistance in *Campylobacter jejuni* but not in *Escherichia coli* in individually housed broilers. *J. Antimicrob. Chemother.* 52: 719-23.

18. Blanco. J.E., Blanco, M., Mora, A., Blanco, J. (1997). Prevalence of bacterial resistance to quinolones and other antimicrobials among avian *Escherichia coli* strains isolated from septicemic and healthy chickens in Spain. *J. Clin. Microbiol.* 35: 2184-5.

19. Bass, L., Liebert, C.A., Lee, M.D., et al. (1999). Incidence and characterization of integrons, genetic elements mediating multiple-drug resistance, in avian *Escherichia coli. Antimicrob. Agents Chemother.* 43 (12): 2925-9.

20. Zhao, S., Maurer, J.J., Hubert, S., et al. (2005). Antimicrobial susceptibility and molecular characterization of avian pathogenic *Escherichia coli* isolates. *Vet. Microbiol.* 107: 215-24.

21. White, D.G., Piddock, L.J.V., Maurer, J.J., et al. *(2000).* Characterization of fluoroquinolone resistance among veterinary isolates of avian *Escherichia coli. Antimicrob. Agents Chemother.* 44: 2897-9.

22. Cormican, M., Buckely, V., Corbett-Feeney, G., Sheridan, F. (2001). Antimicrobial resistance in *Escherichia coli* isolates from turkeys and hens in Ireland. *J. Antimicrob. Chemother.* 48: 587-8.

23. Aarestrup, F.M., Agersø, Y., Ahrens, P., et al. *(2000).* Antimicrobial susceptibility and presence of resistance genes in staphylococci from poultry. *Vet. Microbiol.* 74: 353-64.

24. Johansson, A., Greko, C., Engstrom, B.E., Karlsson, M. (2004). Antimicrobial susceptibility of Swedish, Norwegian and Danish isolates of *Clostridium perfringens* from poultry, and distribution of tetracycline resistance genes. *Vet. Microbiol.* 99: 251-7.

25. Watkins, K.L., Shryock, T.R., Dearth, R.N., Saif, Y.M. (1997). *In vitro* antimicrobial susceptibility of *Clostridium perfringens* from commercial turkey and broiler chicken origin. *Vet. Microbiol.* 54: 195-200.

26. Van den Bogaard, A.E., Willems, R., London, N., et al. (2002). Antibiotic resistance of faecal enterococci in poultry, poultry farmers and poultry slaughterers. *J. Antimicrob. Chemother.* 49: 497-505.

27. Hershberger, E., Oprea, S.F., Donabedian, S.M., et al. (2005). Epidemiology of antimicrobial resistance in enterococci of animal origin. *J. Antimicrob. Chemother.* 55: 127-30.

28. Jones, R. (1998). Antimicrobial activity of quinupristin/dalfopristin tested against over 28,000 recent clinical isolates from 200 medical centers in the United States and Canada. *Diag. Microbiol. Infect. Dis.* 30: 437-51.

29. Tejedor-Junco, M.T., Afonso-Rodriguez, O., Martin-Barrasa, J.L., Gonzales-Martin, M. (2005). Antimicrobial susceptibility of *Enterococcus* strains isolated from poultry faeces. *Res. Vet. Sci.* 78: 33-8.

30. Popp, C. (2003). *Ornithobacterium rhinotracheale:* Typisierung, Pathogenität, Resistenzverhalten und Bekämpfung, Ph.D. Thesis, Veterinary Faculty, University of Berlin (in German).

31. Lister, S. (2005). Pathogenic agents involved in turkey respiratory diseases under field conditions, the UK perspective. *Proceedings 4th International Bayer Poultry Symposium, Istanbul 2005*, pp. 57-73.

32. Baywater, R. (2005). Results of a European survey of antimicrobial resistance in zoonotic and indicator bacteria from poultry. *Proceedings 4th International Bayer Poultry Symposium, Istanbul 2005*, pp. 10-16.

33. Saif, Y.M., Barnes, H.J., Glisson, J.R., Fadley, A.M., McDougald, L.M., Swayne, D.E. (2003). In *Diseases of Poultry*, 11th edn, Section II, Bacterial disease (eds. Saif, Y.M., Barner, J.R., Glisson, A.M., Fadley, L.M., McDougald, Swayne, D.E.) Iowa State Press, pp. 567-863.

34. Hofacre, C. (2000). Present and future control methods for colibacillosis. *Proceedings of the XXI World's Poultry Congress,* Montreal Canada, 20-24 August 2000, CD Rom.

35. Chaslus-Dancla, E., Baucheron, S., Biet, F., et al. *(2002).* Survey of resistance to antibiotics in avian pathogenic *Escherichia coli* (APEC) from three countries: a European collaboration. *Proceedings of the 11th European Poultry Congress,* Bremen.

CAPÍTULO

# 9

# Orientações para o Uso de Antimicrobianos em Bovinos

*Peter D. Constable, Satu Pyörälä e Geoffrey W. Smith*

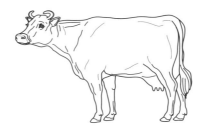

Este capítulo discute a utilização adequada de antimicrobianos em sete doenças comuns de bovinos: septicemia, diarreia em bezerros, artrite séptica, infecções podais, pneumonia, metrite e mastite. As sete doenças foram selecionadas porque, em conjunto, representam a maioria das administrações de antimicrobianos a bovinos. Esses agentes, obviamente, desempenham um importante papel no tratamento de muitas outras doenças de bovinos, tais como onfaloflebite em bezerros, peritonite, ceratoconjuntivite infecciosa bovina, listeriose, pielonefrite, cistite, tromboflebite, abscessos, celulite e osteomielite.

## 9.1 SEPTICEMIA

Os antimicrobianos são, com frequência, utilizados para tratar a septicemia em ruminantes. A septicemia continua a ser uma condição comum em recém-nascidos e é, em geral, associada a bactérias gram-negativas como *Escherichia coli*, *Klebsiella* spp. ou *Salmonella enterica* subspp. *enterica serovars*. O tratamento agressivo de septicemia com antimicrobianos bactericidas é indicado (1) porque a taxa de letalidade é alta e o sistema imune em recém-nascidos não é tão bem desenvolvido como nos adultos. No entanto, pelo fato de a septicemia neonatal em bezerros estar geralmente associada à insuficiente ingestão de colostro ou à presença concomitante de doenças como diarreia ou onfaloflebite, a melhoria das condições higiênicas e de manejo no âmbito da exploração representa um instrumento importante para diminuir a incidência de septicemia e minimizar o uso de antimicrobianos.

Sulfonamidas potencializadas (25 mg/kg, IV ou IM a cada 24 horas) são a primeira escolha para o tratamento antimicrobiano da septicemia neonatal, sendo a segunda escolha as cefalosporinas de terceira ou quarta geração (Tabela 9.1). Os aminoglicosídeos e as fluoroquinolonas são os antimicrobianos de última escolha, em países onde sua utilização é permitida. Os aminoglicosídeos possuem uma grande desvantagem quanto ao período de carência para o abate, que é muito prolongado, já que a insuficiência renal mantém concentrações por até 15 meses. Doses mais elevadas do que as aprovadas têm sido sugeridas para alguns antimicrobianos. Por exemplo, um estudo mostrou que ceftiofur em uma dose de 5 mg/kg, IM, a cada 24 horas, foi associada a melhora clínica em um modelo experimental de salmonelose em bezerros (2). Esta é mais do que o dobro da dose de ceftiofur aprovada nos Estados Unidos. No entanto, a concentração inibitória mínima (CIM) de ceftiofur para 90% dos isolados (CIM$_{90}$) de *Salmonella* é de 1 µg/mL, em comparação com 0,015 a 0,06 µg/mL para *Mannheimia haemolytica*, que é o principal pató-

# GUIA DE ANTIMICROBIANOS EM VETERINÁRIA

**Tabela 9.1** Orientações de opções antimicrobianas a vários patógenos de artrite séptica em ruminantes

**Bactérias gram-positivas**

| | |
|---|---|
| *Arcanobacterium pyogenes* | Penicilinas |
| *Chlamydia* spp. | Oxitetraciclina, fluoroquinolonas |
| *Erysipelothrix insidiosa* | Penicilinas, cefalosporinas |
| *Streptococcus* spp. | Penicilinas, cefalosporinas |
| *Staphylococcus aureus* | Cefalosporinas, tilmicosina, lincomicina, fluoroquinolonas |

**Bactérias gram-negativas**

| | |
|---|---|
| Bactéria coliforme (*E. coli*) | Aminoglicosídeos, sulfonamidas potencializadas, cefalosporinas de terceira ou quarta geração, fluoroquinolonas |
| *Salmonella* spp. | Aminoglicosídeos, sulfonamidas potencializadas, cefalosporinas de terceira ou quarta geração, fluoroquinolonas |
| *Histophilus somni* | Oxitetraciclinas, cefalosporinas de terceira ou quarta geração, tilmicosina, florfenicol |
| *Prevotella melaninogenica* | β-lactâmicos (principalmente penicilina) |

**Mycoplasma spp.**

| | |
|---|---|
| *Mycoplasma bovis* | Oxitetraciclinas, florfenicol, espectinomicina, fluoroquinolonas |

geno-alvo da dose prescrita no rótulo. Tal como acontece com outras drogas hidrossolúveis, o ceftiofur também tem um maior volume de distribuição neonatal em bezerros, em comparação com animais adultos. Por isso, as concentrações plasmáticas são inferiores em recém-nascidos, em comparação a adultos, após a administração de dose equivalente e em quantidade um pouco superior à dose necessária para as concentrações plasmáticas excederem a CIM do patógeno-alvo durante a terapia. Não há estudos de campo comparando a eficácia de diferentes agentes antimicrobianos em bezerros com septicemia. Cefquinoma (uma cefalosporina de quarta geração), administrada a 2 mg/kg IM a cada 24 horas, tem se mostrado tão eficaz quanto a gentamicina administrada a 3 mg/kg IM a cada 8 horas (3). Entretanto, o uso das cefalosporinas de terceira e quarta geração em bovinos é discutível, devido ao seu elevado potencial para a seleção de bactérias resistentes e de relevância médica, tais como *Salmonella* resistente a ceftriaxona, porque a ceftriaxona é a droga de escolha para o tratamento de formas graves de salmonelose.

A septicemia também ocorre em animais adultos. Por exemplo, estudos recentes demonstraram que, além de uma proporção substancial de vacas com mastite de moderada a grave por coliformes serem propensas a bacteremia (4), alguns bovinos com endocardite, metrites tóxicas, peritonite, pleuropneumonia ou salmonelose aguda são também suscetíveis a bacteremia. Nesses animais, a administração parenteral de antimicrobianos é indicada. Além disso, o ideal é que a escolha do antimicrobiano para vacas "tóxicas" seja baseada na cultura e nos resultados de suscetibilidade, que quase nunca estão disponíveis quando o tratamento é iniciado. Portanto, a escolha antimicrobiana costuma ser baseada no diagnóstico clínico inicial e na previsão quanto ao patógeno mais provável. Em muitos casos, pode ser difícil ou impossível determinar, com precisão, o provável agente patógeno com base somente em achados de exame físico (5), e, por isso, um antimicrobiano de largo espectro é, com frequência, utilizado em bovinos sépticos. A resistência a muitos antimicrobianos bastante utilizados (tais como amoxicilina, ampicilina, eritromicina, tilosina e sulfadimetoxina) tornou-se comum entre bactérias gram-negativas, e esses antimicrobianos há tempos utilizados raramente atingem concentrações plasmáticas acima da CIM de muitos dos principais agentes patógenos. A primeira escolha de antimicrobianos para vacas "tóxicas" são a oxitetraciclina e as sulfonamidas potencializadas, e, como última opção de antimicrobianos, as cefalosporinas de terceira (ceftiofur) ou quarta (cefquinoma) geração e as

## 9.2 DIARREIA EM BEZERROS

### 9.2.1 Tratamento

Há seis causas principais de diarreia em bezerros com menos de 21 dias de idade: *E. coli* enterotoxigênica, rotavírus, coronavírus, *Cryptosporidium parvum*, *Salmonella enterica* subspp. *enterica serovars* e nutricional. A diarreia clínica é mais provável quando os bezerros estão infectados com mais de um patógeno. Bezerros com diarreia têm crescimento exacerbado da bactéria *E. coli* no intestino delgado, independentemente da causa da doença (7); e 20 a 30% dos bezerros doentes têm bacteremia, sobretudo devido a *E. coli* (3, 8, 9). A frequência de bacteremia é considerada bastante elevada, tanto que bezerros doentes (como indicado pela diminuição do apetite e da atividade) deverão receber tratamento rotineiro contra bacteremia, com potencial ênfase à causada por *E. coli*. Um escore de sepse clínica para predizer bacteremia (10) não é recomendado para orientar decisões de tratamento antimicrobiano até nova validação do escore em diferentes cenários de criação de bezerros. Suspeita-se que a bacteremia esteja presente em 100% dos animais com sinais clínicos de diarreia por *Salmonella*, ainda que sua prevalência em bezerros afetados não pareça ter sido determinada (2).

O tratamento antimicrobiano de bezerros diarreicos com doença sistêmica deve concentrar-se em *E. coli* no sangue (devido a bacteremia) e no intestino delgado (devido a supercrescimento bacteriano), uma vez que estes constituem os dois sítios de infecção. Cultura fecal bacteriana não é recomendada em bezerros com diarreia, porque as populações bacterianas fecais não refletem de forma precisa as populações bacterianas do intestino delgado ou do sangue. Além disso, pontos de corte clínicos para a definição de resistência não têm sido validados para terneiros com diarreia (7). A eficácia antimicrobiana é, portanto, mais bem avaliada pela resposta clínica ao tratamento. Dados epidemiológicos sobre a resistência antimicrobiana podem, e devem, ser utilizados para orientar a escolha antimicrobiana em âmbito local ou nacional.

Os antimicrobianos devem ser administrados a todos os bezerros com diarreia que apresentem sinais de doença sistêmica (como indicado por inapetência, desidratação, letargia ou febre) ou que tenham filamentos de sangue ou mucosas em suas fezes, o que indica desagregação da barreira intestino-sangue e um aumento de risco de bacteremia. A administração parenteral é preferível à administração via oral, devendo ser o antimicrobiano bactericida e com espectro predominantemente contra bactérias gram-negativas, bem como excretado em uma forma ativa na bile, de modo que haja também um efeito antimicrobiano no intestino delgado. Antimicrobianos não devem ser administrados a bezerros diarreicos que têm apetite, nível de atividade, temperatura retal e estado de hidratação normais e ausência de infecções concomitantes, como pneumonia ou onfaloflebite (11). Em vez disso, esses animais devem ser separados dos outros, e seu estado sanitário monitorado com frequência.

O sucesso da terapia antimicrobiana varia de acordo com a via de administração e se o antimicrobiano é dissolvido no leite, na água ou em solução oral de eletrólito. Antimicrobianos administrados via oral em bolo (concentrados), em comprimido ou em cápsula de gelatina, podem ser introduzidos no rúmen, e apresentam um perfil de concentrações séricas diferentes dos antimicrobianos dissolvidos em substitutos de leite ingeridos pelo bezerro. Antimicrobianos não absorvidos no rúmen não são considerados capazes de alterar a microflora ruminal, permitindo, de modo potencial, a recolonização bacteriana do intestino delgado a partir do rúmen. No entanto, deve-se reconhecer que a flora intestinal normal é sempre exposta a diferentes quantidades de drogas antimicrobianas, seja qual for o tipo de administração (12). Tratamento antimicrobiano individual de bezerros doentes aumenta o nível de resistência em isolados fecais de *E. coli*, mas a persistência dessa mudança na suscetibilidade antimicrobiana é controversa (13, 14).

Os antimicrobianos de primeira escolha para o tratamento de diarreia em bezerros enfermos incluem ampicilina ou amoxicilina parenteral

(10 mg/kg IM a cada 12 h), sulfonamidas potencializadas (25 mg/kg, IV ou IM, a cada 24 h) ou amoxicilina tri-hidratada oral (10 mg/kg a cada 12 h), sozinha ou combinada com o inibidor clavulanato de potássio (12,5 mg da droga combinada/kg a cada 12 h) (7, 15). Os antimicrobianos de segunda escolha são as cefalosporinas de terceira (ceftiofur) e quarta (cefquinoma) geração; o ceftiofur parenteral tem evidência de eficácia em infecção experimentalmente induzida por *Salmonella enterica* serovar Dublin (2). A última escolha de antimicrobianos são as fluoroquinolonas, nos países onde é permitida a administração desse agente para tratar bezerros com diarreia por *E. coli* e salmonelose. As fluoroquinolonas parenterais devem ser administradas somente para bezerros muito enfermos, como aqueles que requerem administração de fluidos intravenosos. As fluoroquinolonas oral e parenteral têm documentada eficácia no tratamento de bezerros com diarreia e doenças sistêmicas (7). Aminoglicosídeos não devem ser administrados via oral porque são muito mal absorvidos, nem via parenteral, devido ao prolongado período de carência para o abate, ao potencial para nefrotoxicidade em bezerros desidratados e à mínima excreção biliar. Estudos históricos relataram que alguns antibióticos administrados via oral (p. ex., penicilina, neomicina, tetraciclina) podem aumentar a incidência de diarreia, produzir má absorção e reduzir a taxa de crescimento (7).

### 9.2.2 Prevenção

O uso de antimicrobianos via oral para evitar a diarreia nunca deve ser um substituto de um bom manejo. Quando confrontados com um bezerro com problema de diarreia, os veterinários e os produtores agrícolas devem programar um esquema de vacinação efetivo, aperfeiçoar a administração e a absorção colostral de imunoglobulinas, sanear utensílios alimentares e diminuir a contaminação ambiental com patógenos entéricos, em conjugação com a utilização adequada dos fluidos intravenosos e das soluções orais de eletrólitos (16). Em termos gerais, os agentes antimicrobianos não devem ser utilizados para evitar a diarreia em bezerros, a menos que todas as demais medidas tenham sido documentadas como ineficazes.

As principais razões para administrar antibióticos com o intuito de evitar a diarreia em bezerros são diminuir o número de bactérias *E. coli* no intestino delgado para impedir a bacteremia por essa bactéria, que presumivelmente ocorre após a translocação de bactérias do lúmen do intestino delgado (16), e diminuir a eliminação fecal de *Salmonella enterica* subspp. *enterica serovars* (17). Daí resulta que, quando administrados para evitar diarreia em bezerros, os antimicrobianos devem ser eficazes contra *E. coli* e *Salmonella enterica* no intestino. O antimicrobiano ideal deverá atingir concentrações terapêuticas no lúmen do intestino delgado por um período longo o suficiente, apresentar algum grau de penetração das drogas através da parede intestinal (18) e ter um estreito espectro de atividade contra gram-negativas, a fim de minimizar potenciais danos colaterais a outras bactérias entéricas (19). Em virtude da crescente preocupação quanto à transferência de resistência entre bactérias entéricas e o pequeno número de estudos contemporâneos documentando a eficácia antimicrobiana na prevenção da diarreia (16), a administração de antimicrobianos nos substitutos do leite e em rações iniciais para aumentar o peso deve ser reavaliada. A administração oral de antimicrobianos para evitar a diarreia não é permitida em muitos países. No entanto, quatro antimicrobianos administrados via oral (clortetraciclina, oxitetraciclina, tetraciclina e neomicina) são autorizados para evitar a diarreia em bezerros nos Estados Unidos (7). Antimicrobianos adicionados na alimentação com substitutos do leite resultam em uma redução de quatro vezes na prevalência de eliminação fecal de *Salmonella enterica* em bezerros pré-desmame (17). No entanto, os possíveis benefícios dessa prática devem ser ponderados contra o risco de desenvolvimento de resistência. Em algumas circunstâncias, os agentes antimicrobianos são usados de forma profilática para esconder os efeitos negativos de manejos deficientes. Essa prática já não é recomendada na UE, embora ainda seja utilizada em alguns países.

Como último recurso, quando todas as outras medidas de controle tiverem sido adequadamente implementadas e constatada a ineficácia, o antimicrobiano mais apropriado para a prevenção de diarreia em bezerros é clortetraciclina administrada via oral (7 mg/kg a cada 12 h) e oxitetraciclina; a primeira diminui a taxa de mortalidade, mas ambas diminuem a duração da diarreia (20). Um estudo mais recente descobriu que o aparecimento e a morbidade de importantes doenças em bezerros durante a primeira semana de vida (diarreia, doenças respiratórias, infecções de umbigo) ocorreram com menos frequência em bezerros que receberam clortetraciclina HCl (22 mg/kg por dia) e sulfato de neomicina ( 22 mg/kg por dia) em substitutos do leite, em comparação com bezerros-controle, que não receberam antibióticos na alimentação (21). Um importante achado desse estudo foi que bezerros tratados com antimicrobianos tinham níveis mais elevados de múltipla resistência antimicrobiana em isolados fecais de *E. coli* (13). Mesmo que esse estudo não considere exclusivamente a diarreia como causa primária, esses achados são importantes porque refletem o padrão de doenças em bezerros recém-nascidos em instalações especializadas de criação de bezerros com elevada incidência de doenças. Note-se que essas doses são mais elevadas do que as aprovadas e utilizadas nos Estados Unidos para prevenir diarreia. As recomendações de rótulo da clortetraciclina e da oxitetraciclina são que o tratamento seja administrado separadamente à alimentação de leite ou seus substitutos, o que torna impraticável a administração. Esse requisito provém do fato de que as tetraciclinas ligam-se de forma irreversível ao cálcio, levando à redução da biodisponibilidade oral quando os animais são alimentados com leite ou substitutos deste (22, 23). Fluoroquinolonas, aminoglicosídeos e cefalosporinas de terceira e quarta geração não devem ser administrados a animais para prevenir diarreia, pois há possibilidade de selecionar tipos de resistência indesejáveis entre as bactérias entéricas.

## 9.3 ARTRITE SÉPTICA

Artrite séptica ou infecciosa é um problema ortopédico comum de bezerros e bovinos adultos. Em bezerros, a artrite séptica é, com frequência, causada por disseminação hematógena das bactérias e, em geral, associada à presença de onfaloflebite. Em animais adultos, é mais comum que resulte da inoculação direta de bactérias na cavidade articular, ou a partir da extensão da infecção dos tecidos periarticulares. Uma grande variedade de bactérias tem sido associada a artrite séptica em bovinos, incluindo *E. coli*, *Arcanobacterium pyogenes*, *Erysipelothrix insidiosa*, *Histophilus somni* (antes *Haemophilus somnus*), *Proteus mirabilis*, *Chlamydia* spp., *Salmonella enterica* subspp. *enterica serovars*, espécies de *Staphylococcus* (incluindo *S. aureus*), *Streptococcus* spp., *Prevotella* (antes *Bacteroides*) *melaninogenica* e *Mycoplasma* spp.

O sucesso do tratamento da artrite séptica em bovinos exige tratamento antimicrobiano precoce e agressivo, junto com lavagem da articulação. Nos casos com diagnóstico precoce, a terapia antimicrobiana parenteral pode ser muito eficaz, em geral levando à resolução completa da lesão articular e a uma recuperação da função normal. Durante a artrite séptica, o fluxo sanguíneo, e, em consequência, o transporte de agentes antimicrobianos para a articulação, costuma ser mais intenso. Assim, a maioria dos antimicrobianos atingirá concentrações terapêuticas na articulação após a administração parenteral. A injeção de antimicrobianos local (articular) não é indicada, e pode resultar em sinovite. Os casos de artrite séptica mais crônicos são acompanhados por um substancial acúmulo de coágulos de fibrina na cavidade articular, e a doença torna-se ainda mais complicada pela avançada destruição dos tecidos adjacentes à articulação. Portanto, a eliminação da infecção articular apenas com antimicrobiano parenteral pode ser difícil, e tratamentos adicionais, como lavagem articular, artrotomia e antimicrobianos intra-articulares de longa ação, podem ser indicados.

O ideal é que a seleção do antimicrobiano adequado para tratar artrite séptica baseie-se no isolamento de um patógeno específico de um grande volume de fluido articular. Porém, culturas demoram vários dias para produzir um resultado e se apresentam com frequência estéreis (sem crescimento bacteriano). Portanto, o tratamento é quase sempre iniciado sem o conhecimento exato das bactérias a que se dirige. Por esse motivo, é importante que seja selecionado um antimicrobiano de largo espectro, uma vez que existe uma significativa diversidade de tipos de bactérias com potencial para causar artrite séptica em bovinos. A droga de escolha deve ser direcionada a bactérias gram-positivas (tais como *A. pyogenes*, *S. aureus* e estreptococos hemolíticos), bactérias gram-negativas (tais como *E. coli*) e, de preferência, espécies de *Mycoplasma*. Os antimicrobianos de primeira escolha para o tratamento inicial de artrite séptica em bovinos incluem sulfonamidas potencializadas, oxitetraciclina, ampicilina e amoxicilina (não se *M. bovis* for suspeito); os de segunda escolha são as cefalosporinas de terceira (ceftiofur) ou quarta geração (cefquinoma) (não se *M. bovis* for suspeito). Outros antimicrobianos, como aminoglicosídeos, florfenicol, lincomicina e espectinomicina, poderiam ser utilizados (Tabela 9.1), mas o extenso período de carência dos aminoglicosídeos impede sua utilização em animais produtores de alimentos. Outra opção seria a combinação de agentes antimicrobianos para aumentar o espectro de atividade, como um aminoglicosídeo (ou seja, gentamicina) associado a um β-lactâmico (penicilinas).

Fluoroquinolonas também parecem ser uma boa opção em países onde sua utilização é permitida em ruminantes. Em um estudo da artrite induzida de modo experimental, utilizando *Mycoplasma bovis* em bezerros, não foi demonstrado benefício significativo após a administração parenteral de enrofloxacina na dose de 5 mg/kg a cada 24 horas (24). No entanto, outro estudo envolvendo 29 bezerros com artrite séptica causada de forma natural por várias bactérias patógenas demonstrou que o tratamento parenteral com marbofloxacina em uma dose de 4 mg/kg a cada 24 horas, durante 10 dias, resultou em uma alta taxa de cura clínica e bacteriológica (25). Além dos possíveis riscos para a saúde humana, uma preocupação potencial da utilização das fluoroquinolonas no tratamento de artrite séptica é a toxicidade para as cartilagens, sobretudo em animais jovens em crescimento. A administração parenteral com cinco vezes a dose recomendada tem induzido lesões em cartilagem em várias espécies, incluindo cães e primatas não humanos (26). No entanto, esse antimicrobiano não tem mostrado qualquer relevância clínica em ruminantes, e a utilização de fluoroquinolonas é, em geral, considerada segura, embora não do ponto de vista dos princípios da prudência do uso de antimicrobianos.

Parece haver alguma diversidade entre isolados de *M. bovis* de bovinos na Europa e na América do Norte. Isolados recolhidos na UE têm se mostrado mais suscetíveis a danofloxacina, com pouca sensibilidade para florfenicol, oxitetraciclina e espectinomicina (27). Em contraste, a maioria dos isolados de *M. bovis* nos Estados Unidos foi muito suscetível a florfenicol, oxitetraciclina e espectinomicina. Poucos isolados foram inibidos por tilmicosina, e nenhum por eritromicina, ampicilina ou ceftiofur (28).

A duração da terapia antimicrobiana em casos de artrite séptica permanece empírica. No entanto, é sabido que o tratamento a longo prazo (3 a 4 semanas) é necessário para a resolução completa da infecção articular. A duração típica da terapia antimicrobiana em humanos e cavalos tem sido de quatro semanas. Por outro lado, os resultados de um estudo utilizando um modelo experimental de artrite séptica induzida em bezerros sugerem que uma menor duração do tratamento seria adequada. Nesse estudo, a articulação do tarso dos bezerros foi inoculada com *E. coli*, e então, os animais foram posteriormente tratados com ceftiofur. A cultura bacteriológica do fluido articular permaneceu positiva em todos os bezerros a partir de 2 a 4 dias após a inoculação, mas foi negativa em todos os bezerros após uma semana de tratamento antimicrobiano (29).

## 9.4 INFECÇÕES PODAIS

A necrobacilose interdigital (*foot rot*, pododermatite necrótica, flegmão interdigital) e a dermatite digital são infecções podais comuns de bovinos que muitas vezes exigem terapia antimicrobiana. A necrobacilose interdigital ocorre em todo o mundo em bovinos leiteiros e de corte, sendo causada principalmente por bactérias gram-negativas anaeróbias, como *Fusobacterium necrophorum* e *Prevotella* (antes *Bacteroides*) *melaninogenica*. Mesmo que alguns casos se resolvam sem tratamento, a terapia precoce e agressiva com antibióticos parenterais em geral é indicada nos bovinos com necrobacilose interdigital. Muitos agentes antimicrobianos têm sido utilizados com sucesso para tratar essa condição. A primeira escolha de antimicrobianos inclui ampicilina, penicilina, oxitetraciclina e sulfametazina, devido a seu custo e eficácia. O florfenicol é o antimicrobiano de segunda escolha (o tratamento é bem mais caro), enquanto as cefalosporinas de terceira geração (ceftiofur) são a última opção antimicrobiana. É comum o uso de ceftiofur para tratar bovinos em lactação com infecções podais, porque não necessita do descarte de leite, ou o descarte é mínimo, quando comparado a outras drogas. Em contraste, formulações de ação prolongada de oxitetraciclina ou florfenicol são comumente usadas em bovinos de corte, a fim de minimizar o número de injeções necessárias. O tratamento de necrobacilose interdigital continua sendo um dos principais motivos para o uso terapêutico de antimicrobianos em bovinos na Europa e nos Estados Unidos (11, 30).

Dermatite digital (dermatite digital papilomatosa) é uma causa comum de claudicação em bovinos leiteiros e que gera significativa preocupação com o bem-estar dos animais da indústria pecuária. As bactérias isoladas de forma mais consistente de lesões ativas são espiroquetas do gênero *Treponema*, as quais invadem a epiderme e a derme. Numerosos estudos têm demonstrado uma resposta clínica aos antimicrobianos aplicados direto à lesão como um tratamento tópico em *spray* ou sob uma bandagem. Os tratamentos tópicos mais comuns utilizados são oxitetraciclina, lincomicina (com ou sem espectinomicina) e valnemulina, sendo a oxitetraciclina a preferida para primeira escolha do tratamento. A aplicação tópica desses antimicrobianos não resulta em resíduos no leite (31), e é preferível à administração parenteral. O uso parenteral de antimicrobianos para tratamento de dermatite digital não tem sido tão eficaz, e exige o descarte de leite. Ceftiofur, uma cefalosporina de terceira geração (1,5 a 2 mg/kg IM por dia, durante três dias), é eficaz no tratamento da dermatite digital (32). A quarta geração de cefalosporinas (cefquinoma, 1 mg/kg IM por dia) foi aprovada para o tratamento da dermatite digital no Reino Unido, e um estudo sugeriu que um tratamento com curso de cinco dias foi eficaz (33). Pés-dilúvio (*foot baths*) contendo eritromicina são eficazes na prevenção de dermatite digital, e comumente utilizados na Europa (34).

## 9.5 PNEUMONIA

A pneumonia tem três manifestações clínicas principais: febre dos transportes em bovinos de confinamento logo após um período de transporte e de mistura de lotes, pneumonia enzoótica em bezerros leiteiros até 6 meses de idade associada a má ventilação e a superlotação crônica e pneumonia em bovinos adultos. Duas outras manifestações clínicas de pneumonia no gado (tuberculose bovina causada por *Mycobacterium bovis* e pleuropneumonia contagiosa bovina causada por *Mycoplasma mycoides*) têm sido controladas ou erradicadas em muitos países.

A febre dos transportes é causada, em especial, por *Mannheimia haemolytica* (antiga *Pasteurella haemolytica* biotipo A, sorotipo 1), embora a doença clínica também possa ser causada por *Histophilus somni* e *Pasteurella multocida*, com um papel incerto contributivo de *Mycoplasma bovis* e outras espécies de *Mycoplasma*. A pneumonia enzoótica é com mais frequência causada por *Pasteurella multocida* biotipo A, sorotipo 3, com *Mycoplasma bovis* desempenhando um papel contributivo incerto. A pneumonia crônica é, em geral, associada a *Arcanobacterium pyogenes* (antes *Actinomyces pyogenes*). A patogênese da pneumonia na febre dos transportes e na pneumonia enzoótica é semelhante, em que a insuficiência dos mecanismos respiratórios de defesa resulta em crescimento exacerbado de bactérias patógenas no trato respiratório superior, com subsequente colonização do trato respiratório inferior e os sinais clínicos de pneumonia.

Há mais agentes antimicrobianos aprovados para o tratamento de doenças respiratórias do que para qualquer outra doença de bovinos. Os fatores que influenciam os veterinários na seleção de um antimicrobiano para o tratamento de pneumonia bovina incluem suscetibilidade da cepa patógena que está causando pneumonia (existe variação geográfica e entre estabelecimentos de criação nos padrões de suscetibilidade *in vitro*) e a probabilidade de ultrapassar a CIM de *M. haemolytica*, *Pasteurella multocida* ou *Histophilus somni* no parênquima pulmonar, bem como no trato respiratório superior e inferior. É provável que a probabilidade seja mais elevada para florfenicol, ceftiofur, tilmicosina, tulatromicina e fluoroquinolonas, e não esperada para penicilina, ampicilina, amoxicilina, eritromicina e tilosina. Outros fatores incluem a relação custo-benefício, a via de administração (injeção intravenosa requer mais habilidade e contenção, e uma injeção intramuscular pode causar danos à carcaça), a frequência de administração (menos frequente é a ideal), o volume administrado (os volumes menores de injeção são preferidos), a segurança (tilmicosina pode ser fatal quando injetada ou administrada via intravenosa em bovinos ou via parenteral em outras espécies, incluindo humanos) e o tempo de carência para o abate ou a utilização de leite. Também devem ser considerados a persistência no ambiente e os riscos para a promoção da transferência de genes de resistência antimicrobiana. Por exemplo, uma forte associação positiva foi observada entre a utilização de ceftiofur e a ocorrência fecal de isolados de *E. coli* resistentes a cefalosporinas em determinado rebanho, mas não em um animal individual (35). Há, também, relatos sugerindo a transferência de resistência antimicrobiana de *Salmonella* de bovinos doentes tratados com ceftiofur aos humanos (36, 37).

Antimicrobianos para pneumonia devem ser administrados via subcutânea, intramuscular ou intravenosa, e não por meio de alimentos ou água, porque o bovino doente tem reduzida ingestão de alimento e de água, e pode não consumir uma adequada quantidade da droga. Injeções intratraqueais têm sido realizadas na convicção de que a gravidade das lesões fará com que os antimicrobianos alcancem o local da infecção (região anteroventral do pulmão), porém os antimicrobianos apresentam dificuldade em atingir o pulmão acometido, por causa da obstrução dos bronquíolos com exsudatos inflamatórios.

Oxitetraciclinas e espectinomicina são antimicrobianos de primeira escolha para o tratamento da pneumonia. Os antimicrobianos de segunda escolha são florfenicol e macrolídeos (em especial, tilmicosina ou tulatromicina e, em menor escala, tilosina e espiramicina). A última opção na escolha de antimicrobianos inclui cefalosporinas de terceira (ceftiofur) e quarta geração (cefquinoma) e fluoroquinolonas (enrofloxacina, danofloxacina, marbofloxacina). As fluoroquinolonas têm a vantagem clínica de serem eficazes para o tratamento de *Mycoplasma bovis* e outras espécies de *Mycoplasma* que são resistentes a β-lactâmicos, porque não possuem parede celular. A maioria dos casos de pneumonia em bovinos é tratada com formulações de oxitetraciclina de ação prolongada, macrolídeos, florfenicol, cefalosporinas de terceira ou quarta geração ou

fluoroquinolonas. O antimicrobiano deve ser mudado não antes de 48 horas após o início do tratamento, se houver uma resposta clínica inadequada ao tratamento. Os critérios utilizados para avaliar a eficácia do tratamento incluem redução na temperatura retal, aumento dos movimentos ruminais e limpeza nasal. A alteração muito precoce de drogas não permite haver tempo suficiente para a obtenção de concentrações no pulmão afetado; portanto, falhas na mudança de drogas, quando necessária, podem resultar em morte ou pneumonia crônica. O tratamento deve ser determinado de acordo com o rótulo, ou sob prescrição de um médico veterinário, e pelo menos 48 horas após a redução dos sinais clínicos, embora a duração adequada para o tratamento não tenha sido determinada. A descontinuidade precoce do tratamento pode resultar em cura incompleta ou recidiva. A medicação em massa dos animais é realizada quando há alta incidência de febre dos transportes em um grupo de animais e o custo da medicação do grupo dos animais é inferior ao custo do tratamento individual dos animais doentes (analisando-os, classificando-os, etc.) ou não há espaço suficiente para abrigar os animais doentes.

O mais importante determinante da eficácia antimicrobiana no tratamento de pneumonia é alcançar e manter uma concentração eficaz do agente no local da infecção, onde está o tecido parenquimatoso doente, ou seja, na parte inferior do trato respiratório, especialmente a região anteroventral do pulmão. Trata-se de uma exigência diferente daquela para metafilaxia, cujo objetivo é minimizar, prevenir ou retardar a proliferação exacerbada de *M. haemolytica* no trato respiratório superior e a transmissão horizontal associada, bem como infecção do trato respiratório inferior. O retardo na proliferação bacteriana é considerado um tempo adicional para propiciar que as vacinas administradas à chegada ao confinamento possam suscitar uma resposta imunológica eficaz. A metafilaxia também pode diminuir a quantidade total de antimicrobianos necessários para tratar um grande número de bovinos com sinais clínicos de doença respiratória (38).

O teste de suscetibilidade antimicrobiana tem sido, com frequência, recomendado para orientar o tratamento de doenças respiratórias em bovinos. A utilidade do teste periódico para orientar as decisões sobre o tratamento nos confinamentos não foi verificada, sendo questionável, uma vez que cepas de *M. haemolytica* em um único surto de doença respiratória bovina variam entre animais e em relação ao mesmo animal (39). Uma das maiores dificuldades com o teste de suscetibilidade é obter uma cultura representativa das bactérias do trato respiratório inferior de bovinos com pneumonia (40). O método padrão-ouro é o cultivo do parênquima da região anteroventral do pulmão afetado na necropsia. Contudo, animais mortos por pneumonia, em geral, têm sido tratados com antibióticos, o que aumenta o percentual de isolados resistentes (41-43). A amostragem à necropsia é, portanto, fortemente inclinada a resultar em falhas no tratamento. Um método prático para a obtenção de uma cultura representativa de bactérias do trato respiratório inferior em bovinos não tratados é, portanto, necessário.

A cultura *antemortem* do trato respiratório bovino tem utilizado suabe nasal, suabe nasofaríngeo protegido profundo, suabe traqueal protegido, lavado bronquioalveolar e lavagem transtraqueal. Hoje, a endoscopia assistida de lavado bronquioalveolar e lavagem transtraqueal são os principais métodos para a obtenção de uma cultura do trato respiratório inferior em gado vivo. É uma pena que ambas as técnicas sejam raramente executadas, porque são morosas e exigem treinamento específico e adequada contenção do animal, ou, ainda, por fragilidade e custo do equipamento. É comum o uso de suabes nasais para coletar amostras de bovinos no campo, porque a técnica é rápida e barata; porém, o suabe nasal não deve ser usado para identificar a presença de patógenos respiratórios do trato inferior de bovinos individualmente, isto porque as populações bacterianas no trato respiratório superior diferem daquelas no trato inferior (44, 45). Suabes nasofaríngeos profundos, com suabes estéreis usados para cultura uterina equina (76 cm), mostram-se promissores como um método prático para a obtenção de isolados que refletem infecção das vias aéreas inferiores, como *M. haemolytica*, mas não *M. bovis* (46).

## 9.6 METRITE

A metrite séptica pós-parto em vacas ocorre principalmente entre 2 e 10 dias após o parto,

e, sob a perspectiva clínica, é caracterizada por toxemia grave e copiosa descarga uterina com mau cheiro, com ou sem retenção de placenta. A bactéria predominante no útero de vacas com metrite varia segundo o tempo decorrido do parto; em geral, *E. coli* predomina nos primeiros cinco dias após o parto, enquanto *Arcanobacterium pyogenes*, *Bacteroides* spp. e *Fusobacterium necrophorum* predominam após esse tempo (47, 48). *Staphylococcus* spp., *Streptococcus* spp., *Pseudomonas aeruginosa*, *Proteus* spp. e, ocasionalmente, *Clostridium* spp. também estão presentes, o que pode, às vezes, resultar em tétano, se o *Cl. tetani* proliferar.

Vacas com retenção de membranas fetais, mas sem doença sistêmica, devem ser monitoradas, mas o tratamento com agentes antimicrobianos não é indicado. O tratamento antimicrobiano com oxitetraciclina (10 mg/kg de peso corporal IM ao dia) antes do desprendimento placentário retarda seu descolamento. Essa conclusão é coerente com o conceito de que a infecção bacteriana intrauterina facilita o descolamento da placenta (48).

Vacas com retenção de membranas fetais e sinais de doença sistêmica (inapetência, diminuição da produção de leite, febre) devem ser tratadas com agentes antimicrobianos diariamente, durante vários dias ou até que a recuperação ocorra. Vale lembrar aqui que animais não tratados podem morrer. Por causa da flora bacteriana mista no útero pós-parto com placenta retida, antimicrobiano de largo espectro parenteral deve ser administrado durante vários dias até que a recuperação seja aparente (49). Os antimicrobianos de primeira escolha incluem ampicilina intramuscular (10 mg/kg de peso corporal), penicilina procaína intramuscular (22.000 U/kg de peso corporal a cada 24 h) e oxitetraciclina endovenosa (11 mg/kg de peso corporal a cada 24 h). A administração de oxitetraciclina deve limitar-se aos primeiros 5 a 7 dias pós-parto, quando a *E. coli* predomina, pois é suscetível de ser ineficaz contra *A. pyogenes* no endométrio. A oxitetraciclina a 30 mg/kg IV em dose única em vacas com retenção de membranas fetais resultou em concentrações do antimicrobiano em secreções uterinas, na placenta e nos cotilédones por 32 a 36 horas (50). Duas injeções IM de oxitetraciclina, a 25 mg/kg de peso corporal, resultaram em concentrações com picos mais baixos, mas foram mantidas por 144 horas. A oxitetraciclina parenteral parece diminuir a produção de endotoxina, conforme indicado pela gravidade da leucopenia em bovinos com retenção de placenta (48).

A última escolha de antimicrobiano é o ceftiofur subcutâneo (2,2 mg/kg a cada 24 h), que aumenta a taxa de cura e de produção de leite e diminui a temperatura retal quando administrado às vacas leiteiras com febre e corrimento vaginal ou distocia (51). O ceftiofur parenteral diminuiu a taxa de gravidade e aumentou a taxa de cura, em comparação com ampicilina parenteral, também nos bovinos que foram tratados via intrauterina com ampicilina e cloxacilina (52). A administração subcutânea de ceftiofur (1 mg/kg de peso corporal) alcança concentrações de derivados do agente no tecido uterino e líquido loquial que excedem as CIMs para patógenos comuns de metrite (53).

Há pouca evidência de que a infusão intrauterina de antimicrobianos tenha um efeito benéfico no tratamento da metrite séptica pós-parto. Como resultado, a infusão intrauterina só deve ser realizada em vacas sistemicamente afetadas com metrite tóxica. No entanto, uma ampla variedade de agentes antimicrobianos tem sido utilizada para a medicação intrauteina de vacas com retenção de placenta e metrite, embora antimicrobianos resistentes a β-lactamases devam ser administrados, uma vez que o lúmen uterino pode conter bactérias produtoras de β-lactamases (47, 48). É comum o uso de infusão intrauterina de tetraciclinas (5 a 6 g) em vacas com doença sistêmica e metrite tóxica, parecendo ser este o mais eficaz dos tratamentos locais. No entanto, as tetraciclinas devem ser administradas dissolvidas como um pó, em um volume adequado de NaCl 0,9%, porque outros veículos, tais como propilenoglicol, podem irritar o endométrio. A infusão intrauterina de oxitetraciclina diminui o odor loquial e a incidência da febre em bovinos com placenta retida (54), sendo que, para estes, a administração intrauterina de 1 g de ampicilina e 1 g de cloxacilina por três dias consecutivos também foi eficaz na redução da incidência de febre nos primeiros 10 dias pós-parto (55). Para fins de comparação, a administração intrauterina de uma solução de oxitetraciclina em base-povidona (5 g ao dia até a expulsão), combinada com fenpros-

taleno (1 mg, via subcutânea), em bovinos com retenção de placenta, não alterou o tempo de desprendimento da placenta, mas aumentou a frequência de piometra (56); esse achado foi consistente com o conceito de que a infecção bacteriana intrauterina facilita o descolamento da placenta (48). A perfusão intrauterina de 0,5 g de cefapirina, cefalosporina de primeira geração, melhorou o desempenho reprodutivo, mas apenas quando administrada após 26 dias de lactação (57). A infusão intrauterina de 1 g de ceftiofur, cefalosporina de terceira geração, em 20 mL de água estéril, uma vez entre 14 e 20 dias de lactação, não teve qualquer efeito sobre o desempenho reprodutivo, mas diminuiu o risco de abate e aumentou o tempo para o abate (58).

## 9.7 MASTITE

A glândula mamária bovina é um alvo difícil para o tratamento antimicrobiano. A penetração de uma substância no leite quando administrada via parenteral, ou a absorção e distribuição em todo o úbere quando infundido pela via intramámária (IMM), depende das suas características farmacocinéticas: solubilidade lipídica, grau de ionização, grau de ligação às proteínas séricas e ao úbere e tipo de veículo. O tratamento antimicrobiano de vacas leiteiras gera resíduos no leite, e a prevenção destes é um aspecto importante no tratamento da mastite.

A farmacodinâmica do antimicrobiano é outro aspecto que deve ser considerado. O leite não deve interferir na atividade antimicrobiana. A atividade de macrolídeos, tetraciclinas e trimetoprima/sulfonamidas demonstrou ser reduzida no leite (59, 60). A seleção de uma substância com um valor baixo da CIM para um patógeno-alvo é preferível, sobretudo quando os antimicrobianos são administrados de forma sistêmica. Os antimicrobianos devem ter, de preferência, atividade bactericida, uma vez que a fagocitose é deficiente na glândula mamária (61).

A suscetibilidade antimicrobiana determinada in vitro tem sido considerada como uma condição prévia para o tratamento, mas a eficácia in vitro não garante a eficácia in vivo no tratamento da mastite bovina (62, 63). A resistência antimicrobiana entre os patógenos de mastite ainda não emergiu como uma questão relevante do ponto de vista clínico, mas as regiões geográficas podem apresentar diferenças a esse respeito. O maior problema é a resistência generalizada dos estafilococos, sobretudo *Staphylococcus aureus*, a penicilina G (64, 65). Estafilococo coagulase--negativo tende a ser mais resistente do que *S. aureus,* e com facilidade desenvolve multirresistência (65). Os estreptococos causadores de mastite permanecem suscetíveis a penicilina G, mas foi detectada resistência emergente a macrolídeos e lincosamidas (65). Além disso, a suscetibilidade antimicrobiana de bactérias coliformes é variável (66, 67).

A rota mais comum da administração de antimicrobianos na mastite é via IMM. As vantagens dessa via são as elevadas concentrações da substância obtidas no local e o baixo consumo de antimicrobianos, uma vez que a droga é administrada direto no quarto mamário doente. Por exemplo, a concentração de penicilina no leite após administração sistêmica é 100 a 1.000 vezes menor do que após administração IMM (68-70). As desvantagens da administração IMM são a distribuição desigual em todo o úbere (71, 72) e o risco de contaminação quando infundido o produto no canal teto. A eficácia do tratamento IMM varia de acordo com o patógeno causador, com melhor resposta terapêutica para mastites causadas por estreptococos, estafilococo coagulase-negativo e *Corynebacterium* spp.

### 9.7.1 Mastite clínica

A mastite é a razão mais comum para tratamento antimicrobiano de vacas leiteiras, o qual pode ter um impacto sobre a saúde pública. O tratamento da mastite clínica deve levar em consideração orientações sobre o uso prudente em âmbito nacional e internacional (6, 73), focando as bactérias causadoras sempre que possível. Em situações agudas, o tratamento deve ser iniciado com base em dados do estabelecimento e na experiência pessoal. O diagnóstico bacteriológico precoce na exploração facilitaria a seleção do antimicrobiano mais adequado. Os meios seletivos que permitem diagnóstico rápido (*overnight*) estão disponíveis em muitos países, e são importantes na tomada de decisão para cada vaca. Protocolos terapêuticos e seleção de drogas para cada estabelecimento devem ser feitos por veterinário familiarizado com a fazenda. A utilização de protocolos descritivos próprios do tratamento da mastite para o estabelecimento leiteiro pode promover o uso racional de antimicrobianos e reduzir sua utilização (74). Os procedimentos para prevenção de resíduos devem ser rotineiros no tratamento para a mastite. A resposta terapêutica das vacas pode ser controlada por meio de contagem individual de células somáticas, se os dados forem disponíveis, ou utilizando o California Mastitis Test, e da cultura bacteriológica seletiva em rebanhos com mastite contagiosa.

A via sistêmica (parenteral) de administração de antimicrobianos tem sido sugerida como mais eficiente do que a via IMM para o tratamento da mastite clínica, uma vez que os antimicrobianos, em teoria, têm melhor penetração no tecido mamário (72, 75). No entanto, é difícil de atingir e manter concentrações terapêuticas no leite ou nos tecidos do úbere após a administração sistêmica, e poucas substâncias têm características farmacocinéticas e farmacodinâmicas adequados para tratamento sistêmico da mastite (Figura 9.1). Antimicrobianos de largo espectro comumente utilizados, como oxitetraciclina, trimetoprima/sulfonamida e combinações de ceftiofur, com frequência não produzem concentrações terapêuticas no leite, e, como resultado, têm eficácia variável para o tratamento da mastite clínica (76-80), sendo a exceção a mastite clínica grave decorrente de bactérias coliformes (67, 81, 82), presumivelmente devido a um aumento acentuado na permeabilidade da barreira sangue-leite ou aos efeitos terapêuticos de combate à bacteremia. Os macrolídeos têm farmacocinética ideal (69, 83), mas fraca eficácia tem sido relatada quando utilizados para o tratamento sistêmico de mastite clínica (80, 84). Uma substância utilizada para tratamento sistêmico é a penicilina G, que, como ácido fraco, penetra mal na glândula mamária. Devido a valores de CIM muito baixos de organismos suscetíveis, concentrações terapêuticas podem ser alcançadas no leite (68, 69). A eficácia do tratamento sistêmico com penicilina G tem sido demonstrada em ensaios clínicos (84-86). O penetamato é uma formulação de penicilina G mais lipofílica, e difunde melhor do que a penicilina G procaína no leite (87). Combinações de penicilina e aminoglicosídeos não devem ser

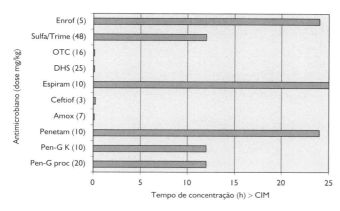

**Figura 9.1** Duração das concentrações no leite de alguns antimicrobianos comumente utilizados após a administração sistêmica (dose parenteral em parênteses em mg/kg). As concentrações se referem a leite normal. O impacto da mastite pode ser tal que as concentrações no leite de bases (p. ex., macrolídeos) diminuem e os ácidos (p. ex., β-lactâmicos) aumentam. A tabela deve ser interpretada com cuidado, uma vez que as concentrações apresentadas são as totais. Apenas a droga livre, não ligada, é ativa contra microrganismos. Os dados foram compilados a partir de diferentes fontes.

utilizados, pois não há provas científicas de uma melhor eficácia dessa associação, e os aminoglicosídeos são conhecidos pela produção de resíduos de longa duração (88).

Uma questão clínica importante sobre o tratamento é saber se o antimicrobiano deve acumular no leite ou no tecido do úbere (Tabelas 9.2 e 9.3) (89). O local de acumulação pode depender do agente causador: estreptococos são conhecidos por ficarem no compartimento do leite, mas *S. aureus* penetra no tecido do úbere e causa infecção profunda. O único tipo de mastite em que o tratamento sistêmico seria claramente vantajoso é a causada por *S. aureus* (90). Na mastite grave devido a bactérias coliformes, a administração parenteral de antimicrobianos tem sido sugerida, a fim de tratar a bacteremia (4). Ainda que a eficácia do tratamento antimicrobiano na mastite por coliformes esteja sendo questionada (91, 92), é evidente que o tratamento antimicrobiano sistêmico pode ser benéfico em casos de mastites grave por *E. coli* com elevado crescimento bacteriano no úbere. Enrofloxacina, ceftiofur e cefquinoma têm demonstrado eficácia em estudos clínicos ou experimentais (82, 93-95). Por outro lado, não há provas de que a administração de antimicrobianos bactericidas para vacas com mastite grave por coliformes cause a liberação de quantidades significativas de endotoxinas (93).

O uso de antimicrobianos de reduzido espectro é preferível ao tratar mastite clínica (Tabela 9.3). Os antimicrobianos β-lactâmicos, em particular penicilina G, são os de primeira escolha para o tratamento da mastite por estreptococos e estafilococos sensíveis a penicilina. Os antimicrobianos de amplo espectro, como as cefalosporinas de terceira ou quarta geração, não devem ser utilizados como primeira alternativa para mastite, pois podem aumentar a emergência de resistência aos β-lactâmicos de amplo espectro. O tratamento sistêmico é recomendado em caso de mastite clínica decorrente de *S. aureus* e em casos graves de mastite por coliformes, de preferência em combinação com tratamento IMM (96). A curta duração dos tratamentos-padrão é uma provável razão importante para a escassa cura da mastite. Tratamento prolongado (termo

**Tabela 9.2** Alvo da terapia antimicrobiana em mastite clínica decorrente de diferentes patógenos (89)

|  | Leite/dutos | Tecido mamário | Vaca |
|---|---|---|---|
| *Streptococcus agalactiae* | +++ | – | – |
| Outros estreptococos | +++ | + | – |
| *Staphylococcus aureus* | + | +++ | – |
| Estafilococo coagulase-negativo | +++ | – | – |
| Coliformes | + | – | +++ |

**192** LUCA GUARDABASSI, LARS B. JENSEN & HILDE KRUSE

**Tabela 9.3** Sugestões para o tratamento antimicrobiano da mastite clínica decorrente de diferentes agentes patógenos. A disponibilidade de substâncias no mercado, mencionada na tabela, pode diferir entre os países

| Microrganismo | Espécies | Droga de escolha | Alternativa | Comentários |
|---|---|---|---|---|
| Estreptococos | S. agalactiae S. dysgalactiae Streptococcus uberis | Penicilina G | | Tratamento intramamário preferível (IMM) |
| | Enterococos | De acordo com teste de suscetibilidade | | Prognóstico de cura bacteriológica desfavorável |
| Estafilococos | Staphylococcus aureus Estafilococo coagulase-negativo e β-lactamase negativa Staphylococcus aureus | Penicilina G | | Combinação de tratamento em mastite por S.aureus |
| | Estafilococo coagulase-negativo e provável β-lactamase positiva | Sem antimicrobianos | Cloxacilina Macrolídeos Lincosamidas | Tratamento IMM e/ou sistêmico, dependendo da droga usada. Cloxacilina selecionada para S. aureus resistente a meticilina |
| Coliformes | Escherichia coli | Sem antimicrobianos | Fluoroquinolonas Cefalosporinas | Necessário antimicrobiano nos casos graves e durante o puerpério |

que, para a indústria, significa, na realidade, o período adequado de tratamento) potencializa a cura, e a duração do tratamento deve ser prorrogada em geral para as mastites causadas por *S. aureus* e *Streptococcus uberis* (90, 97). Episódios de mastite clínica devem ser tratados durante, pelo menos, três dias; essa recomendação de duração de tratamento é mais longa do que a maioria das recomendações contidas no rótulo de produtos nos Estados Unidos. Todos os tratamentos de mastite devem ser baseados em provas; em outras palavras, a eficácia de cada produto e a duração do tratamento devem ser demonstradas por estudos científicos.

### 9.7.2 Mastite subclínica

Tratar mastite subclínica com antimicrobianos, em geral, não é econômico durante a lactação (98), por causa do alto custo do tratamento e da baixa eficácia. Nos Estados Unidos, em um estudo com um grande número de casos de mastite subclínica (99), a taxa geral de cura bacteriológica foi de 75% para os casos tratados com antimicrobiano e de 68% para os não tratados. Benefício marginal aplica-se apenas para mastites estrepto-

cócicas; em mastite por *S. aureus*, o resultado de tratamento com antimicrobianos é igual a quando não há tratamento. O tratamento da mastite subclínica não irá afetar a incidência de mastite no rebanho se outras medidas preventivas forem tomadas. Estudos sobre o tratamento das vacas baseado na alta contagem de células somáticas, em geral, têm mostrado que não ocorre efeito sobre a produção de leite. Em rebanhos-problema, com bactérias muito contagiosas, como *Staphylococcus aureus* ou *Streptococcus agalactiae*, é aconselhado o tratamento de mastite subclínica. Modelos de análise econômica do tratamento de mastite subclínica têm sido propostos, mas devem ser interpretados com cautela, pois foram avaliados para apenas uma substância e por um só país (100, 101).

### 9.7.3 Terapia da vaca seca

O tratamento de todas vacas leiteiras no momento da secagem foi praticado por décadas. Esse tratamento serve a um duplo objetivo: eliminar um grande número de infecções subclínicas e prevenir novas infecções no início do período seco. A terapia total da vaca seca constitui ainda um dos entraves no controle da mastite em muitos países. Essa prática tem sido questionada, pois a contagem total de células somáticas do leite de tanque tem diminuído de modo acentuado, e os principais agentes causadores de mastite mudaram de contagiosos para ambientais. A terapia seletiva da vaca seca (i.e., identificação e tratamento de vacas com infecções intramamárias) é um método cada vez mais atraente para diminuir a rotina de tratamentos antimicrobianos em gado leiteiro (102). O refinamento de testes atualmente disponíveis para identificar as infecções intramamárias (tais como os resultados dos testes da contagem de células somáticas, California Mastitis Test ou condutividade elétrica), que produz um teste com sensibilidade e especificidade adequadas, fará da terapia seletiva de vaca seca uma rotina, o que é recomendado para rebanhos (103). No entanto, não é econômico para o tratamento de vacas infectadas pelos chamados patógenos menores (104). A administração sistêmica de antimicrobianos tem sido proposta para terapia da vaca seca, mas não foram apresentadas provas científicas para apoiar a melhor eficácia dessa prática. Um selante interno do teto para a prevenção de novas infecções se mostra como uma alternativa não antibiótica promissora para a prevenção de novas infecções intramamárias durante o período seco. Em alguns países, a terapia antimicrobiana intramamária pré-parto foi introduzida como um meio para controlar a mastite em novilhas. No entanto, isso não pode ser considerado uma utilização prudente de agentes antimicrobianos, além de sua vantagem ter sido questionada (105).

## 9.8 CONCLUSÕES GERAIS

Considerações importantes para a administração de antimicrobianos como parte do tratamento de bovinos doentes são: (a) administrar de acordo com as instruções do rótulo ou de um veterinário, sempre que possível; (b) selecionar um agente antimicrobiano com um apropriado espectro de atividade; (c) utilizar um protocolo de dosagens que alcance e mantenha uma concentração terapêutica eficaz no local da infecção; (d) tratar por um período de duração adequado; (e) evitar resíduos e efeitos adversos locais ou sistêmicos e; (f) minimizar o potencial de transferência de genes de resistência antimicrobiana. As dosagens recomendadas de agentes antimicrobianos, administrados via intravenosa, intramuscular, subcutânea ou oral em bovinos são indicadas na Tabela 9.4. A orientação geral é que os veterinários utilizem e prescrevam antimicrobianos de forma conservadora, a fim de minimizar os potenciais efeitos negativos sobre a saúde humana ou animal (12). Sempre que possível, a utilização de fluoroquinolonas e de cefalosporinas de terceira ou quarta geração em animais deve ser restrita em bovinos, pois essas classes de antimicrobianos são muito importantes no tratamento de infecções graves e invasivas em humanos (6).

**Tabela 9.4**  Exemplos de dosagens de agentes antimicrobianos administrados por via endovenosa, intramuscular, subcutânea ou oral em bovinos[a]

| Droga | Dose(s) | Indicação |
| --- | --- | --- |
| Amoxacilina tri-hidratada | 10 a 15 mg/kg IM/PO a cada 12 h | Oral apenas a bezerros em aleitamento com diarreia, metrite pós-parto<br>Artrite séptica |
| | 12,5 mg/kg PO a cada 12 h | Quando combinada com clavulanato de potássio e a bezerros em aleitamento com diarreia |
| Ampicilina tri-hidratada | 10 a 15 mg/kg IM/PO a cada 12 h | Metrite pós-parto<br>Artrite séptica |
| | 1 g ampicilina e 1 g cloxacilina intrauterina | Metrite pós-parto |

*continua*

**Tabela 9.4** Continuação

| Droga | Dose(s) | Indicação |
|---|---|---|
| Cefquinoma | 1 mg/kg IM a cada 24 h | Tratamento de doença respiratória (última opção) Dermatite digital em bovinos (última opção) |
| Ceftiofur – ácido cristalino livre | 3 mg/kg SC no ouvido (dose única) | Tratamento de doença respiratória (última opção) |
| Ceftiofur – suspensão HCl | 1,1 a 2,2 mg/kg IM/SC a cada 24 h por 3 a 5 dias | Tratamento de doença respiratória (última opção) Necrobacilose aguda interdigital (última opção) |
| Ceftiofur sódico | 2,2 mg/kg SC a cada 24 h | Metrite pós-parto (última opção) Mastite aguda por coliformes (última opção) |
| | 1,1 a 2,2 mg/kg IM/SC cada 24 h por 3 a 5 dias | Tratamento de doença respiratória (última opção) Necrobacilose aguda interdigital (última opção) |
| | 1,5 a 2,0 mg/kg IM a cada 24 h | Dermatite digital em bovinos (última opção) |
| | 5 mg/kg IM a cada 24 h | Salmonelose em bezerros (última opção) |
| Clortetraciclina – HCl | 7 a 11 mg/kg PO a cada 12 h | Em substitutos do leite para amamentação de bezerros |
| Danofloxacina | 1,25 mg/kg IV/SC/IM a cada 24 h por 3 a 5 dias (UE) | Tratamento de doença respiratória (última opção) |
| Difloxacina | 2,5 mg/kg a cada 24 h por 3 a 5 dias | Tratamento da doença respiratória (última opção) |
| Enrofloxacina | 7,5 a 12,5 mg/kg IV/SC (dose única) | Septicemia (última opção), diarreia de bezerro (última opção) |
| | 2,5 a 5,0 mg/kg IV/SC a cada 24 h por 3 a 5 dias | Tratamento de doença respiratória (última opção) |
| | 5 mg/kg IV a cada 24 h IV/SC | Mastite aguda por coliformes (última opção) |
| Eritromicina | 8,8 a 10 mg/kg IM | Tratamento de doença respiratória |
| Florfenicol | 20 mg/kg IM, repetir em 48 h 40 mg/kg IM (dose única) | Tratamento de doença respiratória |
| Gentamicina | 2,2 a 6,6 mg/kg IM a cada 12 a 24 h | Septicemia em bezerros. Última opção devido ao prolongado período de carência. Proibição voluntária de uso em animais de produção |
| Marbofloxacina | 2 mg/kg IV/IM/SC a cada 24 h por 3 a 5 dias | Tratamento de doença respiratória (última opção) |
| Sulfato de neomicina | 22 mg/kg PO a cada 12 h | Em substitutos do leite para amamentação de bezerros, com rara indicação para uso isolado, possivelmente indicada quando combinada com clortetraciclina em substitutos do leite |
| Oxitetraciclina | 10 mg/kg IV a cada 24 h | Metrite pós-parto, necrobacilose aguda interdigital, lacerações/abscessos, doenças respiratórias, ceratoconjuntivite infecciosa bovina, febre do carrapato, anaplasmose |
| | 20 mg/kg IM a cada 48 h | Formulação de ação prolongada para necrobacilose aguda interdigital, lacerações/abscessos, doenças respiratórias, ceratoconjuntivite infecciosa bovina, anaplasmose |

*continua*

GUIA DE ANTIMICROBIANOS EM VETERINÁRIA **195**

**Tabela 9.4** Continuação

| Droga | Dose(s) | Indicação |
|---|---|---|
| Penetamato | 10 a 15 mg/kg IM a cada 24 h | Mastite clínica devido a estreptococos e estafiloco-cos suscetíveis a penicilina |
| Penicilina G: procaína | 20.000 U/kg IM a cada 24 h | Mastite clínica devido a estreptococos e estafiloco-cos suscetíveis a penicilina<br>Artrite séptica<br>Metrite pós-parto |
| Penicilina G: sódica/potássica | 9.500 U/kg IV a cada 12 h | Mastite clínica devido a estreptococos e estafiloco-cos suscetíveis a penicilina |
| Espectinomicina | 10 a 15mg/kg a cada 24 h SC por 3 a 5 dias | Doença respiratória |
| Espiramicina | 10 mg/kg IV a cada 24 h | Mastite clínica devido a estreptococos e estafilococos |
| Tetraciclina | 5 a 6 g intrauterina | Metrite pós-parto |
| Tilmicosina | 10 mg/kg SC (dose única) | Doença respiratória em bovinos de corte > 1 mês de idade ou gado leiteiro < 20 meses de idade |
| Trimetoprima/sulfona-mida | 25 mg/kg IV/IM a cada 24 h | Septicemia em bovinos, diarreia em bezerros |
| Tulatromicina | 2,5 mg/kg SC (dose única) | Tratamento de doenças respiratórias |
| Tilosina | 10 a 20 mg/kg IM | Tratamento de doenças respiratórias em bovinos de carne e gado leiteiro não lactantes |

[a] Note-se que as doses não podem ser as mesmas do que as aprovadas para esses produtos em diferentes países. O período de carência deverá ser ajustado se forem utilizadas doses além das prescritas. A eficácia clínica dessa dosagem não foi mostrada para todas as indicações.
PO = *per os* (via oral); IM = intramuscular; SC = subcutânea; IV = intravenosa; UE = União Europeia.

## REFERÊNCIAS

1. Aldridge, B.M., Garry, F.B., Adams, R. (1993). Neonatal septicemia in calves: 25 cases (1985-1990). *J. Am. Vet. Med. Assoc.* 203: 1324-9.
2. Fecteau, M.E., House, J.K., Kotarski, S.F. et al. (2003). Efficacy of ceftiofur for treatment of experimental salmonellosis in neonatal calves. *Am. J. Vet. Res.* 64: 918-25.
3. Thomas, E., Roy, O., Skowronski, V., et al. (2004). Comparative field efficacy study between cefquinome and gentamicin in neonatal calves with clinical signs of septicemia. *Revue Méd. vét.* 155: 489-93.
4. Wenz, J.R., Barrington, G.M., Garry, F.B., et al. (2001). Bacteraemia associated with naturally occurring acute coliform mastitis in dairy cows. *J. Am. Vet. Med. Assoc.* 219: 976-81.
5. Smith, G.W., Constable, P.D., Morin, D.E. (2001). Ability of hematologic and serum biochemical variables to differentiate Gram-negative and Gram-positive mastitis in dairy cows. *J. Vet. Intern. Med.* 15: 394-400.
6. OIE (2006). Guidelines on the responsible and prudent use of antimicrobial agents in veterinary medicine.

Disponível em: http://www.oie.int/eng/normes/mcode/en_ chapitre_3.9.3.htm Acesso em 20 fevereiro.
7. Constable, P.D. (2004). Antimicrobial use in the treatment of calf diarrhea. *J. Vet. Intern. Med.* 18: 8-17.
8. Fecteau, G., Van Metre, D.C., Pare, J., et al. (1997). Bacteriological culture of blood from critically ill neonatal calves. *Can. Vet. J.* 38: 95-100.
9. Lofstedt, J., Dohoo, I.R., Duizer, G. (1999). Model to predict septicemia in diarrheic calves. *J. Vet. Intern. Med.* 13: 81-8.
10. Fecteau, G., Paré, J., Van Metre, D.C., et al. (1997). Use of a clinical sepsis score for predicting bacteremia in neonatal dairy calves on a calf rearing farm. *Can. Vet. J.* 38: 101-104.
11. Ortman, K., Svensson, C. (2004). Use of antimicrobial drugs in Swedish dairy calves and replacement heifers. *Vet. Rec.* 154: 136-40.
12. Morley, P.S., Apley, M.D., Besser, T.E., et al. *(2005).* Antimicrobial drug use in veterinary medicine. *J. Vet. Intern. Med.* 19: 617.
13. Berge, A.C.B., Moore, D.A., Sischo, W.M. (2006). Field trial evaluating the influence of prophylactic and therapeutic antimicrobial administration on an-

timicrobial resistance of fecal *Escherichia coli* in dairy calves. *Appl. Environ. Microbiol.* 72: 3872-8.

14. Sato, K., Bartlett, P.C., Saeed, M.A. (2005). Antimicrobial susceptibility of *Escherichia coli* isolates from dairy farms using organic versus conventional production methods. *J. Am. Vet. Med. Assoc.* 226: 589-94.

15. White, G., Piercy, D.W.T., Gibbs, H.A. (1981). Use of a calf salmonellosis model to evaluate the therapeutic properties of trimethoprim and sulphadiazine and their mutual potentiation *in vivo*. *Res. Vet. Sci.* 31: 27-31.

16. Constable, P.D. (2003). Use of antibiotics to prevent calf diarrhea and septicemia. *Bovine Practitioner* 37(2): 137-42.

17. Berge, A.C.B., Moore, D.A., Sischo, W.M. (2006). Prevalence and antimicrobial resistance patterns of *Salmonella enterica* in preweaned calves from dairies and calf ranches. *Am. J. Vet. Res.* 67: 1580-8.

18. Ziv, G., Nouws, J.F.M., Groothuis, D.G., et al. (1977). Oral absorption and bioavailability of ampicillin derivatives in calves. *Am. J. Vet. Res.* 38: 1007-13.

19. Reisinger, R.C (1965). Pathogenesis and prevention of infectious diarrhea (scours) of newborn calves. *J. Am. Vet. Med. Assoc.* 147: 1377-86.

20. Dalton, R.G., Fisher, E.W., McIntyre, W.I.M. (1960). Antibiotics and calf diarrhea. *Vet. Rec.* 72: 1186-99.

21. Berge, A.C.B., Lindeque, P., Moore, D.A., et al. (2005). A clinical trial evaluating prophylactic and therapeutic antibiotic use on health and performance of preweaned calves. *J. Dairy Sci.* 88: 2166-77.

22. Schifferli, D., Galeazzi,R.L., Nicolet, J., et al. (1982). Pharmacokinetics of oxytetracycline and therapeutic implications in veal calves. *J. Vet. Pharmacol. Ther.* 5: 247-57.

23. Palmer, G.H., Bywater, R.J., Stanton, A. (1983). Absorption in calves of amoxycillin, ampicillin, and oxytetracycline in milk replacer, water, or an oral rehydration formulation. *Am. J. Vet. Res.* 44: 68-71.

24. Belli, P., Poumarat, F., Perrin, M., Martel, J.L. (1993). Evaluation of the *in vivo* activity of enrofloxacin in experimental *Mycoplasma bovis* infection of calves. *Med. Vet.* 10: 85-91.

25. Grandemange, E., Gunst, S., Woehrle, F., Boisrame, B. (2002). Field evaluation of the efficacy of Marbocyl(R) 2% in the treatment of infectious arthritis of calves. *Irish Vet. J.* 55: 237-40.

26. Gough, A.W., Kasali, O.B., Siglar, R.E., Baragi, V. (1992). Quinolone arthropathy – acute toxicity to immature articular cartilage. *Toxicol. Pathol.* 20: 436-9.

27. Ayling, R.D., Baker, S.E., Peek, M.L., Simon, A.J., Nicholas, R.A. (2000). Comparison of *in vitro* activity of danofloxacin, florfenicol, spectinomycin and tilmicosin against recent field isolates of *Mycoplasma bovis*. *Vet. Rec.* 146: 745-7.

28. Rosenbusch, R.F., Kinyon, J.M., Apley, M., et al. (2005). *In vitro* antimicrobial inhibition profiles of *Mycoplasma bovis* isolates recovered from various regions of the United States from 2002 to 2003. *J. Vet. Diag. Invest.* 17: 436-41.

29. Francoz, D., Desrochers, A., Fecteau, G., Desautels, C., Latouche, J.S., Fortin, M. (2005). Synovial fluid changes in induced infectious arthritis in calves. *J. Vet. Intern. Med* 19: 336-43.

30. Sawant, A.A., Sordillo, L.M., Jayarao, B.M. (2005). A survey on antibiotic usage in dairy herds in Pennsylvania. *J. Dairy Sci.* 88: 2991-9.

31. Britt, J.S., Carson, M.C, vanBredow, J.D., Condon, R.J. (1999). Antibiotic residues in milk samples obtained from cows after treatment for papillomatous digital dermatitis. *J. Am. Vet. Med. Assoc.* 215: 833-6.

32. Guterbock, W.M., Borelli, C.L., Read, D.H. (1996). Evaluation of four therapies of papillomatous digital dermatitis in dairy cattle. *Bovine Proc.* 28: 240-1.

33. Laven, R.A. (2006). Efficacy of systemic cefquinome and erythromycin against digital dermatitis in cattle. *Vet. Rec.* 159: 19-20.

34. Laven, R.A., Proven, M.J. (2000). Use of an antibiotic footbath in the treatment of bovine digital dermatitis. *Vet. Rec.* 147: 503-6.

35. Tragesser, L.A., Wittum, T.E., Funk, J.A., Winokur, P.L., Rajala-Schultz, P.J. (2006). Association between ceftiofur use and isolation of *Escherichia coli* with reduced susceptibility to ceftriaxone from fecal samples of dairy cows. *Am. J. Vet. Res.* 67: 1696-1700.

36. Zhao, S., Qaiyumi, S., Friedman, S., et al. (2003). Characterization of *Salmonella enterica* serotype Newport isolated from humans and food animals. *J. Clin. Microbiol.* 41: 5366-71.

37. Fey, P.D., Safranek, T.J., Rupp, M.E., et al. (2000). Ceftriaxone-resistant *Salmonella* infection acquired by a child from cattle. *N. Engl. J. Med.* 342: 1242-9.

38. Schwarz,S., Kehrenberg, C., Walsh, T.R. (2001). Use of antimicrobial agents in veterinary medicine and food animal production. *Int. J. Antimicrob. Agents* 17: 431-7.

39. Murphy, G.L., Robinson, L.D., Burrows, G.E. (1993). Restriction endonuclease analysis and ribotyping differentiate *Pasteurella haemolytica* serotype A1 isolates from cattle within a feedlot. *J. Clin. Microbiol.* 31: 2303-8.

40. Constable, P.D. (2004b). Use of susceptibility testing in veterinary medicine. *Proceedings 37th Annual Convention, American Association Bovine Practitioners* 37: 11-17.

41. Hjerpe, C.A., Routen, T.A. (1976). Practical and theoretical considerations concerning treatment of bacterial pneumonia in feedlot cattle, with special reference to antimicrobic therapy. *Proc. Ann. Conv. AABP,* San Francisco 9: 142-7.

42. Martin, S.W., Meek, A.H., Curtis, R.A. (1983). Antimicrobial use in feedlot calves: its association with culture rates and antimicrobial susceptibility. *Can. J. Comp. Med.* 47: 6-10.

43. Allen, J.W., Viel, L., Bateman, K.G., et al. (1992). Changes in the bacterial flora of the upper and lower respiratory tracts and bronchoalveolar lavage differential cell counts in feedlot calves treated for respiratory diseases. *Can. J. Vet. Res.* 56: 177-83.

44. Allen, J.W., Viel, L., Bateman, K.G., et al. (1991). The microbial flora of the respiratory tract in feedlot calves: associations between nasopharyngeal and bronchoalveolar lavage cultures. *Can. J. Vet. Res.* 55: 341-6.

45. Thomas, A., Dizier, I., Trolin, A., et al. (2002). Comparison of sampling procedures for isolating pulmonary mycoplasmas in cattle. *Vet. Res. Comm.* 26: 333-9.

46. Godinho, K.S., Sarasola, P., Renoult, E., et al. (2007). Use of deep nasopharyngeal swabs as a predictive diagnostic method for natural respiratory infections in calves. *Vet. Rec.* 160: 22-5.

47. Dohmen, M.J.W., Joop, K., Sturk, A., et al. (2000). Relationship between intra-uterine bacterial contamination, endotoxin levels, and the development of endometritis in postpartum cows with dystocia or retained placenta. *Theriogenology* 54: 1019-32.

48. Konigsson, K., Gustafsson, H., Gunnarsson, A., et al. (2001). Clinical and bacteriological aspects on the use of oxytetracycline and flunixin in primiparous cows with induced retained placenta and post-partal endometritis. *Reprod. Dom. Anim.* 36: 247-56.

49. Bretzlaff, K.N., Ott, R.S., Koritz, G.D., et al. *(1983).* Distribution of oxytetracycline in genital tract tissues of postpartum cows given the drug by intravenous and intrauterine routes. *Am. J. Vet. Res.* 44: 764-9.

50. Cohen, R.O., Ziv, G., Soback, S., et al. (1993). The pharmacology of oxytetracycline in the uterus of postparturient dairy cows with retained foetal membranes. *Israel. J. Vet. Med.* 48: 69-79.

51. Zhou, C., Boucher, J.E., Dame, K.J. (2001). Multilocation trial of ceftiofur for treatment of postpartum cows with fever. *J. Am. Vet. Med. Assoc.* 219: 805-8.

52. Drillich, M., Beetz, O., Pfützner,A., et al. (2001). Evaluation of a systemic antibiotic treatment of toxic puerperal metritis in dairy cows. *J. Dairy Sci.* 84: 2101-17.

53. Okker,H., Schmitt, E.J., Vos, P.L.A.M., et al. (2002). Pharmacokinetics of ceftiofur in plasma and uterine secretions and tissues after subcutaneous postpartum administration in lactating dairy cows. *J. Vet. Pharmacol. Ther.* 25: 33-8.

54. Callahan, C.J., Horstman, L.A., Frank, D.J. (1988). A comparison of fenprostalene and oxytetracycline as treatment for retained fetal membranes in dairy cows. *Bovine Pract.* 23: 21-3.

55. Drillich, M., Mahistedt, M., Reichert, U., et al. (2006). Strategies to improve the therapy of retained fetal membranes in dairy cows. *J. Dairy Sci.* 89: 627-35.

56. Stevens, R.D., Dinsmore, R.P., Cattell, M.B. (1995). Evaluation of the use of intrauterine infusions of oxytetracycline, subcutaneous injections of fenprostalene, or a combination of both, for the treatment of retained fetal membranes in dairy cows. *J. Am. Vet. Med. Assoc.* 207: 1612-5.

57. Leblanc, S.J., Duffield, T.F., Leslie, K.E., et al. (2002). The effect of treatment of clinical endometritis on reproductive performance in dairy cows. *J. Dairy Sci.* 85: 2237-49.

58. Scott, H.M., Schouten, M.J., Gaiser, J.C., et al. (2005). Effect of intrauterine administration of ceftiofur on fertility and risk of culling in postparturient cows with retained fetal membranes, twins, or both. *J. Am. Vet. Med. Assoc.* 226: 2044-52.

59. Fang, W., Pyörälä, S. (1996). Mastitis causing *Escherichia coli*: serum sensitivity and susceptibility to selected antibacterials in milk. *J. Dairy Sci.* 79: 76-82.

60. Louhi, M., Inkinen, K., Myllys, V., Sandholm, M. (1992). Relevance of sensitivity testings (MIC) of S. *aureus* to predict the antibacterial action in milk. *J. Vet. Med. B* 39: 253-62.

61. Sordillo, L. (2005). Factors affecting mammary gland immunity and mastitis susceptibility. *Livestock Prod. Sci.* 98: 89-99.

62. Constable, P.D., Morin, D.E. (2002). Use of antimicrobial susceptibility testing of bacterial pathogens isolated from the milk of dairy cows with clinical mastitis to predict response to treatment with cephapirin and oxytetracycline. *J. Am. Vet. Med. Assoc.* 221: 103-8.

63. Constable, P.D., Morin, D.E. (2003). Treatment of clinical mastitis. Using antimicrobial susceptibility profiles for treatment decisions. In: Sears P. Guest Editor, *Bovine Mastitis. Vet. Clin. North Am. Food Anim. Practice* 19: 139-55.

64. Olsen, J.E., Christensen, H., Aarestrup, EM. (2006). Diversity and evolution of blaZ from *Staphylococcus aureus* and coagulase-negative staphylococci. *J. Antimicr. Chemother.* 57: 450-60.

65. Pitkälä, A., Haveri, M.,Pyörälä; S, Myllys, V., Honkanen-Buzalski, T. (2004). Bovine mastitis in Finland 2001 – prevalence, distribution of bacteria and antimicrobial resistance. *J. Dairy Sci.* 87: 2433-41.

66. Lehtolainen, T., Shpigel, N., Pohjanvirta, T., Pelkonen, S., Pyörälä, S. (2003). *In* vitro antimicrobial susceptibility of *Escherichia coli* isolates originating from clinical mastitis in Finland and Israel. *J. Dairy Sci.* 86: 3927-32.

67. Morin, D.E., Shanks, R.D., McCoy, G.C. (1998). Comparison of antibiotic administration in con-

junction with supportive measures versus supportive measures alone for treatment of dairy cows with clinical mastitis. *J. Am. Vet. Med. Assoc.* 213: 676-84.

68. Franklin, A., Holmberg, O., Horn af Rantzien, M., Åström, G. (1984). Effect of procaine benzylpenicillin alone or in combination with dihydrostreptomycin on udder pathogens *in vitro* and in experimentally infected bovine udders. *Am. J. Vet. Res.* 45: 1398-1402.

69. Franklin, A., Horn af Rantzien, M., Obel, N., Östensson, K., Åström, G., Rantzien, M.H. (1986). Concentrations of penicillin, streptomycin, and spiramycin in bovine udder tissue liquids. *Am. J. Vet. Res.* 47: 804-7.

70. Moretain, J.P., Boisseau, J. (1989). Excretion of penicillins and cephalexin in bovine milk following intramammary administration. *Food Add. Contamin.* 6: 79-90.

71. Ehinger, A.M., Kietzmann, M. (2000). Tissue distribution of oxacillin and ampicillin in the isolated perfused bovine udder. *J. Vet. Med. A* 47: 157-68.

72. Ullberg, S., Hansson, E., Funke, H. (1958). Distribution of penicillin in mastitic udders following intramammary injection – an autoradiographic study. *Am. J. Vet. Res.* 19: 84-92.

73. Anonymous (2003). Use of antimicrobial agents in animals. Report of the working group on antimicrobial agents. Ministry of Agriculture and Forestry in Finland. MAFF Publications 9, 2003. Disponível em: http://www.mmm.fi/julkaisut/tyoryhmamuistiot/2003/tr2003 _9a.pdf. Acesso em 20 fevereiro.

74. Raymond, M.J., Wohlre, R.D., Call, D.R. (2006). Assessment and promotion of judicious antibiotic use on dairy farms in Washington State. *J. Dairy Sci.* 89: 3228-40.

75. Ziv, G. (1980). Drug selection and use in mastitis: systemic vs.local therapy. *J. Am. Vet. Med. Assoc.* 176: 1109-15.

76. Duenas, M.I., Paape, M.J., Wettemann, R.P., Douglass, L.W. (2001).Incidence of mastitis in beef cows after intramuscular administration of oxytetracycline. *J. Anim. Sci.* 79: 1996-2005.

77. Erskine, R.J., Barlett, P.C. (1996). Intramuscular administration of ceftiofur sodium versus intramammary infusion of penicillin/novobiocin for treatment of *Streptococcus agalactiae* mastitis in dairy cows. *J. Am. Vet. Med. Assoc.* 208: 258-60.

78. Kaartinen, L., Löhönen, K., Wiese, B., Franklin, A., Pyörälä, S. (1999). Pharmacokinetics of sulphadiazinetrimethoprim in lactating dairy cows. *Acta Vet. Scand.* 40: 271-8.

79. Lents, C.A., Wettemann, R.P., Paape, M.J., et al. *(2002)*. Efficacy of intramuscular treatment of beef cows with oxytetracycline to reduce mastitis and to increase calf growth. *J. Anim. Sci.* 80: 1405-12.

80. Owens, W.E., Nickerson, S.C., Ray, C.H. (1999). Efficacy of parenterally or intramammarily administered tilmicosin or ceftiofur against *Staphylococcus aureus* mastitis during lactation. *J. Dairy Sci.* 82: 645-7.

81. Shpigel, N.Y., Winkler, M., Ziv, G., et al. (1998). Relationship between *in vitro* sensitivity of coliform pathogens in the udder and the outcome of treatment for clinical mastitis. *Vet. Rec.* 142: 135-7.

82. Erskine, R.J., Barlett, P.C., VanLente, J.L., Phipps, C.R. (2002). Efficacy of systemic ceftiofur for severe clinical mastitis in dairy cattle. *J. Dairy Sci.* 85: 2571-5.

83. Sanders, P., Moulin, G., Guillot, P., et al. *(1992)*. Pharmacokinetics of spiramycin after intravenous, intramuscular and subcutaneous administration in lactating cows. *J. Vet. Pharmacol. Ther.* 15: 53-61.

84. Pyörälä, S., Pyörälä, E. (1998). Efficacy of parenteral administration of three antimicrobial agents in treatment of clinical mastitis in lactating cows: 487 cases (1989 – 1995). *J. Am. Vet. Med. Assoc.* 212: 407-12.

85. Waage, S. (1997). Comparison of two regimens for the treatment of clinical bovine mastitis caused by bacteria sensitive to penicillin. *Vet. Rec.* 141: 616-20.

86. Taponen, S., Jantunen, A., Pyörälä, E. and Pyörälä, S. (2003). Efficacy of targeted 5-day parenteral and intramammary treatment of clinical *Staphylococcus aureus* mastitis caused by penicillin-susceptible or penicillin-resistant bacterial isolate. *Acta Vet. Scand.* 44: 53-62.

87. Ziv, G., Storper, M. (1985). Intramuscular treatment of subclinical staphylococcal mastitis in lactating cows with penicillin G, methicillin and their esters. *J. Vet. Pharmacol. Ther.* 8: 276-83.

88. Whittem, T., Hanlon, D. (1997). Dihydrostreptomycin or streptomycin in combination with penicillin in dairy cattle therapeutics: a review and re-analysis of published data, Part 1: Clinical pharmacology. *New Zealand Vet. J.* 45: 178-84.

89. Erskine, R.J. (2003). Antibacterial therapy of clinical mastitis – part I. Drug selection. Part II Administration. *North Am. Vet. Conf. Proceedings* 17: 13-16.

90. Barkema, H., Schukken, Y.H., Zadoks, R.N. (2006). Invited review: the role of cow, pathogen, and treatment regimen in the therapeutic success of bovine *Staphylococcus aureus* mastitis. *J. Dairy Sci.* 89: 1877-95.

91. Jones, G.F., Ward, G.E. (1990). Evaluation of systemic administration of gentamicin for treatment of coliform mastitis in cows. *J. Am. Vet. Med. Assoc.* 197: 731-5.

92. Pyörälä, S., Kaartinen, L., Käck, H., Rainio, V. (1994b). Efficacy of two therapy regimes for treatment of experimentally induced *Escherichia coli* mastitis in the bovine. *J. Dairy Sci.* 77: 453-61.

93. Dosogne, H., Meyer, E., Sturk, A., et al. (2002). Effect of enrofloxacin treatment on plasma endotoxin du-

ring bovine *Escherichia coli* mastitis. *Inflammation Res.* 51: 201-5.

94. Rantala, M., Kaartinen, L., Välimäki, E., et al. (2002). Efficacy and pharmacokinetics of enrofloxacin and flunixin meglumine for treatment of cows with experimentally induced *Escherichia coli* mastitis. *J. Vet. Pharm. Ther.* 25: 251-8.

95. Shpigel, N.Y., Levin, D., Winkler, M., et al. (1997). Efficacy of cefquinome for treatment of cows with mastitis experimentally induced using *Escherichia coli*. *J. Dairy Sci.* 80: 318-23.

96. Taponen, S., Dredge, K., Henriksson, B., et al. (2002). Efficacy of intramammary treatment with procaine penicillin G vs. procaine penicillin plus neomycin in bovine clinical mastitis caused by penicillin-susceptible, gram-positive bacteria – a double blind field study. *J. Vet. Pharm. Ther.* 26: 193-8.

97. Oliver, S.P., Almeida, R.A., Gillespie, B.E., et al. (2004). Extended ceftiofur therapy for treatment of experimentally-induced *Streptococcus uberis* mastitis in lactating dairy cattle. *J. Dairy Sci.* 87: 3322-9.

98. Shephard, R.W, Malmo, J., Pfeiffer, D.U. (2000). A clinical trial to evaluate the effectiveness of antibiotic treatment of lactating cows with high somatic cell counts in their milk. *Aust. Vet. J.* 78: 763-8.

99. Wilson, D.J., Gonzalez, R.N., Case, K.L., Garrison, L.L., Grohn, Y.T. (1999). Comparison of seven antibiotic treatments with no treatment for bacteriological efficacy against bovine mastitis pathogens. *J. Dairy Sci.* 82: 1664-70.

100. Swinkels, J.M., Hogeveen, H., Zadoks, R.N. (2005a). A partial budget model to estimate economic benefits of lactational treatment of subclinical *Staphylococcus aureus* mastitis. *J. Dairy Sci.* 88: 4273-87.

101. Swinkels, J.M., Rooijendijk, J.G.A., Zadoks, R.N., Hogeveen, H. (2005b). Use of partial budgeting to determine the estimate economic benefits of antibiotic treatment of chronic subclinical mastitis caused by *Streptococcus uberis* or *Streptococcus dysgalactiae*. *J. Dairy Res.* 72: 75-85.

102. Østerås, Edge V.L., Martin, S.W. (1999). Determinants of success or failure in the elimination of major mastitis pathogens in selective dry cow therapy. *J. Dairy Sci.* 82: 1221-31.

103. Huijps, K., Hogeveen, H. (2007). Stochastic modeling to determine the economic effects of blanket, selective, and no dry cow therapy. *J. Dairy Sci.* 90: 1225-34.

104. Robert, A., Seegers, H., Bareille, N. (2006). Incidence of intramammary infections during the dry period without or with antibiotic treatment in dairy cows – a quantitative analysis of published data. *Vet. Res.* 37: 25-48.

105. Borm, A.A., Fox, L.K, Leslie, K.E., et al. (2006). Effects of prepartum intramammary antibiotic therapy on udder health, milk production, and reproductive performance in dairy heifers. *J. Dairy Sci.* 89: 2090-8.

CAPÍTULO

# 10

# Orientações para o Uso de Antimicrobianos em Equinos

*J. Scott Weese, Keith Edward Baptiste, Viveca Baverud e Pierre-Louis Toutain*

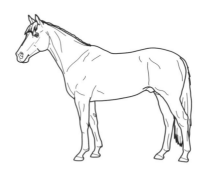

A terapia antimicrobiana prudente é um procedimento essencial da medicina equina. Os antimicrobianos têm ampla utilização no tratamento de infecções bacterianas, conhecidas ou suspeitas, e na prevenção de pós-operatório e infecções secundárias. A maioria dos cavalos são animais de companhia ou para atletismo, o que cria um estreito vínculo humano-animal. Devido ao seu valor econômico e afetivo, combinações antimicrobianas e medicamentos dispendiosos que têm rara utilização em medicina veterinária são, com frequência, utilizados nos equinos. O tratamento empírico é também muito comum. No entanto, o aparecimento de bactérias resistentes a múltiplas drogas em equinos é uma crescente preocupação, e, recentemente, várias organizações veterinárias desenvolveram orientações éticas gerais para incentivar a utilização prudente de antimicrobianos (1, 2).

Ainda que os princípios básicos da terapia antimicrobiana equina não sejam diferentes dos de outras espécies animais, existem considerações especiais. Alguns equinos são animais de produção, e preocupações inerentes sobre resíduos antimicrobianos e resistência antimicrobiana nos produtos alimentícios devem ser consideradas quando a carne equina se destina ao consumo humano. Como fermentadores no intestino posterior, os cavalos são particularmente sensíveis às consequências gastrintestinais adversas por administração de antimicrobianos. A fragilidade e o valor econômico e emocional de potros neonatos incentivam o tratamento antimicrobiano. No entanto, a farmacodinâmica de antimicrobianos nesses animais é pouco entendida. A grande dimensão (tamanho) da maioria dos cavalos pode resultar em restrições econômicas para as melhores terapias se os medicamentos mais adequados são mais caros do que outras opções. O tamanho e o temperamento de um cavalo podem influenciar na escolha do tratamento, além da habilidade dos veterinários ou dos proprietários em administrar medicamentos por meio de diferentes rotas. Em alguns países, as pessoas leigas têm pronto acesso a determinados agentes antimicrobianos, e veterinários podem encontrar casos que foram tratados com uma ou mais drogas, muitas vezes com um inadequado regime de dosagens. Todos esses fatores devem ser levados em consideração ao prescrever ou administrar antimicrobianos para um cavalo.

## 10.1 EFEITOS ADVERSOS DOS ANTIMICROBIANOS

Uma variedade de efeitos adversos pode ocorrer como resultado da terapia antimicrobiana, incluindo colite, reação alérgica, doença imunomediada e artropatias. Do ponto de vista clínico, o principal efeito adverso aos antimicrobianos está associado a colite. Essa síndrome se desenvolve em associação temporal com terapia antimicrobiana e pode ser causada por alterações na composição da microflora intestinal. Mesmo que o risco relativo de colite com diferentes antimicrobianos não tenha sido avaliado de forma objetiva, parece claro que existe uma grande variação. Drogas que têm baixa absorção oral ou são excretadas na bile ou nos enterócitos representam um risco mais elevado, devido aos níveis da droga alcançados no trato intestinal. Droga com atividade contra anaeróbios também são consideradas mais propensas a provocar colite.

A prevenção total da colite é impossível; o real objetivo consiste em reduzir o risco por meio do uso apropriado de antimicrobianos. A administração via oral deveria ser utilizada apenas para os medicamentos com comprovada eficácia e segurança em cavalos. Agentes como lincomicina, clindamicina e penicilinas orais são consideradas de alto risco e nunca deveriam ser usadas em equinos. Outros antibióticos, como oxitetraciclina e eritromicina, também são considerados arriscados, mas podem ter alguma utilização em determinadas condições. Por exemplo, oxitetraciclina é a droga de escolha da febre equina de Potomac (*Potomac horse fever*; PHF). Eritromicina é muito eficaz no tratamento da infecção por *Rhodococcus equi* em potros, mas pode causar colites graves em adultos, mesmo seguindo a mínima exposição (3). É importante lembrar que existe um grau de risco com qualquer antimicrobiano administrado por qualquer via. A probabilidade e as consequências de colites associadas a antimicrobianos devem ser consideradas com cuidado ao decidir se antimicrobianos são necessários, bem como na seleção das drogas mais adequadas para determinada doença ou patógeno.

Existem diferenças regionais na incidência aparente de efeitos adversos decorrentes de antimicrobianos. Isso talvez seja melhor ilustrado pela alta incidência de *Clostridium difficile* associado a diarreia em éguas, na Suécia, expostas a baixos níveis de eritromicina, enquanto seus respectivos potros estavam sendo tratados para pneumonia por *R. equi* (4). Não é comum esse fenômeno ser relatado em outras áreas. As colites fatais também têm sido referidas de modo informal após a administração da doxiciclina a cavalos na Europa, mas não é considerada um grave problema na América do Norte. No entanto, em um estudo sobre a farmacocinética da doxiciclina realizado nos Estados Unidos, de seis cavalos estudados, um morreu de colite aguda (5).

A enrofloxacina tem sido associada a artropatias em potros e deve ser evitada nessa faixa etária. Isso corrobora os achados em outros animais. No entanto, uma completa documentação científica sobre o efeito adverso da enrofloxacina em potros nunca foi publicada, e, portanto, falta revisão crítica sobre esse tópico.

## 10.2 INTERAÇÕES MEDICAMENTOSAS

A probabilidade de interações medicamentosas negativas em cavalos é menos importante do que em humanos. Em contraste, interações entre drogas e alimentos são frequentes em cavalos, e certas condições de dieta (p. ex., condição de alimentado *versus* em jejum, antes ou após a refeição, tipo de alimento, etc.) devem ser controladas com cautela quando antimicrobianos forem administrados via oral. A interação entre medicamentos pode ser de origem farmacodinâmica ou farmacocinética. No entanto, é mais comum que interações entre drogas antimicrobianas sejam de natureza farmacodinâmica. Por exemplo, o efeito sinérgico derivado da combinação de penicilinas e aminoglicosídeos tem sido bem documentado em medicina humana, tanto *in vitro* quanto *in vivo*. Contudo, a sinergia *in vivo* não foi validada para outras combinações de antimicrobianos de comum utilização em medicina equina, em especial a combinação de eritromicina com rifampicina, utilizadas para o tratamento da infecção por *R. equi* em potros. Poderia ser interessante comparar, *in vivo* e sob condições controladas, a eficácia da combinação desses antimicrobianos com a eritromicina isoladamente em diferentes fases da infecção.

Ainda que a interação farmacodinâmica entre antimicrobianos e não antimicrobianos seja, em teoria, possível, pouca informação, especificamente sobre equinos, está disponível sobre esse tipo de interação. Para os aminoglicosídeos, um bloqueio neuromuscular pode ser esperado, sobretudo durante a anestesia, uma vez que esses agentes inibem a liberação de acetilcolina nas junções pré-sinápticas. No entanto, foi demonstrado que uma única dose elevada de gentamicina (6 mg/kg de peso corporal) não causa significativo bloqueio neuromuscular quando administrada a equinos saudáveis anestesiados com halotano (6). Outras combinações de droga que devem ser evitadas em medicina equina incluem:

- β-lactâmicos (penicilinas/cefalosporinas) com tetraciclinas. A inibição da síntese da parede celular exercida pelos β-lactâmicos requer replicação bacteriana, que é afetada pelo efeito bacteriostático das tetraciclinas.
- Penicilina procaínica e trimetoprima/sulfonamidas. Trimetoprima/sulfonamidas inibem a síntese de ácido fólico na célula bacteriana, mas muitas bactérias podem quebrar a porção procaína da penicilina para ácido aminobenzoico, um precursor do ácido fólico, contrariando, assim, o efeito desses antimicrobianos.
- Fluoroquinolonas e rifampina. Rifampina resulta na inibição de síntese de autolisina das bactérias, que é necessária para o efeito antibacteriano das fluoroquinolonas (7).
- Trimetoprima/sulfonamidas e rifampina. Esta parece aumentar a eliminação de trimetoprima/sulfonamidas.
- Trimetoprima/sulfonamidas e drogas agonistas alfa-2. Essa associação antimicrobiana parece potencializar o efeito de drogas agonistas alfa-2, aumentando, assim, arritmias cardíacas.

## 10.3 RESISTÊNCIA A ANTIMICROBIANOS EM BACTÉRIAS ISOLADAS DE EQUINOS

Para alguns patógenos de equinos, a suscetibilidade *in vitro* ou a resistência a determinados agentes antimicrobianos é bastante previsível.

Por exemplo, os estreptococos β-hemolíticos são quase sempre sensíveis a penicilinas, e *R. equi* é, em geral, sensível a eritromicina, pelo menos com base em medições *in vitro*. Os levantamentos sobre a suscetibilidade antimicrobiana de bactérias patógenas equinas falharam em detectar a resistência a eritromicina em *R. equi* (Tabelas 10.1 a e b), e as bases genéticas da resistência bacteriana aos macrolídeos nunca foram descritas nessa espécie. Essas informações microbiológicas são relevantes do ponto de vista clínico, porque a penicilina e a eritromicina são a primeira escolha de medicamentos para o tratamento de infecções causadas por estreptococo β-hemolítico e *R. equi*, respectivamente. Organismos como *Pseudomonas aeruginosa*, *Klebsiella* e *Enterobacter* são, em essência, resistentes a penicilinas. Em contrapartida, a resistência em outras espécies, tais como *Escherichia coli* e *Staphylococcus aureus*, é muito imprevisível, e o teste de suscetibilidade *in vitro* é de extrema utilidade para gerar dados locais que possam ser utilizados para orientar a escolha antimicrobiana, bem como para avaliar os efeitos de utilização de agentes antimicrobianos. É importante levar em consideração os padrões locais de resistência antimicrobiana ao desenvolver um regime de tratamento, pois padrões de resistência podem variar muito entre as regiões geográficas (Tabelas 10.1a e b), e mesmo entre fazendas próximas.

Dados de resistência que não se refiram a hospital/fazenda devem ser interpretados com cautela. Por não ser normal realizar cultura e teste de suscetibilidade antes de um tratamento inicial, os dados publicados na literatura científica são, em geral, baseados em infecções refratárias previamente tratadas com um ou mais antimicrobianos. Além disso, a maioria dos estudos é baseada em cavalos que estão sendo assistidos em hospitais, o que torna mais provável que tenham recebido tratamento antimicrobiano, e, portanto, transportam bactérias resistentes. Esses enviesamentos de seleção tendem a supervalorizar os níveis reais de resistência antimicrobiana e devem ser considerados para uma interpretação correta dos dados sobre a prevalência da resistência. Diferenças metodológicas (métodos e critérios utilizados para a medição de resistência e definição) também devem ser consideradas quando se comparam os resultados comunica-

# GUIA DE ANTIMICROBIANOS EM VETERINÁRIA **203**

**Tabela 10.1a**  Padrões de suscetibilidade (% suscetível)[a] de bactérias selecionadas a partir de amostras clínicas de cavalos admitidos no Ontario Veterinary College, no Canadá

| Organismo | N | Pen | Amp | Ceft | Enro | Eri | Rif | TMS | Gent | Ami | Tet | Clo |
|---|---|---|---|---|---|---|---|---|---|---|---|---|
| *Streptococcus zooepidemicus* | 164 | 97 | 99 | 100 | 63 | 93 | 98 | 45 | 88 | 9 | 26 | 80 |
| *Streptococcus equi* | 26 | 97 | 97 | 100 | 67 | 92 | 89 | 72 | 100 | 0 | 80 | 100 |
| *Escherichia coli* | 102 | 2 | 40 | 84 | 91 | 2 | 0 | 42 | 71 | 90 | 48 | 70 |
| *Actinobacillus equuili* | 28 | 52 | 63 | 100 | 92 | 39 | 46 | 57 | 100 | 65 | 86 | 95 |
| *Staphylococcus aureus* | 70 | 29 | 26 | 77 | 97 | 79 | 88 | 66 | 49 | 96 | 66 | 88 |
| *Rhodococcus equi* | 11 | 9 | 18 | 36 | 64 | 100 | 83 | 27 | 100 | 100 | 36 | 50 |
| *Klebsiella* spp. | 52 | 0 | 0 | 73 | 90 | 0 | 6 | 21 | 37 | 80 | 38 | 65 |
| *Salmonella* spp. | 146 | 0 | 33 | 67 | 65 | 0 | 0 | 40 | 44 | 73 | 63 | 37 |
| CoNS | 34 | 56 | 59 | 74 | 86 | 73 | 80 | 65 | 76 | 93 | 77 | 86 |
| *Pseudomonas* spp. | 63 | 5 | 10 | 22 | 44 | 5 | 9 | 16 | 56 | 90 | 33 | 21 |
| *Enterococcus* spp. | 54 | 43 | 55 | 10 | 16 | 19 | 11 | 22 | 43 | 16 | 30 | 67 |
| *Acinetobacter* spp. | 28 | 4 | 18 | 7 | 81 | 0 | 7 | 18 | 21 | 74 | 25 | 43 |
| *Citrobacter* spp. | 18 | 0 | 0 | 61 | 94 | 6 | 0 | 56 | 24 | 60 | 33 | 50 |
| *Enterobacter* spp. | 72 | 0 | 3 | 38 | 65 | 0 | 18 | 19 | 20 | 70 | 31 | 42 |

[a]Testes de suscetibilidade antimicrobiana pelo método de difusão em disco de Kirby-Bauer seguindo as orientações do Clinical and Laboratory Standards Institute (CLSI), realizados pelo Laboratório de Saúde Animal, Universidade De Guelph.
CoNS, Estafilococo coagulase-negativo; Pen, penicilina; Amp, ampicilina; Ceft, ceftiofur; Enro, enrofloxacina; Eri, eritromicina; Rif, rifampicina; TMS, sulfametoxazol/trimetoprima; Gent, gentamicina; Tet, oxitetraciclina; Ami, amicacina; Clo, cloranfenicol.

**Tabela 10.1b**  Ocorrência de suscetibilidade entre bactérias isoladas de equinos. Os isolados são de amostras clínicas submetidas ao Departamento de Bacteriologia do National Veterinary Institute, Uppsala, Suécia

| Organismo | N | Origem dos isolados | Porcentagem de isolados suscetíveis (maior valor de CIM para suscetibilidade mg/L) | | | | | | | |
|---|---|---|---|---|---|---|---|---|---|---|
| | | | Pen (≤ 1) | Amp (≤ 2) | Ceft (≤ 2) | Enro (≤ 0,25) | Eri (≤ 0,5) | TMS (≤ 0,5/9,5) | Gent (≤ 4) | Tet (≤ 4) |
| *Streptococcus zooepidemicus* | 175 | Trato respiratório | 100 | 100 | 100 | 0 | NT | 41 | NR | 97 |
| *Streptococcus equi* | 50 | Trato respiratório | 100 | 100 | 100 | 0 | NT | 98 | NR | 100 |
| *Escherichia coli* | 161 | Trato genital feminino | NR | 31 | 100 | 96 | NT | 81 | 98 | 94 |
| *Actinobacillus* spp. | 149 | Diversas | 87 | 87 | NT | 98 | 0 | 95 | 42 | 97 |
| *Staphylococcus aureus* | 516 | Diversas | 56 | 56 | 100 | 92 | NT | 92 | 94 | 97 |
| *Rhodococcus equi* | 20 | Trato respiratório | 5 | 10 | NT | 10 | 100 | 0 | 100 | |
| *Pseudomonas aeruginosa* | 37 | Diversas | 0 | 0 | 5 | 8 | NT | 5 | 81 | 2 |

Teste de suscetibilidade antimicrobiana determinado pela microdiluição em caldo.
Dados coletados e modificados de SVARM, Swedish Veterinary Antimicrobial Resistance Monitoring, The National Veterinary Institute, Uppsala, Sweden, 2001-2005, e a partir de espécimes clínicos investigados no Departamento de Bacteriologia, SVA.
Pen, penicilina; Amp, ampicilina; Ceft, ceftiofur; Enro, enrofloxacina; Eri, eritromicina; Rif, rifampicina; TMS, sulfametoxazol/trimetoprima; Gent. gentamicina; Tet, oxitetraciclina; NR = não relevante; NT = não testada.

dos por diferentes laboratórios. Da mesma forma, é importante analisar, sobretudo a partir de diferentes países, como tais diferenças podem ser avaliadas a partir das variações observadas.

O aparecimento de bactérias resistentes a múltiplas drogas é um problema global em cavalos, assim como em outros animais. Patógenos específicos que merecem atenção são *Salmonella* multirresistente, *Staphylococcus aureus* resistente a meticilina (MRSA), *Pseudomonas* multirresistente (em especial *Pseudomonas aeruginosa*) e *Enterococcus* multirresistente (p. ex., enterococos resistentes a vancomicina). A resistência a múltiplas drogas em bactérias de equinos aumenta o risco de falha no tratamento e os custos para os proprietários de cavalo, devido a hospitalização prolongada e uso de antimicrobianos caros, incluindo medicamentos de extrema importância na medicina humana (ver Capítulo 4).

Grande parte das preocupações atuais com o aparecimento de bactérias multirresistentes a drogas em cavalos envolve MRSA (8, 9). As infecções por MRSA são difíceis de tratar, porque existem opções terapêuticas limitadas. Ainda que, na maior parte das vezes, sejam associadas a pele e infecções de tecidos moles, infecções fatais por MRSA podem se desenvolver, incluindo septicemia. Um aspecto que torna difícil o controle da disseminação de MRSA é o fato de que essas bactérias podem colonizar as passagens nasais ou o trato gastrintestinal, sem qualquer sinal exterior. Isso complica o controle da infecção porque um reservatório silencioso (cavalos infectados) pode estar presente na população. A terapia antimicrobiana foi identificada como um fator de risco para a colonização de MRSA associada ao hospital (10) e à comunidade, destacando a necessidade de prudente terapia antimicrobiana em hospitais veterinários e nas fazendas de produção. Tem sido relatada a transmissão entre cavalos e humanos, em ambas as direções, e infecções zoonóticas têm ocorrido entre os que trabalham com equinos (11). Convém notar que a detecção do MRSA é difícil, devido à variável expressão do gene (*mecA*) *in vitro,* que codifica a resistência a meticilina. O MRSA pode ser rapidamente detectado apenas usando determinadas drogas β-lactâmicas (ou seja, oxacilina ou cefoxitina), que nem sempre estão incluídas nos painéis para teste de suscetibilidade antimicrobiana

de equinos. Assim, é provável que a ocorrência de resistência a múltiplas drogas desse importante patógeno seja hoje negligenciada em muitas práticas com equinos.

## 10.4 TERAPIA EMPÍRICA ANTIMICROBIANA E DIAGNÓSTICOS APRESENTADOS

A terapia empírica antimicrobiana tem utilização rotineira para a maioria das infecções em cavalos; contudo, em geral reconhece-se que a submissão de amostras para cultura e a utilização de técnicas laboratoriais para o correto isolamento bacteriano e teste de suscetibilidade antimicrobiana são de extrema importância para o sucesso do tratamento individual de pacientes, para a identificação dos problemas da população (rebanho, região) e para a detecção de mudanças na distribuição dos patógenos ou padrões de resistência. A menos que a natureza da doença seja tal que não exista contraindicação para retardar a terapia, o tratamento empírico na primeira visita é uma prática comum na medicina equina. Em algumas situações, pode não ser necessária ou até mesmo apropriada a coleta de amostra para o diagnóstico. Por exemplo, suabe nasal (exceto em casos suspeitos de garrotilho com a presença de exsudato purulento) e de feridas contaminadas tem limitado valor diagnóstico, devido à presença de um elevado número de bactérias contaminantes. Em outros casos, espécimes representativos de diagnóstico não podem ser coletados por causa da impossibilidade de acesso ao local da infecção (p. ex., abscessos abdominais) ou por limitações econômicas. Às vezes, a análise bacteriológica pode levar a resultados falso-negativos, devido a disseminação intermitente do patógeno, presença de organismos de cultivo fastidioso ou que não podem ser cultivados, falha no uso de meios microbiológicos especializados, má coleta, transporte ou armazenamento impróprio da amostra ou terapia antimicrobiana prévia. No entanto, em muitas outras circunstâncias, a importância da cultura bacteriológica e do teste de suscetibilidade antimicrobiana não pode ser ignorada.

As condições de doença que não acarretam risco de morte, mas, sim, propensão a recaída ou falha no tratamento (p. ex., cistite), e que são causadas por agentes patógenos com imprevisível suscetibilidade a antimicrobianos (p. ex., bactérias gram-negativas), devem ser tratadas de forma empírica com antimicrobianos de estreito espectro; além disso, amostras para cultura devem ser coletadas antes do início da terapia. Uma variedade de infecções com potencial risco de morte pode ser citada, como pneumonia grave, pleuropneumonia, peritonite, artrite séptica e septicemia neonatal. Somente nessas situações a utilização empírica de agentes antimicrobianos de amplo espectro ou combinações antimicrobianas (i.e., penicilina e aminoglicosídeo) é justificada, enquanto se aguardam os resultados da cultura. Existem ainda condições de doença para as quais a terapêutica antimicrobiana empírica não é recomendada. As infecções brandas do trato respiratório superior (i.e., com provável origem viral), diarreia em cavalos adultos e feridas superficiais leves (que não envolvam as articulações ou a bainha tendínea), em geral, não precisam de antimicrobianos; um tratamento de suporte, com acompanhamento atento e cuidados da ferida, deve ser suficiente.

## 10.5 PROFILAXIA ANTIMICROBIANA

Os princípios gerais da profilaxia perioperatória que foram abordados no Capítulo 1 também se aplicam aos cavalos. Não há necessidade de administrar antimicrobianos para procedimentos simples, como a castração, e muitos procedimentos ortopédicos, incluindo os realizados em campo. Além disso, o risco de infecção e suas possíveis consequências devem ser considerados ao decidir se a profilaxia antimicrobiana é indicada, assim como é importante enfatizar que os antimicrobianos não devem ser usados em substituição às boas técnicas cirúrgicas, um ambiente cirúrgico apropriado, boa gestão e ótimas práticas de controle da infecção (12). Não existem recomendações específicas para cavalos, mas, na medicina humana, é recomendada a administração de antimicrobianos cerca de 1 hora antes da cirurgia, para que os níveis terapêuticos estejam presentes no local da cirurgia, no momento da primeira incisão. Muitas vezes, uma única dose perioperatória é suficiente, além de não ser necessário um tratamento prolongado após a cirurgia. É importante observar, ainda, que a profilaxia antimicrobiana após a cirurgia costuma ser considerada ineficaz.

## 10.6 ORIENTAÇÕES SOBRE DOENÇAS E PATÓGENOS ESPECÍFICOS

Uma abordagem baseada em um sistema de terapia antimicrobiana é descrita nos parágrafos seguintes. As orientações nesta seção descrevem um equilíbrio entre a utilização prudente de antibióticos e as recomendações da literatura científica. No entanto, a literatura sobre equinos nem sempre é baseada em estudos científicos objetivos, e, com frequência, os relatórios da experiência clínica e os dados de suscetibilidade antimicrobiana são utilizados para formular recomendações, devido à relativa escassez de dados científicos. Como tal, a literatura científica tende a ser dominada por recomendações que promovam a utilização de um amplo espectro de drogas antimicrobianas e combinações, em especial penicilina com gentamicina. Existe necessidade de mais investigação para racionalizar o uso de antimicrobianos em medicina equina.

As Tabelas 10.2 a 10.13 fornecem recomendações para doenças/síndromes específicas e seus agentes patógenos. Elas foram elaboradas considerando uma combinação de fatores, incluindo os patógenos e os padrões de suscetibilidade esperados e os fatores típicos dos pacientes. As doses recomendadas de agentes antimicrobianos utilizados na medicina equina são listadas na Tabela 10.2. A qualidade científica da literatura em que essas tabelas são baseadas é muito variável, uma vez que existe uma carência geral de estudos bem controlados sobre a eficácia antimicrobiana em cavalos. Muitas recomendações de antimicrobianos, nomeadas como combinações politoxico-dependência, têm sido divulgadas pela literatura, mas não se baseiam em dados objetivos. Um exemplo comum é a combinação de penicilina, gentamicina e metronidazol, que é por vezes utilizada para o tratamento das condições de risco de morte, tais como pleuropneumonia e peritonite. Essa tripla combinação antimicrobiana é considerada o mais amplo espectro de cobertura para possíveis patógenos em equinos, com exceção dos organismos resistentes e de *Mycoplasma* spp. No entanto, essa tripla combinação tende a ser empregada com base no receio de não atingir um patógeno envolvido, no valor econômico do cavalo ou pela falta de conhecimento sobre a doença. A administração de um β-lactâmico com um aminoglicosídeo é uma combinação de espectro muito amplo para organismos sensíveis. No entanto, alguns anaeróbios, como cepas de *Clostridium* e *Bacteroides,* não são afetados por β-lactâmicos. O tratamento com metronidazol para anaeróbios melhora a cobertura com boas características farmacocinéticas e farmacodinâmicas de longa ação, penetrando locais de difícil acesso no organismo. No entanto, a maioria das infecções em cavalos é causada por bactérias aeróbicas gram-positivas e gram-negativas, e, portanto, essa tripla combinação antimicrobiana não representa uma melhora na cobertura. Na verdade, é mais provável que os tratamentos com mais antimicrobianos, que destroem a população intestinal anaeróbia, predisponham o cavalo a desenvolver colite associada a antimicrobianos. Assim, seria mais prudente encontrar a(s) causa(s) e escolher os antimicrobianos com as melhores características farmacocinéticas e farmacodinâmicas contra as infecções causadas por bactérias gram-positivas e gram-negativas. Além disso, é mais provável que infecções por anaeróbios em equinos, na maioria dos casos, sejam associadas a infecções crônicas (p. ex., > 5 dias) em locais de baixa oxigenação no corpo (p. ex., pleura, peritônio e feridas profundas).

Nossas recomendações devem ser consideradas como diretrizes gerais que não substituem as informações obtidas pela cultura e pelos testes de suscetibilidade de cada paciente. A maioria delas são recomendações que podem ser utilizadas em situações específicas em que o agente ou sua suscetibilidade-padrão é desconhecido, ou quando não são submetidas amostras ao laboratório para diagnóstico ou cultura, ou, ainda, enquanto os resultados estão pendentes. Apenas algumas recomendações específicas para cada patógeno são fornecidas para orientar a seleção antimicrobiana quando o agente causal foi identificado e o dado de suscetibilidade *in vitro* está disponível, uma vez que essa situação é bastante frequente na prática clínica. Em algumas situações, várias opções são apresentadas em cada categoria (primeira, segunda e última escolha). Isso é recomendado porque, quando as drogas estão dentro da mesma categoria, se presume serem igualmente adequadas; além disso, outros fatores, tais como custo, via de administração e características do paciente (p. ex., idade, doença concomitante), devem ser considerados para a escolha da melhor opção antimicrobiana. Por outro lado, nem todos os agentes antimicrobianos sugeridos estão disponíveis em todas as regiões, e a utilização de determinados compostos (p. ex, cloranfenicol) é proibida em alguns países.

### 10.6.1 Infecções respiratórias

Doenças respiratórias são comuns em cavalos, e são consideradas uma das razões mais frequentes para a administração de antimicrobianos (Tabela 10.3). Doenças do trato respiratório têm causas multifatoriais. Os tratamentos recomendados são variáveis, e ainda algumas referências devem ser comprovadas com o uso de antibióticos de amplo espectro para doenças do trato respiratório de suínos, mesmo para distinguir a possibilidade de pneumonia bacteriana secundária de uma infecção viral primária, apesar da ausência de dados de apoio a essas abordagens. É importante que clínicos de equinos lembrem que a maioria das doenças respiratórias em cavalos não é infecciosa, ou é viral e não requer tratamento antimicrobiano. Além disso, pneumonia bacteriana secundária é rara. A utilização de antimicrobianos de amplo espectro para doenças do trato respiratório com base em sinais clínicos isolados (p. ex., febre, tosse, descarga nasal) já não pode ser justificada. Há uma série de técnicas diagnósticas (p. ex., lavagem transtraqueal, aspirado traqueal, lavado broncoalveolar, biópsia pulmonar) que são simples e seguras para obter amostras representativas para cultura e sensibilidade (13). Independentemente do agente causador de uma infecção do trato respiratório inferior, deve-se prover o repouso adequado, baias bem ventiladas e cuidados de suporte, incluindo boa qualidade de feno e água, que são os componentes mais importantes da recuperação. Exercícios durante a doença clínica e/ou a convalescença podem piorar o estado clínico. O repouso nas baias por três semanas após a resolução clínica tem sido orientado para as doenças bacterianas das vias aéreas inferiores.

O contato direto entre os agentes antimicrobianos e as vias aéreas inferiores por meio de nebulização foi um método atraente para administrar a droga em concentrações máximas no local da infecção, tendo rápido início de ação e mínima exposição sistêmica. Supõe-se que partículas de aerossol com tamanhos entre 1 e 5 $\mu m$ possam ser ideais para a terapia, utilizando ultrassom ou nebulizadores. Aminoglicosídeos são os

GUIA DE ANTIMICROBIANOS EM VETERINÁRIA **207**

**Tabela 10.2** Dosagens recomendadas de agentes antimicrobianos usados em cavalos

| Droga | Dose(s) | Comentários |
|---|---|---|
| Amicacina | Potros: 21 a 25 mg/kg IV/IM a cada 24 h<br>Adultos: 10 mg/kg IV/IM a cada 24 h | Nefrotóxico. Monitoramento dos níveis de droga é ideal em animais comprometidos<br>Não recomendado em combinação com fenilbutazona |
| | Intra-articular: 250 a 500 mg/d/articulação a cada 24 h | Vigilância total em doses sistêmicas |
| | Intrauterina: 2 g | Tamponados com volume igual de bicarbonato de sódio 7,5% |
| Ampicilina sódica | 10 a 20 mg/kg IV a cada 6 a 8 h<br>Intrauterina: 1 a 3 g | |
| Ampicilina Tri-hidratada | 20 mg/kg IM a cada 12 h | |
| Azitromicina | 10 mg/kg PO a cada 24 h por 5 dias, então a cada 48 h | |
| Cefazolina | 20 mg/kg IV a cada 6 h<br>20 a 25 mg/kg IM a cada 8 h<br>Intra-articular: 500 mg/d/articulação | |
| Cefepima | Potros: 11 mg/kg IV a cada 8 h<br>Adultos: 6 mg/kg IV a cada 8 h | |
| Cefotaxima | 25 a 40 mg/kg IV a cada 6-8 h | |
| Cefoxitina | 20 mg/kg IM/IV a cada 8 h | |
| Cefquinona | Potros: 1 mg/kg IM/IV a cada 12 h<br>Adultos: 1 mg/kg IM/IV a cada 24 h | |
| Ceftiofur | 2,2 a 4,4 mg/kg IV/IM a cada 12 h | 4,4 mg/kg têm sido recomendados para potros e infecções gram-negativas |
| | Área de perfusão: 20 mL de 50 mg/mL a cada 24 h | Infecções sinoviais |
| | Intrauterina: 1 g | |
| Ceftriaxona | 25 mg/kg IV a cada 12 h | |
| Cefalexina | 30 mg/kg PO a cada 8 h | Segurança incerta |
| Cloranfenicol | 35 a 50 mg/kg PO a cada 6 a 8 h | Preocupação na saúde humana<br>Ilegal em algumas regiões |
| Claritromicina | 7,5 mg/kg PO a cada 12 h | |
| Di-hidroestreptomicina | 10 mg/kg IM a cada 12 h | |
| Doxicilina | 10 mg/kg PO a cada 12 h; 20 mg/kg PO a cada 24 h | Alto risco de colite em algumas áreas, sobretudo na Europa |
| Enrofloxacina | 5 mg/kg IV a cada 24 h<br>7,5 a 10 mg/kg PO a cada 24 h;<br>7,5 a 10 mg/kg IV para infecções por *Pseudomonas* | Não para uso em animais em crescimento. Deveria sempre ser reservada para tratamento de segunda linha, com base em cultura e suscetibilidade<br>Não recomendada em combinação com rifampina |
| Eritromicina | Estolato: 25mg/kg PO a cada 6 h<br>Fosfato: 37,5 mg/kg PO a cada 12 h | Pode desenvolver hipertermia com tempo quente<br>Alto risco de colite em cavalos adultos |

*continua*

10 Equinos

**Tabela 10.2** Continuação

| Droga | Dose(s) | Comentários |
|---|---|---|
| Gentamicina | 6,6 mg/kg IV/IM | Nefrotóxica. Monitoramento dos níveis de droga é ideal em animais comprometidos. Não recomendada em combinação com fenilbutazona |
| | Aerossol: 20 mL de 50 mg/mL a cada 24 h | Para tratamento de pneumonia bacteriana Eficácia desconhecida |
| | Perfusão intraóssea: 2,2 mg/kg em 0,1 mL/kg salina | Infecção da estrutura sinovial e de ossos em membros distais |
| | Intra-articular: 150 mg/d/articulação | Tamponados com volume igual de bicabornato de sódio 7,5% |
| | Intrauterina: 1 a 2 g | Muito raramente indicada |
| Imipinem-cilastatina | 10 a 20 mg/kg lento IV a cada 6 h | |
| Marbofloxacina | 2 mg/kg PO/IM/IV | |
| Metronidazol | Colite: 15 mg/kg PO a cada 8 h | Teratogênico |
| | Outras: 20 a 25 mg/kg PO a cada 6 h; 20 mg/kg *per rectum* | Parar se desenvolver anorexia |
| Oxitetraciclina | 6,6 mg/kg lento IV a cada 12 a 24 h | Alto risco de colite |
| Penicilina: benzatina | Não recomendado | Não produzem níveis terapêuticos e não deveriam ser usadas |
| Penicilina: procaína | 20.000 IU/kg IM a cada 12 h | Uma dose diária deve ser necessária em algumas regiões para efeitos regulatórios |
| Penicilina: sódio/potássio | 20.000 IU/kg IV a cada 6h Intrauterina: 5 a 10 milhões IU | |
| Rifampina | 10 mg/kg PO a cada 12 a 24 h | Causa descoloração da urina e lacrimejamento. Nunca deveria ser usada sozinha |
| Ticarcilina | Intrauterina: 6 g | |
| Trimetroprima-sulfonamida | 24 a 30 mg/kg IV/PO a cada 12 h 30 mg/kg para burros | Infusão IV lenta Não recomendadas com detomidina |

IV = intravenosa; IM = intramuscular; PO = *per os* (via oral).

antimicrobianos com mais frequência relatados na apresentação em aerossol, pois eles permanecem bioativos nesse estado, e são mal absorvidos por toda a superfície epitelial, mantendo-se assim no interior da árvore pulmonar, onde exercem efeitos concentração-dependentes (14). No entanto, a inalação tem sido controversa para a terapia antimicrobiana em medicina humana, devido ao potencial risco de contaminação pulmonar com bactérias do ambiente, bem como a administração escassa da droga em algumas partes do pulmão. A droga pode causar irritação e induzir broncoconstrição, e a administração de aerossóis em superfícies contendo grande número de bactérias diversas pode selecionar bactérias resistentes a antimicrobianos. Para a maioria dos

sistemas de nebulização, foi estimado que cerca de 10% da droga atinge os pulmões durante a doença, isso devido a excessiva secreção ou muco, broncospasmo e taxas de fluxo de ar turbulento com taquipneia.

A pneumonia por *R. equi* é uma razão comum para a administração de antimicrobianos em potros. O tratamento de infecções por *R. equi* não é simples, considerando-se o aparecimento de cepas resistentes a macrolídeo e rifampina, bem como a dificuldade de resolução de infecções graves. A terapia antimicrobiana convencional inclui uma combinação de eritromicina e rifampina (15). No entanto, algumas regiões geográficas (p. ex., Escandinávia) também têm de lidar com o risco real de colite por clostrídios em éguas, de-

**Tabela 10.3** Recomendações de antimicrobianos para doenças selecionadas do trato respiratório

| Doença/síndrome | Patógeno | Primeira escolha | Segunda escolha | Última opção | Comentários |
|---|---|---|---|---|---|
| Pneumonia bacteriana | S. equi subesp. Zooepidemicus, Staphylococcus Actinobacillus, E. coli, Klebsiella spp., Outros | Penicilina[a] | Ceftiofur[a], TMS | Macrolídeos[a], TMS com aminoglicosídeos | Importante realizar cultura e sensibilidade |
| | Bordetella bronchiseptica | Gentamicina, Amicacina | Tetraciclina | Macrolídeo | Tratamento prolongado deve ser necessário |
| Empiema de bolsa gutural | Vários, incluindo Streptococcus | Penicilina | Ceftiofur | | Importante nas bolsas guturais. Antimicrobianos sistêmicos são raramente indicados. Administração de benzilpenicilina tanto local quanto sistêmica parece aumentar as taxas de sucesso no tratamento com S. equi |
| Abscesso pulmonar | Streptococcus, Actinobacillus, E. coli | Penicilina[a] | TMS | Macrolídeos[a] com rifampicina | Considerar drenagem cirúrgica em casos refratários ao tratamento |
| Pneumonia por Mycoplasma felis | | Tetraciclina | Macrolídeos | Enrofloxacina | |
| Pleuropneumonia | S. equi subesp. zooepidemicus, Staphylococcus, Actinobacillus, E. coli, Anaeróbios | Penicilina[a, b] | Ceftiofur, Macrolídeos | Enrofloxacina[b] | Tratamento de suporte e drenagem do líquido pleural são importantes terapias adjuntivas |
| Pneumonia em potros | Rhodococcus equi | Macrolídeos com rifampicina | Aztromicina com rifampicina | TMS | Risco de colite clostrídica em éguas de certas regiões geográficas |
| Sinusite | Streptococcus, Staphylococcus | Nenhuma | Nenhum | Nenhum | Antimicrobianos não são necessários com a remoção adequada de resíduos purulentos |
| Garrotilho | Streptococcus equi subesp. equi | Penicilina | Ceftiofur | TMS | Casos simples e ocorridos pela primeira vez de garrotilho não são afetados sistemicamente e não irão necessitar de tratamento antimicrobiano |
| Streptococcus zooepidemicus | | Penicilina | Ceftiofur | TMS | Relatos contraditórios sobre a eficácia de TMS para S. zooepidemicus |

TMS, trimetoprima/sulfonamidas.

[a] combinação com um aminoglicosídeo é adequada se são suspeitos patógenos gram-negativos.

[b] combinação com metronidazol é opcional se são suspeitos patógenos anaeróbios.

**10 Equinos**

vido ao tratamento com eritromicina em potros (4). Muitos agentes antimicrobianos são ativos *in vitro* contra *R. equi*, porém não há relação com a inibição da bactéria *in vivo*, por causa da localização intracelular do organismo no interior de macrófagos alveolares e da presença de material caseoso no local da infecção. Além disso, o uso de rifampicina não foi avaliado de forma crítica em infecções por rodococos. Assim, as opções de tratamento devem ser equilibradas em relação ao risco para a égua e aos custos, bem como à fase e à gravidade da infecção. Fases iniciais da infecção podem ser tratadas com outros agentes antimicrobianos (p. ex., trimetoprima/sulfonamidas, tetraciclinas, cloranfenicol), macrolídeos ou azalídeos (p. ex., azitromicina). Ainda que, na teoria, os aminoglicosídeos possam ser úteis nessa fase, a sua pouca penetração, a relativa inatividade em ambientes purulentos e os potenciais efeitos adversos (principalmente na administração a longo prazo) tornam impraticável sua utilização nos casos de apresentação "clássica". Mesmo possuindo muitas propriedades farmacocinéticas desejáveis, o cloranfenicol não está disponível em alguns países em decorrência da preocupação para a saúde humana. Estágios moderados da infecção podem ser tratados somente com macrolídeos ou azitromicina, ou macrolídeos/azalídeos em combinação com rifampicina. As tentativas de resolver graves estágios da infecção parecem exigir tratamentos mais agressivos com combinações de claritromicina e rifampicina ou eritromicina e rifampicina por muitas semanas.

### 10.6.2 Infecções gastrintestinais

A infecção do trato gastrintestinal é comum em equinos, em particular colite (Tabela 10.4). Muitos dos problemas podem ser provenientes da perda da microflora intestinal normal. Embora o crescimento exacerbado de organismos patógenos seja um processo importante da fisiopatologia, os mecanismos exatos, bem como os meios para "restaurar" o equilíbrio normal, não são bem compreendidos. O uso de terapia antimicrobiana de amplo espectro para colite em equinos adultos é controverso, e, em geral, não indicado. Alguns clínicos fazem uso rotineiro de antimicrobianos, outros usam tratamentos restritos para animais muito comprometidos e/ou neutropênicos, e há aqueles que raramente utilizam antimicrobianos

parenterais. É importante lembrar que é pouco provável que a terapia de amplo espectro tenha um efeito sobre o patógeno localizado no trato gastrintestinal. Pelo contrário, o objetivo da terapia é prevenção/tratamento da translocação bacteriana, algo que não é identificado com frequência em cavalos adultos imunocompetentes. A utilização de antimicrobianos pode causar mais dano à microflora, afetando de modo negativo o restabelecimento de uma microflora "normal" e conduzindo a resistência antimicrobiana. No caso de colite associada a antimicrobianos, se a infecção bacteriana não é provável ou não apresenta gravidade, podendo, assim, ser retirado, o tratamento por um período sem afetar de forma negativa os resultados, a cessação de todos os agentes antimicrobianos é recomendada. A terapia antimicrobiana não é indicada para eliminar a colonização por agentes patógenos como *Salmonella*, pois não há evidência de eficácia.

A terapia antimicrobiana oral, sobretudo utilizando metronidazol, é um tratamento comum para causa idiopática de colite por clostrídios (16). Alguns clínicos têm utilizado vancomicina para o tratamento da diarreia associada a *C. difficile*. Considerando a importância da vancomicina no tratamento de infecções graves em humanos, o recente aparecimento de enterococos resistentes a vancomicina em cavalos e a falta de segurança ou eficácia de dados em cavalos, os autores consideram inadequada a utilização de vancomicina em cavalos.

*Abscessos abdominais* e *peritonite* oferecem diferentes desafios. Os abscessos podem ser causados por uma variedade de agentes patógenos, e a obtenção de amostras para cultura e teste de suscetibilidade é difícil. Além disso, é raro que incisão e drenagem, o processo mais eficaz no tratamento do abscesso, sejam uma opção. Portanto, a longo prazo, a terapia antimicrobiana empírica é necessária, e as drogas escolhidas devem ter a capacidade de penetrar em abscessos e ter alguma atividade na presença de detritos orgânicos. Uma peritonite pode ser causada pela mesma gama de patógenos que provocaram os abscessos abdominais, porém a coleta para o diagnóstico é fácil, a terapêutica adjuvante (lavado abdominal) é viável, e os níveis da terapêutica antimicrobiana são alcançados com mais facilidade no local da infecção.

GUIA DE ANTIMICROBIANOS EM VETERINÁRIA **211**

**Tabela 10.4** Recomendações de antimicrobianos para doenças gastrintestinais selecionadas

| Doença/síndrome | Patógeno | Primeira escolha | Segunda escolha | Última opção | Comentários |
|---|---|---|---|---|---|
| Abscesso abdominal | *Streptococcus* *R. equi,Corynebacterium pseudotuberculosis* | TMS | Penicilina | Eritromicina[a] Cloranfenicol | Em geral, é necessário tratamento de longo prazo. Prognóstico desfavorável |
| *Clostridium difficile* associado a diarreia | *C.difficile* | Metronidazol | | | |
| *Clostridium perfringens* associado a diarreia | *C. perfringens* | Metronidazol | Bacitracina | Penicilina | |
| Peritonite | *Enterobacteriaceae, Streptococcus/ Staphylococcus Rodococcus,Clostridium, Bacillus,Bacteroides* | Penicilina com aminoglicosídeo[b] | Ceftiofur[b] | TMS Enrofloxacina com penicilina; enrofloxacina com metronidazol | |
| Febre equina de Potomac | *Neorickettsia ristici* | Oxitetraciclina | Doxiciclina | Eritromicina e rifampicina | |
| Enteropatia proliferativa | *Lawsonia intracellularis* | Eritromicina[a] | Oxitetraciclina | Cloranfenicol | |
| Enterite proximal | *C. difficile* Possivelmente outros | Metronidazol *per rectum* | Penicilina | | Eficácia desconhecida |
| Salmonelose | *Salmonella* | Nenhum | TMS Ampicilina Aminoglicosídeo | Cloranfenicol Ceftiofur Enrofloxacina | Somente em pacientes imunodeprimidos ou neonatos Com base em dados de suscetibilidade de antimicrobiana |

TMS, trimetoprima/sulfonamidas.

[a] Combinação com rifampicina é opcional.

[b] Combinação com metronidazol é opcional se são suspeitos patógenos anaeróbios.

**10  Equinos**

A PHF é uma doença importante em certas regiões, e a resposta clínica aos antimicrobianos tende a ser rápida. No entanto, o tratamento de escolha, a oxitetraciclina intravenosa, que é considerada uma droga de alto risco para a colite associada a antimicrobianos, deve ser utilizado de modo criterioso e apenas em animais com doença clínica e com elevado índice de suspeita de PHF.

### 10.6.3 Infecções musculoesqueléticas

O sistema musculoesquelético pode apresentar uma variedade de desafios para a terapia antimicrobiana (Tabela 10.5). É difícil chegar a níveis terapêuticos em muitos tecidos, como ossos, tendões, articulações e bainha dos tendões, após administração oral ou parenteral de antimicrobianos. Abordagens alternativas, tais como terapia intra-articular, infusão intraóssea e perfusão regional, podem ser úteis em muitas situações, pois fornecem níveis locais elevados de antimicrobianos. A tendência para a formação de abscesso de tecidos moles representa novos desafios, que inibem a penetração e a atividade antimicrobiana.

A artrite séptica é um problema importante em medicina equina. A cultura direta com frequência não apresenta resultados. A utilização de enriquecimento da cultura é importante, e o procedimento ideal é inocular amostras do fluido sinovial em caldo de hemocultura logo após a coleta. As amostras de sangue são incubadas em caldo por um período máximo de uma semana, aumentando, assim, a sensibilidade. Os cuidados com a esterilidade na técnica são fundamentais, porque esse processo de enriquecimento pode detectar um número muito baixo de bactérias, incluindo contaminantes. O uso da terapia empírica é importante por causa da baixa sensibilidade da cultura direta, do tempo associado ao enriquecimento da cultura e das eventuais consequências da doença. A coloração de gram do líquido sinovial deve ser realizada para fornecer informações básicas sobre o provável patógeno. O tratamento imediato é necessário, incluindo agentes antimicrobianos e procedimentos auxiliares, tais como lavagem da articulação, para reduzir o risco de comprometimento, de morte ou de danos no interior da articulação. Uma vantagem clara no tratamento da artrite séptica é a facilidade da terapia local (intra-articular) na maioria das situações. Injeção intra-articular de antimicrobianos é uma prática muito comum no tratamento da artrite séptica, pois essa opção é capaz de fornecer drogas a níveis muito elevados no local infectado. Trata-se de um processo fácil para a maioria das articulações, e é, muitas vezes, combinado com lavagem da articulação. As preocupações quanto à possibilidade de desenvolvimento de artrite química após a injeção de antimicrobianos têm sido abordadas. Contudo, isso não parece ser uma preocupação relevante do ponto de vista clínico, especialmente considerando o potencial de graves sequelas associadas a artrite séptica. Alguns agentes antimicrobianos são irritantes e podem produzir sinovite química. Portanto, apenas drogas conhecidas são seguras e eficazes (p. ex., amicacina, gentamicina, ceftiofur, cefazolina, sódio/potássio penicilina), e devem ser injetadas em articulações. Antimicrobianos administrados na articulação serão absorvidos na circulação. O total injetado deve ser considerado, sobretudo quando várias articulações estão sendo tratadas e quando o mesmo medicamento está sendo usado via parenteral. Em situações em que os potros neonatais estão sendo tratados em múltiplas articulações sépticas, aminoglicosídeos não devem ser utilizados nem em via parenteral nem em via intra-articular, pois podem resultar em níveis excessivos da droga.

Já a osteomielite é mais difícil de tratar, devido à dificuldade de produzir suficientes níveis de antimicrobianos e à elevada presença de detritos orgânicos da infecção no local. A profundidade do local de muitas infecções pode dificultar a coleta de uma boa amostra para cultura. Biópsia óssea é o melhor método para obter uma cultura positiva. A combinação terapêutica pode ser necessária, incluindo terapia parenteral mais intervenção cirúrgica e terapêutica local. Antimicrobianos podem ser impregnados em uma variedade de materiais, incluindo esfera de polimetilmetacrilato (PMMA) ou gesso de Paris (17). Esses materiais podem, então, ser implantados de forma cirúrgica em uma área infectada com os antimicrobianos diluídos ao longo do tempo. Isso prolonga os altos níveis da droga no local da infecção com o mínimo de exposição sistêmica e com menor custo em relação à terapia sistêmica. No entanto, as taxas de diluição são variáveis e dependem do antimicrobiano, da dose e das características do implante. Essa abordagem é mais

**Tabela 10.5** Recomendações de antimicrobianos para doenças musculoesqueléticas selecionadas

| Doença/síndrome | Patógeno | Primeira escolha | Segunda escolha | Última opção | Comentários |
|---|---|---|---|---|---|
| Miosite por clostrídio | *Clostridium perfringens* | Penicilina | Metronidazol Oxitetraciclina | Cloranfenicol | Debridamento cirúrgico/ aeração é importante |
| Febre do pombo | *Corynebacterium pseudotuberculosis* | Penicilina | TMS | Cloranfenicol Eritromicina | Muitas vezes, a melhor opção é a drenagem cirúrgica A incidência de colites graves seguida do tratamento com eritromicina é alta, particularmente em algumas áreas |
| Fístula na cernelha | *Brucella abortus, Streptomyces* spp., outros | Oxitetraciclina Gentamicina | Doxiciclina | TMS | |
| Osteomielite | *Staphylococcus Streptococcus, Salmonella, E. coli, Klebsiella, Acinetobacter, Enterobacter* | Penicilina com aminoglicosídeo | Ceftiofur com aminoglicosídeo | Enrofloxacina | Infusão na região ou infusão intraóssea impregnada com antimicrobiano podem ser úteis |
| Artrite séptica | *Staphylococcus, S. zooepidemicus, E. coli, Actinobacillus, R. equi* | Penicilina com aminoglicosídeo Amicacina intra-articular | Ceftiofur Cefoxitina | Enrofloxacina Cloranfenicol TMS | Terapia intra-articular e lavagem são importantes |
| Tenosinovite séptica | Vários, particularmente *Staphylococcus* spp., *Streptococcus* spp. e *Enterobacteriaceae* | Penicilina com aminoglicosídeo Amicacina intrassinovial Infusão na região articular | Ceftiofur | Cefoxitina[a] | Lavagem é essencial |
| Linfangite ulcerativa | *C. pseudotuberculosis, P. aeruginosa, Streptococcus, Staphylococcus, Pasteurella* | Penicilina com aminoglicosídeo | TMS | Ceftiofur[a] | |
| Feridas profundas | Vários, incluindo anaeróbios | Penicilina com gentamicina | Ceftiofur TMS Metronidazol (anaeróbios) | | |
| Feridas profundas e penetrantes nas patas | Vários, incluindo anaeróbios | Penicilina com aminoglicosídeo | Ceftiofur com aminoglicosídeo Metronidazol (anaeróbios) | Oxitetraciclina[b] | |

TMS, trimetoprima/sulfonamidas.

[a]Combinação com aminoglicosídeo é opcional.

[b]Combinação com metronidazol é opcional se são suspeitos anaeróbios.

frequente em casos de osteomielite, infecções profundas de feridas e fratura com infecções.

A perfusão da região envolve a administração de antimicrobianos para a oclusão vascular da parte infectada, resultando em altos níveis, incluindo antimicrobianos locais no líquido sinovial, nos tecidos moles e nos ossos. Os antimicrobianos são injetados tanto na veia superficial como na medula óssea para a cavidade. Níveis de terapia antimicrobiana podem ser alcançados em tecidos pouco vascularizados quando isso não é possível com tratamento sistêmico. β-lactâmicos e aminoglicosídeos são utilizados com mais frequência. Drogas irritantes não devem ser utilizadas. Embora pouco utilizada, a colocação de uma bomba de infusão subcutânea proporciona elevados níveis antimicrobianos no local da infecção por longos períodos. Essa bomba pode ser preenchida toda semana e produzir níveis terapêuticos durante semanas ou meses. Todavia, essa abordagem pode ser mais útil para osteomielite e infecções no local da fratura.

Os biofilmes, que são comunidades de bactérias que aderem às superfícies inertes (i.e., implantes) e ao tecido morto (i.e., sequestro ósseo), podem complicar certas infecções, em especial as que envolvem implantes ortopédicos e outros dispositivos invasivos (18). Bactérias sésseis que são residentes no biofilme são muito resistentes a antimicrobianos, fagócitos e anticorpos. O papel potencial dos biofilmes em infecções desse tipo deve ser considerado, sobretudo se houver má resposta ao tratamento inicial.

### 10.6.4 Infecções oftálmicas

Condições oftálmicas apresentam alguns desafios peculiares, com base nos tipos de infecções e na capacidade de acesso das drogas a certas áreas. No entanto, a terapia tópica facilita muito o tratamento em muitos casos (Tabela 10.6). A barreira hematocular (p. ex., a barreira hematorretinal, que é equivalente à barreira hematoencefálica e à barreira hematoaquosa) afeta a capacidade da maioria das drogas sistêmicas de penetrar no olho (segmentos posterior e anterior, respectivamente), limitando, assim, a utilidade da referida rota. Certos antimicrobianos (i.e., cloranfenicol, sulfonamidas) ultrapassam melhor essa barreira do que outros. A maioria das drogas irá penetrar melhor na presença de inflamação, mas muitas

também se ligam às proteínas presentes no exsudato inflamatório. Administração sistêmica, subconjuntival, intraocular e tópica são vias potenciais de administração. A terapia tópica isolada pode redundar na aplicação direta no olho: administração por meio de um sistema de lavagem subpalpebral (19) ou por meio do uso de colágeno ou lentes de contato impregnadas com um antimicrobiano. A terapia tópica por si só costuma ser suficiente para úlcera de córnea, porém uma combinação de diferentes vias pode ser indicada para condições mais graves. Nem todos os antibióticos são seguros para uso tópico ou intraocular. A administração intravenosa ou intramuscular é preferível à administração oral, uma vez que são atingidos elevados níveis plasmáticos por essas vias, podendo resultar em maiores níveis oculares.

Uma variedade de bactérias e fungos pode ser parte normal da flora microcular, os quais incluem *Staphylococcus aureus, Staphylococcus* coagulase-negativo, *Moraxella equi, Streptococcus zooepidemicus, Corynebacterium* spp., *Bacillus* spp., *Aspergillus* spp., *Penicillium* spp., *Alternaria* spp. e *Cladosporium* spp. (20). Várias pomadas antimicrobianas ou soluções estão disponíveis no mercado, e devem ser escolhidas em função do patógeno (Tabela 10.6).

### 10.6.5 Infecções do trato urinário

Infecções do trato urinário são menos comuns em equinos do que em outros animais. Cistite é a infecção bacteriana mais comum do trato urinário, e é, com frequência, associada a disfunção da bexiga ou outros fatores predisponentes (Quadro 10.7). Portanto, infecções recorrentes podem ser encontradas. Pielonefrite é incomum, porém a terapêutica adequada é essencial, devido a potenciais consequências da doença. A vantagem do tratamento da doença do trato urinário é a capacidade de muitos dos antimicrobianos em atingir altas concentrações na urina, incluindo penicilina, cefalosporinas e trimetoprima/sulfonamidas. Como resultado, patógenos relatados como resistentes *in vitro* podem ser suscetíveis *in vivo*. Contudo, as paredes da submucosa da bexiga (p. ex., biofase para a infecção) estão protegidas contra xenobióticos, incluindo drogas, pelo elevado número de células na superfície interna da bexiga, conhecidas como células guarda-

# GUIA DE ANTIMICROBIANOS EM VETERINÁRIA **215**

**Tabela 10.6** Recomendações de antimicrobianos para doenças oftálmicas selecionadas

| Doença/síndrome | Patógeno | Primeira escolha | Segunda escolha | Última opção | Comentários |
|---|---|---|---|---|---|
| Conjuntivite bacteriana | Vários | Antimicrobianos tópicos[a] | | | Em geral, conjuntivite não é causada por infecção bacteriana |
| Laceração/ perfuração da córnea | Vários | Penicilina com aminoglicosídeo | Ceftiofur com aminoglicosídeo | TMS | Tratamento médico e cirúrgico são necessários |
| Ulceração de córnea | Vários | Antimicrobianos tópicos[a] | Antimicrobiano tópico, penicilina sistêmica e aminoglicosídeos; antimicrobiano tópico e TMS sistêmica | Doxiclina se queratomalacia estiver presente | Também pode-se utilizar placas ou lentes de contato impregnadas com antimicrobianos |
| Abscesso do estroma | Vários | Ciprofloxacina tópica com penicilina sistêmica Ciprofloxacina tópica com TMS sistêmica | Cloranfenicol tópico com penicilina e/ ou aminoglicosídeo. Cloranfenicol tópico com TMS | | Nem sempre a causa é bacteriana. Tratamento concomitante médico e cirúrgico são importantes |

TMS = trimetoprima/sulfonamidas.

[a] Uma vasta gama de antimicrobianos tópicos pode ser utilizada, incluindo cefazolina, ciprofloxacina, antimicrobianos triplos (bacitracina/neomicina/polimixina), cloranfenicol, gentamicina, ácido fusídico, tobramicina e amicacina. A formulação mais adequada deve ser escolhida em função dos resultados da cultura bacteriológica. Deve-se considerar que certos antimicrobianos oftálmicos atingem grupos bacterianos específicos. Por exemplo, ácido fusídico e polimixina são essencialmente ativos contra *S. aureus* e patógenos gram-negativos, respectivamente.

chuva. Um ponto importante a salientar é que, enquanto as sulfonamidas se concentram muito na urina, isso não é aplicável para todos. O sulfametoxazol é muito bem metabolizado antes da excreção urinária, e, portanto, é menos provável de ser eficaz em doenças do trato urinário. Além disso, o pH da urina pode influenciar a atividade antibacteriana local.

Outra vantagem importante da doença do trato urinário inferior é a relativa facilidade de

**Tabela 10.7** Recomendações de antimicrobianos para afecções do trato urinário selecionadas

| Doença/síndrome | Patógeno | Primeira escolha | Segunda escolha | Última opção | Comentários |
|---|---|---|---|---|---|
| Cistite | *E. coli* *Proteus* *Pseudomonas,* *Klebsiella,* *Enterobacter,* *Streptococcus* *Staphylococcus* | Penicilina Ampicilina TMS | Ceftiofur | Penicilina com aminoglicosídeos Enrofloxacina | Sulfametoxazol não deve ser utilizado por ser excretado largamente na forma inativa |
| Pielonefrite | Vários, particularmente gram-negativos | Ampicilina TMS | Ceftiofur | Penicilina com aminoglicosídeos Enrofloxacina | |

TMS = trimetoprima/sulfonamidas.

coleta de amostras para cultura. Amostras coletadas de forma asséptica por cateterização devem ser utilizadas para a cultura e armazenadas em um recipiente estéril. Deve-se evitar suabes de urina, devido ao menor volume de material para cultura e ao fato de não permitirem a cultura quantitativa. A cultura semiquantitativa é útil para determinar a relevância clínica dos resultados, e a contaminação pode ocorrer mesmo com amostras cateterizadas. O crescimento a partir de uma amostra cateterizada com mais de mil unidades formadoras de colônia (UFC/mL) é considerado anormal, enquanto o crescimento com 500 a 1.000 UFC/mL é suspeito. Para amostras coletadas sem cateterização, o crescimento de mais de 40.000 UFC/mL é considerado anormal e de 20 a 40.000 UFC/mL, suspeito (21).

Doenças do trato urinário, com frequência, exigem tratamento mais longo do que outras partes do corpo, possivelmente devido à localização das bactérias no interior da parede da bexiga ou biofilme. Em geral, a cistite é tratada no início por 7 a 10 dias, e é indicada recultura poucos dias após o fim do tratamento. Em casos graves ou refratários, o cultivo por alguns dias após o início da terapia antimicrobiana pode ser útil para a identificação precoce de falha no tratamento, com o entendimento de que os resultados negativos não indicam, necessariamente, um tratamento bem-sucedido. As pielonefrites devem ser tratadas por um período mínimo de duas semanas.

Apesar de menos comum em equinos, em comparação com animais domésticos, as infecções recorrentes do trato urinário podem ser problemáticas. Por isso, é imprescindível determinar a causa subjacente à doença recorrente e diferenciar recaída de reinfecção. Se houver um problema subjacente, como um defeito anatômico, urolitíase ou disfunção neurológica, é pouco provável que a terapia antimicrobiana por si só seja bem-sucedida.

### 10.6.6 Infecções cardiovasculares

Infecções bacterianas do sistema cardiovascular são incomuns (Tabela 10.8). A injeção intravenosa ou com cateter associada a tromboflebite é, provavelmente, o problema mais comum. Porém, é possível que a maioria dos casos de tromboflebite seja de origem inflamatória ou infecciosa. Por isso, os agentes antimicrobianos não são indicados em todos os casos, e devem ser reservados para situações nas quais há uma alta probabilidade de tromboflebite ou infecções associadas a abscessos. A endocardite bacteriana e a pericardite são raras, mas oferecem potencial risco de morte, sendo condições que exigem terapia adequada. A hemocultura deve ser realizada nos casos de endocardite para identificar a causa, enquanto a cultura de sangue e líquido pericárdico, nos casos de suspeita de pericardite bacteriana. O fluido pericárdico deve ser inoculado em caldo de hemocultura imediatamente após a coleta. A drenagem e a lavagem do pericárdio são importantes adjuvantes para o tratamento de pericardite. Incisão cirúrgica e drenagem são necessárias se a tromboflebite progredir e formar abscesso.

### 10.6.7 Infecções neurológicas

Infecções bacterianas do sistema nervoso central são incomuns, mas podem ter um impacto devastador (Tabela 10.9). A acessibilidade ao local da infecção para a coleta de amostras para

---

**Tabela 10.8**  Recomendações de antimicrobianos para infecções cardiovasculares selecionadas

| Doença/síndrome | Patógeno | Primeira escolha | Segunda escolha | Última opção |
|---|---|---|---|---|
| Endocardite | *Streptococcus, Actinobacillus, Pasteurella* | Penicilina com gentamicina | Ceftiofur | |
| Pericardite | *Streptococcus* spp., *Actinobacillus* spp. | Penicilina com gentamicina | Ceftiofur | |
| Tromboflebite | Vários oportunistas | Penicilina com gentamicina | Ceftiofur | TMS |

TMS = trimetoprima/sulfonamidas.
aCombinação com aminoglicosídeos é opcional.

# GUIA DE ANTIMICROBIANOS EM VETERINÁRIA **217**

**Tabela 10.9** Recomendações de antimicrobianos para doenças do sistema nervoso selecionadas

| Doença/síndrome | Patógeno | Primeira escolha | Segunda escolha | Última opção | Comentários |
|---|---|---|---|---|---|
| Meningite bacteriana | *E. coli* *Actinobacillus* *Streptococcus* Outros | Ampicilina com aminoglico-sídeo | Cefotaxima Ceftriaxona | TMS Enrofloxacina | Ceftiofur não cruza a barreira hematoencefálica |
| Abscesso cerebral | *Streptococcus* Outros | TMS | Cloranfenicol Penicilina com cloranfenicol | Ceftiofur Eritromicina | |
| Abscesso espinal | *Streptococcus* Outros | TMS | Cloranfenicol Penicilina[a] | Ceftiofur Eritromicina | |
| Osteoartrite têmpo-ro-hióidea/ otite interna-média | *Streptococcus* *Actinobacillus* Outros | TMS | Ceftiofur | Enrofloxacina | |
| Tétano | *Clostridium tetani* | Metronidazol | Penicilina | | |

TMS = trimetoprima/sulfonamidas.
[a]Combinação com aminoglicosídeos é opcional.

diagnóstico e para a administração de antibióticos é muito variável. A barreira hematoencefálica e a barreira sangue-líquido cerebrospinal têm um grande impacto sobre a penetração da maioria das drogas. Em geral, as drogas que são lipossolúveis, não ionizadas, não vinculadas em níveis altos a proteínas e moléculas de pequenas dimensões, penetram melhor. No entanto, mesmo com essas propriedades, as drogas com frequência penetram mal no sistema nervoso central (SNC), porque o principal determinante da passagem pela barreira hematoencefálica é a presença de bombas de efluxo (i.e., glicoproteína P, proteína associada a resistência, etc.). A inflamação pode resultar em um aumento de penetração da droga, ainda que, necessariamente possa, ser estabelecido. Além disso, escolhas para tratamento devem ser baseadas no conhecimento do agente etiológico e na penetração da droga. Aminoglicosídeos penetram mal mesmo na presença de inflamação, mas são com frequência utilizados em combinação na terapia. Ao contrário de outras cefalosporinas de terceira geração, o ceftiofur é de fraca penetração no SNC (22).

Drogas bactericidas são preferíveis devido à fraca resposta do sistema imune no SNC. Como resultado, a administração intravenosa é necessária, dada sua alta capacidade para fornecer os picos de concentração em níveis sanguíneos. Administração intratecal de antimicrobianos tem sido descrita, com pouca evidência de eficácia. Drogas bacteriostáticas podem ser úteis em alguns casos de abscesso cerebral e medular, especialmente drogas como cloranfenicol, que têm outras propriedades desejáveis.

### 10.6.8 Infecções hepatobiliares

Infecções bacterianas do sistema hepatobiliar são incomuns em equinos (Tabela 10.10). No entanto, infecções ascendentes do duto biliar e infecções hematogênicas podem ocorrer. Assim, é mais comum bactérias entéricas serem envolvidas (23). Abscessos no fígado também são incomuns; a propagação da infecção pode ser desenvolvida via hematogênica ou ascendente via umbilical.

### 10.6. 9 Infecções do sistema reprodutor

Infecções bacterianas do sistema reprodutor são relativamente comuns, sobretudo em éguas puro-sangue (Tabela 10.11). Muitas infecções são associadas com reprodução, parto, motilidade uterina e defeitos conformacionais. Fatores de risco subjacentes para a infecção devem ser considerados e tratados.

Abordagens sistêmica e local (intrauterina) podem ser práticas em alguns casos. Infecções

**Tabela 10.10**  Recomendações de antimicrobianos para desordens hepáticas selecionadas

| Doença/síndrome | Patógeno | Primeira escolha | Segunda escolha | Última opção | Comentários |
|---|---|---|---|---|---|
| Colangio-hepatite Colangite | Bactérias entéricas, sobretudo *E. coli* | Ampicilina com gentamicina | TMS Ceftiofur | Enrofloxacina | |
| Abscesso hepático | Estreptococos β-hemolíticos, *Rhodococcus equi*, *E. coli* | TMS | Penicilina com gentamicina Eritromicina[a] | Cloranfenicol | Mau prognóstico |
| Listeriose | *Listeria monocytogenes* | Penicilina ou ampicilina | Ceftiofur | Penicilina ou ampicilina com rifampina Ceftiofur com rifampina | |

TMS = trimetoprima/sulfonamidas.
[a]Combinação com rifampicina é opcional.

confinadas ao lúmen uterino e ao endométrio superficial são mais bem tratadas por terapia intrauterina. Uma variedade de agentes antimicrobianos pode ser infundida no útero, incluindo sódio/potássio, penicilina, gentamicina, amicacina, ceftiofur, ticarcilina e ampicilina (24-26). É típico um volume de 50 a 250 mL ser administrado. Drogas irritantes devem ser evitadas, a fim de reduzir o risco de causar endometrite química. Drogas ácidas, tais como aminoglicosídeos com bicarbonato de sódio, têm sido recomendadas. A terapia sistêmica, com ou sem terapêutica local, é indicada se tecidos profundos estiverem envolvidos.

A lavagem uterina é muitas vezes um procedimento importante para o tratamento, porque fluidos uterinos excessivos podem resultar em um efeito marcado de diluição, bem como conter restos orgânicos que diminuem a atividade da maioria dos antimicrobianos. Outro benefício da lavagem é a remoção de bactérias e seus subprodutos. Adjuvantes da terapia, como a administração da ocitocina, também podem ser importantes em muitos casos.

O sistema reprodutor externo não é estéril, e cuidados devem ser tomados para evitar a contaminação durante a amostragem do útero, que deverá ser realizada durante o estro. A fim de minimizar a contaminação, o períneo deve ser lavado com cuidado, e a coleta de amostras deve ser feita manualmente na vagina com suabes duplamente guardados. As amostras são enviadas para o laboratório em meios específicos de transporte.

### 10.6.10 Infecções de pele

A pele normal possui um complexo endógeno na microflora, pelo qual uma doença geralmente é impedida por uma combinação de fatores, e não apenas pela barreira física da pele. A ruptura dessa barreira normal cria uma condição potencial para uma infecção bacteriana secundária (Tabela 10.12). Infecções bacterianas primárias são muito menos comuns, mas também podem ocorrer. Exame citológico é, muitas vezes, utilizado para um diagnóstico presuntivo da doença bacteriana da pele. Por exemplo, a identificação de cocos intracelulares costuma ser interpretada como uma tentativa relevante do ponto de vista clínico para o diagnóstico de *Staphylococcus* coagulase-positivo ou estreptococos. A cultura é, com frequência, utilizada para casos graves ou refratários. A pele é um local de fácil acesso para coleta de amostras, mas a interpretação dos resultados pode ser difícil, devido à complexidade dos microrganismos da flora normal, incluindo muitos patógenos oportunistas potenciais. Culturas de lesões úmidas e crostas normalmente não são recomendadas, porque há a probabilidade de crescimento de contaminantes. Culturas de lesões superficiais podem ser tomadas direto da pele, mas é preciso lembrar que resultados falso-positivos são comuns. Resultados mais confiáveis podem ser obtidos a partir de pústulas intactas, furúnculos ou amostras coletadas por aspiração estéril. Em oposição à amostragem direta de lesões superficiais, as amostras devem ser

**Tabela 10.11** Recomendações de antimicrobianos para doenças do sistema reprodutor selecionadas

| Doença/síndrome | Patógeno | Primeira escolha | Segunda escolha | Última opção | Comentários |
| --- | --- | --- | --- | --- | --- |
| Metrite contagiosa equina | Taylorella equigenitalis | Éguas: Geral: Tratamento local com gentamicina e limpeza com clorexidina 4% por 5 dias. Metrite ou cultura uterina positiva: penicilina sódica/potássica intrauterina. Garanhões: Gentamicina tópica e clorexidina 4% por 5 dias | Gentamicina sistêmica ou penicilina | | É melhor tratar as éguas durante o cio. Lavagem uterina concomitante pode ser necessária. A lavagem externa da genitália é de importância crucial para o sucesso do tratamento |
| Endometrite | Vários | Penicilina intrauterina com aminoglicosídeo. Ticarcilina intrauterina | Ceftiofur sistêmico ou TMS (antimicrobianos intrauterinos, opcional) | Enrofloxacina sistêmica | Destinadas às causas subjacentes |
| Mastite | Streptococcus, Staphylococcus, E. coli | Penicilina intramamária ou sistêmica | Cefalosporina intramamária TMS sistêmicas | Ceftiofur | Esgotamento concomitante do úbere é importante |
| Placentite nocardioforme | Bactéria gram-positiva filamentosa ramificada | TMS | Ceftiofur | Ceftiofur | A eficiência de qualquer tratamento é incerta. A maioria das éguas não necessita de tratamento e não tem problemas posteriores |
| Placentite | S. zooepidemicus, E. coli, P. aeruginosa, Klebsiella | TMS | Penicilina com gentamicina | Ceftiofur | Gentamicina não pode atravessar com facilidade a placenta |
| Retenção placentária | E. coli, Klebsiella, S. zooepidemicus | Penicilina com gentamicina | Ceftiofur | TMS | Lavagem uterina e outros tratamentos médicos concomitantes são necessários |
| Vesiculite seminal | Staphylococcus, Streptococcus, Pseudomonas | Infusão de amicacina nas vesículas seminais | Penicilina sistêmica com gentamicina[a] | Enrofloxacina sistêmica[a] | |
| Vaginite | E. coli, S. zooepidemicus, Outros | TMS | Penicilina e gentamicina | Ceftiofur | Eliminar causas predisponentes. O tratamento não é feito em casos sem gravidade |

TMS = trimetoprima/sulfonamidas.
[a] Infusão com amicacina é opcional.

10 **Equinos**

**Tabela 10.12**  Recomendações de antimicrobianos para doenças de pele selecionadas

| Doença/síndrome | Patógeno | Primeira escolha | Segunda escolha | Terceira escolha | Comentários |
|---|---|---|---|---|---|
| Celulite | S. *aureus*<br>E. *coli* | Ceftiofur | Penicilina com amino-glicosídeo<br>TMS | Enrofloxacina | Drenagem cirúrgica pode ser necessária |
| Dermatofilose | *Dermatophilus congolensis* | Banho com iodo-povidina ou xampu de clorexidina | Penicilina | TMS | Muitas vezes autolimitada. É importante manter o cavalo seco |
| Foliculite e furunculose | *Staphylococcus,* principalmente S. *aureus* | Banho com iodo-povidina ou xampu de clorexidina | Mupirocina tópica | TMS<br>Ceftiofur<br>Enrofloxacina | Muitas vezes autolimitada. Remove os fatores predisponentes |
| Dermatite Pastern (arranhões, febre, lama) | Pode envolver:<br>S. *aureus*<br>Estafilococos<br>D. *congolensis*<br>Estreptococos<br>β-hemolíticos | Tratamento tópico com iodo-povidina ou xampu de clorexidina | Mupirocina tópica | TMS<br>Penicilina | Doença multifatorial, nem sempre envolvendo infecção bacteriana. Bactérias nem sempre são a causa primária. Necessário observar outros fatores |
| Piodermite estafilocócica | *Staphylococcus* spp., principalmente S. *aureus* | Antimicrobianos tópicos; xampu antibacteriano | TMS | Ceftiofur<br>Enrofloxacina | |

TMS = trimetoprima/sulfonamidas.

coletadas a partir da superfície das placas, dos nódulos e das fístulas por biópsia cutânea após a preparação e a antissepsia do local.

Uma vantagem da doença dermatológica é a possibilidade de tratamento tópico da área afetada com antissépticos ou antimicrobianos. Essa via permite a administração de elevados níveis antimicrobianos no local afetado, diminuindo a exposição sistêmica. Drogas como mupirocina, ácido fusídico, bacitracina/neomicina/polimixina B e sulfadiazina de prata podem ser eficazes em muitos casos. Recentemente, foram levantadas questões sobre o uso de mupirocina em animais, por causa da importância dessa droga na terapia de descolonização de MRSA em humanos, bem como pelo aparecimento de resistência em MRSA. Não está claro se o uso de antimicrobianos tópicos, tais como a mupirocina, na terapia de curto prazo de infecções locais contribui para resistência em isolados humanos. No entanto, a crescente importância do MRSA em ambos, humanos e cavalos, deve ser considerada quando se escolhe um antimicrobiano tópico. A terapia tópica tem algumas desvantagens: pode ser difícil, demorada e não adequada, ou pouco eficaz quando aplicada por alguns proprietários. A irritação do local também é um potencial problema em alguns casos. Outros fatores, incluindo o tipo de doença, o patógeno envolvido, a gravidade e a capacidade do proprietário em tratar o animal, devem ser considerados ao optar pela utilização via sistema ou pela combinação terapêutica tópica. Remoção de detritos é um aspecto importante da terapia tópica, pois facilita o contato de agentes antimicrobianos ou antissépticos com a superfície da pele infectada. A tricotomia também pode ser indicada para facilitar o contato da droga.

Muitas infecções cutâneas são autolimitadas ou respondem a terapia com antissépticos tópicos (iodo povidona, clorexidina). A gravidade e a cronicidade da doença são muitas vezes utilizadas para determinar se antimicrobianos são indicados. Se antimicrobianos sistêmicos são escolhidos, uma adequada duração da terapia é importante. Infecções cutâneas tendem a exigir tratamento mais longo do que muitos outros tipos de infecção, e 3 a 8 semanas de tratamento costumam ser necessárias. Muitas vezes, o tratamento deve se prolongar por 7 a 10 dias após a aparente resolução de infecções superficiais, e 14 a 21 dias após a resolução de infecções profundas.

### 10.6.11 Outras condições

A terapia antimicrobiana pode ser indicada para o tratamento de uma variedade de outras condições (Tabela 10.13). Entre as mais importantes está a septicemia neonatal. Trata-se de uma

**Tabela 10.13** Recomendações de antimicrobianos para condições diversas selecionadas

| Doença/síndrome | Patógeno | Primeira escolha | Segunda escolha | Última opção | Comentários |
|---|---|---|---|---|---|
| Erliquiose | *Anaplasma phagocytophylum* | Oxitetraciclina | Doxiciclina | | |
| Doença de Lyme | *Borrelia burgdorferi* | Oxitetraciclina | Doxiciclina | Ampicilina | |
| Septicemia neonatal | *E. coli, Klebsiella Actinobacillus equuili Streptococcus Staphylococcus* | Penicilina com aminoglicosídeo Ampicilina com aminoglicosídeo Penicilina com TMS | Ceftiofur Cefotaxima Ceftriaxona | Cefoxitina com aminoglicosídeo Ceftiofur com aminoglicosídeo | Hemocultura, utilizando meio enriquecido, deve ser realizada |
| Onfaloflebites | Vários, especialmente aqueles listados que causam septicemia neonatal | Penicilina com amicacina | Cefoxitina com amicacina | Cefotaxima | Antimicrobianos isolados são pouco eficazes. Ressecção cirúrgica ou drenagem é essencial |

doença importante, devido a sua incidência, taxa de mortalidade, potenciais complicações limitadoras de desempenho (como artrite séptica) e probabilidade de morte, se o tratamento antimicrobiano inicial não for eficaz. Por essas razões, a terapia antimicrobiana de amplo espectro é indicada. Combinações adequadas de drogas podem variar muito em relação à região geográfica. Em algumas áreas, uma combinação de penicilina e trimetoprima/sulfonamida pode ser bastante eficaz, enquanto, em outras, a incidência de resistência a sulfonamida/trimetoprima entre os patógenos gram-negativos é relativamente elevada, e combinações de penicilina e aminoglicosídeo são mais utilizadas. O conhecimento do local, os padrões clínicos de sucetibilidade e a experiência podem orientar melhor a utilização, tanto em termos de efeito clínico quanto de maior prudência no uso.

## 10.7 OBSERVAÇÕES FINAIS

Patógenos multirresistentes aos antimicrobianos continuam a surgir e a se disseminar. As preocupações em relação à utilização prudente de agentes antimicrobianos em cavalos, sem dúvida, irão aumentar. A identificação de patógenos de alta resistência irá estimular uma maior pressão para usar certos antibióticos que são de fundamental importância na medicina humana. O uso dos antimicrobianos fora das especificações é bastante descontrolado em muitas áreas, e o aumento da utilização de alguns antimicrobianos, em particular drogas com "alto perfil", como a vancomicina, pode ocorrer no futuro, levando a um maior envolvimento público e regulamentação das práticas de antimicrobianos em medicina equina. Assim, o uso prudente e racional de antimicrobianos tem de ser considerado como um importante aspecto ético na prática com equinos, e é provável que isso se torne ainda mais importante no futuro.

### REFERÊNCIAS

1. Morley, P.S., Apley, M.D., Besser, T.E., et al. (2005). Antimicrobial drug use in veterinary medicine. *J. Vet. Intern. Med.* 19: 617-29.
2. American Association of Equine Practitioners (2006). Ethical guidelines and position statements.

Disponível em: http://www.aaep.org/ethics_pro_guide.htm. Acesso em 8 março.
3. Gustafsson, A., Baverud, V., Gunnarsson, A., Horn af Rantzien, M.H., Lindholm, A., Franklin, A. (1997). The association of erythromycin ethylsuccinate with acute colitis in horses in Sweden. *Equine Vet. J.* 29: 314-8.
4. Baverud, V., Franklin, A., Gunnarsson, A., Gustafsson, A., Hellander-Edman, A. (1998). *Clostridium difficile* associated with acute colitis in mares when their foals are treated with erythromycin and rifampicin for *Rhodococcus equi* pneumonia. *Equine Vet. J.* 30: 482-8.
5. Davis, J.L., Salmon, J.H., Papich, M.G. (2006). Pharmacokinetics and tissue distribution of doxycycline after oral administration of single and multiple doses in horses. *Am. J. Vet. Res.* 67: 310-6.
6. Hague, B.A., Martinez, E.A., Hartsfield, S.M. (1997). Effects of high-dose gentamicin sulfate on neuromuscular blockade in halothane-anesthetized horses. *Am. J. Vet. Res.* 58: 1324-6.
7. Michelet, C., Avril, J.L., Arvieux, C, Jacquelinet, C., Vu, N., Cartier. F. (1997). Comparative activities of new fluoroquinolones, alone or in combination with amoxicillin, trimethoprim-sulfamethoxazole, or rifampin, against intracellular *Listeria monocytogenes*. *Antimicrob. Agents Chemother.* 41: 60-5.
8. Baptiste, K.E., Williams, K., Williams, N.J., et al. (2005). Methicillin-resistant staphylococci in companion animals. *Emerg. Infect. Dis.* 11: 1942-4.
9. Weese, J.S., Archambault, M., Willey, B.M., et al. (2005). Methicillin-resistant *Staphylococcus aureus* in horses and horse personnel, 2000-2002. *Emerg. Infect. Dis.* 11: 430-5.
10. Weese, J.S., Rousseau, J., Willey, B.M., Archambault, M., McGeer, A., Low, D.E. (2006). Methicillin-resistant *Staphylococcus aureus* in horses at a veterinary teaching hospital: frequency, characterization, and association with clinical disease. *J. Vet. Intern. Med.* 20: 182-6.
11. Weese, J.S., Caldwell, F, Willey, B.M., et al. (2005). An outbreak of methicillin-resistant *Staphylococcus aureus* skin infections resulting from horse to human transmission in a veterinary hospital. *Vet. Microbiol.* 114: 160-164.
12. ASHP Therapeutic Guidelines on Antimicrobial Prophylaxis in Surgery. (1999). American Society of Health-System Pharmacists. *Am. J. Health Syst. Pharm.* 56: 1839-88.
13. Hoffman, A.M., Viel, L. (1997). Techniques for sampling the respiratory tract of horses. *Vet. Clin. North Am. Equine Pract.* 13: 463-75.
14. McKenzie, H.C., 3rd, Murray, M.J. (2004). Concentrations of gentamicin in serum and bronchial lavage fluid after once-daily aerosol administration to horses for seven days. *Am. J. Vet. Res.* 65: 173-8.

15. Giguere, S., Prescott, J.F. (1997). Clinical manifestations, diagnosis, treatment, and prevention of *Rhodococcus equi* infections in foals. *Vet. Microbiol.* 56: 313-34.

16. McGorum, B.C., Dixon, P.M., Smith, D.G.E. (1998). Use of metronidazole in equine acute idiopathic toxaemic colitis. *Vet. Rec.* 142: 635-8.

17. Cruz, A.M., Rubio-Martinez, L., Dowling, T. (2006). New antimicrobials, systemic distribution, and local methods of antimicrobial delivery in horses. *Vet. Clin. North Am. Equine Pract.* 22: 297-322, vii-viii.

18. Trampuz, A., Widmer, A.F. (2006). Infections associated with orthopedic implants. *Curr. Opin. Infect. Dis.* 19: 349-56.

19. Giuliano, E.A., Maggs, D.J., Moore, C.P., Boland, L.A., Champagne, E.S., Galle, L.E. (2003). Inferomedial placement of a single-entry subpalpebral lavage tube for treatment of equine eye disease. *Vet. Ophthal.* 3: 153-6.

20. Andrew, S.E., Nguyen, A., Jones, G.L., Brooks, D.E. (2003). Seasonal effects on the aerobic bacterial and fungal conjunctival flora of normal thoroughbred brood mares in Florida. *Vet. Ophthal.* 6: 45-50.

21. MacLeay, J.M., Kohn, C.W. (1998). Results of quantitative cultures of urine by free catch and catheterization from healthy adult horses. *J. Vet. Intern. Med.* 12: 76-8.

22. Cervantes, C.C., Brown, M.P., Gronwall, R., erritt, K. (1993). Pharmacokinetics and concentrations of ceftiofur sodium in body fluids and endometrium after repeated intramuscular injections in mares. *Am. J. Vet. Res.* 54: 573-5.

23. Davis, J.L., Jones, S.L. (2003). Suppurative cholangiohepatitis and enteritis in adult horses. *J. Vet. Intern. Med.* 17: 583-7.

24. Pedersoli, W.M., Fazeli, M.H., Haddad, N.S., Ravis, W.R., Carson, R.L., Jr. (1985). Endometrial and serum gentamicin concentrations in pony mares given repeated intrauterine infusions. *Am. J. Vet. Res.* 46: 1025-8.

25. Spensley, M.S., Baggot, J.D., Wilson, W.D., Hietala, S.K., Mihalyi, J.E. (1986). Pharmacokinetics and endometrial tissue concentrations of ticarcillin given to the horse by intravenous and intrauterine routes. *Am. J. Vet. Res.* 47: 2587-90.

26. Love, C.C., Strzemienski, P.J., Kenney, R.M. (1990). Endometrial concentrations of ampicillin in mares after intrauterine infusion of the drug. *Am. J. Vet. Res.* 51: 197-9.

CAPÍTULO

# 11

# Orientações para o Uso de Antimicrobianos em Cães e Gatos

*Luca Guardabassi, Geoffrey A. Houser, Linda A. Frank e Mark G. Papich*

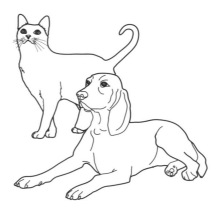

A orientação a respeito do uso prudente de antimicrobianos é omitida na clínica de pequenos animais. Orientações nacionais para estes estão disponíveis apenas em alguns países e são em geral limitadas em se tratando de recomendações genéricas a respeito da escolha de antimicrobianos. O presente capítulo tem a intenção de preencher essa lacuna, fornecendo aos médicos veterinários de animais de pequeno porte orientações empregadas mundialmente a respeito da utilização racional e prudente de antimicrobianos. Orientações específicas a respeito de doenças e patógenos são fornecidas, em todos os aspectos relevantes, na prática diária, incluindo decisões sobre drogas de escolha, via de administração e dosagem, análise laboratorial, medicina alternativa ou tratamento cirúrgico, confiança e cumplicidade do cliente. As orientações (Seção 11.3) são precedidas por informações sobre as atuais tendências na prescrição de antimicrobianos (Seção 11.1) e sobre o surgimento de bactérias multirresistentes em animais de pequeno porte (Seção 11.2).

## 11.1 TENDÊNCIAS ATUAIS NA PRESCRIÇÃO DE ANTIMICROBIANOS

De acordo com um estudo conduzido em um hospital universitário veterinário finlandês (1), grande parte dos antimicrobianos é prescrita para cães (78%), e um montante bastante reduzido é destinado a gatos (12%) e para outros animais de estimação (4%). Amoxicilina-clavulanato, cefalosporinas de primeira geração, trimetoprima-sulfonamidas (TMS), macrolídeos, lincosamidas e fluoroquinolonas são os antimicrobianos mais comumente prescritos para pequenos animais. Os padrões de utilização têm ampla variação entre as áreas geográficas, bem como entre hospitais veterinários de uma mesma região. Os dados nacionais sobre prescrição de antimicrobianos para animais de companhia estão disponíveis somente na Suécia (2) e na Dinamarca (3). Esses números indicam que a utilização de fluoroquinolonas ou cefalosporinas em cães é, em comparação, mais elevada do que em gatos, e, de forma surpreendente, ainda mais elevada do que em humanos (Figura 11.1). Esses antimicrobianos de amplo espectro são com frequência prescritos a partir de dados empíricos, em situações em que sua utilização pode ser desnecessária (p. ex., piodermite superficial ou cistite).

Há preocupação entre os clínicos de pequenos animais em relação às consequências no caso de fracasso do tratamento, mas pouco conhecimento dos possíveis riscos associados a abuso de antimicrobianos. Sem dúvida, muitas evidências indicam que a terapia antimicrobiana aumenta a colonização de bactérias multirresistentes em pequenos animais, sobretudo quando drogas de amplo espectro são utilizadas. *Staphylococcus intermedius* multirresistente é o isolado mais frequente em cães afetados por piodermite recorrente, em comparação com cães com primeira infecção e sem história de tratamento antimicrobiano (4). A administração de antimicrobianos e a hospitalização vêm mostrando importantes fatores de risco para o desencadeamento de multirresistência de *Escherichia coli*, com a associação entre uso e resistência, em especial em cães tratados com fluoroquinolonas e cefalosporinas (5). Evidências mais conclusivas são demonstradas por meio de estudos experimentais e investigação longitudinal dos efeitos da terapia antimicrobiana em cães, os quais, quando tratados com enrofloxacina, demonstraram ser colonizados e eliminadores de *E. coli* multirresistente por períodos mais longos em comparação com cães não tratados(6).

O uso de antimicrobianos é monitorado e controlado com mais atenção e rigor em animais de produção do que em animais de companhia. Enquanto, nos Estados Unidos, a regulamentação atual exige que as drogas usadas em animais de produção demonstrem que não apresentam risco à saúde pública antes de serem registradas (ver Capítulo 5), não existem requisitos desse tipo para os medicamentos antimicrobianos licenciados para pequenos animais. As entidades reguladoras na Europa e nos Estados Unidos têm registrado cefalosporinas e fluoroquinolonas para o tratamento de infecções relativamente simples – infecções do trato urinário (ITUs), infecções

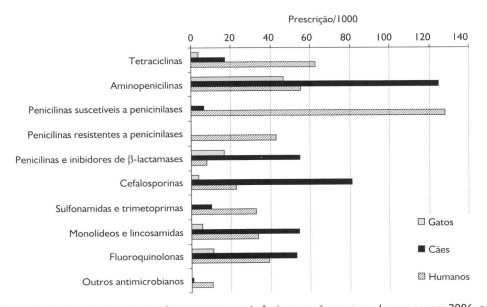

**Figura 11.1** Vendas de antimicrobianos para uso sistêmico em cães, gatos e humanos, em 2006, na Suécia, expressas como prescrições/1.000 indivíduos (com base em dados da Apoteket AB e em estatísticas suecas).

cutâneas e infecções em feridas superficiais em pequenos animais. Uma das mais recentes drogas aprovadas é a cefalosporina de terceira geração. O fato de estar registrada para infecções simples e o foco de promoção e publicidade de novas drogas levaram à crescente prescrição desse agente para animais de companhia.

## 11.2 SURGIMENTO DE BACTÉRIAS MULTIRRESISTENTES EM ANIMAIS DE COMPANHIA

O risco tanto à saúde humana quanto à do animal, associado à possibilidade do surgimento de bactérias resistentes em animais de companhia, tem sido até agora considerado insignificante. No entanto, há cada vez mais provas de que está surgindo resistência relevante do ponto de vista clínico em bactérias isoladas de pequenos animais, sobretudo cães (7). As principais razões para preocupação são, em ordem de importância, *S. aureus* resistente a meticilina (MRSA), *S. intermedius* resistente a meticilina (MRSI) e *E. coli* multirresistente.

## 11.2.1 MRSA

Um número crescente de relatos tem documentado a ocorrência de MRSA em cães e gatos. A resistência desse patógeno é uma preocupação importante em medicina humana, devido à elevada mortalidade e morbidade em todo o mundo. Assim como humanos, os animais podem ser portadores assintomáticos de MRSA em superfícies da pele e da mucosa, mas casos de infecção canina e felina (principalmente feridas e infecções pós-cirúrgicas) são cada vez mais relatados no mundo inteiro (8-15). Além do mais, em relação à resistência a todas as penicilinas e cefalosporinas, essas bactérias são, com frequência, resistentes a antimicrobianos alternativos sistêmicos, como fluoroquinolonas, aminoglicosídeos, tetraciclinas, macrolídeos e lincosamidas. O tratamento de infecções por MRSA em animais é ainda mais difícil do que em humanos, uma vez que alguns compostos antimicrobianos empregados na medicina humana (p. ex., vancomicina, linezolida, estreptograminas, tigeciclina) são caros e todos, exceto linezolida, devem ser administrados via intravenosa.

Além do problema veterinário, a emergência de MRSA em animais de estimação e outros animais também tem implicações para a saúde ocupacional. Estudos recentes (11, 16-18) têm relatado taxas de MRSA em auxiliares de veterinário (4 a 18%) que são significativamente mais elevadas em comparação com os índices em geral observados entre indivíduos saudáveis na comunidade ($\leq$ 0,1%). MRSA isolados de animais no norte da Europa, com frequência, pertencem ao clone epidêmico EMRSA-15 (sequência *multilocus* tipo 22), a causa mais comum de MRSA bacterêmico em humanos. MRSA isolados de médicos veterinários provenientes de pequenos animais em geral pertencem a esse clone, e a transmissão epidemiológica entre animais envolvidos e equipe de trabalho veterinário ou proprietários tem sido documentada por tipagem molecular (11-13, 19). Clones distinguíveis são relatados em animais provenientes de outros continentes (20-23), talvez refletindo as diferenças geográficas na distribuição de MRSA na comunidade humana. A transmissão para animais de estimação tem sido associada a casos de infecção por MRSA em proprietários de animais de companhia e veterinários (20, 24, 25). A transmissão da infecção do animal para o homem também tem sido documentada (26, 27). Em âmbito global, esses dados indicam que, embora o MRSA em animais possam ter origem em humanos, esses animais podem atuar como reservatórios para a disseminação dos patógenos na comunidade.

## 11.2.2 MRSI

*S. intermedius* resistente a fluoroquinolonas ou cefalosporinas surgiu recentemente, sendo de ocorrência ainda pouco frequente. De acordo com relatórios recentes, a frequência de isolados resistentes a fluoroquinolona de piodermite canina varia entre 1 e 12%, dependendo do estudo e do país específico (3, 28-31), sendo que MRSI tem sido detectado em cães e gatos nos Estados Unidos, no Canadá, na Eslovênia, na Alemanha e na Suécia (31-38).

Cepas com alto nível de resistência às cefalosporinas podem ser consideradas como MRSI, desde que a resistência seja mediada pelo mesmo gene (*mecA*) encontrado em MRSA (32, 33). Essas bactérias representam um sério desafio terapêutico em medicina veterinária. É comum que cepas clínicas recentemente emergentes na Europa sejam resistentes a todas as formulações orais de antimicrobianos disponíveis para o tratamento de piodermite e otites (36-38). Assim como MRSA, MRSI tende a ser clonal distribuído no interior dos países, o que significa que certos clones podem ser isolados de cães, sob a perspectiva epidemiológica, sem relação com caso e mesmo com hospitais veterinários localizados em áreas geográficas distantes do mesmo país (39).

A resistência a meticilina tem sido relatada em novos patógenos emergentes, como *S. schleiferi* em cães, a qual tem sido associada a casos de otite externa e piodermite recorrente em cães nos Estados Unidos (40). Um estudo retrospectivo realizado na Universidade da Pensilvânia (41) mostrou que a frequência de resistência a meticilina em *S. schleiferi* é maior (49%) do que em *S. aureus* (32%) e *S. intermedius* (17%). No entanto, *S. schleiferi* resistente a meticilina, em geral, é menos resistente aos antimicrobianos de outras classes, em comparação com *S. intermedius* e *S. aureus*. Resistência a meticilina foi também descrita em *S. pseudintermedius*, uma nova espécie associada a pequenos animais (42). Um recente estudo filogenético demonstrou que *S. pseudintermedius*, e não *S. intermedius*, é a causa comum de piodermite canina, na qual a espécie *S. intermedius* é associada a pombos (39). Assim, o patógeno canino pode ser reclassificado como *S. pseudintermedius*.

### 11.2.3 *E. coli* multirresistente

*E. coli* multirresistente à atividade de β-lactamases de amplo espectro (ESBL) e/ou resistente a fluoroquinolona foi isolado de infecções clínicas de cães na Itália, em Portugal, na Espanha, nos Estados Unidos, no Canadá e na Austrália (29, 43-50). Algumas cepas podem ser resistentes a todos os agentes antimicrobianos, exceto amicacina e/ou imipenem. Os tipos de ESBL relatados em isolados caninos são os mesmos que ocorrem em isolados clínicos em humanos (CTX-M, SHV e CMY). Ainda que isolados clínicos que produzam ESBL ainda sejam raros e não considerados com significância clínica neste momento, sua ocorrência em cães precisa ser acompanhada com atenção nos próximos anos. *E. coli* produtor

de ESBL é resistente a todas as cefalosporinas, as quais, junto com as fluoroquinolonas, são drogas de extrema importância para o tratamento de ITUs recorrentes em animais e humanos. Implicações zoonóticas não podem ser excluídas, uma vez que *E. coli* canina tem demonstrado ser estreitamente relacionado com cepas virulentas, causadores de ITUs em humanos (51, 52).

## 11.3 ORIENTAÇÕES ESPECÍFICAS PARA DOENÇAS E PATÓGENOS

### 11.3.1 Infecções de pele

#### *Piodermite canina*

Piodermite canina é a principal razão para uso de antimicrobianos pelos clínicos que tratam pequenos animais. Os três tipos de piodermite são definidos de acordo com a profundidade das lesões patológicas: de superfície, superficial e profunda. Todas as formas de piodermite canina são, em geral, associadas a *S. intermedius*, embora *S. aureus* e *S. schleiferi* possam, raramente, ser a origem em casos de infecções recorrentes. *S. intermedius* é um comensal normal do cão, e a infecção é secundária a causas subjacentes de naturezas diferentes, sobretudo defeitos de cornificação e alergias. Devido à complexa etiologia, a terapia é um desafio, e a prevenção de infecções recorrentes exige a identificação e a eliminação das principais causas subjacentes. Amoxicilina/clavulanato, cefalosporinas de primeira geração (cefalexina e cefadroxil) e fluoroquinolonas (enrofloxacina, marbofloxacina, difloxacina e orbifloxacina) têm perfis favoráveis de segurança e garantia da eficácia clínica, devido à excelente atividade contra *S. intermedius* e à distribuição na pele. Esses agentes antimicrobianos são muito eficazes no tratamento de piodermite canina, com frequência utilizados para tratamento empírico. No entanto, tendo em vista o crescente risco de resistência, a maioria dos autores considera que esses agentes só devem ser utilizados quando a resistência a outros agentes é provável. Uma vez que infecções primárias são raramente associadas com estafilococos multirresistentes, outros agentes antimicrobianos podem ser escolhidos de modo empírico nesses casos. A utilização comum de um antimicrobiano não é uma justificativa para recomendar o uso continuado. Fazer uso indiscriminado pode inviabilizar o emprego de valiosos antimicrobianos. Em particular, a eficácia das fluoroquinolonas deve ser preservada para casos recidivos ou de piodermite profunda e grave, com risco de morte associada a infecções por organismos gram-negativos.

## Piodermite de superfície

Piodermite de superfície não é uma infecção de pele verdadeira, mas, sim, um processo inflamatório associado ao supercrescimento bacteriano em áreas intertriginosas em que umidade e secreção sebácea tenham acumulado. A piodermite de superfície, em geral, não requer agentes sistêmicos, devendo ser o tratamento dirigido para a limpeza e a eliminação das bactérias e do sebo com antissépticos tópicos leves e/ou antisseborreicos. Xampu especialmente preparado, contendo clorexidina, peróxido de benzoíla e outros ingredientes ativos, está disponível para a prática clínica. O peróxido de benzoíla pode ser irritante e secante, além de branquear tecidos que tiverem contato com o produto. Se lesões superficiais focais, como máculas e pápulas, estiverem presentes, antimicrobianos tópicos, tais como ácido fusídico, mupirocina, clorexidina ou gel peróxido de benzoíla, podem ser utilizados.

Ácido fusídico é preferível a mupirocina, uma vez que esta é utilizada para descolonização de MRSA em humanos.

## Piodermite superficial

Piodermites superficiais são tipicamente infecções por *S. intermedius* da epiderme interfolicular (impetigo) ou do epitélio folicular (foliculite). As drogas de primeira linha mais administradas são cefalosporinas e amoxicilina/clavulanato, tendo ambas um elevado grau de sucesso. No entanto, lincomicina ou clindamicina podem ser empregadas com sucesso para tratar de forma empírica primeiras infecções (Tabela 11.2). Lincomicina e clindamicina são quase idênticas no que diz respeito ao mecanismo de ação e espectro, porém a clindamicina é muito mais utilizada. A eritromicina é igualmente eficaz *in vitro*, mas exige aplicações diárias de três doses, e é, com frequência, associada a anorexia e vômito, o que impede a utilização desse antibiótico empírico como primeira escolha. Trimetoprima/sulfonamidas (TMS) podem também ser consideradas como drogas empíricas de primeira linha, mas sua utilização deve ser evitada quando o uso for de longo prazo, porque os cães são suscetíveis aos efeitos adversos (53, 54). Quando TMS são

**Tabela 11.1** Prevalência (%) de resistência antimicrobiana em isolados clínicos de *S. intermedius* de cães em diferentes países

| Agente antimicrobiano | Dinamarca (72) 2000-2005 $n=201$ | Inglaterra (83) 1980-1996 $n=2.296$ | França (30) 2002 $n=50$ | Finlândia (84) 2002-2003 $n=95$ | Suécia (3) 2005 $n=121$ | Suíça (85) 1999-2000 $n=227$ | Canadá (31) 2002-2003 $n=255$ | Estados Unidos (86) 1996-2001 $n=97$ |
|---|---|---|---|---|---|---|---|---|
| Cefalotina/ cefalexina | 1 | 1 | 0 | ND | 1 | 2 | 1 | 0 |
| Cloranfenicol | 13 | ND | 15 | 6 | ND | 30 | ND | 3 |
| Eritromicina | 28 | 9 | 14 | 25 | 22 | 37 | 10 | 23 |
| Fluoroquino-lonas | 1 | ND | 1 | ND | 2 | 4 | 5 | 0 |
| Gentamicina | ND | ND | 1 | 0 | 1 | 3 | 2 | 0 |
| Lincosamidas | 27 | 14 | 11 | 20 | 18 | ND | 9 | 22 |
| Penicilina | 60 | 79 | ND | 55 | 84 | 76 | 75 | 55 |
| Tetraciclina | 24 | 40 | 23 | 40 | 31 | 41 | 23 | 38 |
| TMS | 3 | 9 | ND | 7 | 6 | 10 | 15 | 28 |

TMS= Trimetoprima/sulfonamidas; ND= não determinado.

prescritas, a condição sanitária animal deve ser monitorada, e o proprietário do animal deve ser informado sobre os possíveis riscos, que incluem hipotireoidismo, ceratoconjuntivite seca, neutropenia, hepatopatia e poliartrite.

Devido aos elevados níveis de resistência em *S. intermedius* (Tabela 11.1), as tetraciclinas não podem ser consideradas como uma boa escolha empírica. A doxiciclina é mais ativa do que outras tetraciclinas contra *S. intermedius*, e pode ser administrada diariamente. No entanto, a alta ligação às proteínas plasmáticas da doxiciclina (> 95%) (55) limita sua difusão na pele. Taxas de remissão de 53 a 73% têm sido relatadas em pacientes tratados por seis semanas com doxiciclina (56), indicando que essa tetraciclina pode ser usada para tratar infecções causadas por cepas sensíveis. A resistência a cloranfenicol é menos frequente do que a tetraciclina, mas o antibiótico tem de ser administrado três vezes por dia. Além do inconveniente da frequência de administração, o cloranfenicol está associado a interações medicamentosas e supressão da medula óssea, e foi demonstrado que causa anemia aplástica em pessoas. Como consequência, formulações para humanos já não estão disponíveis comercialmente em alguns países. Um composto análogo, florfenicol, tem excelente atividade *in vitro* contra *S. intermedius*, mas não é aprovado para uso em cães por não ter vantagens em relação à farmacocinética do cloranfenicol (requer três doses diárias) e por estar disponível apenas uma formulação injetável para bovinos.

A terapia tópica com antissépticos pode ser usada como um suplemento para a terapia antimicrobiana sistêmica, ou pode, até mesmo, ser julgada como o único meio de tratamento. Em um estudo, 50% dos cães com lesões superficiais de piodermite foram curados quando tomavam banho três vezes por semana com xampus de etil lactato ou peróxido de benzoíla (57). A identificação da causa subjacente é essencial para prevenir infecções recorrentes. Isolados *de S. intermedius* de piodermites superficiais recorrentes são, de forma significativa, mais resistentes do que os de primeira infecção (4). Em casos de infecções recorrentes, a cultura e o teste de suscetibilidade devem ser realizados para orientar a seleção da droga. Além da seleção racional da droga correta, a dose e a duração do tratamento devem

ser prescritas (Tabela 11.3). A terapia deve ser continuada até, pelo menos, uma semana após a resolução clínica. Isso normalmente requer tratamento de, no mínimo, três semanas, podendo demorar até 6 a 8 semanas para alcançar esse desfecho. A descontinuação da terapêutica tem potenciais consequências para a seleção de bactérias resistentes, a recolonização e a reinfecção (Capítulo 6). Se a infecção persistir e ocorrerem lesões reincidentes no prazo de sete dias após a interrupção da terapia, é provável que o tratamento não tenha tido duração suficiente. Novas coleta e cultura bacteriológica são indicadas no caso de falha do tratamento.

Uma forma injetável de longa duração (subcutânea) de cefalosporina de terceira geração, cefovecina, teve recente registro na Europa para pequenos animais (não disponível nos Estados Unidos no momento desta edição). Ela é recomendada em dose única, que pode ser repetida em 14 dias. Cefpodoxima proxetil é outra cefalosporina oral de terceira geração recentemente registrada nos Estados Unidos e na Europa. A duração da concentração efetiva no plasma e nos tecidos é maior para cefpodoxima do que para outras cefalosporinas, como cefalexina. Por conseguinte, pode ser administrada uma vez por dia, em vez de duas vezes, resultando em menor utilização de antibióticos nos animais tratados. Esses fármacos têm boa atividade contra estafilococos, e também são registrados para infecções cutâneas. Apesar de suas vantagens de administração e propriedades farmacocinéticas, as cefalosporinas de terceira geração são ativas contra uma vasta gama de bactérias gram-negativas que não são associadas a piodermite, e sua atividade contra *S. intermedius* não é superior aos compostos de primeira geração. Além disso, essas drogas têm potencial para a seleção de resistência a meticilina em estafilococos e organismos produtores de ESBL. Cefovecina e cefpodoxima proxetil são recomendadas como agentes de primeira linha apenas se houver um problema substancial com o cumprimento do regime de tratamento. De acordo com as instruções de rótulo da cefovecina na Europa, é prudente reservar a cefalosporina de terceira geração para o tratamento de condições clínicas que tenham respondido mal ou a quando se espera que respondam mal a outras classes de antimicrobianos ou a cefalosporinas de primeira geração. A utilização

**Tabela 11.2** Recomendações de terapia antimicrobiana em infecções relacionadas à pele. As opções de antimicrobianos são listadas em ordem de preferência em cada categoria

| Infecção/doença | Patógeno comumente isolado | Primeira escolha (empírico) | Segunda escolha (com base em cultura) | Última opção | Comentários |
|---|---|---|---|---|---|
| Piodermite superficial | S. intermedius | Geralmente não necessita de terapia antimicrobiana sistêmica. Antimicrobianos tópicos devem ser utilizados se lesões superficiais forem observadas | | | Tratamento com xampus contendo antissépticos como clorexidina ou spray de antibiótico adstringente |
| Piodermite localizada[a] | S. intermedius | Cloranfenicol gel<br>Peróxido de benzoíla gel<br>Ácido fusídico<br>Mupirocina | Amoxicilina, doxiciclina<br>Lincosamida[b]<br>TMS<br>Amox/clav<br>Cefalosporina de primeira geração[c] | Fluoroquinolonas[d] | Para ser combinado com xampus contendo antissépticos. Identificar e curar a causa primária |
| Piodermite superficial primária (difusa)[a] | S. intermedius | Lincosamida[b] e/ou xampu antisséptico | Amoxicilina, doxiciclina<br>TMS<br>Amox/clav<br>Cefalosporina de primeira geração[c] | Fluoroquinolonas[d] | Igual ao de cima |
| Piodermite recorrente superficial ou profunda[a] | S. intermedius | Amox/clav<br>Cefalosporina de primeira geração[c] | Amoxicilina<br>Doxiciclina<br>Lincosamida<br>TMS | Fluoroquinolonas[d]<br>Cefovecina[e]<br>Cefpodoxima[e] | Igual ao de cima |
| Otite[f] | Cocos gram–positivos | Ácido fusídico | Aminoglicosídeo tópico[g] | Fluoroquinolonas[d] (tópico) | Lavar com antissépticos (p. ex., iodo-povidona, clorexidina ou ácido acético 2%) |
| Otite[f] | Bacilos gram–negativos | Polimixina/oxitetraciclina | Aminoglicosídeo tópico[g] | Fluoroquinolonas[d] (tópico) | Igual ao de cima |
| Otite[f] | P. aeruginosa | Polimixina<br>Sulfadiazina prata<br>Enrofloxacina (tópico)[h] | Aminoglicosídeo tópico[g] | Ticarcilina (tópico) | Para combinar com a aplicação de EDTA |
| Feridas por mordedura | Pasteurella<br>Staphylococcus<br>Outros | Amoxicilina | Doxiciclina<br>TMS<br>Lincosamida[b]<br>Amox/clav | BAST | |

Amox/clav = amoxicilina/clavulanato; TMS, trimetoprima/sulfonamida; BAST = baseado em teste de suscetibilidade antimicrobiana; EDTA = ácido etilenodiaminotetracético.

[a] Sempre deve ser feita citologia. Cultura e teste de suscetibilidade antimicrobiana são recomendados em todos os casos de piodermite profunda e/ou recorrente quando a infecção não responder ao tratamento empírico, caso infecção mista seja demonstrada pela citologia e nos animais imunossuprimidos.

[b] Lincosamidas disponíveis: clindamicina ou lincomicina.

[c] Cefalosporinas de primeira geração disponíveis: cefalexina e cefadroxil.

[d] Fluoroquinolonas disponíveis: enrofloxacina, marbofloxacina, difloxacina e orbifloxacina.

[e] Terceira geração de cefalosporinas só deve ser utilizada para tratar lesões profundas contaminadas com Enterobacteriaceae ou em casos de alto risco de não cumprimento.

[f] Citologia é recomendada para orientar a escolha da droga. Cultura e teste de suscetibilidade antimicrobiana devem ser realizados se bacilos estiverem presentes.

[g] Aminoglicosídeos tópicos: gentamicina, neomicina, framicetina/gramicidina ou amicacina.

[h] Escolher com base na experiência clínica e nas drogas disponíveis.

**Tabela 11.3**   Dosagens recomendadas de agentes antimicrobianos sistêmicos administrados em pequenos animais

| Droga | Via de administração | Dose(s)[a] | Intervalo entre doses | Comentários |
|---|---|---|---|---|
| Amicacina | IV, IM, SC<br>IV, IM, SC | Cão: 15 a 30 mg/kg<br>Gato: 10 a 14 mg/kg | 24 h<br>24 h | Cão: evitar uso em doenças renais<br>Gato: evitar uso em doenças renais |
| Amoxiciclina/<br>clavulanato | PO | Cão: 12,5 a 24 mg/kg<br>Gato: 62,5 mg por gato | 12 h | A dose listada é baseada na combinação de ingredientes (amoxiciclina + clavulanato) |
| Amoxiciclina | PO | 22 mg/kg | 8-12 h | Para produtores de $\beta$-lactamase, considerando amoxiciclina-clavulanato como uma alternativa |
| Ampicilina | IM, SC, IV<br>PO | 10 a 20 mg/kg<br>20 a 40 mg/kg | 8 h<br>8 h | A dose é maior quando administrada via oral, devido à baixa absorção sistêmica |
| Ampicilina/<br>sulbactam | IV, IM | 10 a 20 mg/kg | 8 h | A dose é listada para componentes de ampicilina. Nota: sulbactam não é eficiente para inibição de $\beta$-lactamase como clavulanato |
| Azitromicina | PO | Cão: 3 a 5 mg/kg<br>Gato: 5 a 10 mg/kg | 24-48 h | Frequentemente, uma dose diária é usada nos primeiros 3 ou 5 dias, e, então, a cada 48 h |
| Cefadroxil | PO | Cão: 22 a 20 mg/kg<br>Gato: 22 mg/kg | Cão: 12 h<br>Gao: 24 h | Cefalosporina de primeira geração |
| Cefazolina | IV, IM<br>IV | 20 a 35 mg/kg<br>22 mg/kg | 8 h<br>2 h (durante cirurgia) | Cefalosporina de primeira geração. Terapia Profilática |
| Cefepima | IV, IM | 40 mg/kg | 6 h | Cefalosporina de quarta geração |
| Cefovecina | SC | Cão, gato: 8 mg/kg | 14 h | Cefalosporina de terceira geração |
| Cefpodoxima | PO | Cão: 5 a 10 mg/kg<br>Gato: dose não estabelecida | 24 h | Cefalosporina de terceira geração |
| Cefotaxima | IV, IM | 50 mg/kg | 12 h | Cefalosporina de terceira geração |
| Cefoxitina | IV, IM | 30 mg/kg | 6-8 h | Cefalosporina de segunda geração |
| Ceftiofur | SC | 4,4 mg/kg | 24 h | Somente para infecções do trato urinário<br>Cefalosporina de terceira geração |
| Cefalexina | PO | 10 a 30 mg/kg | 12 h | A dose mais comum é de 25 mg/kg 12 h PO. Cefalosporina de primeira geração |
| Cloranfenicol | PO | Cão: 40 a 50 mg/kg<br>Gato: 12,5 a 20 mg/kg | Cão: 8 h<br>Gato: 12 h | O uso prolongado pode causar atrofia da medula óssea, sobretudo em gatos |

*continua*

**11   Cães e gatos**

**Tabela 11.3**  Continuação

| Droga | Via de administração | Dose(s)[a] | Intervalo entre doses | Comentários |
|---|---|---|---|---|
| Ciprofloxacina | PO | 20 mg/kg | 24 h | Fluoroquinolona. Pode ser droga de primeira escolha |
| Claritromicina | PO | 7,5 mg/kg | 12 h | Derivada da eritromicina. Pode causar problemas gastrintestinais em alguns animais |
| Clindamicina | PO | Cão: 11 a 22 mg/kg | Cão: 11 mg/kg 12 h ou 24 mg/kg 24 h | Pode causar problemas gastrintestinais em alguns animais |
|  |  | Gato: 11 mg/kg até 33 mg/kg | Gato: 24 h |  |
| Difloxacina | PO | Cão: 5 a 10 mg/kg | 24 h | Fluoroquinolona. O texto refere precauções de uso desse tipo de droga. Não usar em gatos |
| Di-hidroes-treptomicina | Dose não estabe-lecida |  |  |  |
| Doxiciclina | PO | Cão, gato: 3 a 5 mg/kg | 12 h | Para o tratamento de Rickettsia ou Ehrlichia podem ser usados 5 mg/kg (12 h) |
| Enrofloxacina | PO, IM | Cão: 5 a 20 mg/kg Gato: 5 mg/kg | 24 h | Fluoroquinolona. O texto refere precauções ao uso desse tipo de droga. Em gatos não exceder 5 mg/kg. Embora não licenciada para IV em cães, pode ser usada com cautela, quando necessário |
| Eritromicina | PO | 10 a 20 mg/kg | 8-12 h | Problemas gastrintestinais, sobretudo vômito, são comuns |
| Gentamicina | IV, IM, SC | Cão: 9 a 14 mg/kg Gato: 5 a 8 mg/kg | 24 h | Pode ser nefrotóxica; garantir adequada hidratação e função renal antes do uso |
| Imipenem -cilastatina | IM, IV | 5 mg/kg | 6-8 h | Penemas são drogas importantes em medicina humana. Não utilizar, a menos que a infecção ofereça risco de morte ou testes de suscetibilidade mostrem resistência a outros antimicrobianos, exceto penemas |
| Lincomicina | PO | 15 a 25 mg/kg; para piodermite 10 mg/kg | 12 h | O uso de lincomicina tem sido substituído em alguns hospitais por clinda-micina, a qual tem similar atividade, mas com melhores características farmacocinéticas |
| Linezolida | PO | Cão, gato: 10 mg/kg | 12 h | Droga importante em medicina humana. Não utilizar, a menos que a infecção ofereça risco de morte ou testes de suscetibilidade mostrem resistência a outros antimicrobianos, exceto linezolida |
| Marbofloxa-cina | PO | 2,2 a 5,75 mg/kg | 24 h | Fluoroquinolona. O texto refere precauções ao uso desse tipo de droga |

| | | | | |
|---|---|---|---|---|
| Meropenema | SC, IV | 8,5 mg/kg | 12 h SC ou 8 h IV | Penemas são drogas importantes em medicina humana<br>Não utilizar, a menos que a infecção ofereça risco de morte ou testes de suscetibilidade mostrem resistência a outros antimicrobianos, exceto penemas |
| Metronidazol | PO | Cão: 12 a 15 mg/kg<br>Gato: 10 a 25 mg/kg | Cão: 15 mg/kg 12 h ou 12 mg/kg 8 h<br>Gato: 24 h | Não exceder a dose diária recomendada, pois a nefrotoxicidade será provável. Metronidazol é impalatável para gatos, e o benzoato (éster) de metronidazol pode ser considerado uma alternativa |
| Neomicina | PO | 10 a 20 mg/kg | 12 h | Não é recomendada como tratamento oral para diarreia |
| Nitrofuraon-toína | PO | 10 mg/kg | Doses diárias que podem ser divididas em 4 vezes ao dia | Essa droga é um antisséptico urinário e não deve ser utilizada para infecções sistêmicas |
| Orbifloxacina | PO | 2,5 a 7,5 mg/kg | 24 h | Fluoroquinolona<br>O texto refere precauções ao uso desse tipo de droga |
| Ormetopri-ma-sulfadi-metoxina | PO | 13,5 mg/kg | 24 h | Atividade similar a trimetoprima/sulfonamidas |
| Penicilina G | IM, IV | 20.000 a 40.000 U/kg | 6-8 h | No caso de administração IM, o intervalo pode ser maior (24 h) |
| Penicilina V | PO | | | Não recomendada (sem atividade via oral devido à baixa absorção) |
| Rifampina | PO | 5 mg/kg | 12 h | Cuidado: pode tornar a urina, a saliva e a lágrima alaranjadas |
| Ticarcilina | IV, IM | 50 mg/kg | 6h IV | Último recurso contra *Pseudomonas* multirresistente<br>Não utilizar, a menos que a infecção ofereça risco de morte ou os testes de suscetibilidade mostrem resistência a algum outro antimicrobiano, exceto ticarcilina |
| Trimetoprima/ sulfadiazina | PO | 15 mg/kg | 1 ou 2 vezes ao dia, ou 30 mg/kg 1 vez ao dia | Cuidado com o uso de sulfonamidas em cães (ver texto sobre piodermite canina) |
| Vancomicina | IV | 15 mg/kg | 8 h, infusão IV por 30 min | Antibióticos glicopeptídeos de enorme importância na medicina humana. Não utilizar, a menos que a infecção ofereça risco de morte e testes de suscetibilidade mostrem resistência a algum outro antimicrobiano, exceto glicopeptídeo. Aplicar apenas via IV por infusão lenta |

IV = intravenosa; IM = intramuscular; SC = subcutânea; PO = *per os* (via oral)

[a]As doses listadas nesta tabela foram retiradas de Papach 2007 (89)

11   **Cães e gatos**

do medicamento deve ser baseada no teste de suscetibilidade e levar em consideração as políticas oficiais e locais relativas aos antimicrobianos.

### Piodermite profunda

Infecções profundas de pele ocorrem quando a infecção folicular rompe dentro da derme, produzindo furunculose e celulites. Além de estafilococos, lesões profundas também podem estar contaminadas com organismos como *Pseudomonas* e *E. coli*. Portanto, cultura e teste de suscetibilidade deverão ser realizados em todos os casos. Cefalosporinas e amoxicilina/clavulanato são as drogas de escolha para o tratamento empírico, que podem ser necessárias enquanto aguardam-se os resultados dos testes de suscetibilidade. Como regra, o tratamento de piodermite profunda exige mais tempo do que a piodermite superficial. O tratamento deve ser de, no mínimo, quatro semanas, sendo necessária a administração durante duas semanas após resolução clínica das lesões. Essa extensão é indicada devido à fibrose ou à natureza granulomatosa das lesões. Cães com piodermite profunda são, em geral, beneficiados com a terapia tópica associada a banhos usando clorexidina diluída e xampus antibacterianos. Quando as lesões são localizadas, deve-se utilizar antimicrobianos tópicos em vez de drogas sistêmicas. Por exemplo, terapia tópica com ácido fusídico, mupirocina ou gel de peróxido de benzoíla pode ser suficiente para tratar infecções focais profundas sobre pontos de pressão. Nessas situações, antimicrobianos tópicos devem ser preferidos, vez que exercem uma menor pressão seletiva sobre bactérias comensais. Além do mais, organismos com resistência moderada podem ser tratados com antimicrobianos capazes de atingir altas concentrações locais.

### 11.3.2 Infecções no ouvido

A otite externa é muito comum em cães, mas rara em gatos. A inflamação do canal auditivo externo pode ocorrer devido a muitas causas, e, com frequência, tem complicação por infecção por bactérias, leveduras ou ambas. Portanto, tratando-se de otite externa, é importante identificar o agente infeccioso e a causa subjacente (p. ex., alergia, corpo estranho ou umidade crônica de conformação ou natação). As chaves para o sucesso do tratamento da otite externa são: (i) a identificação do agente infeccioso por meio de citologia; (ii) o tratamento tópico com limpadores otíticos, para remover o excesso de cera, e medicação; (iii) o uso de esteroides tópicos, quando indicado, para abrir o canal do ouvido e diminuir a inflamação; (iv) a monitoração frequente da evolução do tratamento; e (v) um plano de manutenção que consiste em limpeza regular da orelha, uma vez que a infecção tenha sido resolvida, e manter o animal livre de novas infecções.

Os organismos mais associados a otite externa aguda são a levedura *Malassezia pachydermatis* e diversas espécies bacterianas, sendo as mais comuns *S. intermedius* e *Pseudomonas aeruginosa*, *Proteus* sp., *E. coli*, estreptococos β-hemolítico, *Corynebacterium* e *S. schleiferi*. Otite aguda tem fácil resposta à maioria das combinações de tratamentos que incluem um agente antifúngico, antibacteriano e corticosteroide tópico. Os produtos tópicos utilizados para o tratamento de otite são listados na Tabela 11.4. Ambas as soluções, suspensões e pomadas, podem ser eficazes. Como os antimicrobianos tópicos são administrados em formulações concentradas (mg/mL), os testes de sensibilidade, que são realizados com base em concentrações plasmáticas (µg/mL), podem ser enganosos, porque vão subestimar demais a atividade da droga. Como regra, as soluções ou suspensões são mais recomendadas para canais estenóticos, e um volume suficiente deve ser aplicado para assegurar o tratamento da infecção no canal auditivo horizontal (e reparo se a membrana timpânica estiver rompida). Muitos casos de otite externa são complicados por otite média, que é confirmada pela presença de uma ruptura da membrana timpânica. No entanto, o exame da membrana timpânica nem sempre é possível, já que esta pode cicatrizar, deixando otite média residual. Independentemente de a membrana estar ou não rompida, todas as infecções do canal auditivo são resolvidas de forma tópica. Terapia antimicrobiana sistêmica é mais cara e, em geral, não oferece nenhum benefício para otite externa ou média, pois é difícil alcançar concentrações adequadas no tecido da orelha e do ouvido médio, mesmo quando doses máximas são administradas (58).

**Tabela 11.4** Opções de antibacterianos tópicos para tratamento de otites[a]

| Droga antimicrobiana | Concentração tópica | Potencial de ototoxidade |
|---|---|---|
| Amicacina | 50 mg/mL[b] | Sim |
| Gentamicina | 3 mg/mL[c] | (Sim)[h] |
| Neomicina | 3,2 mg/mL[c] | Sim |
| Enrofloxacina | 10-20 mg/mL[d] | Não |
| Ácido fusídico | 0,2 mg/mL[c] | Não |
| Polimixina B | 10.000 U/mL[e] | Sim |
| Tetraciclina | 2,2 mg/mL[c] | Não |
| Ticarcilina | 25 mg/mL | Não |
| Tobramicina | 0,3 %[c] | Não |
| Sulfadiazina de prata | 0,5-1 %[g] | Não |

[a] Em caso de infecção por *P. aeruginosa*, todos os produtos devem preceder uma aplicação de Tris EDTA, duas vezes ao dia.
[b] 3 mL de amicacina (250 mg/mL) são misturados com 12 mL de glicerina. Aplicar 0,5 mL duas vezes ao dia dentro do ouvido afetado.
[c] Produtos disponíveis no comércio.
[d] Diluir 1:6 em Tris EDTA ou água esterilizada. Aplicar 0,5 mL duas vezes ao dia dentro do ouvido afetado.
[e] Misturar 50 mL de salina em um recipiente contendo 500.000 UI de polimixina B. Isso dá uma concentração final de 10.000 UI/mL e é estável por 60 dias quando refrigerada. Aplicar 0,5 mL duas vezes ao dia no ouvido afetado.
[f] Reconstituir o frasco de 3 g em 6 mL de salina e congelar em alíquotas de 2 mL. Estas são estáveis por 3 meses. Descongelar uma alíquota de 2 mL e diluir com 40 mL de salina (25mg/mL); dividir em alíquotas de 10 mL e congelar. Remover uma alíquota de 10 mL na hora da aplicação e aplicar 0,5 mL duas vezes ao dia no ouvido afetado.
[g] Esse produto é fornecido a 1% como um creme ou um pó micronizado, que pode ser misturado à água esterilizada, formando uma suspensão de 0,5 a 1,0%.
[h] Sulfato de gentamicina no ouvido de cães com a membrana timpânica intacta ou rompida mostrou que não induziu a nenhuma alteração detectável da função coclear ou vestibular (87).

*P. aeruginosa* é o organismo mais comum associado a otite crônica externa e média no cão e o mais difícil de se lidar (59). Ele costuma ser multirresistente devido às propriedades de resistência intrínsecas. A única droga oral com atividade contra *P. aeruginosa* é a fluoroquinolona. Todas as outras drogas ativas devem ser administradas via injetável ou tópica. Com base em diversos estudos sobre a suscetibilidade *in vitro* de *P. aeruginosa* de isolados caninos (60-62), os antimicrobianos mais eficazes são aminoglicosídeos (gentamicina,

neomicina, tobramicina e amicacina), polimixina B, fluoroquinolonas, ticarcilina, ceftazidima e imipenem. Ainda que isolados de *P. aeruginosa* sejam com frequência sensíveis a gentamicina *in vitro*, o tratamento com produtos tópicos contendo neomicina e gentamicina raramente são bem-sucedidos, porque aminoglicosídeos são inativados pelo material purulento presente no canal do ouvido. Além disso, muitos produtos tópicos de gentamicina são à base de pomada, que pode ser muito viscosa para penetrar a estenose do canal auditivo, e a dose recomendada pode ser muito pequena para conseguir uma adequada concentração no canal horizontal do ouvido.

Mesmo que resistência a fluoroquinolonas se desenvolva durante o tratamento (63), a terapia tópica com enrofloxacina pode obter sucesso mesmo com as cepas resistentes *in vitro*, de acordo com a norma de fixação de comissões como o Clinical and Laboratory Standards Institute (CLSI, antigo NCCLS). De fato, tais limites são baseados em concentrações plasmáticas obtidas via oral (μg/mL), e concentrações muito mais altas podem ser alcançadas quando enrofloxacina for administrada de forma tópica (mg/mL). A resistência de *P. aeruginosa* à fluoroquinolona é conferida por mutações cromossômicas e superexpressão de bombas de efluxo (64). O uso tópico de um agente quelante de cálcio, tal como ácido etilenodiaminotetracético (EDTA), pode ajudar a anular a resistência atribuída à bomba de efluxo pela abertura de poros nas bactérias e facilitar a penetração da droga (65-67). Como os canais do ouvido estão, com frequência, com estenose, é essencial abri-los para permitir a penetração do tratamento tópico. Isso pode ser conseguido por meio de corticosteroides sistêmicos e/ou tópicos. Muitas vezes, a corticoterapia sistêmica é utilizada no início do tratamento, seguida por esteroides tópicos, uma vez que o canal está menos estenosado e ulcerado.

### 11.3.3 Infecções do trato urinário (ITUs)

#### Cistite

Cistite e infecções do trato urinário inferior são, em geral, mais comuns em cães do que em gatos, com maior frequência em fêmeas e machos castrados. A bactéria mais comum que causa cistite no cão é a *E. coli*, que foi considerada a responsável por 70 a 75% dos casos, seguida por estafilococos, *Proteus* sp. e enterococos. A análise da urina, incluindo análise fisicoquímica e citologia, é importante para orientar o diagnóstico, bem como a escolha do agente antimicrobiano. O número de bactérias e a presença de granulócitos fornecem provas diagnósticas de infecção. A urina deve ser coletada por cistocentese, pois com esse método evita-se contaminação com bactérias comensais da uretra. Concentrações acima de 1.000 UFC/mL devem ser consideradas como infecção. A medição do pH urinário, combinada com coloração de gram e morfologia das bactérias presentes na urina, permite prever a espécie bacteriana envolvida. Como consequência de seu metabolismo, estafilococos e *Proteus* sp. geralmente causam alcalinização da urina, enquanto *E. coli* e enterococos causam acidificação. Essa informação, combinada com o conhecimento dos padrões de suscetibilidade antimicrobiana da espécie, pode levar à seleção racional dos agentes antimicrobianos a serem utilizados.

Os antimicrobianos devem ser selecionados com base em perfis de resistência dos agentes patógenos urinários (Tabela 11.5) e nas concentrações que a droga pode alcançar na urina (Tabela 11.6). Deve-se evitar drogas que tenham alta metabolização antes da excreção pela urina, porque as concentrações podem não ser ativas. Aminopenicilinas (ampicilina e amoxicilina), trimetroprima e fluoroquinolonas são eliminadas por excreção renal e se acumulam na urina em concentrações mais elevadas do que no soro. As drogas podem ser eficazes *in vivo*, mesmo se as cepas bacterianas envolvidas são consideradas intermediárias com base em teste de suscetibilidade aos antimicrobianos. No entanto, essas interpretações devem ser feitas com cautela. Com exceção da ampicilina (68), pontos de corte para resistência específica de patógenos do trato urinário nunca foram padronizados pelo CLSI. Assim, as concentrações inibitórias mínimas (CIMs) devem ser interpretadas utilizando os mesmos critérios das infecções sistêmicas. Não se deve presumir que as concentrações na urina são suficientes para erradicar a ITU com cepas intermediárias ou resistentes. Na verdade, bactérias uropatógenas podem envolver as camadas mais profundas da mucosa, o tecido renal ou o tecido da próstata. Nesses casos, é a concentração no tecido que está correlacionada com a concentração plasmática, que será preditiva de uma cura bacteriológica (69).

Orientações específicas para determinada espécie para o tratamento de ITUs em cães e gatos são apresentadas na Tabela 11.7. Aminopenicilinas e amoxicilina-clavulanato são os antimi-

**Tabela 11.5** Prevalência (%) de resistência antimicrobiana em isolados clínicos de *E.coli* de cães em diferentes países

| Agente antimicrobiano | Dinamarca (71) 2000-2005 n=201 | Suécia (70) 2002-2003 n=121 | Canadá (31) 2002-2003 n=205 | Estados Unidos (45) 1990-1998 n=444 |
|---|---|---|---|---|
| Ampicilina | 22 | 15 | 33 | 42 |
| Amoxicilina/clavulanato | 4 | ND | 16 | 20 |
| Cefalotina[a] | 6 | ND | 39 | 42 |
| Fluoroquinolonas | 7 | 8 | 3 | 18 |
| Gentamicina | 4 | 1 | 1 | 6 |
| Tetraciclina | 26 | 10 | 14 | 31 |
| Trimetoprima/sulfonamida | 11/20[b] | 14 | 8 | 23 |

ND = não determinado.

[a] Cefalotina é o antibiótico utilizado para testar a suscetibilidade de cefalosporinas de primeira geração.

[b] Sulfametoxazol e trimetoprima foram testados separadamente.

# Guia de Antimicrobianos em Veterinária    **237**

**Tabela 11.6**   Média de concentração na urina e concentrações inibitórias mínimas (CIMs) de *E.coli* de agentes antimicrobianos usados no tratamento de infecções do trato urinário. Modificado de Barsanti 2006, (88)

| Agente antimicrobiano | Dosagem (mg/kg) | Via | Intervalo (h) | Concentração (mg/L)[a] | CIM (mg/L) *E.coli*[b] |
|---|---|---|---|---|---|
| Ampicilina | 22 | PO | 8 | 309 | ND |
| Cefalexina | 8 | PO | 8 | 225 | ND |
| Cloranfenicol | 33 | PO | 8 | 124 | 2 a 16 |
| Amicacina | 5 | SC | 8 | 342 | 0,5 a 8 |
| Gentamicina | 2 | SC | 8 | 107 | 0,125 a 2 |
| Enrofloxacina | 2,5 | PO | 12 | 40 | 0,032 a 0,125 |
| Nitrofurantoína | 4,4 | PO | 8 | 100 | 4 a 32 |
| Tetraciclina | 18 | PO | 8 | 138 | ND |
| Trimetoprima | 13 | PO | 26 | 26 | 0,125 a 2 |
| Sulfonamidas | 13 | PO | 79 | 79 | 8 a 128 |

ND = não determinado; PO = *per os* (via oral); SC = subcutânea.

[a] Concentrações foram mensuradas em cães saudáveis. Animais com infecções do trato urinário inferior podem ter bactérias em camadas do tecido do sistema urinário, para as quais altas concentrações urinárias podem não ser o suficiente. Além disso, muitos animais com infecções do trato urinário inferior podem ter terapias concorrentes, como glicocorticoides e diuréticos, ou insuficiência renal crônica e diabete melito, todos os quais diluem a urina.

[b] CIM de antimicrobianos de amostras selvagens de *E. coli* de acordo com o European Comittee on Antimicrobial Susceptibility Testing (EUCAST). (Disponível em: www.srga.org/eucast/WT_EUCAST.htm).

**Tabela 11.7**   Recomendações de terapia antimicrobiana em infecções do trato geniturinário. As opções de antimicrobianos estão listadas em ordem de preferência em cada categoria

| Infecção/ doença | Patógeno comumente isolado | Primeira escolha (empírica) | Segunda escolha (com base em cultura) | Última opção | Comentários |
|---|---|---|---|---|---|
| Cistite | *S. intermedius* *Enterococcus* *Streptococcus* | Amoxicilina | Amox/clav Cefalosporina | Fluoroquinolona | Citologia deve guiar a escolha da droga 2 a 3 semanas de tratamento |
| | *E. coli* | TMS (cão) | Cloranfenicol | Fluoroquinolona | |
| | *Proteus* | Amoxicilina (gato) | Cefalosporina | | |
| Pielonefrite | Igual ao de cima, principalmente *E. coli* | TMS ou amox/clav | Cefalosporina | Fluoroquinolona | 6 semanas de tratamento |
| Prostatite aguda | Igual ao de cima | TMS Fluoroquinolona[a] | Eritromicina | Fluoroquinolona | 4 semanas de tratamento |
| Prostatite crônica | Igual ao de cima | TMS Fluoroquinolona[a] | Eritromicina | Fluoroquinolona | 6 a 8 semanas de tratamento |
| Piometra | Igual ao de cima | TMS (cão) Amoxicilina (gato) | BAST | | 5 dias de tratamento. Requer tratamento cirúrgico |

Amox/clav = amoxicilina/clavulanato; TMS = trimetoprima/sulfonamida; BAST = baseado em teste de suscetibilidade antimicrobiana.

[a] Porque muitos cães são sensíveis aos efeitos adversos de sulfonamidas, sobretudo quando são requeridos longos períodos de tratamento (p. ex., prostatite), fluoroquinolonas devem ser consideradas uma alternativa nesses casos.

11 | Cães e gatos

crobianos de escolha para o tratamento empírico da cistite associada a enterococos e estafilococos, respectivamente. Limitada para o cão, a combinação TMS pode ser utilizada de forma empírica se bacilos são detectados pelo exame microscópico. Em *E. coli*, a resistência a ampicilina e TMS varia entre as respectivas porcentagens: 15 e 42% e 8 e 23% (31, 45, 70, 71) (Tabela 11.5). Quando disponíveis, os padrões locais de resistência antimicrobiana em *E. coli* devem ser considerados, a fim de selecionar o medicamento mais adequado para o tratamento empírico da ITU associada a essa espécie. Entre as sulfonamidas, o sulfametoxazol é metabolizado de forma mais extensa do que a sulfadiazina, e esta atinge concentrações ativas mais elevadas na urina.

O tratamento da cistite bacteriana aguda exige um curso de três semanas de antimicrobianos. Diferentes abordagens devem ser utilizadas para o tratamento de animais com primeira infecção, sem complicações e infecções recorrentes. O exame clínico preciso destinado à identificação de fatores subjacentes (p. ex., cálculos císticos, anomalias anatômicas, doenças metabólicas, anormalidades do sistema nervoso, neoplasia da bexiga, etc.) deve ser realizado em casos de recidiva ou persistência de ITUs. Urocultura e teste de suscetibilidade são recomendados porque exposições prévias a antimicrobianos podem predispor o paciente a infecção ou reinfecção com bactérias resistentes. A terapia antimicrobiana precisa ser continuada por seis semanas, e uroculturas devem ser realizadas de 5 a 7 após a terapia, para confirmar a resolução da infecção.

### Pielonefrite

O diagnóstico de pielonefrite é importante porque o prognóstico da terapia antimicrobiana é pior do que para ITUs menores. A seleção de drogas deve ser baseada no padrão de suscetibilidade antimicrobiana do patógeno envolvido, o qual é geralmente *E. coli*. Quando possível, TMS ou amoxicilina/ácido clavulânico devem ser preferidos a cefalosporinas e fluoroquinolonas. No entanto, a utilização de qualquer cefalosporina de terceira geração ou fluoroquinolona pode ser útil em infecções por gram-negativas, já que terapia de longo prazo com sulfonamidas tem sido associada a risco de efeitos adversos (ver Seção 11.3.1). Um curso de seis semanas de antimicro-

bianos é necessário para o sucesso do tratamento. Aminoglicosídeos e nitrofurantoína não devem ser empregados, por causa da nefrotoxicidade e dos baixos níveis séricos (bacteremia é comum), respectivamente. Se o animal apresenta sinais de doença sistêmica, o tratamento empírico é justificado, e a administração intravenosa de antimicrobianos deve ser iniciada em combinação com terapia de suporte. Para cefalosporinas e derivados de penicilina, dose e intervalo devem ser planejados em proporção à perda da função renal (Tabela 11.8). Não há evidências de que as doses devam ser ajustadas para fluoroquinolonas.

### Prostatites

Em caso de prostatite, é frequente ocorrer descarga hemorrágica uretral, mas esse achado clínico está associado também a patologias não infecciosas do trato geniturinário (p. ex., degeneração cística ou hipertrofia da próstata). Assim, os agentes antimicrobianos devem ser prescritos apenas quando o diagnóstico é confirmado com base na contagem sanguínea completa, na urinálise e na urocultura. Os organismos envolvidos são os mesmos da cistite, mas a terapia é mais difícil, porque a barreira hematoprostática limita a penetração da droga. Isso só é verdade em prostatite crônica no caso da barreira hematoprostática não estar intacta durante a inflamação aguda do órgão. Para atravessar a barreira intacta, uma droga deve ser (a) não ionizante ou lipofílica; (b) ter baixa ligação proteica; e (c) ser administrada em doses suficientes para fornecer uma concentração que impulsione a droga a partir do plasma para o compartimento da próstata. Drogas que são bases fracas, embora ionizáveis, são capazes de se difundir para

**Tabela 11.8** Estimativa de dose e intervalo de dosagem para terapia antimicrobiana de pielonefrite em pacientes com insuficiência renal

| | |
|---|---|
| Nova dose | Recomendada dose x concentração normal de creatininina/concentração de creatinina do paciente |
| Novo intervalo (h) | Intervalo de dosagem x concentração de creatinina do paciente/concentração normal de creatinina |

a próstata, porque não serão ionizadas no pH do plasma. Antimicrobianos com boa penetração na próstata são aqueles com alta solubilidade lipídica, como TMS, macrolídeos e fluoroquinolonas. No entanto, em geral, os macrolídeos não são adequados, devido à falta de atividade contra bactérias gram-negativas, que estão, com frequência, envolvidas. Cloranfenicol e tetraciclinas costumam ser consideradas drogas com boa penetração tecidual, mas, de acordo com a pesquisa realizada em cães (72), penetram mal na próstata canina. Prostatite aguda exige quatro semanas de terapia antimicrobiana, enquanto prostatite crônica requer 6 a 8 semanas.

### 11.3.4 Infecções gastrintestinais e intra-abdominais

#### Infecções bacterianas na cavidade oral

Doença periodontal é uma infecção mista, em geral, associada à proliferação das espiroquetas gram-negativas anaeróbias, como as espécies *Porphyromonas* e *Prevotella*. O tratamento exige limpeza e extração dentária, remoção de tártaro por ultrassom sob plano anestésico geral e tratamento com antissépticos com clorexidina em gel ou solução. Preparações à base de tetraciclina estão disponíveis para aplicação tópica ou em bolsas únicas periodontais. O tratamento antimicrobiano sistêmico deve ser limitado a casos graves e a pacientes imunodeprimidos, sobretudo contra anaeróbios (Tabela 11.9). Cuidados odontológicos (escovação dentária) e orientação do proprietário do animal constituem um papel importante no controle e na prevenção da doença periodontal. Já a estomatite ulcerativa é uma doença caracterizada pela presença de úlceras e infecção bacteriana secundária na mucosa oral. Tratamento de irrigação local com 1% de peróxido de hidrogênio ou 0,2% de clorexidina é recomendado. Infecções graves por anaeróbios podem ser tratadas de forma sistêmica, como sugerido em casos graves de periodontite.

#### Helicobacteriose

*Helicobacter pylori* e organismos similares foram identificados na biópsia de espécimes de cães e gatos, mas sua influência na gastrite e em úlceras tem ainda de ser estabelecida. Alguns estudos não encontraram associação entre infecção por *Helicobacter* e gastrite (73, 74), e combinações antimicrobianas utilizadas na medicina humana não parecem resultar na erradicação a longo prazo em cães (75).

#### Gastroenterite

De acordo com um estudo australiano (76), 59% dos médicos veterinários de pequenos animais prescrevem medicamentos antimicrobianos para gastroenterite aguda inespecífica. No entanto, a maioria dos casos de diarreia e vômitos em animais não é causada por bactérias ou vírus, mas sim por condições não infecciosas. Além disso, mesmo em gastroenterite bacteriana, as infecções são em geral autolimitantes, e ainda não foi comprovado que o tratamento antimicrobiano tem efeitos positivos sobre a recuperação do paciente. Seguindo o protocolo comumente empregado na medicina humana, a utilização empírica de antimicrobiano deve ser limitada aos casos associados a sinais de infecção sistêmica (febre, depressão e leucopenia ou leucocitose com um desvio acentuado à esquerda). Se estiverem disponíveis, formulações injetáveis de TMS podem ser utilizadas em associação a cuidados de suporte (reidratação e jejum). Quando os sinais de sepse aguda são evidentes, a administração de antimicrobianos injetáveis de amplo espectro é recomendada (ver Seção 11.3.10). Suabes retais devem ser rotineiramente submetidos a análises laboratoriais para a identificação de *Salmonella*, *Campylobacter* e clostrídeos toxigênicos. Quando um desses organismos é detectado, a terapia antimicrobiana pode ser administrada para erradicar o patógeno e evitar o risco de transmissão zoonótica. A escolha do antimicrobiano deve ser baseada em antibiogramas (Tabela 11.9), e a eficácia terapêutica deve ser monitorada após o término do tratamento.

Algumas formas de diarreia crônica em animais parecem responder ao macrolídeo tilosina, as quais têm sido consideradas como "diarreia crônica em cães responsiva a tilosina" (77). É provável que essa síndrome seja causada por uma bactéria, mas a etiologia específica ainda não foi identificada, mas *Campylobacter jejuni* e *Clostridium perfringens* foram identificados em alguns animais. A tilosina tem sido eficaz na melhora dos sinais clínicos, enquanto outros antimicrobianos (metronidazol, TMS, doxiciclina)

**Tabela 11.9** Recomendações de terapia antimicrobiana em infecções gastrintestinais e intra-abdominais. As opções de antimicrobianos estão listadas em ordem de preferência em cada categoria

| Infecção/ doença | Patógeno comumente isolado | Primeira escolha (empírica) | Segunda escolha (com base em cultura) | Última opção | Comentários |
|---|---|---|---|---|---|
| Gengivite | Espiroquetas | Clorexidina (tópico) | Tetraciclina (tópico) | Metronidazol | Terapia dental e profilaxia são essenciais |
| Periodontite | Porphyromonas Prevotella | | Ampicilina Clindamicina | | Tratamento sistêmico com antimicrobianos deve ser reservado para casos graves e pacientes imunossuprimidos |
| Estomatite ulcerativa | Igual ao de cima, principalmente E. coli | Peróxido de hidrogê-nio com clorexidina (tópico) | Amoxicilina Clindamicina | Metronidazol | Tratamento antimicrobiano sistêmico deve ser reservado para casos graves e pacientes imunossuprimidos |
| Gastroenterite | Salmonella Campylobacter | Nenhum Nenhum | BAST Eritomicina | Fluoroquinolonas | Bactérias de gastroenterites são em geral autolimitan-tes, e antimicrobianos devem ser usados somente em casos de sinais clínicos de infecção sistêmica |
| | C. difficile | Nenhum | Metronidazol | | Bactérias de gastroenterites são em geral autolimitan-tes, e antimicrobianos devem ser usados somente em casos de sinais clínicos de infecção sistêmica |
| Peritonite aguda | Vários | Cefoxitina ou cefo-tetana | Aminoglicosídeo com penicilina, clindamicina ou metronidazol | Fluoroquinolonas com penicilina, clindamicina ou metronidazol | Terapia agressiva, administração IV Controle das fontes de infecção e drenagem são essenciais |
| Colangio-hepatite | Vários | Amoxicilina ou doxiciclina | BAST | | Pode ser necessária cirurgia para restituir o fluxo biliar |
| Saculite anal | Nenhum | TMS ou amoxicilina | BAST | | Requer tratamento tópico com clorexidina |

Amox/clav = amoxicilina/clavulanato; TMS = trimetoprima/sulfonamida; BAST = baseado em teste de suscetibilidade antimicrobiana.

não parecem ser eficazes (78). O metronidazol se mostrou capaz de alterar a população de bactérias da flora normal (78) e pode ter um efeito imunossupressor sobre a mucosa gastrintestinal (diminuição da resposta mediada por célula), assim como efeitos adversos sobre o SNC (tremores, convulsões e outros). Problemas do SNC podem ser prevenidos evitando-se as altas doses.

### Peritonite

Peritonite séptica é uma infecção com risco de morte, em geral resultante de contaminação do trato gastrintestinal. Em consequência, as bactérias envolvidas são, muitas vezes, uma combinação de bacilos gram-negativos, anaeróbios obrigatórios, e, ocasionalmente, *Enterococcus*. As amostras de efusões abdominais devem ser obtidas para cultura e testes de sensibilidade. Cefamicinas (cefoxitina e cefotetana) são uma excelente escolha empírica, pelo fato de atuarem contra anaeróbios (incluindo *Bacteroides*) e bactérias gram-negativas. Como a alternativa, aminoglicosídeos (gentamicina ou amicacina) podem ser combinados com a droga ativa contra anaeróbios (penicilina, metronidazol ou clindamicina). Em adição à terapêutica médica, o sucesso do tratamento de peritonite séptica requer controle da fonte de in-

fecção por meio cirúrgico e drenagem. Apesar de muitas vezes recomendada na literatura veterinária e comumente praticada, não há evidência de que a lavagem peritoneal com solução salina ou misturas de solução salina com antimicrobianos ofereça qualquer benefício para o paciente.

### 11.3.5 Infecções respiratórias

#### Infecções das vias respiratórias superiores

Infecções bacterianas das vias respiratórias superiores, como rinite, sinusite, tonsilite e faringite são autolimitantes ou secundárias a causas subjacentes. Rinite bacteriana requer lavagem com soro fisiológico ou solução antisséptica para remover exsudatos e manter limpa a cavidade nasal. A terapia antimicrobiana não é necessária, a menos que os sinais clínicos sejam graves ou persistentes (Tabela 11.10). Estudos similares de casos humanos levaram à conclusão de que o uso de antimicrobianos não demonstra qualquer benefício sobre a resolução de sinusite bacteriana aguda. Em gatos, a sinusite bacteriana crônica ocorre principalmente como consequência de infecção respiratória viral felina e leucemia. Nessa doença, a eficácia da terapêutica antimicrobiana também é limitada, devido à natureza secundária da infecção bacteriana, à presença

**Tabela 11.10** Recomendações de terapia antimicrobiana em infecções respiratórias. As opções de antimicrobianos estão listadas em ordem de preferência em cada categoria

| Infecção | Patógeno comumente isolado | Primeira escolha (empírica) | Segunda escolha | Última opção |
|---|---|---|---|---|
| Rinite<br>Sinusite<br>Tonsilite | Vários | Nenhum | Doxiciclina<br>Amoxicilina<br>Amox/clav | BAST |
| Bronquite aguda (tosse dos *canis*) | *B.bronchiseptica* | Infecção autolimitante<br>Terapia antimicrobiana não é necessária | | |
| Bronquite crônica | Vários | Nenhum | BAST | |
| Pneumonia | Vários | Amox/clav<br>Cefalosporina[a]<br>Fluoroquinolona[a] | BAST | Cefalosporina ou fluoroquinolona com metronidazol |
| Piotórax<br>Pleurite | Vários | Penicilina com aminoglicosídeo | BAST | Igual ao de cima |

Amox/clav = amoxicilina/clavulanato; TMS = trimetoprima/sulfonamida; BAST = baseado em teste de suscetibilidade antimicrobiana.
[a] Cefalosporina de terceira geração ou fluoroquinolonas são indicadas em casos graves de pneumonia. Ver Tabela 11.1 para componentes disponíveis.

de biofilmes no seio das cavidades e à má penetração da droga no seio. Já a tonsilite primária bilateral em cães jovens de raças pequenas tem etiologia obscura. Para todas as infecções respiratórias superiores, os antibióticos sistêmicos só devem ser utilizados após cultura bacteriana e antibiograma (Tabela 11.10).

### Bronquite

Traqueobronquite aguda canina, ou *tosse dos canis,* geralmente não coloca em perigo a vida do cão, é autolimitante, e não há provas de que a terapia antimicrobiana aumente a velocidade de recuperação. O patógeno causador, *Bordetella bronchiseptica*, reside na superfície do epitélio respiratório, e muitos antimicrobianos não penetram a barreira hematobrônquica o suficiente para ter eficácia contra esse patógeno. Antimicrobianos são necessários apenas se broncopneumonia secundária ou pneumonia intersticial for demonstrada pelos sinais radiográficos. *B. bronchiseptica* é, com frequência, resistente a penicilinas e cefalosporinas (79). O recomendado são antimicrobianos como doxiciclina, TMS e amoxicilina/clavulanato.

Bactérias normalmente têm influência secundária na bronquite crônica em cães e gatos. Coleção de fluido de lavado bronquialveolar (*bronchoalveolar lavage*; BAL) é recomendada para orientar a seleção da droga para tratamento dessa doença, a qual tem como sintomas tosse crônica por dois ou mais meses, sem sinais de desconforto respiratório ou pneumonia. As contagens bacterianas superiores a $10^3$ UFC/mL BAL indicam infecção bacteriana, e os agentes devem ser prescritos com base no teste de suscetibilidade antimicrobiana.

### Pneumonia

*B. bronchiseptica* e *Streptococcus zooepidemicus* são as bactérias mais comumente implicadas em pneumonia bacteriana, a qual é mais comum em cães do que em gatos. No entanto, a pneumonia está a mais frequência associada a patógenos oportunistas, que podem incluir estafilococos, estreptococos β-hemolíticos (sobretudo grupos C e G), *E. coli, Pasteurella multocida, Pseudomonas aeruginosa, Klebsiella pneumoniae, Mycoplasma* e uma variedade de organismos anaeróbios. Devido à grande variedade de organismos que podem estar envolvidos na pneumonia bacteriana, é importante selecionar os agentes com base na identificação bacteriana e no teste de suscetibilidade antimicrobiana. Além disso, é deve-se empregar drogas que sejam capazes de chegar a uma concentração ativa em secreção brônquica, tais como eritromicina, clindamicina, cloranfenicol, TMS e fluoroquinolonas. Mesmo que penicilinas, cefalosporinas e aminoglicosídeos não atinjam elevadas concentrações da droga em secreção brônquica, irão atingir concentrações adequadas no fluido intersticial dos pulmões e das mucosas aéreas. Por isso, podem ser eficazes para o tratamento de broncopneumonia. No entanto, estudos não demonstram sua eficácia em medicina veterinária e, portanto, não determinaram a droga de maior eficácia. Se a infecção apresenta risco de morte, pode ser necessária a administração IV empírica do antimicrobiano no início do tratamento.

### Piotórax e pleurite

Drenagem periódica de exsudatos pleurais e lavagem da cavidade pleural com salina são essenciais para o sucesso do tratamento de piotórax. Sem drenagem e lavagem, a terapia antimicrobiana sistêmica não apresenta resultados. A eficácia da terapia antimicrobiana local é controversa, já que a maioria dos agentes antimicrobianos tem rápida absorção pela mucosa pleural. Não há uma única preparação antimicrobiana que possa garantir o sucesso da terapia, uma vez que infecções pleurais costumam ser associadas a vários organismos, incluindo, muitas vezes, distintas espécies aeróbias e anaeróbias. A citologia de aspirado pleural facilita o uso e a seleção racional de antimicrobianos fornecendo informações sobre coloração de gram, morfologia e localização intracelular das bactérias. A administração parenteral de penicilina G ou ampicilina garante atividade contra a maioria das bactérias anaeróbias (exceto *Bacteroides*) e gram-positivas (exceto estafilococos). Outros antimicrobianos, como gentamicina ou amicacina, são necessários quando a infecção está associada a bacilos gram-negativos. A terapia antimicrobiana deve ser mantida por 4 a 6 semanas, e o acompanhamento radiológico pode ser empregado para monitorar a eficácia.

### 11.3.6 Infecções oculares

Conjuntivite é uma doença comum em gatos e um problema clínico de difícil tratamento para o veterinário, devido à persistência de episódios recorrentes associados ao estado de portadores dos patógenos com mais frequência envolvidos, herpesvírus-1 (FHV-1) e *Chlamydophila felis*. O veterinário deve orientar os proprietários dos animais sobre a natureza da conjuntivite crônica em felinos e orientá-los sobre a possibilidade de falhas no tratamento, sobretudo em animais infectados com herpes. A identificação dos corpos elementares citoplasmáticos em células epiteliais conjuntivais, um teste de anticorpos fluorescentes positivos sobre um raspado conjuntival, ou uma cultura clamidial positiva, todos podem ser utilizados para confirmar o diagnóstico de *C. felis*. É importante observar que medidas de controle de infecção devem ser tomadas para evitar a disseminação para outros felinos. Tetraciclinas são os agentes de primeira escolha, já que essa bactéria intracelular obrigatória pode ser resistente a muitos antibióticos oftálmicos tópicos comuns, incluindo bacitracina, neomicina e gentamicina. Em caso de episódios recorrentes, terapia antimicrobiana sistêmica deve ser considerada para eliminar portadores. No cão, a conjuntivite infecciosa em geral é uma complicação secundária de entrópio, ceratoconjuntivite seca, penetração de corpos estranhos e cinomose. Macrolídeos e derivados podem ser utilizados para tratamento empírico, tendo a precaução de submeter suabes oculares para análise bacteriológica. Citologia deve ser utilizada para orientar a escolha antimicrobiana (Tabela 11.11). Em caso de formação de úlcera corneana profunda, tratamento antimicrobiano sistêmico deve ser usado.

### 11.3.7 Osteomielite

Osteomielite pode estar associada a uma grande variedade de espécies bacterianas, incluindo gram-positivas, gram-negativas e bactérias anaeróbias. Aspirado de lesões de osteomielites ou material de sequestro, tecido necrótico ou implantes deverão ser submetidos a culturas aeróbias e anaeróbias e teste de sensibilidade. Se o ambiente isquêmico necrótico não melhorar por meio de drenagem e tratamento cirúrgico, a resolução da infecção pode não ocorrer, mesmo com administração de antimicrobianos eficazes. A seleção de droga deve ser guiada pela cultura bacteriológica e pelo teste de suscetibilidade. Clindamicina, amoxicilina-clavulanato ou cefalosporinas podem ser adequadas como primeira escolha, dependendo das bactérias envolvidas. Terapia oral a longo prazo (3 a 8 semanas ou mais) costuma ser necessária para controlar os casos crônicos de osteomielite traumática. A disponibilização local dos antimicrobianos, tal como a colocação de polimetil metacrilato impregnado com gentamicina (PMMA) no local da infecção, também tem sido utilizada (80).

### 11.3.8 Artrite

A artrite infecciosa é relativamente incomum em pequenos animais. O diagnóstico definitivo requer artrocentese e posterior análise do líquido sinovial. Os exames macroscópico e citológico revelam sinais compatíveis com inflamação supurativa, com ou sem presença de bactérias. *Staphylococcus* e *Streptococcus* são as bactérias mais comuns isoladas na artrite séptica causada por cirurgia ou ferimento penetrante. O diagnóstico diferencial é essencial no caso de poliartrite, que pode ser consequência de bacteremia, danos complexos imunomediados nos tecidos articulares, ou infecções com *Anaplasma phagocytophilum*, *Ehrlichia* spp. (p. ex., a febre maculosa das Montanhas Rochosas), *Borrelia burgdorferi*, *Leishmania* e *Mycoplasma*. Líquido sinovial ou, quando possível, biópsias de cápsula articular devem sempre ser submetidos a análises laboratoriais e teste de suscetibilidade antes da administração de antimicrobianos (Tabela 11.11). A inoculação imediata em meios de cultura ou de transporte pode aumentar a detecção bacteriana.

### 11.3.9 Infecções do sistema nervoso central (SNC)

O diagnóstico definitivo de infecções do SNC requer análise e cultura do líquido cerebrospinal (LCS), mas, na prática, a terapia antimicrobiana com frequência é empírica. Antimicrobianos capazes de penetrar a barreira hematoencefálica em concentrações bactericidas são TMS, metronidazol e algumas fluoroquinolonas. Outros antimicrobianos, como ampicilina e cefalosporinas de terceira geração, são capazes de atravessá-la

LUCA GUARDABASSI, LARS B. JENSEN & HILDE KRUSE

**Tabela 11.11** Recomendações de terapia antimicrobiana em infecções mistas selecionadas. As opções de antimicrobianos estão listadas em ordem de preferência em cada categoria

| Infecção | Patógeno comumente isolado | Primeira opção | Segunda opção | Comentários |
|---|---|---|---|---|
| Conjuntivite | *Chlamydophila felis* (gato) | Doxiciclina<br>Tetraciclina | Cloranfenicol | Diagnóstico diferencial com infecção por herpesvírus<br>Citologia deveria ser utilizada para escolha da droga |
| | Bacilos gram –<br>Estafilococos<br>Estreptococos | Polimixina/tetraciclina<br>Ácido fusídico<br>Eritromicina | Cloranfenicol<br>Aminoglicosídeo<br>Tetraciclina | Eritromicina ou derivados podem ser usados de forma empírica se bacilos forem vistos no microscópio |
| Osteomielite | Vários | Clindamicina amox/clav<br>Cefalosporina<br>Gentamicina (local) | BAST | Nenhum antibiótico pode cobrir todos os possíveis tipos de bactéria<br>A escolha depende do tipo de bactérias gram-negativas e anaeróbias envolvidas |
| Infecção do SNC | Vários | TMS<br>Amoxicilina ou amox/clav | Metronidazol e/ou fluoroquinolona | Metranidazol com fluoroquinolonas é recomendado somente se a infecção representar ameaça à vida do animal |
| Artrite | Vários | BAST | | A terapia deveria continuar por 3 a 8 semanas e ser monitorada por citologia e cultura |
| Bacteremia | Vários | Ampicilina com aminoglicosídeo | BAST | |
| Anaplasmose | *Anaplasma phagocytophila* | Doxiciclina | Cloranfenicol | Nunca foi descrita resistência nessa espécie |
| Febre maculosa das Montanhas Rochosas | *Ehrlichia rusticii* | Doxiciclina | Cloranfenicol | Nunca foi descrita resistência nessa espécie |
| Doença de Lyme | *Borrelia burgdorferi* | Doxiciclina | Amoxicilina | |
| Leptospirose | *Leptospira interrogans* | Penicilina G, amoxicilina | Doxiciclina | Doxiciclina é recomendada para remover portadores após fase aguda |
| Brucelose | | Nenhum | Di-hidroestreptomicina com tetraciclina | Eutanásia é recomendada se o tratamento é caro e a infecção é difícil de ser curada<br>Isolamento e monitoramento são requeridos por pelo menos 3 meses |
| Peste | *Yersinia pestis* | Estreptomicina<br>Gentamicina | Doxiciclina<br>Cloranfenicol | Amostras suspeitas devem ser manuseadas em laboratório de classe 3 |
| Tularemia | *Francisella tularensis* | Gentamicina | Doxiciclina<br>Cloranfenicol | Amostras suspeitas devem ser manuseadas em laboratório de classe 3 |

Amox/clav = amoxicilina/clavulanato; TMS = trimetoprima/sulfonamida; BAST = baseado em teste de suscetibilidade antimicrobiana.

# GUIA DE ANTIMICROBIANOS EM VETERINÁRIA

a barreira hematoencefálica quando há inflamação das meninges. As TMS são as formulações parenterais de primeira escolha lógica. Como alternativa, a ampicilina administrada via intravenosa pode também ser eficaz contra a inflamação meníngea. Ainda que o cloranfenicol possa atingir concentrações bactericidas, este pode não ser o caso das dosagens recomendadas em cães e gatos (81). O uso de fluoroquinolonas ou cefalosporinas de terceira geração combinadas ao metronidazol deve ser reservado para casos de neuroinfecção com risco de morte ou falha do tratamento empírico com TMS ou ampicilina.

## 11.3.10 Bacteremia e sepse

As causas comuns de bacteremia e sepse incluem infecções do trato gastrintestinal, do trato geniturinário, da pele, de feridas, do trato respiratório, do abdome, das vias biliares e intravenosas relacionadas a cateteres. A bacteremia pode ocorrer com profilaxia dental de rotina, mas recomendações atuais de dentistas não sugerem que o tratamento com antibióticos seja necessário, pois a doença é apenas transitória e se resolve sem infecção sistêmica. O diagnóstico definitivo requer hemoculturas positivas (de preferência, 2 ou 3 ao longo de um período de 24 horas) junto com sinais clínicos e achados laboratoriais que sejam compatíveis com bacteremia/sepse. As amostras devem ser obtidas antes da administração de antimicrobianos. Os sinais clínicos de bacteremia requerem administração imediata parenteral (de preferência, IV) de terapia antimicrobiana contra organismos gram-positivos e gram-negativos. Um aminoglicosídeo como a gentamicina ou a amicacina combinado com ampicilina ou cefalosporina pode ser selecionado para pacientes nos quais comprometimento renal e/ou hipovolemia não é um problema. Se as condições forem graves (p. ex., temperaturas superiores a 41 °C), também é aceitável a administração de uma fluoroquinolona sozinha ou em combinação com penicilina, ampicilina, ampicilina potencializada (p. ex., ampicilina-sulbactam) ou clindamicina, sobretudo se houver suspeita de bactérias anaeróbias. A administração parenteral de agentes antimicrobianos deve continuar por 5 a 7 dias, seguida por 4 a 6 semanas de administração oral. Se a condição é refratária, deve haver tempo para a cultura e teste de suscetibilidade para indicar e justificar drogas adequadas.

## 11.3.11 Profilaxia antimicrobiana

A profilaxia antimicrobiana não pode, de forma alguma, funcionar como um substituto para a manutenção de um bom ambiente cirúrgico, o uso de boa técnica asséptica ou a prática efetiva não traumática de procedimentos cirúrgicos. Ao avaliar a necessidade profilática de ferida cirúrgica, o sistema de classificação de feridas do National Research Council (NRC), nos Estados Unidos, e os escores da avaliação pré-operatória da American Society of Anaesthesiologists (82) devem ser considerados junto a outros fatores de risco. Estes podem incluir: experiência dos cirurgiões; envolvimento, ou não, de estudantes de veterinária; necessidade de cateteres IV e urinários; contaminação do sítio cirúrgico; drenagem; tempo estimado de hospitalização; e doença subjacente. A profilaxia pré-operatória tende a ser, em geral, mais eficaz do que a profilaxia pós-operatória, embora esta última ainda seja bastante utilizada em medicina veterinária.

Foi possível identificar pelo menos cinco tipos de cirurgia em que a profilaxia antimicrobiana pode ser recomendada como uma prática rotineira: qualquer operação que exija mais de 90 minutos; cirurgia ortopédica eletiva; cirurgia intestinal com risco de ruptura de anastomose; lacerações cutâneas ou musculares graves; e tratamento odontológico associado a doença periodontal grave ou pacientes imunocomprometidos. Em cirurgia de longa duração ou cirurgias ortopédicas eletivas, a administração IV de penicilina G, ampicilina ou cefazolina antes e 90 minutos após a cirurgia pode ser indicada. Ferimentos que se inserem em categoria contaminada ou suja, de acordo com a classificação do NRC, podem ser tratados por administração oral pós-operatória de amoxicilina/clavulanato ou por injeções de ampicilina-sulbactam ou cefazolina no pré-operatório. No caso de suspeita de bactérias anaeróbicas (p. ex., feridas de punctura profundas), metronidazol pode ser adicionado. A profilaxia antimicrobiana para cirurgia de intestino deve ser utilizada apenas quando for observado ou esperado extravasamento. Nesse caso, a administração pré-operatória intravenosa de ampicilina ou de metronidazol combinado com um aminoglicosídeo ou fluoroquinolona é indicada. Nos doentes em risco, a raspagem ou extração dentária pode ser acompanhada de pro-

11 Cães e gatos

filaxia visando principalmente anaeróbios (penicilina G, ampicilina ou clindamicina).

## 11.4 OBSERVAÇÕES FINAIS

As recomendações apresentadas neste capítulo pretendem minimizar e racionalizar o uso de antimicrobianos sem afetar a eficácia clínica. Ainda que esta não seja uma tarefa fácil, é possível usar os antimicrobianos de uma forma prudente e racional, sem consequências no resultado clínico. A realização desse ambicioso objetivo exige (i) que os antimicrobianos sejam usados apenas quando necessários; (ii) que o tratamento empírico com antibióticos de amplo espectro seja limitado a infecções que possam ameaçar a vida do paciente de outro modo e que sejam incuráveis por drogas com espectro mais restrito; (iii) que anamnese, sinais clínicos, citologia e dados locais sobre antimicrobianos sejam usados para prever o perfil de resistência do patógeno envolvido e para selecionar a droga mais adequada para o tratamento empírico; (iv) que as amostras selecionadas sejam submetidas a análises laboratoriais para confirmar o diagnóstico, monitorar a eficácia da terapia antimicrobiana e avaliar os efeitos de antimicrobianos e de políticas de geração de dados locais sobre a resistência antimicrobiana; (v) que regimentos de dose para doença específica sejam prescritos levando em consideração sua farmacocinética e o local de infecção; e (vi) que proprietários de animais de estimação sejam informados sobre o risco de fracasso do tratamento e da importância da utilização antimicrobiana prudente e do comprometimento com o tratamento. Os autores estão cientes de que é mais difícil praticar a utilização antimicrobiana prudente em países onde a exigência pode ser associada com a falha do tratamento e reações adversas. Além disso, restrições financeiras podem limitar a disponibilidade de cultura bacteriana e teste de suscetibilidade como auxílio na seleção de drogas. No entanto, a utilização de "melhor suspeita" baseada em microscopia facilitaria a escolha adequada de drogas visando o agente patógeno envolvido, reduzindo, assim, o impacto sobre a flora comensal e o risco de seleção de resistência às drogas antibacterianas de última escolha.

## AGRADECIMENTOS

Os autores agradecem a Lina Petterson (Universidade de Uppsala, Suécia) e Christina Greko (Instituto de Medicina Veterinária, Uppsala, Suécia), pela gentileza de fornecer a Figura 11.1.

## REFERÊNCIAS

1. Holso, K., Rantala, M., Lillas, A., et al. (2005). Prescribing antimicrobial agents for dogs and cats via university pharmacies in Finland – patterns and quality of information. *Acta Vet. Scand.* 46: 87-93.
2. SVARM (2005). Swedish veterinary antimicrobial resistance monitoring. The National Veterinary Institute (SVA), Uppsala, Sweden, 2006. Disponível em: www.sva.se.
3. DANMAP (2005). Use of antimicrobial agents and occurrence of antimicrobial resistance in bacteria from food animals, foods and humans in Denmark. ISSN 1600-2032 (www.danmap.org).
4. Holm, B.R., Petersson, U., Morner, A., et al. (2002). Antimicrobial resistance in staphylococci from canine pyoderma: a prospective study of first-time and recurrent cases in Sweden. *Vet. Rec.* 151: 600-5.
5. Ogeer-Gyles, J., Mathews, K.A., Sears, W., et al. (2006). Development of antimicrobial drug resistance in rectal *Escherichia coli* isolates from dogs hospitalized in an intensive care unit. *J. Am. Vet. Med. Assoc.* 229: 694-9.
6. Trott, D.J., Filippich, L.J., Bensink, J.C. et al. (2004). Canine model for investigating the impact of oral enrofloxacin on commensal coliforms and colonization with multidrug-resistant *Escherichia coli. J. Med. Microbiol.* 53: 439-3.
7. Guardabassi, L., Schwarz, S., Lloyd, D.H. (2004). Pet animals as reservoirs of antimicrobial-resistant bacteria. *J. Antimicrob. Chemother.* 54: 321-32.
8. Pak, S.I., Han, H.R., Shimizu, A. (1999). Characterization of methicillin-resistant *Staphylococcus aureus* isolated from dogs in Korea. *J. Vet. Med. Sci.* 61: 1013-8.
9. Owen, M.R., Moores, A.P., Coe, R.J. (2004). Management of MRSA septic arthritis in a dog using a gentamicin-impregnated collagen sponge. *J. Small Anim. Pract.* 45: 609-12.
10. van Duijkeren, E., Box, A.T., Heck, M.E., et al. (2004). Methicillin-resistant staphylococci isolated from animals. *Vet. Microbiol.* 103: 91-97.
11. Morris, D.O., Mauldin, E.A., O'Shea, K., et al. (2006). Clinical, microbiological, and molecular characterization of methicillin-resistant *Staphylococcus aureus* infections of cats. *Am. J. Vet. Res.* 67: 1421-5.

12. Loeffler, A., Boag, A.K., Sung, J., et al. (2005). Prevalence of methicillin-resistant *Staphylococcus aureus* among staff and pets in a small animal referral hospital in the UK. J. *Antimicrob. Chemother.* 56: 692-7.
13. O'Mahony, R., Abbott, Y., Leonard, F.C., et al. (2005). Methicillin-resistant *Staphylococcus aureus* (MRSA) isolated from animals and veterinary personnel in Ireland. *Vet. Microbiol.* 109: 285-96.
14. Baptiste, K.E., Williams, K., Willams, N.J., et al. (2005). Methicillin-resistant staphylococci in companion animals. *Emerg. Infect. Dis.* 11: 1942-4.
15. Boag, A., Loeffler, A., Lloyd, D.H. (2004). Methicillin-resistant *Staphylococcus aureus* in small animal practice. *Vet. Rec.* 154: 366.
16. Strommenger, B., Kehrenberg, C., Kettlitz, C., et al. (2006). Molecular characterization of methicillin-resistant *Staphylococcus aureus* strains from pet animals and their relationship to human isolates. *J. Antimicrob. Chemother.* 57: 461-5.
17. Hanselman, B.A., Kruth, S.A., Rousseau, J., et al. (2006). Methicillin-resistant *Staphylococcus aureuscolonization* in veterinary personnel. *Emerg. Infect.* Dis. 12: 1933-8.
18. Moodley, A., Nightingale, E.C.. Stegger, M., et al. (2008). High risk for nasal carriage of methicillin-resistant *Staphylococcus aureus* among Danish veterinary practioners. *Scand. J. Work Environ. Health* 34: (in Press).
19. Moodley, A., Stegger, M., Bagcigil, F., et al. (2006). PFGE and *spa* typing of methicillin-resistant *Staphylococcus aureus* isolated from domestic animals and veterinary staff in the UK and Ireland. *J. Antimicrob. Chemother.* 56: 692-7.
20. Weese, J.S., Dick, H., Willey, B.M., et al. (2006). Suspected transmission of methicillin-resistant *Staphylococcus aureus* between domestic pets and humans in veterinary clinics and in the household. *Vet. Microbiol.* 115: 148-55.
21. Rankin, S., Roberts, S., O'Shea, K., et al. (2005). PantonValentine leukocidin (PVL) toxin positive MRSA strains isolated from companion animals. *Vet. Microbiol.* 108: 145-8.
22. Malik, L., Coombs, G.W., O'Brien, F.G., et al. (2006). Molecular typing of methicillin-resistant staphylococci isolated from cats and dogs. *J. Antimicrob. Chemother.* 58: 428-31.
23. Boost, M.V., O'donoghue, M.M., Siu, K.H., et al. (2007). Characterisation of methicillin-resistant *Staphylococcus aureus* isolates from dogs and their owners. *Clin. Microbiol. Infect.* 13: 731-733.
24. Manian, F.A. (2003). Asymptomatic nasal carriage of mupirocin-resistant, methicillin-resistant *Staphylococcus aureus* (MRSA) in a pet dog associated with MRSA infection in household contacts. *Clin. Infect. Dis.* 36: 26-8.

25. van Duijkeren, E., Wolfhagen, M.J., Heck, M.E., Wannet, W.J. (2005). Transmission of a Panton-Valentine leucocidin-positive, methicillin-resistant *Staphylococcus aureus* strain between humans and a dog. *J. Clin. Microbiol.* 43: 6209-11.
26. van Duijkeren, E., Box, A.T.A., Mulder, J., et al. (2003). Methicillin resistant *Staphylococcus aureus* (MRSA) infection in a dog in the Netherlands. *Tijdschrift voor Diergeneeskunde* 128: 314-5.
27. Vitale, C.B., Gross, T.L. and Weese, J.S. (2006). Methicillin-resistant *Staphylococcus aureus* in cat and owner. *Emerg. Infect. Dis.* 12: 1998-2000.
28. Lloyd, D.H., Lamport, A.I., Noble, W.C., et al. (1999). Fluoroquinolone resistance in *Staphylococcus intermedius. Vet. Dermatol.* 10: 249-51.
29. Cohn, L.A, Gary, AT., Fales, W.H., et al. (2003). Trends in fluoroquinolone resistance of bacteria isolated from canine urinary tracts. *J. Vet. Diag. Invest.* 15: 338-43.
30. Ganiere, J.P., Medaille, C., Limet, A., et al. (2001). Antimicrobial activity of enrofloxacin against *Staphylococcus intermedius* strains isolated from canine pyodermas. *Vet. Dermatol.* 12: 171-5.
31. Authier, S., Paquette, D., Labrecque, O., Messier, S. (2006). Comparison of susceptibility to antimicrobials of bacterial isolates from companion animals in a veterinary diagnostic laboratory in Canada between 2 time points 10 years apart. *Can. Vet.J.* 47: 774-8.
32. Jones, R.D., Kania, S.A., Rohrbach, B.W., et al. (2007). Prevalence of oxacillin- and multidrug-resistant staphylococci in clinical samples from dogs: 1,772 samples (2001-2005).*J. Am. Vet. Med. Assoc.* 230: 221-7.
33. Gortel, K., Campbell, K.L., Kakoma, I., et al. (1999). Methicillin resistance among staphylococci isolated from dogs. *Am. J. Vet. Res.* 60: 1526-30.
34. Zubeir, I.E., Kanbar, T., Alber, J., et al. (2007). Phenotypic and genotypic characteristics of methicillin/oxacillin-resistant *Staphylococcus intermedius* isolated from clinical specimens during routine veterinary microbiological examinations. *Vet. Microbiol.* 121: 170-6.
35. Vengust, M., Anderson, M.E., Rousseau, J., et al. (2006). Methicillin-resistant staphylococcal colonization in clinically normal dogs and horses in the community. *Lett. Appl. Microbiol.* 43: 602-6.
36. Kania, S.A, Williamson, N.L., Frank, L.A., et al. (2004). Methicillin resistance of staphylococci isolated from the skin of dogs with pyoderma. *Am. J. Vet. Res.* 65: 1265-8.
37. SVARM (2006). *Swedish veterinary antimicrobial resistance monitoring.* The National Veterinary Institute (SVA), Uppsala, Sweden, 2006. Disponível em: www.sva.se.
38. Loeffler, A., Linek, M., Moodley, A., et al. (2007). First report of multi-resistant, mecA-Positive *Staphy-*

*lococcus intermedius* in Europe: 12 cases from a veterinary dermatology referral clinic in Germany. *Vet. Dermatol.* 18: 412-421.

39. Bannoehr, J., Ben Zakour, N.L., Waller, A.S., et al. (2007). Population genetic structure of the *Staphylococcus intermedius* group: insights into *agr* diversification and the emegency of methicillin-resistant strains. *J. Bacteriol.* 189: 8685-92.

40. Frank, L.A., Kania, S.A., Hnilica, K.A., et al. (2003). Isolation of *Staphylococcus schleiferi* from dogs with pyoderma. *J. Am. Vet. Med. Assoc.* 222: 451-4.

41. Morris, D.O., Rook, K.A., Shofer, F.S., Rankin, S.C. (2006). Screening of *Staphylococcus aureus, Staphylococcus intermedius,* and *Staphylococcus schleiferi* isolates obtained from small companion animals for antimicrobial resistance: a retrospective review of 749 isolates (2003-04). *Vet. Dermatol.* 17(5): 332-7.

42. Sasaki, T., Kikuchi, K., Tanaka, Y., et al. (2007). Methicillin-resistant *Staphylococcus pseudintermedius* in a veterinary teaching hospital. *J. Clin. Microbiol.* 45: 1118-25.

43. Teshager, T., Dominguez, L., Morenzo, M.A., et al. (2000). Isolation of an SHV-12β-lactamase-producing *Escherichia coli* strain from a dog with recurrent urinary tract infections. *Antimicrob. Agents. Chemother.* 44: 3483-4.

44. Warren, A., Townsend, K., King, T., et al. (2001). Multi-drug resistant *Escherichia coli* with extended-spectrum β-lactamase activity and fluoroquinolone resistance isolated from clinical infections in dogs. *Aust. Vet. J.* 79(9): 621-3.

45. Oluoch, A.O., Kim, C.H., Weisiger, R.M., et al. (2001). Nonenteric *Escherichia coli* isolates from dogs: 674 cases (*1990-1998*). *J. Am. Vet. Med. Assoc.* 218: 381-4.

46. Cooke, C.L., Singer, R.S., Jang, S.S. et al. (2002). Enrofloxacin resistance in *Escherichia coli* isolated from dogs with urinary tract infections. *J. Am. Vet. Med. Assoc.* 220: 190-2.

47. Féria, C., Ferreira, E., Correia, J.D., et al. (2002). Patterns and mechanisms of resistance to β-lactams and β-lactamase inhibitors in uropathogenic *Escherichia coli* isolated from dogs in Portugal. *J. Antimicrob. Chemother.* 49: 77-85.

48. Ogeer-Gyles, J., Mathews, K., Weese, J.S., et al. (2006). Evaluation of catheter-associated urinary tract infections and multi-drug-resistant *Escherichia coli* isolates from the urine of dogs with indwelling urinary catheters. *J. Am. Vet. Med. Assoc.* 229: 1584-90.

49. Sanchez, S., Stevenson, M.A.M., Hudson, C.R., et al. (2002). Characterization of multidrug-resistant *Escherichia coli* isolates associated with nosocomial infections in dogs. *J. Clin. Microbiol.* 40: 3586-95.

50. Carattoli, A., Lovari, S., Franco, A., et al. (2005). Extended-spectrum beta-lactamases in *Escherichia*

*coli* isolated from dogs and cats in Rome, Italy, from 2001 to 2003. *Antimicrob. Agents Chemother.* 49: 833-5.

51. Johnson, J.R., Stell, A.L., Delavari, P., et al. (2001). Phylogenetic and pathotypic similarities between *Escherichia coli* isolates from urinary tract infections in dogs and extraintestinal infections in humans. *J. Infect. Dis.* 183: 897-906.

52. Starcic, M., Johnson, J.R., Stell, A.L., et al. (2002). Haemolytic *Escherichia coli* isolated from dogs with diarrhea have characteristics of both uropathogenic and necrotoxigenic strains. *Vet. Microbiol.* 85: 361-77.

53. Williamson, N.L., Frank, L.A., Hnilica, K.A. (2002). Effects of short-term trimethoprim-sulfamethoxazole administration on thyroid function in dogs. *J. Am. Vet. Med. Assoc.* 221: 909-13.

54. Frank, L.A., Hnilica, K.A., May, E.R., et al. (2005). Effects of sulfamethoxazole-trimethoprim on thyroid function in dogs. *Am. J. Vet. Res.* 66: 256-9.

55. Bidgood, T.L., Papich, M.G. (2003). Comparison of plasma and interstitial fluid concentrations of doxycycline and meropenem following constant rate intravenous infusion in dogs. *Am. J. Vet. Res.* 64: 1040-6.

56. Bettenay, S.V., Mueller, R.S., Dell'Osa, D. (1998). Doxycycline hydrochloride in the treatment of canine pyoderma. *Aust. Vet. Practit.* 28: 14-19.

57. Koch, H.J., Vercelli, A. (1993). Shampoos and other topical therapies. In: *Advances in Veterinary Dermatology,* Volume 2 (eds. Ihrke, P.J., Mason, I.S. and White, S.D.). Pergamon Press, New York, pp. 409-11.

58. Cole, L.K, Papich, M.G., Kwochka, K.W., et al. (2005). Plasma and ear tissue concentrations of enrofloxacin and its metabolite ciprofloxacin in dogs with chronic end-stage otitis externa. In: *Proceedings of North American Veterinary Dermatology Forum* 20: 182.

59. Foster, A.P., DeBoer, D.J. (1998). The role of *Pseudomonas* in canine ear disease. *Compendium Small Anim. Pract.* 20: 909-19.

60. Cole, L.K., Kwochka, K.W., Kowalski, J.J., et al. (1998). Microbial flora and antimicrobial susceptibility patterns of isolated pathogens from the horizontal ear canal and middle ear in dogs with otitis media. *J. Am. Vet. Med. Assoc.* 212: 534-8.

61. Martín Barrasa, J.L., Lupiola Gómez, P., González Lama, Z., Tejedor Junco, M.T. (2000). Antibacterial susceptibility patterns of *Pseudomonas* strains isolated from chronic canine otitis externa. *J. Vet. Med. Ser. B* 47: 191-6.

62. Seol, B., Naglic, T., Madic, J., Bedekovic, M. (2002). *In vitro* antimicrobial susceptibility of 183 *Pseudomonas aeruginosa* strains isolated from dogs to selected antipseudomonal agents. *J. Vet. Med. Ser. B* 49: 188-2.

63. Brothers, A.M., Gibbs, P.S., Wooley, R.E. (2002). Development of resistant bacteria isolated from dogs with otitis externa or urinary tract infections after exposure to enrofloxacin *in vitro*. *Vet. Ther.* 3: 493-500.

64. Tejedor, M.T., Martin, J.L., Navia, M., et al. (2003). Mechanisms of fluoroquinolone resistance in *Pseudomonas aeruginosa* isolates from canine infections. *Vet. Microbiol.* 94: 295-301.

65. Ashworth, C.D., Nelson, D.R. (1990). Antimicrobial potentiation of irrigation solutions containing tris-[hydroxymethyl] aminomethane-EDTA. *J. Am. Vet. Med. Assoc.* 197: 1513-4.

66. Sparks, T.A., Kemp, D.T., Wooley, R.E., et al. (1994). Antimicrobial effect of combinations of EDTA-tris and amikacin or neomycin on the microorganisms associated with otitis externa in dogs. *Vet. Res. Commun.* 18: 241-249.

67. Farca, A.M., Piromalli, G., Maffei, F., et al. (1997). Potentiating effect of EDTA- Tris on the activity of antibiotics against resistant bacteria associated with otitis, dermatitis and cystitis. *J. Small Anim. Pract.* 38: 243-5.

68. NCCLS (1998). Performance standards for antimicrobial disk and dilution susceptibility tests for bacteria isolated from animals. Proposed standard. NCCLS document M31-A. Villanova, PA: National Committee for Clinical Laboratory Standards.

69. Frimodt-Møller, N. (2002). Correlation between pharmacokinetic/pharmacodynamic parameters and efficacy for antibiotics in the treatment of urinary tract infection. *Int. J. Antimicrob. Agents* 19: 546-53.

70. Hagman, R., Greko, C. (2005).Antimicrobial resistance in *Escherichia coli* isolated from bitches with pyometra and from urine samples from other dogs. *Vet. Rec.* 157: 193-6.

71. Pedersen, K., Pedersen, K., Jensen, H., et al. (2007). Occurrence of antimicrobial resistance in bacteria from diagnostic samples from dogs. *J. Antimicrob. Chemother.* 60: 775-81.

72. Meares, E.M. (1982). Prostatitis: review of pharmacokinetics and therapy. *Rev. Infect. Dis.* 4:475-83.

73. Happonen, I, Linden, J., Saari, S., et al. (1998). Detection and effects of helicobacters in healthy dogs and dogs with signs of gastritis. *J. Am. Vet. Med. Assoc.* 213: 1767-74.

74. Wiinberg, B., Spohr, A., Dietz, H.H., et al. (2005). Quantitative analysis of inflammatory and immune responses in dogs with gastritis and their relationship to *Helicobacter* spp. infection. *J. Vet. Intern. Med.* 19: 4-14.

75. Happonen, I., Linden, J., Westermarck, E. (2000). Effect of triple therapy on eradication of canine gastric helicobacters and gastric disease. *J. SmallAnim. Pract.* 41: 1-6.

76. Watson, A.D.J., Maddison, J.E. (2001). Systemic antibacterial drug use in dogs in Australia. *Aust. Vet. J.* 79: 740-6.

77. Westermarck, E., Skrzypczak, T., Harmoinen, J., et al. (2005). Tylosin-responsive chronic diarrhea in dogs. *J. Vet. Intern. Med.* 19: 177-186.

78. Johnston, K.L., Lamport, A.I., Ballevre, O.P., Batt, R.M. (2000). Effects of oral administration of metronidazole on small intestinal bacteria and nutrients of cats. *Am. J. Vet. Res.* 61: 1106-12.

79. Speakman, A.J., Dawson, S., Corkill, J.E., et al. (2000). Antibiotic susceptibility of canine *Bordetella bronchisep*tica isolates. *Vet. Microbiol.* 71: 193-200.

80. Streppa, H.K., Singer, M.J., Budsberg, S.C (2001). Applications of local antimicrobial delivery systems in veterinary medicine. *J. Am. Vet. Med. Assoc.* 219: 40-8.

81. Rahal, J.J., Simberkoff, M.S. (1979). Bactericidal and bacteriostatic action of chloramphenicol against meningeal pathogens. *Antimicrob. Agents Chemother.* 16: 13-8.

82. Greene, C.E., Dearmin, M.G. (2006). Surgical and traumatic wound infections. In: *Infectious Diseases of the Dog and the Cat,* 3rd edn (ed. Greene, C.E.). Saunders Elsevier, St. Louis, Missouri, pp.935-61.

83. Lloyd, D.H., Lamport, A.I., Feeney, C. (1996). Sensitivity to antibiotics amongst cutaneous and mucosal isolates of canine pathogenic staphylococci in the UK, *1980-96. Vet. Dermatol.* 7: 171-5.

84. Myllyniemi, A.L., Gindonis, V., Nykäsenoja, S., Koppinen, J. (2004). FINRES-Vet 2002-2003, Finnish Veterinary Antimicrobial Resistance Monitoring and Consumption of Antimicrobial Agents. National Veterinary and Food Research Institute, Helsinki, Finland.

85. Wissing, A., Nicolet, J., Boerlin, P. (2001). Antimicrobial resistance situation in Swiss veterinary medicine. *Schweizer Archiv fur Tierheilkunde* 143: 503-10.

86. Hartmann, F.A., White, D.G., West, S.E., et al. (2005). Molecular characterization of *Staphylococcus intemedius* carriage by healthy dogs and comparison of antimicrobial susceptibility patterns to isolates from dogs with pyoderma. *Vet. Microbiol.* 108: 119-31.

87. Strain, G.M., Merchant, S.R., Neer, M., Tedford, B.L. (1995). Ototoxicity assessment of a gentamicin sulfate otic preparation in dogs. *Am. J. Vet. Res.* 56: 532-8.

88. Barsanti, J.A. (2006). Genitourinary infections. In: *Infectious Diseases of the Dog and the Cat,* 3rd Edn (ed. Greene, C.E.). Saunders Elsevier, St. Louis, Missouri, pp. 935-61.

89. Papich, M.G. (2007). *Saunders Handbook of Veterinary Drugs,* 2nd Edn. Saunders/Elsevier St. Louis Missouri, USA.

# CAPÍTULO 12

# Orientações para o Uso de Antimicrobianos em Aquicultura

*Peter R. Smith, Alain Le Breton, Tor Einar Horsberg e Flavio Corsin*

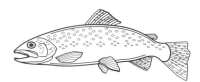

A aquicultura é um setor muito significativo e de rápida expansão da indústria, com uma produção, em 2004, de 60 milhões de toneladas e faturamento estimado em US$ 70,3 bilhões (FAO, 2006). Hoje, a produção de peixes contribui com cerca de 50% da produção total de pescado. A produção de alimentos em ambiente aquático é uma atividade comum na Ásia, sendo 90% da produção mundial proveniente dessa região. Em termos quantitativos, a China é responsável por 70% da produção mundial, o Japão e o restante da região Ásio-pacífica, por mais 22%. A Europa Ocidental (3,5%) e a América do Norte (1,3%) representam apenas uma pequena parcela da produção mundial (1). Cerca de 40% da produção global de peixes, a maior parte dos derivados da aquicultura, é destinada ao comércio internacional, com exportações que excedem gêneros alimentícios como carne, laticínios, cereais, açúcar e café (1).

A distribuição da produção aquícola é quase equivalente a marinha ou água salgada (57%) e água doce (43%), e, em termos de valor, os peixes são os principais produtos da aquicultura (54%), seguidos de crustáceos (20%) e moluscos (14%). Quando consideradas as espécies, a maior produção mundial é a de carpa (18 milhões de toneladas), seguida de ostras e algas (mais de 4 milhões de toneladas). Contudo, em termos de preço, camarão e salmão são mais significativos. Além da produção de peixe para consumo, há também um mercado, não alimentício, dos peixes ornamentais, no qual há pouca regulamentação, apesar de isso estar mudando.

## 12.1 A DIVERSIDADE AQUÍCOLA

É impossível citar todas as diversas atividades que podem ser incluídas no termo aquicultura. Contudo, em 2004, 25 espécies pertencentes a um diferente número de filos representavam mais de 80% da produção aquícola mundial; a criação de um total de 442 espécies é relatada na base de dados da FAO FISHSTAT Plus como tendo ocorrido em qualquer momento entre 1950 e 2004, ou atualmente.

A grande variedade de espécies cultivadas é refletida na diversidade de sistemas de cultivo e ambientes encontrados. As temperaturas podem variar da máxima à mínima, com uma variação de até 30 °C, e a salinidade pode variar de zero a 40 g/L. Em sistemas aquícolas, uma vasta gama de níveis nutricionais também pode variar. Alguns sistemas funcionam melhor com água pura, ao passo que outros, ao contrário, envolvem a deliberada eutrofização da água. A aquicultura pode ser realizada em água doce, salgada, parada ou corrente. Da mesma forma, os sistemas variam com relação a sua exposição às bactérias presentes nos resíduos humanos ou animais.

Os meios socioeconômicos em que a aquicultura opera também podem variar em âmbito mundial, ou seja, de sistemas de pequena escala, mais populares, na região asiática, a operações de nível industrial, e tanto informação técnico-científica e infraestrutura disponíveis aos produtores aquícolas quanto as leis dos ambientes em que operam podem mostrar grandes variações (1).

Uma proporção significativa de produção aquícola ocorre em países de baixa renda e com déficit alimentar. Nesses casos, para os produtores de pequena escala, a aquicultura desempenha um papel importante na subsistência das exigências nutricionais e como uma fonte de emprego, renda e intercâmbio com o exterior. No outro extremo, a aquicultura, muitas vezes, é executada por sofisticadas empresas multinacionais. No entanto, seria um erro associar a dimensão de operações de aquicultura, na medida em que estão envolvidas no comércio internacional, com qualquer localização geográfica ou espécie. Os pequenos produtores e as grandes operações industriais da aquicultura coexistem na maioria dos países.

## 12.2 ANTIMICROBIANOS NA AQUICULTURA

Devido à grande diversidade que caracteriza o setor da aquicultura, é óbvio que o tratamento antimicrobiano utilizado está sujeito a muitas generalizações. É possível que o mais válido seja, com poucas exceções (2), termos dados insuficientes relativos a aspectos de utilização de agentes antimicrobianos no setor da aquicultura, tais como as quantidades utilizadas, a variedade de agentes empregados e os fundamentos subjacentes a sua utilização. Para a maioria das espécies cultivadas também é insuficiente o conhecimento da farmacocinética e da farmacodinâmica das administrações.

Estimativas da quantidade de agentes antimicrobianos utilizados podem ser feitas em relação a alguns países. Na Europa, os valores de utilização de agentes antimicrobianos estão relacionados com o avanço das técnicas adequadas de produção animal e com a disponibilidade de vacinas eficazes contra as doenças dominantes. Na Noruega (3), a utilização tem sido estimada em 2 g por tonelada produzida. É provável que esse valor também represente outros países europeus, onde o salmão do Atlântico é a espécie predominante, enquanto, em outros países europeus (4, 5), o uso estimado encontra-se na faixa de 10 a 100 g/t. No cultivo do salmão chileno, para o qual ainda não há uma vacina eficaz contra a principal doença bacteriana, pisciriquestsiose, o uso tem sido estimado em 200 g/t (6). Há poucos dados que permitem qualquer estimativa para utilização na aquicultura asiática, mas ocorrem indícios de um consumo bem maior do que o registrado para a Europa (7).

No que diz respeito ao conjunto de agentes empregados no setor da aquicultura, existem grandes variações na qualidade dos dados disponíveis (8). Por outro lado, existem países, em especial no norte da Europa e no norte da América, onde a disponibilidade é bastante regulamentada e que, em geral, poucos (dois ou três) dos agentes introduzidos têm autorização de mercado concedida(9). Porém, há países nos quais o uso é limitado apenas pela disponibilidade e pelo preço do mercado. Apesar da enorme variação de um país para outro, os agentes mais utilizados pertencem ao grupo das tetraciclinas, das sulfonamidas e da primeira e segunda geração das quinolonas.

Há poucos dados relativos ao uso racional de antimicrobianos na aquicultura, e somos forçados a relatar apenas uma série de generalizações. As evidências sugerem que a grande maioria dos antimicrobianos utilizados na aquicultura envolve alimentos medicamentosos, sobretudo metafiláticos, e só são utilizados em resposta a uma infecção em vários animais. No entanto, existem coerentes relatos profiláticos de uso em camarões e moluscos nas incubadoras. Em geral, é raro o uso de antimicrobianos para promover o crescimento em qualquer aspecto da aquicultura.

Uma proporção muito significativa da produção mundial da aquicultura ocorre em países de baixa renda e com déficit alimentar, onde o apoio profissional técnico disponível aos produtores é bastante limitado. Como consequência, é provável que a maioria dos antimicrobianos empregados na aquicultura não esteja associada a nenhum teste de identificação bacteriana ou de suscetibilidade. Essa situação pode ser comparada com as condições vigentes na parte mais industrializada do setor, na qual a disponibilidade de suporte técnico está aumentando. No entanto, pode-se argumentar que ainda existe um grave déficit de profissionais especialistas, necessários para orientar os responsáveis na manutenção de milhões de produtores envolvidos no setor da aquicultura, em especial nos países asiáticos.

## 12.3 TERAPIA DE DOENÇAS ENCONTRADAS NA AQUICULTURA

Na aquicultura comercial, é mais comum que as doenças passivas de terapias antimicrobianas ocorram na produção de peixes e crustáceos (camarões e camarões grandes). A utilização de antimicrobianos em sistemas de cultivo de moluscos é relativamente pequena, porque o confinamento ocorre desde a fase larval até as fases de produção. Em peixes ornamentais, o uso de antimicrobianos é muito desordenado e raramente tem sido quantificado, mas acredita-se que o emprego desse recurso está aumentando, pela proximidade desses peixes com humanos.

Na medicina humana, base para a medicina animal, há uma vasta gama de agentes disponíveis aos especialistas para os cuidados da saúde. Com isso, é possível escolher um agente terapêutico adequado com base em registros de seu desempenho no passado, visando redução das perdas de especificidade contra as doenças infecciosas com as quais são confrontados. Porém, essas condições não se aplicam à aquicultura. Uma característica diferencial dessa indústria é o número limitado de agentes antimicrobianos disponíveis. Nos países que têm uma grande infraestrutura científica e um ambiente regulamentar desenvolvido, com frequência a variedade de agentes de escolha é limitada. Por exemplo, com relação aos 25 países europeus, o número médio atual de antimicrobianos licenciados para uso em aquicultura é de cerca de 1,2 a 2, e nenhum desses países tem mais de cinco agentes licenciados (9). Em países com infraestrutura científica menos desenvolvida, a legislação tende a ser limitada ou apenas pouco executada. Assim, nesses países, o número de agentes utilizados na aquicultura tende a ser maior. Em geral, a escolha dos agentes terapêuticos é feita pelos próprios produtores, com pouca contribuição de profissionais da área da saúde, embora as coisas estejam tendo significativa mudança ao longo dos anos.

A escolha dos agentes terapêuticos na aquicultura é ainda mais complicada pela ausência de normas gerais que norteiem o regime terapêutico e pela falta de dados de campo sobre a eficácia clínica de eventuais terapias. Investigando a literatura científica publicada, constata-se que mesmo os dados sobre a eficácia observada nos ensaios laboratoriais de pequena escala têm sido pouco relatados. Na prática, a escolha do agente terapêutico frequentemente é mais influenciada por considerações como capacidade dos agentes disponíveis, regulamentação e suscetibilidade bacteriana do que por considerações sobre a natureza da doença a ser tratada.

Hoje, em função do conhecimento limitado, não é possível fornecer uma lista de agentes antimicrobianos que seriam mais eficazes no tratamento de qualquer doença específica. A diversidade das espécies aquáticas exploradas na aquicultura é muito grande, enquanto a tecnologia é muito mais empregada nas criações terrestres, o que impossibilita comparações. A Tabela 12.1 reúne informações dos estatutos de agentes antimicrobianos de vários países. Ela demonstra uma grande variação de produtos licenciados, variação que é resultado da tradição e da economia, em vez de dados científicos, e resume as várias doenças que têm sido tratadas por diversos agentes antimicrobianos, além das listas dos países em que foram licenciados. Em vários países, a utilização de agentes antibacterianos sem licença é a regra e não a exceção. Convém observar que, na tabela, a associação de determinado agente com uma doença específica não deve ser tomada para concluir que existem dados confiáveis demonstrando a eficácia. Da mesma forma, a indicação de eficiência em uma espécie de peixe em um ambiente não pode ser considerada como prova de que a eficácia será alcançada no tratamento da mesma espécie ou de outra em um ambiente diferente. Muitas das condições ambientais, tais como parâmetros de qualidade da água, podem interferir na eficácia do tratamento, sobretudo em caso de tratamentos de imersão. A Tabela 12.1 não inclui quaisquer dados ou recomendações quanto à dosagem mais apropriada no tratamento de qualquer agente. Essa omissão é, em parte, uma consequência da falta de dados empíricos confiáveis. No entanto, fatores como espécies de peixes, salinidade e temperatura do ambiente no qual vivem os animais tratados terão impactos farmacocinéticos significativos.

**Tabela 12.1**  Agentes antimicrobianos e suas aplicações na aquicultura

| Antimicrobiano | | Indicação | | Licença para espécies aquáticas |
|---|---|---|---|---|
| Família | Droga | Espécies | Doenças | País |
| β–lactâmicos | Amoxicilina | Salmonídeos, robalo, dourada, cauda amarela, bagre, enguia, tilápia | Furunculose, doenças bacterianas nas brânquias, pasteurelose, edwardsielose, estreptococose | Reino Unido, Romênia, Itália, Grécia |
| Tetraciclinas | Oxitetraciclina e clortetraciclina | Salmão, bagre americano, carpas, espécies marinhas, peixes ornamentais | Vibriose, pasteurelose, flexibacteriose, infecções com bactérias segmentadas, *columnaris*, yersiniose, vibriose em águas frias, botulismo, infecções por *Pseudomonas*, infecções por *Aeromonas*, estreptococose | Países da UE, maioria dos países da Ásia, Estados Unidos, Canadá e Japão |
| Quinolonas e fluoroquinolonas | Ácido nalidíxico | Salmonídeos, enguia, dourado, peixes ornamentais | Furunculose, vibriose, infecções por *Pseudomonas* | Japão |
| | Ácido oxolínico | Enguias, carpas, dourado, salmonídeos, rodovalho | Infecções por *Pseudomonas*, infecções por *serratia*, edwardsielose, vibriose, vibriose em águas frias, furunculose | Dinamarca, Grécia, França Noruega, Islândia, Bulgária |
| | Flumequina | Salmonídeos, espécies marinhas, peixes ornamentais | Vibriose, pasteurelose, flexibacteriose, furunculose, yersiniose | Croácia, Rep. Tcheca, França Hungria, Itália, Letônia, Eslováquia |
| | Enrofloxacina | Salmonídeos, peixes ornamentais | Doenças bacterianas renais, vibriose, furunculose estreptococose | |
| | Sarafloxacina | Salmonídeos, bagre americano | Furunculose, yersiniose, edwadsielose | |
| Macrolídeos | Eritromicina | Cauda amarela, salmonídeos | Estreptococose, lactococose, doenças bacterianas renais, piscirriquetsiose, infecções por *Chlamydia* | |
| | Espiramicina e josamicina | Cauda amarela | Estreptococose | Japão |
| Anfenicóis | Florfenicol | Salmonídeos, espécies marinhas, enguia, peixes ornamentais | Infecções por *Flavobacterium psychrophilum*, furunculose, vibriose, flexibacteriose, pasteurelose, edwardsielose | Reino Unido, Irlanda, Letônia Eslovênia, Noruega, Bulgária Dinamarca, Lituânia |
| Sulfonamidas | Sulfamerazina Sulfadimetoxina Sulfadimidina | Salmonídeos de águas frescas Truta arco-íris, bagre americano Salmonídeos de águas frescas, carpas | Furunculose | |
| Sulfonamidas potencializadas | Trimetoprima + sulfadiazina ou sulfametoxazol | Salmonídeos, peixes ornamentais, bagre e espécies marinhas | Infecções por *Aeromonas*, yersiniose, edwardsielose, vibriose, pasteurelose | Estados Unidos, Canadá, Reino Unido, Dinamarca, Croácia, Noruega, França, Eslovênia, Itália, Grécia, Alemanha |
| | Ormetoprima + sulfadimetoxina | Salmonídeos, bagre americano | Furunculose, edwardsielose | Estados Unidos |

## 12.4 FARMACOCINÉTICA E FARMACODINÂMICA

A farmacocinética (PK) estuda o destino e a evolução das concentrações de antimicrobianos no corpo conforme o tempo, enquanto os estudos da farmacodinâmica (PD) abordam a relação entre as concentrações e os efeitos antimicrobianos (10). A relação entre os parâmetros PK e PD é discutida em detalhes no Capítulo 6. Assim, apenas os aspectos relativos a bactérias patogênicas às espécies aquícolas serão discutidos aqui. Estudos de PK e PD têm um papel importante na determinação de pontos de corte adequados para interpretar testes de suscetibilidade (ver a seguir). Eles possuem também um grande potencial para pesquisa, no que diz respeito à aquicultura, em especial na concepção do regime terapêutico. Ao considerar as abordagens da PK/PD, é importante notar que os dados disponíveis são quase exclusivamente referentes às espécies cultivadas na Europa. Os estudos relativos às espécies que são produzidas na aquicultura no restante do mundo são raros ou inexistentes (11).

### 12.4.1 Propriedades farmacodinâmicas

A concentração inibitória mínima (CIM) *in vitro* de diferentes agentes antimicrobianos contra bactérias patógenas de peixes é um dos principais parâmetros farmacodinâmicos. Muitos relatos de valores de CIM para bactérias associadas à doença em organismos aquáticos têm sido publicados ao longo dos anos (12-18). Outros parâmetros que medem a sensibilidade bacteriana, como

concentração bactericida mínima, concentração preventiva de mutantes (CPM)resistentes (19) e concentração mínima que exerce pressão seletiva sobre variantes resistentes (CMS) (20), têm sido notificados com menor frequência. Ao aplicar valores de CIM para modelos de PK/PD, três fatores devem ser considerados:

1. A concentração média necessária para inibir uma bactéria em laboratório pode não ser a mesma no hospedeiro.
2. Qualquer valor numérico de qualquer CIM *in vitro* depende do protocolo do teste utilizado para a determinação.
3. Na modelagem de PK/PD, é a CIM que caracteriza as cepas sensíveis conforme necessário.

É uma pena que, nos estudos disponíveis da CIM, tenham sido usada uma variedade de protocolos nos ensaios, pois isso aumenta os limites em que os valores numéricos relatados podem ser comparados. Apenas muito recentemente protocolos-padrão para a determinação de valores da CIM para bactérias aquáticas foram publicados (21). Miller e Reimschuessel (18) (Tabela 12.2) têm utilizado esses protocolos para estabelecer valores epidemiológicos de corte que permitam a caracterização de isolados de *Aeromonas salmonicida* como tipo selvagem (*wild type*; WT) ou tipo não selvagem (*non wild type*; NWT), conforme os procedimentos recomendados pelo Comitê Europeu de Testes de Suscetibilidade a Antimicrobianos (European Committee on Antimicrobial Susceptibility; EUCAST) (22, 23). Os valores de

**Tabela 12.2**  Valores dos pontos de corte epidemiológicos estimados por Miller e Reimschuessel (18) a partir de dados de 217 cepas de *Aeromonas salmonicida*

| | Valores dos pontos de corte epidemiológicos | | | |
| --- | --- | --- | --- | --- |
| | CIM (mg/L) M49-A (CLSI, 2006b) | | Difusão em disco (mm) M42-A (CLSI, 2006a) | |
| Agente | WT[a] | NWT[a] | WT[a] | NWT[a] |
| Oxitetraciclina | ≤ 1 | ≤ 8 | ≤ 28 | ≤ 23 |
| Florfenicol | ≤ 4 | ≤ 8 | ≤ 31 | ≤ 30 |
| Ácido oxolínico | ≤ 0,125 | ≤ 1 | ≤ 30 | ≤ 25 |
| Ormetoprima/sulfadimetoxina | ≤ 10 | ≤ 30 | ≤ 20 | ≤ 16 |

[a] Os termos WT e NWT são definidos pelo EUCAST (22).

ponto de corte estimados para isolados WT representam o tipo de dados que vai ser de mais valor para modelar PK/PD.

### 12.4.2 Propriedades farmacocinéticas

Uma série de estudos farmacocinéticos em diferentes espécies de peixes tem sido publicada ao longo dos anos, e os resultados de mais de 400 artigos foram recentemente compilados em uma base de dados para pesquisa (11). Samuelsen (24) teve recente publicação de uma valiosa revisão da farmacocinética a partir dos dados disponíveis para quinolonas e demais agentes do grupo.

Infelizmente, os dados quantitativos obtidos em diferentes estudos revelam significativa variação. Em parte, essa variação é resultante dos diversos fatores que dificultam a medição das propriedades farmacocinéticas dos agentes em peixes. A variação pode ser esperada quando são usados diferentes regimes de administração e diferentes espécies de peixes. De forma semelhante, os fatores ambientais, tais como a temperatura (25-28) e a salinidade (29), também vão influenciar os valores de PK.

Dificuldades em estimar as medidas pertinentes aos parâmetros de PK podem surgir ainda a partir do fato de que a maioria das administrações para peixes são tratamentos metafiláticos de grandes populações, realizados pela apresentação do medicamento no alimento. Nesses tratamentos, as amplas variações interindividuais das concentrações do agente no plasma e nos tecidos são inevitáveis. Os poucos dados disponíveis sugerem que, com relação ao florfenicol, o grau de variação de peixe para peixe é maior *in vivo* (30) do que nos ensaios de laboratório, onde peixes saudáveis receberam um tratamento-padrão (31). Não foram encontradas apenas variações nas concentrações em diferentes membros da população, resultando em um risco substancial de concentrações subadequadas no tecido de uma grande parcela da população tratada. Também foram levantadas sérias dúvidas quanto à estatística adequada que deve ser usada para caracterizar as concentrações realizadas em uma população (32, 33). A inapetência de peixes infectados também gera problemas de estimativa de valores para PK nas administrações orais. Em uma série de estudos de tratamentos em explorações comerciais, as concentrações do agente em peixes doentes ficaram abaixo do limite de detecção quando estes foram examinados no final de um período de tratamento.

Assim, existem grandes problemas teóricos e práticos relacionados à coleta de valores relevantes de PK para tratamentos comerciais. Os dados da Tabela 12.3 permitem uma comparação dos parâmetros PK para um número de agentes, e, na sequência, demonstram sua administração em dose única para salmão do Atlântico (34).

## 12.5 TESTES DE SUSCETIBILIDADE ANTIMICROBIANA EM PATÓGENOS DE PEIXES

Nos últimos anos, progressos foram feitos no desenvolvimento de métodos-padrão para a determinação da suscetibilidade *in vitro* de bactérias associadas a doenças em animais aquáticos. Alderman e Smith (35) relataram uma série de protocolos para teste de suscetibilidade que haviam sido desenvolvidos por um grupo de 24 cientistas de 17 países. Esses protocolos têm sido modificados e associados ao controle de critérios adequados dos manuais do Clinical and Laboratory Standards Institute (CLSI) M42-A (36) e M49-A (21). Devido à extensão do seu desenvolvimento e ao seu grau de consulta, que esteve envolvido na produção e na ausência de qualquer alternativa cordata, alega-se que esses protocolos devem ser adotados como o padrão da indústria para a determinação da suscetibilidade *in vitro*. A recente pesquisa da prática (37) revelou que a maioria dos laboratórios (90%) emprega o protocolo de disco-difusão no teste de suscetibilidade dos isolados clínicos de animais aquáticos.

A determinação da resistência ou da suscetibilidade de uma bactéria em um contexto clínico é um processo de duas etapas. Após realizar testes laboratoriais para obter uma medida da suscetibilidade *in vitro*, deve-se interpretar o significado dessa medida em qualquer contexto clínico específico por meio de aplicação adequada dos pontos de corte. Até o momento não foram estabelecidos limites relevantes do ponto de vista clínico para os testes de suscetibilidade gerados a partir de bactérias associadas a doenças em animais aquáticos por meio da aplicação do protocolo da concentração inibitória mínima ou métodos de disco-difusão.

**Tabela 12.3** Algumas propriedades farmacocinéticas dos agentes antimicrobianos em salmão do Atlântico a 10-12 °C (34)

| Agente | Via e dosagem (mg/kg) | $VD_{ss}$ (L kg) | $CL_T$ (L h kg) | $t_{½β}$ (h) | AUC (µgh mL) | $C_{máx}$ (µg mL) | $T_{máx}$ (h) | F (%) |
|---|---|---|---|---|---|---|---|---|
| Enrofloxacina | IV (10) | 6,1 | 0,14 | 34,2 | 72,4 | | | |
| | oral (10) | | | | 40,2 | 1,54 | 6 | 55 |
| Sarafloxacina | IV (10) | 2,3 | 0,10 | 24,0 | 100,7 | | | |
| | oral (10) | | | | 2,2 | 0,08 | 12 | 2 |
| Difloxacina | IV (4) | 4,2 | 0,07 | 46,4 | 59,0 | | | |
| | oral (4) | | | | 33,6 | 0,53 | 6 | 57 |
| Flumequina | IV (25) | 3,5 | 0,18 | 22,8 | 140,2 | | | |
| | oral (25) | | | | 62,7 | 1,42 | 6 | 45 |
| Ácido oxolínico | IV (25) | 5,4 | 0,28 | 18,2 | 89,1 | | | |
| | oral (25) | | | | 26,8 | 0,61 | 12 | 30 |
| Oxitetraciclina | IV (50) | 1,3 | 0,02 | 63,9 | 2692,2 | | | |
| | oral (50) | | | | 77,7 | 1,80 | 6 | 3 |
| Doxiciclina | IV (12,5) | 4,0 | 0,05 | 67,2 | 238,4 | | | |
| | oral (12,5) | | | | < 4,6 | < 0,1 | – | < 2 |
| Florfenicol | IV (10) | 1,1 | 0,09 | 12,2 | 116,3 | | | |
| | oral (10) | | | | 112,0 | 4,41 | 12 | 96 |
| Amoxicilina | IV (50) | 2,1 | 0,23 | 13,4 | 220,6 | | | |
| | oral (50) | | | | < 4,6 | < 0,1 | – | < 2 |
| Trimetoprima | IV (5) | 2,0 | 0,07 | 22,4 | 69,5 | | | |
| | oral (5) | | | | 66,7 | 1,52 | 12 | 96 |
| Sulfadiazina | IV (25) | 0,7 | 0,02 | 21,5 | 1121,9 | | | |
| | oral (25) | | | | 556,8 | 7,92 | 24 | 50 |

$VD_{ss}$ = volume de distribuição no estado estacionário; $CL_T$ = depuração corporal total; $t_{½β}$ = eliminação da meia-vida; AUC = Área sob a curva de concentração plasmática *versus* tempo; $C_{máx}$ = concentração plasmática máxima; $T_{máx}$ = tempo de concentração plasmática máxima; F = biodisponibilidade; IV = intravenosa.

Estudos atuais têm se centrado na organização dos valores de corte epidemiológicos (22), que podem ser usados como uma primeira aproximação para esses pontos de corte (23). Para saber se os valores de corte de um laboratório independente são úteis e poderão ser estabelecidos ou para determinar o grau de variação interlaboratorial (38, 39), será necessário que se estabeleçam protocolos-padrão para a geração de valores espécie-específicos no laboratório (40), o que ainda tem de ser esclarecido. No entanto, após um estudo da distribuição de dados de 217 cepas de *A. salmonicida*, Miller e Reimschuessel (18) sugerem que, em laboratório, os valores de corte epidemiológicos poderiam ser aplicados a dados gerados pelo método disco-difusão M42-A (36) para essa espécie. A comparação desses valores (Tabela 12.2) com os pontos usados atualmente em laboratórios pesquisados por Smith (37) é preocupante. Na medida em que esses valores de corte são, de modo considerável, maiores do que a maioria dos pontos de corte usados, levanta-se a possibilidade de que muitos laboratórios estejam relatando isolados com suscetibilidade de NWT como se fosse clínica. No período adequado, antes que valores ou pontos de corte possam ser criados a partir de dados empíricos, há uma necessidade urgente de reduzir os erros associados à interpretação de dados do método disco difusão.

Kronvall e colaboradores (40) têm sugerido que os valores de corte epidemiológicos podem ser úteis para calcular a média menos o desvio-padrão de 2,5 das zonas geradas por cepas sensíveis. Os desvios-padrão das distribuições de tamanhos de zonas de nove agentes contra *A. salmonicida* plenamente sensíveis e quatro agentes contra *Vibrio anguillarum* mostraramse dentro do intervalo de 3 a 4 mm (dados não publicados). Se isso é válido para outras espécies, calculando a média do tamanho da zona para espécies sensíveis e subtraindo 10 mm, representaria um simples método bruto para gerar uma primeira aproximação de um ponto de corte. Esse trabalho sugere que, antes de haver uma concordância entre os pontos disponíveis, um recomendação para não avançar com um tratamento deve ser dada por um laboratório a cada vez que a zona gerada pela bactéria isolada for 10 mm menor que a média normalmente registrada, no mesmo laboratório, para isolados suscetíveis da mesma espécie.

## 12.6 IMPACTOS NEGATIVOS DO USO DE ANTIMICROBIANOS NA AQUICULTURA

### 12.6.1 Aspectos negativos relacionados à resistência

A utilização de antimicrobianos na aquicultura não vai estabelecer as condições para o aparecimento de bactérias resistentes a antimicrobianos. As bactérias resistentes em que essas variantes são mais prováveis de ocorrer são aquelas associadas às doenças dos peixes (41). Assim, existe um fator negativo no aumento de uso na aquicultura. Os agentes antimicrobianos mais utilizados são os primeiros a serem descartados. Essa resposta negativa preconiza maior prudência no uso de antimicrobianos na aquicultura. O uso irracional ou excessivo de qualquer agente desse grupo terá um impacto direto sobre seu futuro valor terapêutico. Em muitos países, há um limi-

tado número de agentes licenciados para uso, e isso agrava o problema.

A possibilidade de que o uso de antimicrobianos na aquicultura pode também ter um impacto sobre o tratamento de infecções em humanos e em outros animais terrestres foi levantada pela primeira há cerca de 40 anos (42), mas, nesse intervalo de tempo, temos falhado na caracterização, qualitativa ou quantitativa, da extensão desse risco. Smith (43) apresentou modelos matemáticos sugerindo que a importância da seleção de bactérias com genes de resistência transferíveis como resultado do uso de antimicrobianos em não humanos só é capaz de influenciar terapias humanas em situações em que a frequência de resistência desse patógeno em humanos é baixa.

Os riscos potenciais apresentados pelo uso aquícola são bem diferentes dos apresentados pelo uso em animais terrestres. No que diz respeito à utilização de antimicrobianos na agricultura, os principais riscos estão associados à seleção, nos animais tratados, de variantes resistentes em bactérias capazes de infectar humanos (44). A exposição aos antimicrobianos utilizados na aquicultura é, em geral, considerada menos significativa, e os maiores riscos são aqueles associados à seleção de bactérias contendo genes de resistência capazes de ser transferidos para patógenos humanos. Existem inúmeros dados (45) de que os genes que codificam resistência em humanos e em bactérias patógenas associadas a aquicultura estão bastante relacionados. Isso indica que, na natureza, esses genes podem ser transferidos entre os dois grupos de bactérias. Existem, no entanto, poucos dados demonstrando a orientação dominante desse fluxo gênico ou a consequência do aumento da frequência desses genes na aquicultura em patógenos humanos.

Recentemente, um grupo de especialistas da WHO/FAO/OIE (46) identificou os principais riscos para a saúde humana associados à utilização de antimicrobianos na aquicultura, tais como aqueles decorrentes do aparecimento de resistências transferíveis nas bactérias patógenas de peixes e presentes no ambiente aquícola. Recomenda-se que o aparecimento dessas resistências transferíveis seja monitorado com regularidade. No entanto, quaisquer chamadas para esse monitoramento e vigilância será de pouco valor até que métodos do laboratório sejam validados e normalizados, sendo, então, capazes de gerar e desenvolver dados relevantes.

### 12.6.2 Impactos negativos associados aos resíduos

Mesmo sendo indiscutível que os efeitos adversos mais significativos resultantes do uso dos antimicrobianos na aquicultura possam ser aqueles associados ao aparecimento de bactérias resistentes (41), é provável que, em uma escala global, considerações acerca dos resíduos dos medicamentos tiveram um impacto maior sobre o uso de agentes antimicrobianos, além de significativas consequências econômicas na exportação para vários países. Existem poucos relatórios de reações adversas em humanos associadas a drogas e resíduos de outros produtos da aquicultura. Contudo, há regulamentos que regem a significativa presença de tais resíduos (1). Esses regulamentos, em especial os que regem o comércio internacional, têm estimulado uma rápida melhoria na capacidade de muitos países em detectar e monitorar tais resíduos, embora ainda haja escassez de *commodities* da aquicultura abrangidas pelo Codex Alimentarius, e as exigências impostas pelos países ainda requeiram uma padronização. A introdução de testes de resíduos por grandes varejistas também teve um impacto importante na utilização de antimicrobianos.

### 12.7 RUMO A MELHORIAS NO USO DE ANTIMICROBIANOS NA AQUICULTURA

Melhorias no uso de antimicrobianos na aquicultura requerem um regime de administração que aperfeiçoe a eficácia clínica, minimizando o desenvolvimento de resistência, o impacto ambiental e a presença de resíduos nos produtos alimentícios. A falta de dados fundamentais apresenta grandes dificuldades para a tarefa de produzir diretrizes específicas para o uso racional, baseadas nas evidências da utilização de agentes antimicrobianos na aquicultura. Apesar de algumas espécies de peixes, como salmonídeos, progredirem em relação aos dados de PK/PD, para outras, sobretudo aquelas que perfazem a maior a parce-

la da produção mundial, a coleta de dados é ainda muito incipiente (11).

O exemplo do Norte europeu, em particular na cultura de salmonícolas em geral da Noruega (3, 47), revela que a aquicultura pode ser bem-sucedida do ponto de vista econômico sem o uso extensivo de antimicrobianos. Da mesma forma, algumas federações nacionais de produtores, como a francesa, promovem essa abordagem, tendo publicado um manual de *Boas Práticas em Gestão de Saúde da Aquicultura* (Good Health Management Practices in Aquaculture)(48). Vários exemplos na criação de camarão indicaram também que a aplicação dos protocolos de melhor prática pode levar ao sucesso produtivo sem dependência de antimicrobianos. Corsin e colaboradores (49) e Padiyar e colaboradores (50) demonstraram que a gestão da produção dessas abordagens é expandir de forma gradual seu âmbito de aplicação.

A grande variedade de situações em que antimicrobianos são utilizados na aquicultura também constitui uma dificuldade na recomendação específica sobre a forma como a utilização desses agentes pode ser melhorada. No entanto, uma série de considerações gerais pode ser identificada.

### 12.7.1 Prevenção de doenças

Animais bem alimentados que vivem em um ambiente compatível com suas necessidades fisiológicas são menos suscetíveis a infecção por bactérias patógenas. Como consequência, a otimização das boas práticas deve ser sempre de primeira linha de defesa contra doenças infecciosas. Nesse contexto, é interessante notar que condições de vida adversas em geral surgem como resultado de superlotação. A densidade populacional específica adequada para qualquer ambiente é determinada pela qualidade inata do ambiente, mas uma grande densidade populacional sempre conduzirá a um aumento da doença. Nesse caso, a resposta adequada a longo prazo não é para continuar a depender de antimicrobianos para controlar as perdas em função de doença, mas para reduzir a densidade populacional a um nível mais adequado.

Muitas empresas exigem que os animais da aquicultura sejam importados para a fazenda. O monitoramento da saúde desses animais, como exames para a detecção de infecções subclínicas ou desconhecidas, é um passo essencial na redução subsequente da doença, e, portanto, visa evitar a necessidade de antimicrobianos.

As vacinas foram desenvolvidas para algumas doenças de peixes. Seu uso demonstrou ter um papel importante na redução de infecções, e, portanto, reforçou a necessidade de terapia. No entanto, os crustáceos não possuem um sistema imunológico adaptativo. Assim, as vacinas não representam uma forma de reduzir os antimicrobianos na carcinicultura.

### 12.7.2 Diagnóstico apropriado

A terapia antimicrobiana só pode funcionar com a redução do impacto de uma bactéria na saúde do hospedeiro. Consequências benéficas para os hospedeiros podem ser esperadas somente quando a infecção bacteriana é um fator importante na morbidade e na mortalidade de uma população. O objetivo de qualquer diagnóstico não deve ser apenas a detecção de uma bactéria especial, mas também uma avaliação crítica do seu papel no processo da doença.

O isolamento de uma bactéria a partir de coleta de um animal doente não pode ser tomado como prova de que a infecção é a causa da morbidade. Muitas infecções bacterianas detectadas em animais aquáticos são secundárias ou oportunistas, podendo ter causas ambientais, infecção por vírus ou infestação de parasitas. Em tais situações, a terapêutica antimicrobiana com frequência é inadequada.

"O diagnóstico a distância" deve sempre ser considerado com cautela. O exame de um animal doente em laboratório poderá levar à superestimação da função real do patógeno isolado. Sempre que possível, os estudos laboratoriais devem ser associados a observações de campo e interpretados no contexto geral do quadro clínico.

### 12.7.3 Terapia adequada

Em qualquer situação, o sucesso da terapêutica antimicrobiana será em função da escolha do agente mais adequado. O ideal é que uma possível recomendação do agente seja feita por um profissional da saúde que conheça aqueles licenciados para a aplicação na área da aquicultura. A seleção de um agente com autorização para determinada aplicação seria um longo caminho

para a redução de escolhas inadequadas. No entanto, em muitos países, não existe apenas falta de profissionais da saúde especialistas em peixes, mas também há uma ausência completa de agentes licenciados para uso em aquicultura. Mesmo em países que tenham emitido autorização de mercado para a aquicultura, o número de agentes licenciados costuma ser tão pequeno que o grau de escolha é bastante limitado.

A administração de antibióticos para tratar infecções associadas a bactérias resistentes do ponto de vista clínico não traz benefícios ao animal infectado e tem apenas impactos negativos. O uso de antimicrobianos deve, portanto, sempre ser informado por testes de suscetibilidade da bactéria-alvo. A atual falta de pontos de corte válidos para a correta interpretação desses dados não significa que eles não tenham valor. A redução na suscetibilidade que surge a partir da aquisição, por uma bactéria, de um gene específico para resistência, em geral, é tão importante que é relativamente fácil para qualquer pessoa com pouca experiência detectar. Note-se que esse tipo de mecanismo está envolvido na maioria dos casos clínicos de resistência (45). Problemas com a interpretação dos dados de disco-difusão surgem apenas quando a resistência é mediada por mutações cromossômicas na bactéria-alvo ou por outros mecanismos que resultam em baixa, mas clinicamente significativa, redução da suscetibilidade.

O sucesso da terapia é resultado da administração antimicrobiana eficaz para a população infectada. Na maioria dos casos, antimicrobianos são administrados em alimentos medicamentosos. Nesse caso, deve ser tomado cuidado para garantir que a população-alvo ingira uma quantidade adequada de alimento, a fim de garantir que as concentrações terapêuticas do agente possam ser alcançadas.

### 12.8 O CAMINHO INVERSO

A utilização prudente de agentes antimicrobianos tem o objetivo global de reduzir a quantidade de antimicrobianos, e o exemplo do salmão norueguês demonstra que esta é uma meta alcançável para a indústria. Argumentou-se que, nesse setor, uma combinação da melhoria da produção animal (51) com a disponibilidade de vacinas eficazes protegendo contra as doenças dominantes (47) contribua bastante para o declínio do uso de antimicrobianos. No entanto, é importante notar que esse setor é valorizado no país em questão, e que houve disponibilidade de uma infraestrutura científica muito desenvolvida, um número significativo de profissionais envolvidos na prestação de serviço na saúde de peixes e um número relativamente reduzido de produtores. Também é importante observar os cuidados e as pesquisas que contribuíram para a constituição do ambiente regulamentar para essa indústria.

Deve-se reconhecer que, pelo menos a curto prazo, a reprodução dessas condições seria difícil em muitos países. Isso é válido sobretudo no caso dos países de baixa renda e com déficit alimentar, aqueles que estão envolvidos em uma significativa parcela da produção mundial. Nesses países, a infraestrutura científica e técnica subdesenvolvida e as dificuldades enfrentadas em suprir as necessidades de milhões de produtores não têm como consequência terapias antimicrobianas, que são muitas vezes iniciadas sem a participação de profissionais da saúde ou de qualquer teste de suscetibilidade, ou mesmo a identificação de uma condição de doença específica. Por isso, é difícil obter uma utilização prudente em tais contextos.

É improvável que a evolução para a utilização prudente dos antimicrobianos possa ser feita apenas pela formulação de novas legislações e desenvolvimento de programas educacionais não iniciados ao mesmo tempo. Para a aquicultura global atingir o uso prudente dos antimicrobianos, o foco primário deve ser o desenvolvimento de infraestruturas científicas e a educação de piscicultores e de profissionais da saúde de peixes. Vários esforços já estão em curso com o objetivo de introduzir uma melhor gestão das explorações aquícolas para prevenir problemas de saúde. A implementação de melhores práticas de gestão, sobretudo na criação de camarão, provou ser particularmente bem-sucedida em países como Índia e Vietnã, levando à utilização prudente de agentes antimicrobianos por parte de produtores da aquicultura (52). Essas abordagens são, em geral, reforçadas com a criação de cooperativas, que, entre outros benefícios, melhoram o acesso aos serviços de extensão e reduzem os riscos de sofrer problemas de saúde animal (49).

Para a legislação e a educação serem eficazes, terão de se basear nos resultados de pesquisa. Este capítulo identificou nitidamente a necessidade de mais investigação, mas temos de ser cuidadosos na identificação das questões que precisam ser investigadas. Existe uma demanda urgente de veterinários e outros profissionais da saúde em identificar os tipos de informações de que necessitam, devendo-se, assim, comunicá-los tanto para pesquisadores quanto para aqueles que financiam seus trabalhos.

## REFERÊNCIAS

1. FAO. State of the world aquaculture (2006). Inland Water Resources and Aquaculture Service, Fishery Resources Division, Fisheries Department, FAO Fisheries Technical Paper No. 500. Rome, FAO, p. 134.
2. Subasinghe, R.P., Barg. U., Tacon. A. (2000). Chemicals in Asian aquaculture: need. usage, issues and challenges. In: *Proceedings of the Meeting on the Use of Chemicals in Aquaculture in Asia Arthur* (eds. J.R., Lavilla-Pitogo, C.R., Subasinghe, P.R.), 20-22 May 1996, Tigbauan, Iloilo, Philippines. p. 235.
3. Lillehaug, A., Lunestad, B.T., Grave. K. (2003). Epidemiological description of bacterial diseases in Norwegian aquaculture – a description based on antibiotic prescription data for the ten-year period 1991 to 2000. *Dis. Aquat. Org.* 53: 115-25.
4. Moulin, G., Roux, S. (2006). Suivi des ventes de médicaments vétérinaires contenant des antibiotiques en France en 2004. Rapport de l'AFSSA-ANMV. 2006. 38 p. Disponível em: http://www.anmv.afssa.fr. Acesso em: 13 novembro 2007.
5. Rigos, G., Nengas, I., Alexis, M., Trosi, G.M. (2004). Potential drug (oxytetracycline and oxolinic acid) pollution from Mediterranean sparid farms. *Aquat. Toxicol.* 69: 281-8.
6. Bravo, S., Dolz, H., Silva, M.T., Lagos, C., Millanao, A., Urbina, M. (2005). Informe final. Diagnostico del uso de fármacos y otros productos químicos en la acuicultura. Universidad Austral de Chile. Facultad de Pesquerias y Oceanografia, Instituto de Acuicultura. Casilla 1327. Puerto Montt, Chile. Proyecto No. 2003-28.
7. Van, P.T. (2005). Current status of aquatic veterinary drugs usage for usage in Aquaculture in Vietnam. In: *Antibiotic Resistance in Asian Aquaculture Environment,* Proceedings of the international workshop held in Chiang Mai, Thailand, February 2005.
8. Schnick, R.A., Alderman, D.J., Armstrong, R., et al. (1997). Worldwide aquaculture drug and vaccine registration progress. *Bull. Eur. Assoc. Fish Pat.* 17: 251-60.

9. Guichard, B., Licek, E. (2006). A comparative study of antibiotics registered for use in farmed fish in European countries. Poster presented at the First OIE Global Conference on Aquatic Animal Health, 10 October 2006, Bergen, Norway.

10. Gunderson, B.W., Ross, G.H., Ibrahim, K.H., Rotschafer, J.C. (2001). What do we really know about antibiotic pharmacodynamics? *Pharmacotherapy* 21: 302-18.

11. Reimschuessel, R., Stewart, L., Squibb, E., et al. (2005). Fish drug analysis – Phish-Pharm: a searchable database of pharmacokinetics data in fish. *AAPS J.* 07: E288-E327.

12. Nusbaum, K.E., Shotts, E.B. (1981). Action of selected antibiotics on four common bacteria associated with diseases of fish. *J. Fish Dis.* 4: 397-404.

13. Inglis, V., Richards, R.H. (1991). The *in vitro* susceptibility of *Aeromonas salmonicida* and other fish pathogenic bacteria to 29 antimicrobial agents. *J. Fish Dis.* 14: 641-50.

14. Bruun, M.S., Schmidt, A.S., Madsen, L., Dalsgaard, I. (2000). Antimicrobial resistance patterns in Danish isolates of *Flavobacterium psychrophilum*. *Aquaculture* 187: 201-212.

15. Michel, C., Blanc, G. (2001). Minimal inhibitory concentration methodology in aquaculture: the temperature effect. *Aquaculture* 196: 311-8.

16. Uhland, F.C., Higgins, R. (2006). Evaluation of the susceptibility of *Aeromonas salmonicida* to oxytetracycline and tetracycline using antimicrobial disk diffusion and dilution susceptibility tests. *Aquaculture* 257: 111-7.

17. Smith, P., Hiney, M. (2005). Towards setting breakpoints for oxolinic acid susceptibility of *Aeromonas salmonicida* using distribution of data generated by standard test protocols. *Aquaculture* 250: 22-6.

18. Miller, R., Reimschuessel, R. (2006). Epidemiological cutoff values for antimicrobial agents against *Aeromonas salmonicida* isolates determined by frequency distributions of minimal inhibitory concentration and diameter of zone of inhibition data. *Am. J. Vet. Res.* 67: 1837-43.

19. Rybak, M.J. (2006). Pharmacodynamics: relation to antimicrobial resistance. *Am. J. Infect. Control* 34: 38-45.

20. O'Reilly, A., Smith, P. (1999). Development of methods for predicting the minimum concentrations of oxytetracycline capable of exerting a selection for resistance to this agent. *Aquaculture* 180: 1-11.

21. Clinical and Laboratory Standards Institute. (2006). Methods for broth dilution susceptibility testing of bacteria isolated from aquatic animals. Approved guideline M49-A. Clinical and Laboratory Standards Institute, Wayne, Pennsylvania.

22. EUCAST (2000). Terminology relating to methods for the determination of susceptibility of bacteria to antimicrobial agents. EUCAST Definitive document E. Def 1.2 May 2000. Disponível em: http://www.srga.org/Eucastwt/eucastdefinitions.htm. Acesso em: 17 novembro 2007.

23. Kahlmeter, G., Brown, D.F.J., Goldstein, F.W., et al. (2003). European harmonization of MIC breakpoints for antimicrobial susceptibility testing of bacteria. *J. Antimicrob. Chemother.* 52: 145-8.

24. Samuelsen, O.B. (2006). Pharmacokinetics of quinolones in fish: a review. *Aquaculture* 255: 55-75.

25. Björklund, H., Bylund, G. (1990). Temperature-related absorption and excretion of oxytetracycline in rainbow trout *(Salmo gairdneri* R.). *Aquaculture* 84: 363-72.

26. Kleinow, K.M., Jarboe, H.H., Shoemaker, K.E. (1994). Comparative pharmacokinetics and bioavailability of oxolinic acid in channel catfish *(Ictalurus punctatus)* and rainbow trout *(Oncorhynchus mykiss)*. *Can.J. Fish Aquat. Sci.* 51: 1205-11.

27. Sohlberg, S., Aulie, A., Söli, N.E. (1994). Temperature-dependent absorption and elimination of flumequine in rainbow trout *(Oncorhynchus mykiss* Waldbaum) in freshwater. *Aquaculture* 119: 1-10.

28. Samuelsen, O.B. (2006). Multiple dose pharmacokinetic study of oxolinic acid in cod, *Gadus morhua* L. *Aquacult. Int.* 14: 443-50.

29. Sohlberg, S., Ingebrigtsen, K., Hansen, M.K., Hayton, W.L., Horsberg, T.E. (2002). Flumequine in Atlantic salmon *Salmo salar.* disposition in fish held in sea water versus fresh water. *Dis. Aquat. Org.* 49: 39-44.

30. Coyne, R., Smith, P., Dalsgaard, I., et al. (2006). Winter ulcer disease of post-smolt Atlantic salmon: an unsuitable case for treatment? *Aquaculture* 253: 171-78.

31. Horsberg, T.E., Hoff, K.A., Nordmo, R. (1996). Pharmacokinetics of florfenicol and its metabolite florfenicol amine in Atlantic salmon. *J. Aquat. Anim. Health* 8: 292-301.

32. Coyne, R., Bergh, Ø., Samuelsen, O., et al. (2004). Attempt to validate breakpoint MIC values estimated from pharmacokinetic data obtained during oxolinic acid therapy of winter ulcer disease in Atlantic salmon *(Salmo salar)*. *Aquaculture* 238: 51-66.

33. Coyne, R., Samuelsen, O., Bergh, Ø., et al. (2004). On the validity of setting breakpoint minimum inhibition concentrations at one quarter of the plasma concentration achieved following oral administration of oxytetracycline. *Aquaculture* 239: 23-35.

34. Horsberg, T.E. (2003). Aquatic animal medicine. *J. Vet. Pharmacol. Ther.* 26 (Suppl1): 39-42.

35. Alderman, D., Smith, P. (2001). Development of draft protocols of standard reference methods for antimicrobial agent susceptibility testing of bacteria associated with fish disease. *Aquaculture* 196: 211-43.

36. Clinical and Laboratory Standards Institute. (2006). Methods for antimicrobial disk susceptibility testing of bacteria isolated from aquatic animals. Approved

guideline M42-A. Clinical and Laboratory Standards Institute, Wayne, Pennsylvania.

37. Smith, P. (2006). Breakpoints for disc diffusion susceptibility testing of bacteria associated with fish diseases: a review of current practice. *Aquaculture* 261: 1113-21.

38. NicGabhainn, S., Amedeo, M., Bergh, Ø., et al. (2003). The precision and robustness of published protocols for disc diffusion assays of antimicrobial agent susceptibility: an inter-laboratory study. *Aquaculture* 240: 1-18.

39. Huys, G., Cnockaert, M., Bartie, K., et al. (2005). Intra- and inter-laboratory performance of antibiotic disk-diffusion-susceptibility testing of bacterial control strains of relevance for monitoring aquaculture environments. *Dis. Aquat. Organ.* 66: 197-204.

40. Kronvall, G., Kahlmeter, G., Myhre, E., Galas, M.F (2003). A new method for normalized interpretation of antimicrobial resistance from disk test results for comparative purposes. *Clin. Microbiol. Infect.* 9: 120-32.

41. Smith, P., Hiney, M.P., Samuelsen, O.B. (1994). Bacterial resistance to antimicrobial agents used in fish farming: a critical evaluation of method and meaning. *Annu. Rev. Fish Dis.* 4: 273-313.

42. Watanabe, T., Aoki, T., Ogata, Y., Egusa, S.R. (1971). Factors related to fish culture. *Ann. N. Y. Acad. Sci.* 182: 383-410.

43. Smith, D.L., Harris, A.D., Johnson, J.A., Silbergeld, E.K., Morris, G.J. (2002). Animal antibiotic use has an early but important impact on the emergence of antibiotic resistance in human commensal bacteria. *Proc. Natl. Acad. Sci. USA* 99: 6434-9.

44. Wassenaar, T.M. (2005). Use of antimicrobial agents in veterinary medicine and implications for human health. *Crit. Rev. Microbiol.* 31: 155-69.

45. Sørum, H. (2006). Antimicrobial drug resistance in fish pathogens. In: *Antimicrobial Resistance in Bacteria of Animal Origin* (ed. Aarestrup, F.M.). Washington, DC, USA: American Society for Microbiology Press, pp.213-38.

46. WHO/FAO/OIE. (2007). Report of a Joint FAO/OIE/WHO Expert Consultation on Antimicrobial Use in Aquaculture and Antimicrobial Resistance, Seoul, Republic of Korea, 13-16 June 2006. World Health Organization, Geneva, p. 97.

47. Grave, K., Markestad,A., Bangen, M. (1996). Comparison in prescribing patterns of antibacterial drugs in salmonid farming in Norway during the periods 1980-1988 and 1989-1994.*J. Vet. Pharmacol. Ther.* 19: 184-91.

48. Le Breton, A., Lautraite, A. (2004). Guide de Bonnes Pratiques Sanitaires en Elevages Piscicoles. Comité Interprofessionnel des produits de l'Aquaculture (Eds.). Paris, 285 p.

49. Corsin, F., Mohan, C.V., Padiyar, A., Yamamoto, K., Chanratchakool, P., Phillips, M.J. Codes of practice and better management: a solution for shrimp health management? In: *Diseases in Asian Aquaculture VI* (eds. Reantaso, M.B., Mohan, C.V., Crumlish, M., Subasinghe, R.). Fish Health Section, Asian Fisheries Society. (in press).

50. Padiyar, P.A., Phillips, M.J., Bhat, B.V., et al. (2005). Cluster level adoption of better management practices in shrimp (P. *monodon)* farming: an experience from Andhra Pradesh, India. In: *Diseases in Asian Aquaculture VI* (eds. Reantaso, M.B., Mohan, C.V., Crumlish, M., Subasinghe, R.). Fish Health Section, Asian Fisheries Society. (in press).

51. Smith, P., Hiney, M. (2000). Oil-adjuvanted furunculosis vaccines in commercial fish farms: a preliminary epizootiological investigation. *Aquaculture* 190: 1-9.

52. Annon (1999). Food safety issues associated with products from Aquaculture. Report of a joint FAO/NACA/WHO Study Group. WHO Technical Report Series 883. World Health Organization, Geneva, p. 68.

# Índice

abscesso, 180, 193–194, 204–205, 209–212, 214–217

ação das β-lactamases de amplo espectro (ESBL), 70–71, 107, 109–110, 226–229, 234

ação de leucócitos pós-antimicrobianos (ALPA), 112–113

ácido etilenodiaminotetracético (EDTA), 230, 234–236

ácido fusídico, 39–40, 74, 78–79, 108, 214–215, 220, 228–230, 234–236, 244

ácido nalidíxico, 34–35, 41–42, 87–88, 119–120, 136, 140, 151–152, 166–169, 253

ácido oxolínico, 253–256

*Acinetobacter*, 66, 70–71, 202–203, 212, 214

*Actinobacillus*, 209, 212, 214–217

*Actinobacillus equuili*, 202–204, 220

*Actinobacillus pleuropneumoniae*, 25–26, 115, 118, 134–135, 137–140, 143–144, 146–147, 150–156

*Actinobacillus suis*, 134–135, 137

adenite equina, 204–205, 209

administração de riscos, 48–49

*Aeromonas*, 35–36, 253

*Aeromonas salmonicida*, 254–257

agentes antimicrobianos,
  associações entre uso e resistência, 32–35
  autoridade reguladora e princípios de registro, 84–88
  classificação baseada em importância clínica, 73–80, 91–94
  combinações, 26–27, 113–115, 201–205, 207–208, 238–239, 241–242, 245–246
  concentração-dependente, 110–111, 122–124
  controle do uso, e uso sem prescrição, 96, 98–101
  dados requeridos para aprovação, 87–90
  definição, 17–18
  disponibilidade, 95–96, 98
  efeitos adversos, 17–18, 27–28, 68–71, 73–74, 87–88, 105–107, 113–115, 164–165, 182–185, 201–202, 228–229, 232–236, 238–239, 241–242
  farmacocinética, 113–119, 255–257

farmacodinâmica, 110–115, 254–255

farmacovigilância, 100–103

história, 66–69

mecanismo de ação, 108

solubilidade lipídica, 116

tempo-dependente, 110–111, 124–125

uso em aquicultura, 250–251, 253

uso em aves, 164–165

uso em equinos, 200–202

uso em pequenos animais, 224–226

uso em suínos, 134–139

amicacina, 26–27, 76, 110–111, 139, 141, 154, 202–203, 205–206, 209, 212, 214–215, 217–220, 226–228, 230–231, 234–237, 239, 241–243, 245–246

aminociclitóis
  mecanismo de ação, 108
  solubilidade lipídica e propriedades farmacocinéticas, 116

aminoglicosídeos
  ação bactericida, 110–111
  efeitos adversos, 73–74, 113–115, 182–183, 206, 208, 234–236, 238–239
  importância na medicina humana, 70–72, 75, 74, 78–80
  mecanismo de ação, 108
  solubilidade lipídica e propriedades farmacocinéticas, 116

aminopenicilinas, *ver* penicilinas

amoxicilina, 17–18, 69–70, 76, 110–111, 138–139, 136, 140–148, 151–152, 155–156, 224, 163–166, 173–176, 181–188, 193–194, 226–232, 234, 236–246, 253

ampicilina, 61–62, 70–76, 78–79, 110–111, 136–148, 150–151, 154, 155, 165–176, 181–190, 193–194, 202–203, 205–206, 211, 214–218, 220, 231, 236–238, 240–246

*Anaplasma phagocytophilum*, 115, 118, 220, 244

anfenicóis
  ação bactericida, 110–111
  efeitos adversos, 228–229
  importância na medicina humana, 74–79
  mecanismo de ação, 108
  solubilidade lipídica e propriedades farmacocinéticas, 116

ansamicinas, *ver* rifamicina

antibacterianos, *ver* antimicrobianos

antibióticos, 17–18

anticoccídios, 86–87, 94–95, 139, 161–162, 164–165, 171–172

antissépticos, 17–18, 220, 228–230

apramicina, 40–41, 139–148, 140, 151–152, 147, 155, 163–164, 169–170, 172, 174

*Arcanobacterium pyogenes*, 181–182, 184–186, 188–189

artrite, 134–137, 140, 147, 155–156, 175–176, 181–185, 193–194, 210, 212–214, 216–217, 241–244

avaliação de risco
  ascendente, 54–55
  descendente, 54–55
  estrutura, 47–52
  exemplos, 57–63
  qualitativo, 52–53
  quantitativo, 53–54
  requerimentos e fontes de dados, 55–59
  semiquantitativo, 53–54

avilamicina, 20–21, 32–34, 86–87, 139, 167–169

avoparcina, 17–21, 32–34, 36–37, 86–87, 139, 160, 167–169

azitromicina, 75, 110–111, 121–122, 206, 208–210, 212, 231

bacitracina, 20–22, 89–90, 75, 108, 139, 149, 160, 167–169, 211, 214–215

bacteremia, 39–42, 66, 68–72, 134–137, 147, 155, 180–184, 190–191, 193–196, 204–205, 220, 238–239, 241–242, 244–246

bactérias zoonóticas
  em aves, 165–170
  em pequenos animais, 224–228
  em suínos, 141–143, 154
  transmissão zoonótica de bactérias resistentes, 34–43

*Bacteroides*, 184–186, 188–189, 207–208, 211, 239, 241–243

benzilpenicilina, *ver* penicilina G

biofilmes, 121–122, 213–216, 239, 241–242

*Bordetella avium*, 173–177

*Bordetella bronchiseptica*, 25–26, 134–135, 137–139, 209, 239, 241–242

*Borrelia burgdorferi*, 220, 241–244

# 264 ÍNDICE

*Brachyspira hyodysenteriae*, 134–135, 137, 143–144, 147, 155–156
*Brucella*, 213, 244
*Campylobacter jejuni/coli*
  avaliação de risco, 48–51, 55–56, 57–62
  consequências da resistência antimicrobiana, 40–43
  em aves, 32–34, 141–142, 166–169
  em pequenos animais, 37–38, 240–239, 241–242
  em suínos, 141–142
  resistência antimicrobiana, 21–23, 32–34
  terapia em humanos, 32–34, 71–72, 74–76, 78–80
  transmissão zoonótica, 34–38
canamicina, 36–37, 75, 74, 78–79, 136, 140–148, 167–170
carbadox, 20–21, 139, 149, 147, 155–156
cefalexina, 26–27, 77–78, 110–111, 138–139, 205–206, 226–231, 236–237
cefalosporinas
  ação bactericida, 110–111
  importância na medicina humana, 71–75, 77–79
  mecanismo de ação, 108
  solubilidade lipídica e propriedades farmacocinéticas, 116
cefalotina, 226–228
cefamicina, 77–78, 239, 241–242
cefapirina, 110–111, 189–190
cefazolina, 26–27, 205–206, 213–215, 231, 245–246
cefepima, 205–206, 231
cefotaxima, 75, 107, 109, 205–206, 216–217, 220, 231
cefotetana, 77–78, 240–242
cefovecina, 228–231, 234
cefoxitina, 77–78, 202, 204–206, 212, 214, 220, 231, 240–242
cefpodoxima, 75, 228–231, 234
cefquinoma, 26–27, 138–139, 181–188, 191–194, 205–206
ceftiofur, 26–27, 110–113, 138–140, 136, 141–154, 163–164, 180–185, 193–194, 202–203, 205–206, 209, 211–220, 231
ceftriaxona, 35–36, 75, 181–182, 205–206, 216–217, 220
ceratoconjuntivite, 193–194, 228–229, 241–243
*Chlamydia*, 77–78, 181–182, 184–185, 241–243, 253
ciprofloxacina, 17–19, 32–34, 71–72, 76, 79–80, 113–115, 122–124, 136, 140, 148, 141, 154, 165–166, 214–215, 232

cistite, *ver* infecções do trato urinário
clindamicina, 74, 78–79, 110–111, 202, 204, 228–230, 232, 240–246
cloranfenicol, 34–35, 39–40, 74, 78–79, 110–111, 113–115, 136, 140–148, 154, 166–167, 202–203, 205–206, 208, 210, 212–218, 226–229, 231, 236–239, 241–242, 244–246
clorexidina, 219–220, 228–230, 234, 238–240
clortetraciclina, 17–18, 77–78, 110–111, 136–140, 149–151, 147, 155–156, 163–166, 183–184, 193–194, 253
*Clostridium*, 134–135, 137, 146–147, 155–156, 161–162, 164–165, 167–169, 171–173, 188–189, 201–202, 207–212, 214, 216–217, 239, 241–242
cloxacilina, 26–27, 66–68, 71–74, 78–79, 110–111, 188–194
coccidiostáticos, *ver* anticoccídios
cólera aviária, 173, 175–177
colibacilose, 112–113, 167–169, 171–172, 174
colistina, 77–78, 110–111, 119–120, 124–125, 139, 147, 155, 163–166, 172–174
colite, 134–135, 137, 147, 155, 201–202, 205–210, 212, 214
comunicação de riscos, 48–49
concentração inibitória mínima (CIM), 110–112
concentração plasmática máxima ($C_{máx}$), 117–120
concentração preventiva de mutante (CPM), 110–112
concentração sem efeitos no ambiente prevista (PNEC), 87–90
conjuntivite, 180, 193–194, 214–215, 228–229, 241–244
coriza, 173, 175–176
corresistência, *ver* resistência antimicrobiana
*Corynebacterium*, 189–190, 211–212, 214–215, 229, 234
cosseleção
dermatite, *ver* infecções de pele
*Dermatophilus congolensis*, 218, 221–222
desinfetantes, 17–18
diaminopirimidinas
  ação bactericida, 110–111
  importância em medicina humana, 77–78
  mecanismo de ação, 108
  solubilidade lipídica e propriedades farmacocinéticas, 116
diarreia, *ver* infecções gastrintestinais
diarreia crônica responsiva a tilosina, 239, 241–242

diarreia neonatal bovina, 134–137, 140, 147, 155
dicloxacilina, 66–68
difloxacina, 26–27, 110–111, 163–169, 193–194, 226–228, 232, 255–256
di-hidroestreptomicina, *ver* estreptomicina
disbacteriose, 171–173
disenteria, 134–135, 137, 143–144, 147, 155
doença de Lyme, 220, 244
doença periodontal, 238–240
doxiciclina, 17–18, 77–78, 110–111, 116, 126–127, 136–140, 148, 150–151, 163–164, 173, 201–202, 205–206, 211–212, 214–215, 220, 228–230, 232, 240–242, 255–256
drogas bactericidas, 108, 110–111
drogas bacteriostáticas, 108, 110–111
efeito antimicrobiano pós-sub CIM pós-antimicrobiano (EAPSCIM), 112–113
efeito pós-antimicrobiano (EPA), 112–113, 119–122
*Ehrlichia*, 232, 241–244
empiema das bolsas guturais, 218, 221–222
endocardite, 70–71, 75, 134–135, 137, 181–182, 214–217
enrofloxacina, 17–19, 21–22, 26–27, 32–35, 76, 110–111, 113–115, 118, 119–120, 136–140, 148, 150–152, 154, 164–165, 173, 175–176, 184–188, 193–194, 201–202, 205–206, 209, 211–212, 214–218, 221–222, 224–228, 230, 232, 234–237, 238–239, 253, 255–256
enterite, *ver* infecções gastrintestinais
enterite necrótica, 134–135, 137, 147, 155, 171–172
*Enterobacter*, 25–26, 70–71, 202–203, 212, 214–216
*Enterococcus faecium/faecalis*
  avaliação de risco, 48–51, 59–60
  em aves, 32–34, 167–170
  em bovinos, 32–33, 191–192
  em equinos, 202–202, 204, 210, 212
  em pequenos animais, 234–236, 238
  em suínos, 32–33, 39–40
  resistência antimicrobiana, 17–19, 26–27, 32–35, 66, 68–69, 70–71, 74, 78–79
  transmissão zoonótica, 34–37, 39–40, 66–68, 74–76, 78–80
enterococos resistentes a vancomicina (VRE), 32–34, 48–51, 70–71, 74, 78–79, 167–169, 202, 204
enteropatia proliferativa, 134–135, 137, 211
epidemias (peste), 244

## ÍNDICE    **265**

eritromicina, 17–21, 41–42, 71–72, 75, 92–93, 110–111, 115, 118, 121–122, 149, 141–142, 163–164, 167–169, 173, 175–176, 181–182, 184–188, 193–194, 201–203, 205–206, 208, 210–212, 216–217, 226–229, 232, 236, 238, 240–242, 244, 253

*Erysipelothrix rhusiopathiae*, 134–135, 137, 146–147, 155–156, 176–177

*Escherichia coli*
  em aves, 164–172, 174–178
  em bovinos, 181–189, 191–192
  em equinos, 209, 212, 214–220
  em pequenos animais, 224–229, 234–242
  em suínos, 134–135, 138–139, 146–152, 154
  resistência antimicrobiana, 25–26, 34–35, 69–71, 107, 109–112, 119–122, 124–125
  transmissão zoonótica, 34–38, 66–68, 75–78

espectinomicina, 28–29, 77–78, 139, 149–140, 151–152, 147, 155, 163–165, 169–170, 173, 175–176, 184–188, 195–196

espiramicina, 20–21, 75, 86–87, 160, 163–164, 173, 175–176, 186–188, 195–196, 253

Estafilococo coagulase-negativo (CoNS), 79–80, 167–169, 189–192, 202–203, 214–215

estomatite, 238–240

estreptograminas, 20–21, 70–71, 76, 92–93, 96–98, 226–228

estreptomicina, 28–29, 40–41, 74–80, 110–111, 139–148, 154–156, 154, 163–164, 166–173, 175–176, 205–206, 232, 244

exclusão competitiva (EC), 177–178

Febre equina de Potomac (PHF), 201–202, 211

febre maculosa das Montanhas Rochosas 241–244

febre piogênica (febre do pombo), 212, 214

fenicóis, *ver* anfenicóis

fenômeno Polyanna, 112–113

fístula seca, 212, 214

*Flavobacterium psychrophilum*, 253

flavofosfolipol, 86–87, 139, 167–169

flexibacteriose, 253

florfenicol, 28–29, 136–148, 150–152, 154–156, 181–182, 184–188, 193–194, 228–229, 253–256

flumequina, 136, 140–148, 163–164

fluoroquinolonas
  ação bactericida, 110–111
  efeitos adversos, 184–185, 201–202

importância em medicina humana, 71–72, 76, 74, 78–80
mecanismo de ação, 108
solubilidade lipídica e propriedades farmacocinéticas, 116

foliculite, *ver* infecções de pele

*Francisella tularensis*, 244

furunculose, *ver* infecções de pele

*Fusobacterium necrophorum*, 185–186, 188–189

gatifloxacina, 76, 122–124, 167–169

gengivite, 240

gentamicina, 26–27, 36–37, 73–75, 78–79, 110–111, 115, 117–119, 139, 148, 140, 151–152, 163–164, 167–169, 181–182, 184–185, 193–194, 201–209, 212–219, 226–228, 232, 234–237, 239, 241–246

glicopeptídeos
  ação bactericida, 110–111
  importância em medicina humana, 68–69, 73–75, 92–93
  mecanismo de ação, 108

*Haemophilus paragallinarum*, 173, 175–176

*Haemophilus parasuis*, 134–135, 137, 143–144

*Helicobacter*, 238–239

*Histophilus somni*, 184–186

imipenem, 119–120, 207–208, 226–228, 232, 234–236

índices de PK-PD (farmacocinética – farmacodinâmica), 117–120
  integração e modelação, 119–122
  limitação e perigo, 121–122

infecção na circulação sanguínea, *ver* bacteremia

infecções de pele
  em bovinos, 185–186, 193–194
  em equinos, 204–205, 207–208, 212–214, 217–218, 221–220
  em pequenos animais, 224–226, 226–229, 230, 234, 241–243, 245–246
  em suínos, 134–135, 137, 150–152, 154–157

infecções do trato urinário (ITUs)
  em equinos, 214–216
  em pequenos animais, 112–113, 234–239

infecções gastrintestinais
  em aves, 171–177
  em bovinos, 181–184
  em equinos, 210–212
  em pequenos animais, 238–239, 241–242
  em suínos, 134–135, 137, 147, 155–156

infecções hepatobiliares, 171–172, 216–218, 240

infecções neurológicas
  em equinos, 216–217
  em humanos, 69–75, 78–79
  em pequenos animais, 241–246
  em suínos, 134–135, 137, 144–146

infecções no ouvido, 69–70, 216–217, 226–230, 234–236

infecções no sistema nervoso central, *ver* infecções neurológicas

infecções respiratórias
  em aves, 171–177
  em bovinos, 185–189, 193–194
  em equinos, 206, 208–210, 212
  em pequenos animais, 239, 241–243
  em suínos, 134–137, 147, 150–152, 154–155

interações de drogas, 201–203

iodo povidona, 189–190, 218, 221–220

ionóforos, 20–21, 74, 78–79, 161–162, 171–173, 175–176

janela de seleção de mutante (JSM), 110–112

*Klebsiella*, 36–37, 66, 70–71, 107, 109–110, 180, 202–203, 209, 212, 214–216, 219, 220, 241–242

β-lactâmicos, *ver* cefalosporinas; penicilinas

*Lawsonia intracellularis*, 134–135, 137–139, 149, 143–144, 146–147, 155–156, 211

*Leptospira interrogans*, 244

levofloxacina, 76, 122–127, 167–169

lincomicina, 74, 78–79, 136–140, 147, 150–152, 154, 163–164, 173–176, 181–182, 184–186, 201–202, 228–230, 232

lincosamidas
  ação bactericida, 110–111
  efeitos adversos, 201–202
  importância em medicina humana, 74, 78–79
  mecanismo de ação, 108
  solubilidade lipídica e propriedades farmacocinéticas, 116

linezolida, 66–72, 76, 74, 78–79, 226–228, 232

linfangite ulcerativa, 240

*Listeria monocytogenes*, 217–218

macrolídeos
  ação bactericida, 110–111
  efeitos adversos, 201–202, 228–229, 232
  importância em medicina humana, 69–72, 75, 74, 78–80
  mecanismo de ação, 108
  solubilidade lipídica e propriedades farmacocinéticas, 116

## 266  ÍNDICE

*Mannheima haemolytica*, 95–96, 120–122, 180, 185–189
marbofloxacina, 26–27, 110–111, 115, 118, 121–122, 126–127, 138–139, 184–188, 193–194, 207–208, 226–228, 233
mastite, 20–21, 26–27, 189–193, 195–196, 219
meningite, *ver* infecções neurológicas
meropenena, 73–75, 119–120, 233
metrite, 188–190, 193–196, 217–219, 236, 238
metronidazol, 73–74, 78–79, 110–111, 115, 117–119, 207–212, 214, 216–217, 233, 240–246
monensina, 20–21, 86–87, 139, 167–169
*Moraxella equi*, 214–215
mupirocina, 74, 78–79, 92–93, 107–109, 228–229, 234
*Mycoplasma*, 115, 118, 217–218, 150–152, 154, 163–164, 173–177, 181–182, 184–188, 207–208, 241–243
*Mycoplasma bovis*, 181–182, 184–188
*Mycoplasma felis*, 209
*Mycoplasma gallisepticum*, 172, 174, 176–177
*Mycoplasma hyopneumoniae*, 143–144, 146–147, 150–152, 154
*Mycoplasma hyorhinis*, 150–152, 154
*Mycoplasma hyosynoviae*, 134–135, 137, 139, 136–137, 140, 150–152, 147, 154–156
*Mycoplasma meleagridis*, 172, 174
*Mycoplasma mycoides*, 185–186
*Mycoplasma synoviae*, 172, 174
narasina, 167–169
necrobacilose, 185–186, 193–194
neomicina, 28–29, 36–37, 75, 74, 78–79, 139–148, 140, 151–152, 147, 155, 163–164, 169–170, 172–174, 182–184, 193–194, 214–215, 220, 230, 234–236, 241–243
netilmicina, 124–125
nitrofurantoína, 74, 78–79, 167–169, 236–239
nitroimidazóis
    ação bactericida, 110–111
    importância em medicina humana, 74, 78–79
    mecanismo de ação, 108
    solubilidade lipídica e propriedades farmacocinéticas, 116
onfaloflebite
    em bovinos, 180, 182–184
    em cavalos, 220
ormetoprima, 26–27, 233, 253
*Ornithobacterium rhinotracheale*, 169–170, 173–177
osteoartrite têmporo-hióidea, 216–217

osteomielite, 171–172, 180, 212–214, 241–244
otite, *ver* infecções no ouvido
oxacilina, 66–68, 74, 78–79, 167–169, 202, 204
óxido de zinco, 147, 155
oxitetraciclina, 77–78, 110–111, 115–117, 119, 136–140, 150–151, 163–164, 173, 181–194, 201–203, 207–208, 210, 212, 214, 220, 244, 253, 255–256
*Pasteurella*, 176–177, 201–202, 214–216
*Pasteurella gallinarum*, 175–176
*Pasteurella multocida*, 134–135, 137, 143–144, 173, 185–188, 241–242
penicilina G, 25–26, 66–70, 76, 74, 78–79, 110–111, 115, 117, 119, 124–125, 138–139, 149, 163–166, 171–173, 175–176, 189–190, 195–196, 207–209, 217–218, 233, 241–246
penicilina V, 76, 138–139, 164–165, 229, 234
penicilinas
    ação bactericida, 110–111
    efeitos adversos, 201–202
    importância em medicina humana, 68–71, 76–80
    mecanismo de ação, 108
    solubilidade lipídica e propriedades farmacocinéticas, 116
pericardite, 134–135, 137, 214–217
peritonite, 122–124, 134–135, 137, 171–172, 181–182, 204–205, 207–208, 210–212, 239–242
Peróxido de benzoíla, 228–229, 234
pielonefrite, 180, 214–216, 236, 238–239
piodermite, *ver* infecções de pele
piometra, 189–190, 236, 238
placentite, 219
pleurite, *ver* infecções respiratórias
pleuromutilina, 133–134
pneumococos, *ver Streptococcus pneumoniae*
pneumonia, *ver* infecções respiratórias
pneumonia enzoótica, 134–135, 137, 143–147, 155, 185–186
polimixina, 124–125, 139, 214–215, 220, 230, 234–236, 244
polipeptídeos, 20–21, 74, 78–79, 96–98, 163–165
*Porphyromonas*, 238–240
pressão seletiva, 107, 109
*Prevotella*, 181–182, 184–186, 238–240
probiótico, 176–178
promotores do crescimento, 18–23, 32–35
    uso em aves, 160–162, 171–172, 177–178
    uso em suínos, 133–135, 139
prostatite, 236, 238–239

*Proteus*, 184–185, 188–189, 229, 234–236, 238
*Pseudomonas aeruginosa*, 66, 169–170, 188–189, 202–206, 214–216, 219, 233–229, 234, 253
quinupristina/dalfopristina, 68–72, 76, 74, 78–79, 167–169
relatório Swann, 21–22
resíduos antimicrobianos, 23–25, 39–40, 84–88, 105–107, 116, 162–166, 185–186, 189–191, 200, 257–258
resistência antimicrobiana
    adquirida, 17–19
    avaliação de riscos (ARRA), 89–95
    ciclo de transmissão zoonótica, 23–25, 31–32, 34–40
    cosseleção, 17–19, 31–32, 40–41, 88–90
    intrínseca, 17–19
    mecanismo de difusão, 31–32, 106–111
    mecanismos, 17–19
    não hereditária, 112–113
    pontos de corte, 117–125
    problemas em medicina humana, 66–74
    seleção cruzada, 17–19, 21–22, 36–37, 76, 88–90
*Rhodococcus equi*, 115, 118, 201–202, 204, 206, 208–209, 211–212, 214, 217–218
*Rickettsia*, 77–78, 232
*Riemerella anatipestifer,* 173, 175–176
rifamicina
    importância em medicina humana, 75
    mecanismo de ação, 108
    solubilidade lipídica e propriedades farmacocinéticas, 116
rifampicina, 75, 116, 201–203, 205–211, 214–218, 233
salinomicina, 86–87, 167–169
*Salmonella enterica*
    consequências da resistência antimicrobiana, 39–43
    em aves, 32–33, 164–170, 173, 176–178
    em bovinos, 32–33, 180–188
    em equinos, 202–204, 210, 212, 214
    em pequenos animais, 37–38, 240–239, 241–242
    em suínos, 134–135, 137–141, 154, 146–147, 155
    resistência antimicrobiana, 22–23, 25–26, 32–35, 66, 71–72, 94–96, 107, 109–112, 115, 118–120
    terapia em humanos, 75, 76
    transmissão zoonótica, 34–38, 61–63

## Í NDICE  **267**

sarafloxacina, 26–27, 253, 255–256

sepse, *ver* bacteremia

septicemia, *ver* bacteremia

simulação de Monte Carlo, 125–127

sinusite, 209, 239, 241–242

*Staphylococcus*, 167–169, 175–176, 209, 212, 214–216, 219–220, 241–243

*Staphylococcus aureus*
resistência antimicrobiana, 26–27, 37–38, 66–74
terapia em humanos, 68–75, 78–79
transmissão zoonótica, 37–38, 74, 78–79, 154, 141–143, 202, 204, 226–228

*Staphylococcus aureus* resistente a meticilina (MRSA), 26–27, 37–38, 68, 71–74, 78–79, 141, 154, 142–143, 202, 204, 220, 226–229

*Staphylococcus intermedius*, 37–38, 224–230, 234, 236, 238

*Staphylococcus intermedius* resistente a meticilina (MRSI), 226–228

*Staphylococcus pseudintermedius*, 226–228

*Staphylococcus schleiferi*, 226–229, 234

*Streptococcus*, 95–96, 173, 175–176, 181–182, 184–185, 188–189, 209–212, 214–217, 219, 220, 241–243

*Streptococcus agalactiae*, 191–193

*Streptococcus dysgalactiae*, 191–192

*Streptococcus equi*, 202–204, 209, 214–215, 219, 241–242

*Streptococcus pneumoniae*, 66, 69–70, 124–125

*Streptococcus suis*, 134–135, 137, 141, 154, 142–143

*Streptococcus uberis*, 191–193

sulbactam, 75, 231, 245–246

sulfadiazina, 77–78, 110–111, 115–119, 220, 144–146, 233–236, 238, 255–256

sulfadiazina de prata, 220, 230, 234–236

sulfadimetoxina, 115, 117, 119, 181–182, 233, 253–255

sulfamerazina, 253

sulfametoxazol, 77–78, 167–169, 202–203, 214–216, 236–238, 253

sulfato de cobre, 17–19, 32–34

sulfonamidas
ação bactericida, 110–111
efeitos adversos, 164–165, 228–229, 236, 238–239
importância na medicina humana, 77–78
mecanismo de ação, 108
solubilidade lipídica e propriedades farmacocinéticas, 116

teicoplanina, 75, 169–170

terapia da vaca seca, 192–193

teste de suscetibilidade antimicrobiana, 25–26
em aquicultura, 254–259
em aves, 163–165
em bovinos, 170–177, 186–189, 191–192
em equinos, 202–205, 207–208, 210, 212
em pequenos animais, 228–230, 234, 236–238, 240–243, 245–247
em suínos, 150–152, 154

tetraciclina, 17–21, 34–36, 61–62, 74, 77–79, 95–96, 138–141, 147, 154–156, 160, 163–164, 166–169, 173, 182–184, 195–196, 209, 226–229, 234–240, 244
ação bactericida, 110–111
efeitos adversos, 201–202
importância em medicina humana, 68–71, 74, 77–79
mecanismo de ação, 108
solubilidade lipídica e propriedades farmacocinéticas, 116

tiamulina, 135–136, 149–140, 151–152, 141, 154, 147, 155, 163–164, 173, 175–176

tianfenicol, 138–139

ticarcilina, 77–78, 115, 118, 207–208, 217–219, 230, 233–236

tigeciclina, 68–69, 74, 78–79, 226–228

tilmicosina, 59–61, 110–111, 121–122, 135–136, 139, 149–152, 154, 173, 175–176, 181–182, 184–188, 195–196

tilosina, 17–21, 32–34, 59–61, 76, 86–87, 110–111, 135–137, 139–140, 150–151, 147, 154–155, 160, 163–164, 169–170, 171–173, 175–176, 186–188, 195–196, 239, 241–242

tobramicina, 36–37, 75, 110–111, 214–215, 234–236

tolerância fenotípica, *ver* resistência antimicrobiana não hereditária

tosse dos *canis*, 239, 241–242

*Treponema*, 185–186

triamilídeos, 108, 110–111, 116, 121–122, 139

trimetoprima, 26–27, 77–78, 96–98, 110–113, 115, 117–119, 133–148, 150–152, 154, 154–155, 163–165, 167–169, 189–191, 195–196, 202–203, 207–208, 214–220, 224, 226–230, 236, 238–246, 255–256

tromboflebite, 180, 214–217

tularemia, 244

tulatromicina, 110–111, 121–122, 139, 147, 155–156, 186–188, 195–196

uso de antimicrobianos em animais, 18–22, 94–96, 98
metafilaxia, 18–20, 26–27, 105, 134–135, 137, 143–144, 186–188
profilaxia, 18–20, 26–27, 105, 134–135, 137, 143–144, 146–147, 204–205, 231, 240, 245–246
terapia, 18–21, 25–28

uso racional e prudente de antimicrobianos
definição, 18–20
história, 21–25
orientações nacionais, 100–103
orientações práticas, 28–29
princípios básicos, 26–29

vaginite, 219

valnemulina, 139, 149, 147, 155–156, 185–186

vancomicina, 17–19, 32–34, 66, 68–75, 78–79, 110–111, 97, 221–222, 226–228, 233

vesiculite seminal, 219

virginiamicina, 20–22, 74, 78–79, 86–87, 139, 149, 147, 155–156, 160, 167–169

*Yersinia pestis*, 244

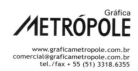

www.graficametropole.com.br
comercial@graficametropole.com.br
tel./fax + 55 (51) 3318.6355